首都医科大学附属北京中医医院

名老中医经验集

（第二版）

U0134216

主　编　王莒生

副主编　陈　誩　金　玫　王和天

主　审　（以姓氏笔画为序）

　　　　丁　瑞　王应麟　吕培文

　　　　李乾构　吴春华　黄丽娟

全国百佳图书出版单位

中国中医药出版社

·北　京·

图书在版编目（CIP）数据

名老中医经验集 / 王莒生主编 . —2 版 . —北京：
中国中医药出版社，2023.7
ISBN 978-7-5132-4684-2

Ⅰ . ①名… Ⅱ . ①王… Ⅲ . ①中医临床—经验—中国
—现代 Ⅳ . ① R249.7

中国版本图书馆 CIP 数据核字（2017）第 310257 号

中国中医药出版社出版

北京经济技术开发区科创十三街 31 号院二区 8 号楼
邮政编码　100176
传真　010-64405721
山东华立印务有限公司印刷
各地新华书店经销

开本 787×1092　1/16　印张 29　字数 561 千字
2023 年 7 月第 2 版　2023 年 7 月第 1 次印刷
书号　ISBN 978 – 7 – 5132 – 4684 – 2

定价　130.00 元
网址　www.cptcm.com

服 务 热 线　010-64405510
购 书 热 线　010-89535836
维 权 打 假　010-64405753

微信服务号　zgzyycbs
微商城网址　https://kdt.im/LIdUGr
官 方 微 博　http://e.weibo.com/cptcm
天猫旗舰店网址　https://zgzyycbs.tmall.com

序

北京是全国的政治和文化中心，集聚了不少名医名院。北京中医医院创建于 1956 年，建院之初，广集人才，荟萃名医，尤多中医世家。他们的中医造诣深邃，论病精微，辨证论治，各具特色，他们的医术医德在老百姓中获得了广泛的赞誉。北京中医医院的学术体系为中医界树立了榜样。1961 年我上大学的时候，曾在该院毕业实习，那时有幸得到秦厚生、周振桐、石晶华、王玉章老师的教诲，并目睹了赵炳南、房之萱、姚正平、关幼波、王为兰等先晋中医大家的风范，对我从业中医影响深远，受益终身。

半个世纪过去了，我见过、认识的许多老先生已驾鹤西去，他们宏富的临床经验当继承与发扬。北京中医医院借建院 50 周年之吉庆，将在该院工作过的中医前辈之医论、医案重新梳理，发掘创新，汇集成册。书中收集的医论、医案与临床经验总结，是诸位先晋秉承岐黄理论，指导临床，提高防治水平鲜活而生动的范例，是启迪后学的优秀教材。此经验集的出版将为我们留下宝贵的财富，这是一件功德无量的好事。

王莒生院长曾就读于北京中医学院（现北京中医药大学），当时我主讲中医内科学。她多年来尊重师长，管理与医教工作双肩挑，勇于拓新，求真务实，令我敬佩。今逢《名老中医经验集》即将付梓，邀我作序。感谢医院对我的启蒙教育，有感于先辈们谆谆教导的深情厚谊，缅怀之情油然而生，催人奋进。我辈当共勉，为弘扬中医药学原创思维、原创优势，为人民健康事业多做有益工作。

谨致数语爰为之序。

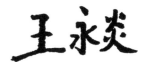

2006 年 3 月 29 日

目　录

赵炳南

赵炳南（1899—1984），男，回族，北京市人。赵老童年家贫，流浪街头，被恩师丁庆三公领养，收为门人，受其尽心教诲。1920年经考试合格，取得行医执照，悬壶于北京西郊民巷医馆。赵老专攻外科，习古而不拘，善于吸收新知识，治病大胆灵活而又谨慎，很快便以显著的疗效享誉京城，成为中医外科四大家之一。

中华人民共和国成立后，赵老先后受聘为北京市第二门诊部、中央皮肤性病研究所、和平医院和北京医院顾问，1956年参加组建北京中医医院，历任副院长兼外科主任、名誉院长、北京市中医研究所所长、全国中医学会副会长、北京市中医学会理事长及名誉理事长、北京第二医学院（现首都医科大学）教授、北京市伊斯兰教协会副主任、国家科委中医专业组成员等职。

赵老行医60余载，从不保守，将各种疑难重症在中医辨证论治的基础上结合西医知识进行了卓有成效的研究，1978年荣获全国科学大会奖。赵老重视整体观念，强调内外结合治疗，常言："皮之疮疡虽形于外，而实发于内，没有内乱，不得外患。"赵老对中医外用药的配制和使用更有独到之处，并著有《赵炳南临床经验集》，为后人留下了宝贵的遗产。赵老一生培养了大批中医人才，其中许多如今也已成为名医，现在仍在北京中医医院出诊的有吕培文、陈凯、陈美等。

全国著名中医外科专家赵炳南的临床经验

赵老通晓中医经典著作，对于中医皮肤及疮疡外科有较深的造诣。他能从古代医书中取其精华，融会贯通，颇多见解，更有创新。他非常重视疾病的整体观念，常说"皮之疮疡虽形于外，而实发于内，没有内乱，不得外患"。他认为阴阳之平衡，卫气营血之调和，脏腑经络之通畅，与病损变化息息相关。在具体辨证时，强调必须首辨阴阳。他根据众多病案，证实某些皮肤疮疡的发病系阴阳不调、气血失和所致，故投以调和阴阳气血的药物，每辄取效。

赵老治病有胆有识，有攻有守。如治疗阴寒证，他认为开始若攻伐太过，则正气大伤，正不抗邪，不但"欲速则不达"，反而事倍功半。所以他主张补消之中，以补为主；若正气渐复，病势好转，则应因势利导，乘胜攻邪，所以补消之中，以消为主；若正复邪衰，向愈趋势既定，则应扶正祛邪，补消兼施，以固疗效。鉴于皮肤疮疡多沉疴久疾，故赵炳南立法遣药切中病机，药少力专，抓住主症，迎头痛击。如有一个患缠腰火丹（带状疱疹）后遗神经痛的老年患者，经他细心辨析，属气隔血聚之证，遂不拘泥常法，投以大黄15g破瘀止痛。又如他治疗风湿疡（急性湿疹），能抓住热盛有湿的特点，投以大剂苦寒的龙胆泻肝汤加减以泻肝胆湿热，疗效显著。这都说明其识病技术之精湛，用药之胆识。对于一些慢性病，如瘘管、溃疡等，治疗时他内以益气内托，外以化腐生肌之品，实属独树一帜。

一、经验方

1. 加减龙胆泻肝汤

方药组成：龙胆草、青连翘、干生地黄、车前子、淡黄芩、生栀子、粉牡丹皮、泽泻、苦木通、生甘草。

功用：泻肝胆火，清利湿热。

主治：带状疱疹（缠腰火丹）、急性及亚急性湿疹（湿疡）、传染性湿疹样皮炎、接触性皮炎、脂溢性皮炎等。

2. 加减除湿胃苓汤

方药组成：苍术、厚朴、陈皮、滑石、炒白术、猪苓、炒黄柏、炒枳壳、泽泻、赤苓、炙甘草。

功用：健脾燥湿，和中利水。

主治：带状疱疹（湿盛型缠腰火丹）、慢性及亚急性湿疹（湿疡）、神经性皮炎、皮肤瘙痒症、银屑病（白疕）以及其他疱疹性和渗出性皮肤病等。

3. 凉血五花汤

方药组成：红花、鸡冠花、凌霄花、玫瑰花、野菊花。

功用：凉血活血，疏风解毒。

主治：盘状红斑狼疮初期、玫瑰糠疹（风癣）、多形性红斑及一切红斑性皮肤病初期，偏于上半身或全身散在分布者。

4. 凉血五根汤

方药组成：白茅根、栝楼根、茜草根、紫草根、板蓝根。

功用：凉血活血，解毒化斑。

主治：多形性红斑（血风疮）、丹毒初起、紫癜、结节性红斑（瓜藤缠）及一切红斑类皮肤病的初期，偏于下肢者。

5. 多皮饮

方药组成：地骨皮、五加皮、桑白皮、干姜皮、大腹皮、白鲜皮、粉牡丹皮、赤苓皮、冬瓜皮、扁豆皮、川槿皮。

功用：健脾除湿，疏风和血。

主治：慢性荨麻疹。

6. 全蝎方

方药组成：全蝎、皂角刺、猪牙皂角、刺蒺藜、炒槐花、威灵仙、苦参、白鲜皮、黄柏。

功用：息风止痒，除湿解毒。

主治：慢性湿疹、慢性阴囊湿疹、神经性皮炎、结节性痒疹等慢性顽固瘙痒性皮肤病。

二、习惯使用的引经药

引经药，又称"使药"或"引径药"，目的是使药达病所。皮肤病的发病部位有其特点，故引经药的使用尤为重要。

皮损发于头部：藁本或川芎；面部：菊花、凌霄花；眼睑部：谷精草；眉棱骨：白芷；鼻部：辛夷花；耳轮：龙胆草；口唇：芡实；胸部：厚朴；腰部：杜仲；背部：厚朴或杜仲；腹部：姜厚朴；乳房：橘皮、橘叶；肛门：防己；阴囊：车前子；女阴：蛇床子；上肢或手：片姜黄；下肢：木瓜；四肢：桑枝。

三、习惯使用的对药

1. 润肤止痒：黑芝麻、胡麻仁、郁李仁。适合于老年人、皮肤干燥瘙痒伴有便秘者。

2. 调和阴阳：天仙藤、鸡血藤、首乌藤、钩藤。适合于：①有出血史。②不定时头痛头晕，手足心发冷或发热，自觉畏寒，腰膝酸软，睡眠不实，多梦易惊。③男子伴有遗精、早泄、阳痿或阴囊潮湿寒冷；女子伴有带下、月经不调、少腹疼。④舌体胖，边有齿痕，舌质紫暗或淡。⑤脉象多为寸关弦滑，双尺沉细，或中空旁实的芤脉，或三五不调的涩脉。证属上火下寒，上实下虚，经络阻隔，气血凝滞的阴阳不调证。

其中天仙藤味苦性温，入肝、脾、肾经。苦主疏泄，性温得以通经，故可活血通络，而使水无不利，血无不活，风无不除，周身上下得以调达。鸡血藤性温，味苦微甘，入心、脾二经，功能活血舒筋、祛瘀生新，乃行血药中之补品，可治腰膝酸软、肢体麻木、月经不调等症，长期服用可调理气血之运行。首乌藤性平，味甘微苦，入心、肝、脾、肾经，功能养血安神、祛风通络，可补中气、行经络、通血脉、引阳入阴。钩藤性凉味甘，入肝、心包二经，其轻能透发，清能泻热，故可清热平肝、息风定惊、舒筋除眩、下气宽中。以上四药合用，可通行十二经、行气活血、通调血脉、舒筋通络、承上启下，以达调和阴阳之功。

3.补中益气：黄芪、黄精、党参、太子参、佛手参、黑玄参、红白人参。

4.调和气血：丹参、牡丹皮、赤芍、白芍。

5.扶正祛邪：乌蛇、秦艽、川黄连、漏芦、白花蛇舌草。

6.清心火：莲子心、连翘心、栀子仁。

7.养阴益肾，引火归原：枸杞子、菟丝子、女贞子、车前子、覆盆子、肉桂。

8.消肿利水：抽葫芦、仙人头、水葱、车前子。

9.强心：石莲子、建莲子、莲须、紫石英。

10.宽胸理气：荷梗、厚朴、合欢花皮、石莲子。

11.清血分热：生地黄炭、金银花炭。

12.理气止痛：延胡索、川楝子、炒乳香、炒没药。

13.口腔糜烂、溃疡：金莲花、金雀花、金果榄、藏青果、马蔺花及马蔺子。

14.托里生肌：黄芪、党参、土炒白术、土炒全当归。

15.活血破瘀：三棱、莪术、鬼箭羽。

16.除湿健脾：生白术、生薏苡仁、生扁豆、生芡实、生黄柏、生枳壳。

17.健脾燥湿：炒白术、炒薏苡仁、炒扁豆、炒芡实、炒黄柏、炒枳壳。

18.养阴凉血清热：南沙参、北沙参、耳环石斛、生地黄炭、金银花炭、天冬、麦冬、黑玄参。

19.益气：黄精、黄芪。

20.软坚散结：橘核、荔枝核。

（北京中医医院　陈凯）

关 幼 波

关幼波（1913—2005），名关斌，字幼波，男，北京市人。关老幼年聪颖好学，16 岁随父京城名医关月波学医，苦攻经典，广撷博采，得父真传，熔铸各家。1941年经考试取得中医行医资格，在京悬壶应诊，很快便小有所成。他爱好广泛，琴、棋、书、画均有所涉，切磋互学，各行有友。

中华人民共和国成立后，关老响应政府号召，带头参加中医联合诊所；1956 年受聘到北京中医医院工作，曾任内科主任、副院长、医院顾问等职，并历任第 1～6 届崇文区人民代表、人民委员会委员、北京市政协常委、中国中医药学会常务理事、北京中医药学会理事长、北京市科协理事、北京市人民政府医药顾问、日本中医药研究会名誉顾问、新加坡中医师工会学术顾问、美国中医针灸医师联合总会高级顾问及名誉会长等；1978 年被定为市级名医，1990 年被定为全国老中医药专家学术经验继承工作指导老师。

关老在学术上遵古而不泥古，发扬而不离宗。他不仅擅长肝胆疾病的治疗，被称为"肝病大师"，而且对杂病的治疗亦造诣深广，被誉为"疑难重症的克星"。在临床辨证方面，他见解独到，力倡"十纲"，认为"审证必求因，当在气血寻"，并进一步发展了"痰瘀学说"，用于临床治疗取得了卓著的疗效。他率先把计算机技术应用到中医临床，开创了利用计算机进行中医辨证和老中医经验保存的先河，荣获市科技成果奖一等奖，著有《关幼波临床经验选》《关幼波肝病百问答》等书。他实可谓桃李满天下，现在医院出诊的就有李乾构、陈勇、赵伯智、徐春军、吴春节等。

关幼波痰瘀学说

关老从医 70 载，其学术思想的中心点之一在于丰富和发展了"痰瘀学说"。痰与瘀均为机体的病理产物，性属阴，古人有"痰瘀同源"之说，如果调治失当，必然对机体造成新的危害，使疾病缠绵难愈，所以将痰与瘀有机地结合起来以指导临床治疗，其意义相当重大。

一、痰瘀学说的渊源概述

"痰瘀同源"理论，实始于《内经》。如《灵枢·邪客》说："营气者，泌其津液，注之于脉，化以为血。"说明津血同源，津液可以转化为血。《灵枢·百病始生》说："若内伤于忧怒，则气上逆，气上逆则六输不通，湿气不行，凝血蕴裹不散，津液涩渗，着而不去，而积皆成矣。"《医学入门》也说："痰乃津液所成。"据上所述可以理解，津血可以成瘀，津液可以化痰。

痰瘀同出一源，临床表现也有类同之处，所以痰瘀同病可见于很多疾病，如咳唾、痰血、痢疾、带下、疼痛、积聚、神志模糊等，它们都具有痰瘀的特征，可以从痰瘀论治。但明确提出"痰瘀同病"的，首见于《丹溪心法》"肺胀而咳，或左或右，不得眠，此痰夹瘀血，碍气而病""痰夹瘀血，遂成窠囊"。其揭示了"痰瘀同病"的本质。《血证论》也说："血积既久，亦能化为痰水。"《继志堂医案》载："胸痛彻背，是名胸痛……此病不唯痰浊，且有瘀血交阻膈间。"故前人有"怪病多痰""怪病多瘀""百病皆生于痰""百病皆生于瘀"等记载。

关于痰瘀同治，历代也创有许多方剂，如《金匮要略》说："胸痹不得卧，心痛彻背者，栝楼薤白半夏汤主之。"此方具有通阳宣痹、化痰行瘀的功能。又如"千金苇茎汤，治咳有微热烦满，胸中甲错，是为肺痈"，其具有清热润肺、祛痰破瘀之效。

另外《太平惠民和剂局方》的小活络丹可治疗痰瘀阻络，痹痛不通。《医宗金鉴》的海藻玉壶汤可治疗痰瘀所致的瘿瘤。《医林改错》的癫狂梦醒汤可治疗痰瘀所致的癫狂等。以上各方，均属此列。

二、对痰瘀的认识

关老根据临床实践认为"痰"有狭义及广义之分。广义之"痰"泛指人体气血不和所引起的水液代谢失调的病理产物；狭义的"痰"是指咳嗽时吐出的痰涎。痰的生成原因是多方面的，如脾不健运，肾气不足，津液不能正常输布，或肺气受阻，不能通调水道，则三焦气化失司，过剩的水液不能排出体外，水湿停留积聚，不能被利用，稀薄者为饮，凝结稠浊者即为痰，即所谓津液有余（量的变化）而生痰；肝肾阴亏，津液不足或热灼耗津，机体阴液之中水少津亏，汁稠重浊，气催不动，流行不畅，不易生化，也可以停蓄凝结而生痰，即所谓津液不足（质的变化）而生痰；另外各种因素所引起的气虚，气化不利，气不冲行，推动不利，津液流缓，怠堕沉积也可生痰。

概括起来，可以认为一切内外因素所引起的人体气血不和，脏腑功能失调，三焦气化不利为生痰之本，关键是气道不顺，津液运行不畅，不能正常输布，水液有余或不足，不能发挥其正常功能，停蓄留湿，凝结稠浊，以致胶固成形即为痰。

而对瘀，他认为在生理情况下，血在气的统帅下，畅行脉中，循其常道，有约束、规律地输布流动，环行无端，"循经"而行。如果某种因素如气滞、寒凝、久病等影响了气血的流动，或使气与血发生了质与量的变化，气血的"循经"发生障碍，开始或为血流缓慢（即"血滞"或"血不和"），继而郁积不散，形成"血郁""蓄血"而后凝结成形，即为"瘀血"；若热邪迫于血络，血流急速，壅阻脉道，也可以引起血滞、血郁形成瘀血。瘀血既成，则阻隔脉络，新血虽然循经而行，但由于瘀血的阻挡，不能循其常道川流而去，血既止，气也不能行，气血逆乱，壅遏冲击，以致逆经决络，溢出脉道；若不慎外伤，脉络破损，血液离经外溢，均可造成出血。溢出脉道之血，无论能否排出体外，统称为"离经之血"，也称为"瘀血"。

同时他认为痰与瘀既是病理产物，又可作为病因导致其他疾患，即所谓"怪病责之于痰""怪病责之于瘀""痰火所以生异症""一切怪病，此皆痰实盛也""瘀血不去，新血不宁""瘀血不去，新血不生""瘀血疼痛""瘀血发热"等。但两者的形成皆与"气"之病理相联（痰 - 气 - 瘀）。所以"痰"与"瘀"也构成了相辅相成的辩证关系。

三、对痰瘀辨证治疗法则的看法

关老认为病之既成，必由气及血。气不行则血不畅，气滞则痰生，痰瘀互结才是疾病难以向愈的根本所在，所以活血化痰的法则一定要贯穿治病的全过程。

（一）治痰

治痰法则应用较为广泛，可概括为四点：①见痰休治痰，辨证求根源。②治痰必治气，气顺则痰消。③治痰要活血，血活则痰化。④怪病多治痰，施治法多端。具体如下：

1. 狭义

狭义治痰应化痰、消痰、涤痰。

2. 广义

（1）按痰的性质施治

燥湿化痰——湿痰证。

清化热痰——热（火）痰证。

温化寒痰——寒痰证。

润肺化痰——燥痰证。

息风化痰——风痰证。

荡涤顽痰——顽痰证。

软坚化痰——坚痰证。

（2）按痰在气在血施治

①痰在气（痰阻气机）

行气化痰——气滞痰阻证。

益气化痰——气虚痰阻证。

芳香化痰——湿困痰阻证。

②痰在血（痰阻血络）

活血化痰——血瘀痰阻证。

补血化痰——血虚痰阻证。

养阴化痰——阴虚痰阻证。

开窍化痰——痰蒙清窍证。

（3）按痰扰五脏施治

清心化痰——痰邪扰心证。

疏肝化痰——痰浊阻肝证。

健脾化痰——痰湿困脾证。

宣肺化痰——痰邪犯肺证。

固肾化痰——痰浊注肾证。

（二）治瘀

治瘀法则也可归纳为四点：①见瘀休治瘀，辨证求根据。②治瘀要治气，气畅瘀也去。③治瘀要化痰，痰化血亦活。④急则治其标，固本更重要。具体如下：

（1）按病理因素施治

益气活血——气虚血瘀证。

行气活血——气滞血瘀证。

养血活血——血虚血瘀证。

养阴活血——阴虚血瘀证。

止血活血——出血瘀阻证。

温阳活血——阳虚血瘀证。

散寒活血——寒凝血瘀证。

清热活血——热郁血瘀证。

（2）按病变部位施治

醒脑活血——瘀阻脑髓证。

通脉活血——瘀阻心痹证。

清肺活血——瘀阻肺痹证。

消癥活血——癥积痞块证。

和胃化瘀——瘀阻胃脘证。

通腑活血——瘀阻肠（胆）腑证。

利水化瘀——瘀阻膀胱证。

通经化瘀——瘀阻胞宫证。

通痹化瘀——血瘀痹阻证。

消肿化瘀——热毒瘀结证。

疗伤化瘀——外伤蓄瘀证。

软坚化瘀——瘀结胶原证。

消痰散结——痰阻瘀结证。

四、活血化痰法在临证中的应用

关老治病善用活血化痰，不仅用在肝胆疾病中，而且大部分临床疾病也可应用。

（一）黄疸

黄疸，西医学作为体征，中医认为是一个独立病证。黄疸分阳黄、阴黄两类，阳黄居多。关老认为湿热是黄疸发病的主要病因，湿热羁留气分不一定出现黄疸，只有瘀阻血脉才会产生黄疸，即所谓"湿热相搏，瘀阻血脉则发黄疸"；若"湿热蕴毒，鸱张弥漫，则黄疸益甚"而成急黄、瘟黄之势；若脏腑功能失调，"湿热凝痰，瘀阻血络，则黄疸更加黏滞难解"。

在黄疸的发病过程中，突出了"毒""瘀""痰"。所以他在施治时主张在清热利湿的同时注重解毒、活血、化痰三个要点：①治黄须解毒，毒解黄易除。②治黄必活血，血行黄易却。③治黄要化痰，痰化黄易散。用药多以茵陈、藿香、佩兰、杏仁、橘红、牡丹皮、赤芍、泽兰、连翘、草河车、六一散等。其中藿香、佩兰芳香化痰；杏仁、橘红宣肺健脾化痰；牡丹皮、赤芍、泽兰凉血活血以化瘀。若感受寒湿之邪，或脾阳素虚，感受湿邪，湿从寒化，以致寒湿凝滞，瘀阻血脉，痰湿阻络，胆汁不循常道而行，渍于肌肤则发黄疸。在治疗上主张温化寒滞，利湿退黄，活血化瘀。经验用药为茵陈、苍术、白术、附子、桂枝、干姜、赤芍、白芍、泽兰、茯苓、泽泻等。其中苍术、白术、茯苓、泽泻健脾利湿化痰；赤芍、白芍、泽兰活血化瘀。

（二）慢性肝病

慢性肝病包括慢性迁延性肝炎、慢性活动性肝炎、肝硬化等一系列疾患。其病机多始于肝郁气滞，湿痰瘀阻，进而肝郁血滞，湿痰与瘀血凝聚形成痞块。痞块形成后，则更加阻滞经络，影响肝、脾、肾，导致气血不和。对于痞块的治疗关老也曾用过三棱、莪术等破血软坚药，但效果不太理想。他进一步分析病理实质，认识到肝阴虚、肝血虚、血虚血瘀、痰湿阻络的重要性，所以选用当归、白芍、丹参、王不留行、藕节、龟甲、鳖甲、生牡蛎，配合其他活血化痰之品如杏仁、橘红、泽兰、小蓟等取得了很好的疗效。

（三）脂肪肝

脂肪肝的形成原因是多方面的，中医将其病因归于痰湿。关老认为，本病属湿热凝痰，痰阻血络。药以青黛、明矾、草决明、山楂、醋柴胡、郁金、丹参、泽兰、六一散等。明矾味酸入肝，燥湿化痰；青黛入肝、清热凉血，配合郁金、柴胡疏肝，更能加强利胆之功；草决明清肝热，山楂祛瘀消积化痰，二者相合，据实验研究能降低血脂；丹参、泽兰相配，能通肝脾、化瘀血，二者合用，活血之中兼能养血。全方清肝利胆，活血化瘀，且以化痰为重点。

（四）肝硬化腹水

对于肝硬化腹水，中医可按鼓胀辨证。关老根据多年的治疗经验认识到此疾都是久病体虚，正不抗邪，水湿内停所致。正虚为本，邪实为标。在治水的过程中，关老主张见水不能单纯利水，除注重补气健脾、疏利三焦以利水外，更要重视活血行气化痰在利水中的作用。因为在鼓胀形成过程中，肝郁血滞，气血不畅是水湿停聚的重要环节，湿热凝聚结痰，痰阻血络，则血滞瘀阻，水湿难消。所以补气活血化痰药常用生黄芪、当归、赤芍、泽兰、红花、益母草、水红花子、藕节、杏仁、橘红；行气活血化痰则加用枳壳、木香、香附、郁金；活血化瘀软坚加用生牡蛎、鳖甲、地龙、王不留行、阿胶、五灵脂；兼血热者加用牡丹皮、赤芍、白茅根；无热象适当加肉桂、生姜、干姜、桂枝以助温运活血，通阳利水；有痞块积聚，应用养血柔肝、养阴软坚之品，如当归、白芍、阿胶、鳖甲、龟甲，即所谓欲软其坚，必先柔其性，很少用三棱、莪术等攻伐破瘀之属。

（五）膈肌痉挛

膈肌痉挛凡偶见者多能自止，若持续连作，呃声不断，中医称之为"呃逆"。临床有虚实之分，实证呃声响亮，虚证呃声低微。此疾多由肝气郁滞，上焦气道不顺，肝气犯胃，胃失和降，上逆为害。其所以频作不休，乃因气滞痰阻所致。本病初期为实，后期为虚。关老用药多以旋覆花、生赭石、杏仁、橘红、焦白术、酒黄芩、当归、赤芍、白芍、木瓜、香附、生瓦楞、刀豆子、藕节、砂仁、生姜为主。旋覆花、生赭石有理气降逆化痰之功，关老认为可适用于一切气机不畅，病在中上焦之证；杏仁、橘红有理气、和胃、化痰、润肠的作用，对临床上出现气郁痰阻之象，用之甚妙；当归、赤芍、白芍、藕节、香附行气活血，使痰阻之气血活化畅利，则逆气方能平降；配合焦白术、砂仁、生姜健脾和胃培补后天之本，使脾气得升，胃气得降，呃逆自止；另外，现代临床研究发现生瓦楞、刀豆子可缓解平滑肌痉挛。

（六）咳喘

咳喘是呼吸道疾病的常见症状。中医认为肺主气，职司吸清呼浊，吐故纳新，无论外感内伤，影响气道，肺失宣降，肺气上逆皆可作咳；若升降出纳失常，胸闷膨满，气息迫促，甚至张口抬肩而作喘。若脾运不健，肺气失宣，饮食水谷不化精微而成痰浊，痰随气升，气因痰阻，痰气相搏，咳喘愈发愈重。关老认为，肺气失宣，气机不畅，势必引起血脉凝滞不通。同时他认为外邪之所以侵袭机体，必然血分有热，即所谓外因通过内因而起作用。所以他主张在一般辨证论治如解表、宣肺、清热、养阴、利咽、肃降等常法的基础上注重化痰，并适当加用凉血活血之品。常用药物：桑叶、桑白皮、生石膏、杏仁、桔梗、炙麻黄、生地黄、玄参、牡丹皮、赤芍、金银花、天花粉、炒知母、炒黄柏、草河车、茅根、瓜蒌等。

（七）冠心病、心绞痛

关老认为，冠心病的病因病理大致分为以下几种：气虚血滞、血虚失养、心阳痹阻、痰浊阻络。四者不能截然分开，掺杂并存，互为因果。体虚或过食肥甘，或七情内伤，气虚气郁，致使胸阳不能升发，心阳不振，气血流行不畅，凝滞瘀结，脾阳不振，不能运湿，痰浊内生，痰浊与瘀血胶固，闭阻血脉，则血行更加受阻，以致胸阳不通，不通则痛。临床上对本病的治疗不仅重视活血化瘀，而且也应多考虑从痰论治。方用生脉饮合四物汤加减，可加用旋覆花、生赭石、杏仁、橘红等。四物汤养血活血，生脉饮益气养阴，二者合用相得益彰；旋覆花有清顽痰的功用，生赭石平肝镇逆，对伴有高血压的病例更为适宜。

（八）神经性头痛

神经性头痛病程较久，病情较为顽固，属内伤头痛。关老认为多属痰血瘀阻。本病虚实夹杂，寒热交错，提示了活血化痰法在治疗中的重要性。用药以四物汤养血活血，鸡血藤活血通络，稍佐香附一味专走气分，以疏理气机，旋覆花、生赭石、生石决明、珍珠母、杭菊花平肝潜阳，降逆化痰，生石膏清利头目，虚风内动者用钩藤镇肝息风，首乌藤育阴活血以治本。总括有"养""清""平""镇"四个作用。

（九）脑血栓形成（包括脑血管痉挛）

它们都属于中医学"中风"的范畴，有中经络、中脏腑之分，有闭证、脱证之别。证属肝风内动，痰血闭阻经络，以息风化痰、活血通络为基本治法。所用天麻、钩藤、全蝎、蜈蚣息风止痉；旋覆花、生赭石、杏仁、橘红降逆通腑，配合瓜蒌、天竺黄清热化痰；红花、藕节、赤芍、川芎、丹参、泽兰、土鳖虫、当归活血；路路通、地龙、青豨莶草、伸筋草、大活络丹通络。初期肝热较重，痰涎壅盛者加用生石膏、牛黄清心丸清热；后期病情稳定，但见手指麻木而胀，可加用生黄芪补益正气，

11

气足才能催动血行，以助活血通络，促进肢体功能恢复，实宗补阳还五汤之义。

另外活血化痰法还适用于痢疾、便秘、癫狂、糖原累积症、脑震荡后遗症、面神经麻痹、瘿症、癫痫、神经性耳鸣、胆囊炎、胆结石及胃脘痛等其他一系列疾患，经临床证明疗效较好，在此不一一赘述。

（北京中医医院　徐春军）

关幼波从气血辨证治疗疾病的学术思想及经验

关幼波老师熟读医经，师承家传，毕生致力于医学临床实践。他遵古而不泥古，灵活贯通，在实践中不断总结、创新。临床上他重视"气血辨证"，并将其提高到与"八纲辨证"同等重要的地位，倡导"十纲辨证"观点。临床实践上，他不仅在肝病的辨证治疗上取得了瞩目成就，成为蜚声海内外的肝病专家，而且对内、外、妇、儿各科疾病尤其是疑难杂病的治疗亦疗效卓著。"十纲辨证"使得临床辨证施治针对性更强，切中实质，起到提纲挈领、执简驭繁、事半功倍的作用。尤其对于症状纷纭、病情复杂、难捋头绪、久治难愈的疑难杂病的辨证论治，"十纲辨证"临床有着普遍的指导意义。我师从关幼波，兹将其突出气血辨证治疗疾病的学术思想及经验总结如下。

一、疾病发生的根本原因在于气血

气血是构成人体的基本物质，维持着人体脏腑经络的正常生理功能。《素问·调经论》云："人之所有者，气与血耳。"《难经》云："气者，人之根本也。"《灵枢·营卫生会》曰："血者，神气也。"《难经·二十二难》曰："气主煦之，血主濡之。"《素问·六微旨大论》指出，气"升降出入，无器不有""非出入则无以生长壮老已，非升降则无以生长化收藏"。气血充足、畅达，则机体阴阳平衡，脏腑经络组织功能协调，正气强盛。此时，即或遇到外来致病因素，也不易侵入机体。或虽侵袭，因正气强盛，抗邪有力，祛邪外出，也不至引起脏腑组织功能失调而发病。故《素问·至真要大论》曰："气血正平，常有天命。"《素问遗篇·刺法论》曰："正气存内，邪不可干。"

若气血亏虚，失其调畅，则正气虚弱，抗邪能力减弱。此时若脏腑组织功能尚能维持平衡，还不至于发病。如病邪乘虚而入，导致机体阴阳失衡，脏腑组织功能失调，"正不胜邪"则发病，即《素问·调经论》所云："气血不和，百病乃变化而生。"

《素问·评热病论》云："邪之所凑，其气必虚。"正气虚，即指气血的虚衰与失调。故《素问·举痛论》提出："百病生于气也。"《医学入门》云："血为百病之胎。"

关幼波老师据上述中医理论并结合自身临床体会，认识到决定疾病发生的根本在于机体的内在因素——正气。气血是人体的基本物质，维持着机体的脏腑、经络、四肢百骸的基本功能。气血代表人体的正气，是决定机体内部平衡的基本因素。气血正常，正气强盛，"病安从来"。反之，气血异常，正气虚衰，则为疾病的发生提供了内在根据。故气血的异常，即气血的不足或失调，是疾病发生的内在依据。外邪、七情内伤、饮食劳逸等为疾病的发生创造了条件，这些外在条件因素只有通过气血异常的内在病理变化才能产生疾病。疾病发生的根本原因在于气血，病因辨证必然脱离不开气血。因此，他提出了"审证必求因，当在气血寻"的观点。

比如在治疗外感病时，他先分析人们所处的现代社会的特点：过度温饱、过食肥甘、激烈竞争等因素所造成的学习、工作、生活上的过度烦劳，精神上的过度紧张，情志上的不畅等。这些特点一方面易导致食滞脾虚，湿困化热，心火易亢，肝气郁滞化热的气分热；另一方面，气分热入里，灼伤阴血，烦劳消耗阴精，致使阴血津液亏虚，从而导致阴虚血热。同时，他结合临床常见发热、咽痛、尿赤、舌红、苔厚等症状，提出了"无内热不外感"的外感病发病的基本病因。内热指在气分或血分的伏热。因此，治疗时既根据外感邪气的属性及入侵部位的不同辨证施治，同时注重气血两清，表里同治。常用黄芩、炒知母、炒黄柏、连翘、生石膏、金银花、天花粉等清气分热，用生地黄、赤芍、牡丹皮清血分热。如此不仅不会引邪入里，反而可以起到治病求本、澄本清源、阻断病邪进一步发展，增强解表祛邪药物的作用。

例1. 祝某，男，67岁，1998年12月18日初诊。发热1日。患者前日受风后流清涕，未予以重视，昨日出现发热，体温最高达38.5℃，恶寒无汗，身体酸痛，不能入寐，口干喜热饮，尿黄，大便调，纳食尚可，舌质稍红，苔白，脉沉细。证属体内伏热，外受风寒。治宜发散表邪，清热凉血。

处方：杭菊10g，桑叶10g，橘红10g，生石膏30g，玄参10g，苦梗10g，生地黄10g，炒知母10g，炒黄柏10g，赤芍10g，牡丹皮10g，金银花30g，天花粉10g，生甘草6g。

服药1剂后，脉静身凉，全身明显轻松，次日再服1剂，诸症皆除。

按：患者为风寒外感，表现出一派风寒袭表之症：恶寒、发热、无汗、头痛、身体酸痛、流清涕。当外邪引动体内伏热，马上就出现里热之象：尿黄、口干、喜饮、舌质红。关幼波老师药用杭菊、桑叶发散表邪；金银花质轻芳香疏散，配杏仁、橘红、苦梗温散肺经风寒；生石膏、炒知母、炒黄柏、金银花、天花粉清气分之热；玄参、生地黄、赤芍、牡丹皮清热滋阴，凉血解毒。诸药合用，共奏解表清里、内外同治之效，使药到病除。

再如治疗癫狂病，关幼波老师认为该病的病因为素体气血不和，或亏虚，或郁滞运行不畅。此类患者未发作时常表现为面色㿠白，神疲倦怠，或面红目赤、易于激怒。面色㿠白、神疲倦怠，为气血不足不能荣养，多为抑郁型。面红目赤、易于激怒，为素体肝肾阴虚内热盛，或肝脏实火旺盛，从而导致肝脏气机不利，肝气郁滞，夹虚火或实火上逆，多为狂躁型。气血的失调致使脏腑功能脆弱，遇七情内伤，则气血阴阳完全失于调畅，脏腑功能紊乱，气血凝滞，夹痰气上扰而发病。因此治疗必须调整脏腑兼化痰，在辨证施治的基础上，必加调理气血之品以治本。从气血来分析疾病发生的内在原因，也是关幼波老师"治病必求于本"学术思想一方面的体现。

例2. 徐某，女，30岁，1997年10月31日初诊。间断神志不清12年。患者1985年患亚急性坏死性淋巴结炎，经治疗2个月后病愈。但从此每年5～6月，出现1周左右意识模糊，头脑不清，嗜睡，不能支配自主活动，同时伴有对温度、气味不敏感。1周左右症状自然消失。其间曾在铁路医院进行一系列检查。生化正常。脑电图大致正常。头颅CT未见异常。神经科诊断：自主神经功能紊乱。近4年来病情加重。3～4个月发作一次，一直未系统治疗。1997年5月病情进一步加重，每月初发作一次，每次持续十余日。在305医院、北京同仁医院治疗效果不明显。本月初患者再次发作，头晕昏沉，嗜睡，意识模糊不清，心中烦乱，纳食无味，双手对热水无感觉，进热食不觉烫，同时伴有心慌，心悸，惊恐，眠差，梦多。症状一直持续至今未缓解，遂来关幼波老师处就诊。查患者舌暗，苔薄黄，脉沉弦，无力。证属心肾不足，痰瘀阻络。治宜补益心肾，活血化痰。

处方：制何首乌10g，藿香10g，佩兰10g，旋覆花10g，生赭石30g，杭菊10g，生地黄10g，白芍10g，枸杞子10g，当归10g，川芎10g，香附10g，生石决明10g，益母草10g，藕节10g，九节菖蒲10g。

患者服药2周，病情未再发作。以后方药在前法之上视具体情况调整益气、养血、安神、化痰、活血不同药物的轻重。服药1年后曾反复一次，但症状很轻。坚持服药1年半后病情缓解，此后一直稳定。

按： 患者先天肝肾不足，阴血亏虚，大病重伤阴血，使阴血更虚。阴虚生内热，灼液成痰；血虚血行涩缓形成血瘀。痰瘀互结，闭阻经络，随虚热上蒙清窍，使心失所养，神志被扰而发病。治疗以四物汤、制何首乌补先天之阴血，又可养心；藿香、佩兰、旋覆花、生赭石、九节菖蒲化痰开窍，同时旋覆花、生赭石可降气活血，配生石决明、菊花、枸杞子清头目；益母草、香附、藕节、四物汤以活血。全方共奏补益阴血、活血化痰之功，标本兼治而收其效。

二、气血的病理变化是疾病发生、发展与转归的基本病理机制

气血的病理机制在疾病过程中的意义古代医家早有认识，早在《内经》中就有以气血辨证阐述病机的论述。《素问·举痛论》云："余知百病生于气也，怒则气上，喜则气缓，悲则气消，恐则气下……惊则气乱……思则气结。"阐述了七情之于气的病理机制。《素问·调经论》云："血气者，喜温而恶寒，寒则涩而不能流，温则消而去之。"《素问·举痛论》云："经脉流行不止，环周不休。寒气入经而稽迟，涩而不行。客于脉外则血少，客于脉中则气不通，故卒然而痛。""寒则气收，炅则气泄。"提出了外邪作用于气血的病理变化机制。《素问·调经论》曰："气血以并，阴阳相倾，气乱于卫，血逆于经，血气离居，一实一虚。血并于阴，气并于阳，故为惊狂。血并于阳，气并于阴，乃为炅中。血并于上，气并于下，心烦惋善怒。血并于下，气并于上，乱而喜忘。""血与气并，则为实焉。血之与气并走于上，则为大厥。"从气血辨证阐述了精神情志方面疾病的病机。《仁斋直指方》云："气为血帅，气行则血行，气止则血止，气滑则血滑，气寒则血凝，气有一息之不通，则血有一息之不行。"提出了病理状态下气与血之间的相互作用机制。《医林改错》曰："治病之要诀，在于明白气血，无论外感、内伤，要知初病伤人……所伤者无非气血。气有虚实，实者邪气实，虚者正气虚。血有亏瘀，血亏必有亏血之因……若血瘀，有血瘀之症可查。"明确提出了气血的病机在疾病过程中的重要意义，以及气血辨证的基本原则。临床病证繁多，表现千差万别，结果向愈或恶化各有不同，但都是脏腑组织的阴阳、气血及气机失调或障碍等病理变化的结果。虽然疾病发生的部位分在表在里，发展与传变有表里、上下、脏腑的转化，转归有表里、寒热、虚实的不同，但其基本病理反应过程不外乎是邪正盛衰、阴阳失调、气血失调、升降失常几方面。换而言之，疾病是机体对致病因素所发生的全身性反应，而气血周流运行于全身，在体内无所不在，无处不到，因此，这种全身的反应与气血是不无关系的。

关幼波老师基于上述理论，并结合多年的临床实践，体会到疾病发生、发展、演变的过程中，无论邪正盛衰消长、阴阳失衡、升降出入失常，其基本的病理反应过程均离不开气血的失调。

首先，疾病的过程及表现出虚实不同的病理反应和证候，取决于疾病过程中邪正相争，正邪盛衰消长变化的结果。正气是机体的抗病能力，以气血为基础。气血充足调畅，脏腑组织得以充养，功能强健，抗病能力强，正气旺盛。若气血亏虚，郁滞不通，则脏腑失养，功能衰退，正气虚弱，抗邪无力。邪气则是致病因素。正气增长旺盛，邪气就消退、衰减；邪气渐长亢盛，正气必衰而虚弱。邪气亢盛而正气不虚或正气强而未衰，正邪剧烈抗争，此时正邪俱盛，临床表现为实证。如果治疗调护得当，

尚可使气血渐复，脏腑功能逐渐恢复正常，正长邪消，正胜邪退，疾病向愈。如邪气过剩，攻伐太过，或实证失治日久，气血所伤越重，脏腑所伤越深，正气愈亏，正衰邪长，渐转为正虚邪盛，病邪渐进，由浅入深，疾病由实转虚，或虚实错杂，病情发展恶化，疾病迁延难愈，转为慢性。故气血的充足与功能的协调决定了正气的强盛，邪正盛衰的变化与气血的关系是不可分割的。

阴阳失调是机体脏腑、经络、气血失调的总概括。人体的脏腑、经络、气血均可以阴阳划分，气血为人体阴阳的主要物质基础，阴阳与气血属性相同。《血证论》云："人之一身，不外阴阳。而阴阳二字，即是水火。水火二字，即是气血。"《景岳全书》云："人有阴阳，即为气血。阳主气，故气全则神旺；阴主血，故血盛则形强。"阴阳与气血相关，阴阳的失调源自气血的失调。气血失调，则阴阳平衡被打破，导致脏腑组织功能失常，从而变生他端。所以，阴阳失衡离不开气血失调，两者密切相关。

脏腑组织升清降浊、出旧入新维系着人体的正常生命活动，脏腑组织的这种功能活动必依赖于气机的升降出入而维持正常。而气机升降出入的正常是以气血为物质基础的。因此，脏腑组织升降出入的活动也是依靠气血的充足与调畅。如气血亏虚，脏腑升提无力，临床可出现脱肛、阴挺。胃气当降，如上逆，则胃失和降，就会出现呃逆、呕吐。气虚气机阻滞，清阳不能上荣头部，则见眩晕、耳鸣。浊阴不降，可见腹胀、便秘、癃闭。因此，气机升降失常的基本病理过程与气血的异常也是不可分割的。

由此看来，疾病的病理反应过程基于气血的病理变化。

例3.陈某，女，17岁，1999年10月9日初诊。患者前段时间因准备参加空中小姐考试，一直处于紧张状态。2日前，因考试过程中过于紧张又憋尿，考试结束后突然出现不能排尿，即到上海某大医院诊疗。当时诊断为"神经源性膀胱炎"，用口服西药和按摩等方法治疗，24小时后仍无尿液排出。患者感小腹憋胀难忍，以导尿管导尿排出尿液，但脱离导尿管后仍不能自行排尿。患者远在上海，慕名托人前来求方。自发病以来患者唯小便闭塞，点滴不通，未感其他不适。中医诊断为癃闭。证属气滞血瘀，膀胱湿热。

处方：柴胡 10g，当归 10g，赤小豆 10g，连翘 10g，赤芍 10g，牡丹皮 10g，泽泻 10g，萹蓄 10g，海金沙 10g，滑石粉 10g，生甘草 10g，牛膝 10g。

患者服药 1 煎后，小便即排出。2 日后，排尿恢复正常，7 剂药后获痊愈。

按：该病例发病急，无明显其他伴随症状，似难理头绪，无从下手，关幼波老师从气血突破。首先，患者年轻，发病急，小便点滴不通，为实证。因忧思精神紧张必然导致气机郁结；又憋尿引起膀胱充血，充血导致血瘀，终成气血瘀滞，气化不利，水湿不行，郁而化热，酿为膀胱湿热而发病。该病因气郁血瘀而致病，血瘀为其关键所在。因此，治疗时在清利膀胱湿热的基础上加当归、赤芍、牡丹皮、牛膝活血凉血化瘀，促进炎症充血的吸收，少佐柴胡调气机以利气血的通行兼可消炎，切中病机，药到病除。

疾病的基本病机与气血的病理变化相关。对于外感热病，虽然其传变有其自身的特点，但亦符合这一基本规律。外感热病的传变，指外邪侵入机体后发生热性病证的病理过程。外感热病的病机，中医有伤寒学说与温病学说两种。虽然两者均认为病邪由表入里为外感病的传变过程。但伤寒学说强调的是外感寒邪，其病理过程为六经传变，并以六经分证，详于治疗"寒化"证。温病学说则以外感温热发病，按卫、气、营、血或上、中、下三焦进行传变，详于治疗"热化"证。由此派生出外感热病的病机辨证：六经辨证、卫气营血辨证、三焦辨证。关幼波老师认为，无论伤寒与温病，其病理机制皆与气血相关。

六经病机辨证源于伤寒学说，首创于东汉张仲景的《伤寒论》。六经指三阳经（太阳、阳明、少阳）和三阴经（太阴、厥阴、少阴）。六经病机指外感风寒侵入人体，正邪抗争，引起经络、脏腑生理功能的失常而发生的病理变化。即六经经络气血亏虚，邪滞经络，气机不利，运行失畅，从而导致脏腑功能的偏盛偏衰。如太阳病机为风寒袭表，太阳经脉首当其冲，邪正交争，营卫之气失和所致。经病不解，内传膀胱腑。邪传气分则为蓄水，邪传血分而为蓄血。太阳病发展，表邪不解，治疗失当，邪气由表入里，由腑及脏，损及心肾阳气。阳明胃肠为人体气血津液化生之处，为多气多血之腑，故阳明经病、腑病的病机均是阳气亢盛，胃肠实热。"少阳为枢"，少阳是气机运行的枢纽。少阳病机为少阳之气不利，当降不降，不降反升，当泄不泄，郁滞所致。太阴病机为阳气虚衰，脾气不升，胃气不降所致。少阴病变为六经病机最危重的阶段，其主要病理为气血精神俱虚，尤以心肾阳气虚衰为主，为全身虚证的表现。厥阴病机为肝、心包受邪，疏泄不利，升降失常，以致气血紊乱，阴阳失调，寒热错杂。总之，六经辨证，在发病初期，正气未衰，机体抗邪力强，反应呈亢奋状态，为三阳病，性质多偏热，属实，为腑病。若正气衰弱，机体抗邪力减弱，机体反应呈衰弱状态，为三阴病，性质多偏寒，属虚，为脏病。由此看来，六经的病机不外是六经所属脏腑的阴阳、气血、虚实、寒热的变化，基本病理与气血相关。

卫气营血传变规律和辨证论治体系创于叶天士所著《温热论》，为外感风热的辨证方法。卫分病机是外邪由鼻、皮毛侵袭，卫气被遏，营卫失调。肺气被郁，宣肃失职的一系列病理变化。气分病机为肌表之邪不解入里，邪正剧烈抗争，热盛津伤，气机失去通利，脏腑功能异常。营分病机是温热进一步深入心营，营阴（血中津液）受损，热陷心包，心神被扰的病理过程，为血分之轻证。血分病机为热入心营不解，进一步耗血动血，迫血妄行，同时热扰心神的病理反应阶段，为营分之甚。由此看来，卫气营血病机为邪气影响脏腑，由浅入深，从气到血而致气机不利，热伤阴血，迫血妄行，扰其心神的病理过程。气血的病理变化在温热病中的意义更加突出。

三焦病机首创于清。吴鞠通所著《温病条辨》，认为三焦与卫气营血相一致，与六经病机"实有一纵一横，相互对待之妙"，故能羽翼伤寒。其中心内容是着重阐明三焦所属脏腑在温病病程中的病理变化，目的是弥补卫气营血病机理论（尤其是对湿热病机）之不足。温热病是感受四时不同温热邪气所引起的急性热病的总称，按病变性质可分为温热与湿热两大类，两者不尽相同。湿热病以湿为主，易伤阳气，邪常留恋于卫分、气分之间，较少出现热伤营血。同时湿性重浊下流，常按上、中、下三焦传变。三焦病机是指湿热病邪侵及三焦部位，影响所属脏腑，阻滞气机，易伤阳气，水湿运化障碍。上焦病在肺卫，中焦病在脾胃，下焦病在膀胱与大、小肠。因湿热邪气本性弥漫，三焦湿热可兼见出现，其所伤不外乎气，甚者出现气血两伤。三焦病机与气血亦存在密切关系。

综上所述，外感热病，无论是伤寒学说的六经病机辨证，还是温病学说的卫气营血、三焦病机辨证，均与气血相关，不外是八纲统一下的脏腑、气血的病理变化。因此，关幼波老师主张以八纲加气血辨证即"十纲辨证"来概括外感热病的病机，使"寒温统一"，纲举目张，切中病机。

例4.高某，男，14岁，1998年3月7日初诊。发热2日。2日前，患者当风后出现发热，自服百服宁，烧不退。昨日体温最高到39.7℃。也曾服用其他中西药物未效，来诊。患者发热重，恶寒轻，无汗，咽痛，咳吐黄痰，后头胀痛，鼻塞，流黄涕，口干喜饮，舌红，苔稍黄，脉浮数。血常规检查示白细胞 3.2×10^9/L。诊断为时行感冒，证属风热犯表，治宜散风清热凉血。

处方：草河车10g，薄荷6g，青蒿10g，玄参15g，生石膏30g，苦梗10g，生地黄10g，天花粉10g，地骨皮10g，赤芍10g，牡丹皮10g，金银花30g，知母10g，黄柏10g，生甘草6g。

1剂药后，体温渐降。2剂药后，热退身凉，咽亦不痛，病愈。

按： 患者发病时正值初春，应寒反温，且为北京流感盛行之时，为外感风热疫疠之邪，当属温病范畴。治疗时现代医家多遵循叶天士所言"在卫汗之可也，到气才能清气，入营犹可透热转气……入血就恐耗血动血，直须凉血散血"。关幼波老师体会到外邪无论在卫分、气分，还是卫气分之间，用凉血活血药物不仅不会引邪入里，加重病情，反可促其速愈。该患者使用生地黄、赤芍、牡丹皮很快烧退病愈，证明了其观点的正确性。

疾病的发生、发展与转归的基本病理机制与气血的病理变化是不能分开的。临床上，气失调的基本病理有气虚、气滞、气逆，为其常；气脱、气陷、气闭为其变。气虚可致气陷、气脱，为虚证；气滞、气逆可致气闭，为实证。关幼波老师认为，慢性疾病、久治不愈的顽固性疾病、反复发作的疾病的基本病机是正气亏虚，正气泛指五脏之气，辨证必须分清是"因虚而病"还是"因病而虚"，这决定了下一步祛邪与扶正的主次与先后的关系。同时气虚与气滞、气逆之间相互影响，不可分开。气虚推动无力，气血运行必然缓慢，形成郁滞；当降之气不得降而形成气逆；气逆、气滞如果气虚不甚，气滞尚可逐渐化解，气逆可渐恢复和降。因此，一时的气逆、气滞属于生理状态，并不需要治疗。若气虚，郁滞上逆之气无力调畅，留于体内，则形成病理状态。故气虚必夹有气滞或气逆，即虚有盛候；气滞、气逆定有气虚，即实有赢象。血失常的基本病理有血虚、血瘀、出血，为其常；血寒、血热、血脱等为其变。血虚、血脱为虚，血寒、血热、血瘀为实。血虚、血瘀、出血可以夹有寒热，血脱为出血的重证。血瘀、出血可导致血虚；血虚、出血及血寒、血热等诸多因素均可导致血瘀；出血可由血瘀及血的寒热所致。几种证型病理上相互影响，临床上多夹杂出现。《不居集》曰："气即无形之血，血即有形之气……一身气血不能相离，气中有血，血中有气，气血相依，循环不已。"生理上气与血之间相互依存，相互为用。病理上气血也存在着相互影响的复杂关系。《慎斋遗书》谓："气病必伤血，血病必伤气。"首先，外感六淫、七情内伤、饮食等致病因素可引起气的病变，同时也可导致血的病变。再者表现在气血病变过程中相互波及，出现气血同病的病理状态。气血病变在发病上虽有主次之别，有以气病开始的，也有以血病开始的，但病理上却不是孤立进展而是相互影响。临床常见气血失调的病机有气血两虚、气虚血滞、气不摄血、气滞血瘀、气随血脱、气逆血逆等。关幼波老师从气血出发，从气血各自不同的病理变化及相互间的辨证关系入手来分析疾病，执简驭繁，高瞻远瞩，结合八纲与脏腑辨证，使辨证全面又不失重点。故他提出了"辨证明病机，气血为主题"的学术观点。

三、八纲辨证与气血的关系

阴阳、虚实、寒热、表里八纲辨证的内容最早出现在《黄帝内经》中。在张仲景著《伤寒论》中就已将八纲的内容具体运用于外感疾病的辨证论治中。明·王执中所著《东垣先生伤寒正脉》中提出"治病八法"，指出："治病八字，虚实、阴阳、表里、寒热。八字不分，杀人反掌。"正式提出了八纲辨证的内容，并指出在临床辨证施治中的重大意义。明·张景岳在《景岳全书·传忠录》谓："阴阳既明，则表与里对，虚与实对，寒与热对。明此六变，明此阴阳，则天下之病固不能出此八者。"清·程钟龄《医学心悟》中说："医道至繁，何以得其要领而执简以驭繁也？余曰：……至于受病百端，不过寒、热、虚、实、表、里、阴、阳，八字尽之，则变而又不变矣。"至此八纲辨证臻于完善。至今，我们仍然以八纲辨证作为辨别疾病的总纲领，指导着临床一切疾病的辨证施治。通过八纲辨证，找出疾病的关键，掌握其要领，确定其类型，预测其趋势，为治疗指出方向。长期以来，八纲辨证也一直作为总纲来一统其他各种辨证施治。而脏腑辨证、经络辨证、气血津液辨证、六经辨证、卫气营血辨证和三焦辨证则是在八纲辨证原则指导下对不同特定类型疾病的具体应用。关幼波老师倡导的唯物主义辩证法同样也应用于中医辨证论治上。他认为八纲辨证是对人体一系列病理变化总的概括，是个抽象的概念。八纲辨证是建立在具体脏腑、经络、组织基础上，以脏腑、经络、组织的病理变化作为物质基础，并结合临床出现的脉证加以高度概括的结论。而气血生理上既是脏腑组织功能活动的物质基础，又是其功能活动的产物；病理上决定着疾病发生、发展与转归的基本病机。同时气血同样具备八纲的属性。阴阳为八纲之首，是辨别疾病性质的总纲领，而气血即是水火，可以阴阳来划分，气为阳，血为阴。表里可辨别病变部位和病势趋向，气之于血，气为表，血为里。寒热可辨别疾病的性质，气与血均可兼寒热。阳气虚则寒，气郁化火则热，血可见血寒、血热。虚实可辨别邪正盛衰的病势，气虚、血虚是虚证，为正衰，气郁、气逆、血瘀是实证，为邪盛。因此，气血赋予八纲以实质。八纲通过气血与人体的脏腑、经络、组织的具体实质性病理变化联系起来，八纲作为客观物质的外在表现，必须结合气血才能全面概括，分析病位、病情、病势的表里、寒热、虚实。如果脱离了气血而单谈八纲，八纲就成了无实际内容的抽象的空架子。故单以八纲作为辨证的总纲是不足的，必通过气血而把八纲的内容落实到具体的实际病变上，使八纲辨证与脏腑、经络、组织具体病变有机地结合起来，才能深刻地阐明各种复杂的病理变化，指导临床，从而弥补了八纲辨证之不足。因此，关幼波老师将气血辨证提到与八纲辨证同等重要的地位，八纲辨证之后必辨气血，倡导"十纲辨证"。但他并不摒弃八纲而片面地强调气血辨证，使辨证论治落到实处，从而更加具体明确，这样才能真正达到辨证具体指导论治的目的。其深远意义尤其体现在疑难杂病的临床辨治上。

例5. 邹某，女，57 岁，教师，1999 年 9 月 8 日初诊。双足面多发性破溃 3 年。患者 3 年前无诱因出现双足面多处溃烂，同时发现四肢散在片状红斑，以双下肢多见且色深。双足破溃处经久不易收口，并且不断有新的溃烂出现。曾到北大医院就诊，血液生化等项检查均正常，确诊为"微血管扩张性紫癜"。予强的松（每日 20mg）、芦丁等药物，治疗两年余未效，转而求助于中医，慕名来诊。当时症见患者双足有多处小蹞趾甲盖到大蹞趾指甲盖之间大小的溃烂，创面中心溃烂深，上覆灰白色脓苔，四周无明显红肿，按之疼痛。四肢多发钱币大小的网状红斑，色深红。自觉小腿沉重，纳食欠甘，夜间双足抽痛，二便调畅，夜寐尚安。舌紫暗，苔微黄，脉沉弦。中医诊断为血痹。证属气虚血滞，血分湿热下注。治以益气活血，凉血清热，利湿解毒。

处方：生黄芪皮 60g，苦参 10g，薄荷 6g，生地黄 10g，赤芍 15g，白芍 15g，丹参 15g，牛膝 10g，香附 10g，生薏苡仁 10g，地肤子 10g，茯苓 10g，生甘草 10g，牡丹皮 15g，藕节 10g。

患者服药 10 剂后，破溃创面较前缩小，灰白色脓见干见少，双足未出现新的溃烂。患者时感口苦、纳呆，治疗大法宗前，酌加燥湿和胃、解毒利湿的连翘、茅根、牡丹皮、小蓟、蒲公英、苍术、蔻仁、白梅花等药。服药近两月后，双足溃烂处全部收口，四肢网状红斑明显浅淡，双足疼痛缓解，自觉双小腿发沉，双足底麻木，考虑为邪去正虚，以补脾肾养气血以善其后。又服药月余，诸症皆消，病痊愈。

按：该病例首先从患者久病、溃烂处无明显红肿、不流脓水考虑，认为是虚证，为气虚不能托毒外出。患者仍感疼痛，说明内有炎症，为湿热之邪。经虚实、寒热、阴阳辨证之后，尚显不足，关幼波老师引入气血辨证，考虑到患者疼痛夜甚，是湿热在血分。血分湿热下注，化腐成脓，而见双足溃烂。热迫血妄行则见紫癜。血分湿热阻滞，血行瘀滞则疼痛。用药特点为重用生黄芪皮，除补气之外，又祛皮肤之湿，还可托里生肌，促进伤口愈合。以清热凉血、解毒利湿之剂祛除血分湿热，从八纲结合气血辨证入手用药取得奇效。

四、气血辨证必须结合脏腑辨证

《灵枢·本神》中"必审五脏之病形，以知其血气之虚实，谨而调之也"，就已经将气血辨证与脏腑辨证结合应用。疾病的发生及其过程的病理变化均离不开气血，故疾病的辨证离不开气血辨证。疾病是致病因素作用于人体的全身反应，脏腑、经络、组织、器官的功能各不相同，由于致病因素作用于不同的脏腑、经络，表现出来的临床症状也就各不相同，因此必须结合脏腑辨证，才能在抓住疾病本质的同时将病位落实到具体之处。关幼波老师提出：临床辨证应在八纲和气血辨证即"十纲辨证"的总原则指导下，结合脏腑辨证，辨证才完整。气血与脏腑辨证仍然立足于整体观念。首先，人体是一个有机的整体，脏腑、经络、四肢百骸通过气血密切相关，其功能的发挥最终归结于各个具体脏腑。同时脏腑之间存在着生克乘侮的关系，使之成为一个有机的整体。关幼波老师临证时善于透过病证的一些现象，在辨明气血、虚实、寒热，抓住疾病实质的同时，将疾病落实到具体部位。即使是某一局部的症状也同样要气血与脏腑同时辨证。如其治疗胁痛，不局限于单纯从肝脏分析，还从心气亏虚、瘀血停着、脾气不足、肾阴血亏、肝失其养等处着手辨证论治。关幼波老师在治疗皮科的皮疹、疮疡，骨科的外伤、椎间盘突出、颈椎病等时，从气血辨证入手，结合各个脏腑的功能特点及其相互关系来找路子，进而从气血、脏腑来调整，取得显著疗效。对疑难杂病的治疗，更能体现其观点。所谓疑难杂病是因为临床病情错综复杂，病机变化多端，纷乱如麻，无从下手，因此不易诊治，或久治难愈。关幼波老师认为：疑难杂症的辨治关键在一个"悟"字，在八纲的基础上，抓住气血，围绕脏腑及其相关性，从面到点，从普遍规律到具体情况，执简驭繁，以不变应万变，来探讨病机，找出症结，就能抓住疾病的实质，得以突破。总之，气血、脏腑辨证相结合，可使治疗疾病时目的明确，提纲挈领，有的放矢，使疾病尤其是疑难杂病的治疗有法可依，有路可寻，随手而瘥。

例6. 白某，男，45岁，1998年6月26日初诊。头晕及右上肢麻木疼痛一个半月。患者一个半月来，无明显诱因出现头晕，左上肢麻木，疼痛阵作，劳累后加重，有时伴头痛，项强，恶心，无呕吐。曾在本院骨科门诊治疗，诊为"颈椎病"，以中药汤药及颈椎牵引等治疗，症状改善不明显，今因左上肢麻木、疼痛加重来关幼波老师处就诊。患者舌质暗，苔薄白，脉沉弦。证属气虚血滞，痰瘀凝结。治宜补肾气，活血化痰。

处方：首乌藤30g，钩藤10g，秦艽10g，桑寄生30g，生薏苡仁10g，木瓜10g，生甘草10g，香附10g，苍术10g，杭芍30g，川断10g，泽兰20g。

患者服药14剂后，感症状稍减轻，自觉休息后麻痛可减，遂加强益气、温通经络、降逆活血化痰的作用，在前方的基础上又加生黄芪、黄精、桂枝、旋覆花、生赭石加减化裁。两个月后，症状消除。

按：颈椎病为骨质退行性改变的一种疾病，尚无特效方法治疗。关幼波老师从气血辨证考虑，认为该病多为中老年人发病，或年老气自虚，或中年人缺少运动，长期伏案工作，渐至气虚，使帅血无力，血行瘀滞，水湿停聚，痰瘀凝结所致。同时考虑到肾主骨生髓，骨质的病变病位多在肾脏。因此颈椎病为肾气亏虚，导致痰瘀凝结于骨质而发病。气血与脏腑辨证结合，使辨证定位具体明确，疗效提高。

五、气血与痰瘀的关系

关幼波老师认为，疾病发生的病因与病理变化机制与气血的病理变化息息相关，痰瘀的形成则是气血病理变化的必然结果。痰是由于津液代谢失常，停留于人体而形成的病理产物，有有形之痰与无形之痰之别，即狭义的咳吐之痰与广义的痰之分。关幼波老师体会，中医所谓之"痰"，应从广义来理解，狭义的痰包括在广义痰的范围之内。人体津液的循行代谢与肺、脾、肾、三焦脏腑功能的关系最为密切，而这些脏腑的正常功能靠气的正常升降出入来维系。人体正气充实、调畅，则脾健运，肺输布，肾气化，三焦水道通调，使"水精四布，五经并行"。病理状态下，一切内、外因素都可引起人体气血失和。气虚或气机郁滞，失于疏畅，气机升降功能失常，脏腑功能失调，最终可致脾脏不能运化，肺脏不能宣降通调。肾脏不能蒸腾，三焦不能气化，津液不得正常循行输布，停留聚集而成水湿，凝结稠浊，胶固成痰。因此，关幼波老师认为痰形成的基本机制离不开气，归根结底是气机的失调而致。痰随气行，无处不到，而生百病。那些胶固有形，发于体表者易察，阻于血络，形成痞块、积聚者易见，但是发于人体内部，阻于气机，犯于脏腑，或在显形以前，病位不易确定，尚未明显表现出来的痰证，就不易觉察。关幼波老师称这种情况为隐伏的痰证，往往被临床医家称为"疑难怪病"。临床上，关幼波老师治这种病多考虑痰的理论基础正源于此。

"瘀"即"瘀血"，是血液流行障碍，凝滞停积，或阻塞脉道，或溢于皮内脉外而成的病理状态。关幼波老师体会：血瘀的形成有多种因素，虚实、寒热、外伤等导致气血的失调是其根本原因。气与血，气又占主要的地位。因为气为血帅，血随气行，气主统血。气虚无力帅血，无力推动血液循环；气机郁滞，则血亦凝滞不通；气无力统血，血溢脉外，均可形成瘀血。血液自病亦可导致血瘀。如"血遇寒则凝"，则有血寒血瘀，"热迫血妄行"，血不循常道，则有血热血瘀等。因此瘀血是气血失调的另一病理结果。

"痰"与"瘀"同是气血病理变化的产物，"痰"与"瘀"之间亦存在着相辅相成的关系。气属阳，痰与瘀血同属阴，易于胶结凝固。气血流畅则津液并行，无痰以生，无瘀以成。气滞则血瘀痰结；气虚则血涩少而痰凝；血瘀气滞则络阻，津液不能布行；血少脉道不充，行缓涩滞，津少不能布化畅通，均瘀积而生痰。因此，气血失调可以同时导致"痰""瘀"的产生。痰阻气机，血行失畅，可形成瘀血，瘀血日久，又可化为痰水，"痰"与"瘀"之间又可以相互转化。气血的异常，导致了"痰""瘀"的形成，同时已成之"痰""瘀"又可作为病因，反过来作用于气血，阻滞气血运行，进一步耗伤正气，加重气血的失调。"痰"与"瘀"互结，胶着难结，又作用于气血，使气血失调不断加重，使慢性疑难病症病情复杂，难以定位，难明病机而治疗无策。关幼波老师据中医理论，结合多年的临床实践体会，形成了自身辨证施治的特点：临床辨证抓住气血，而气血病理变化的结果是痰、瘀，痰与瘀可相互转化，相互胶结。痰、瘀、气血病理变化之间又可互为因果，形成了互助之势。其中气的病理变化所起的作用尤其关键，形成了以气血为中心的病理联系的关系，即痰⇌气（血）⇌瘀。临床重视气血辨证应联系痰瘀，治疗痰瘀必调理气血，此为关幼波老师辨证施治的指导思想之一。由气血辨证演化而出的痰瘀学说，是关幼波老师学术思想的组成部分。他不仅拓展了原痰瘀的内涵与外延，而且对临床各种疾病的辨治亦有着普遍的指导作用，尤其对怪病、疑难顽重症的意义尤为深刻。

例7. 范某，女，47岁，1997年11月13日初诊。肝区疼痛1年。患者1996年底外伤导致肝破裂大出血，经抢救出血止，转危为安，但肝内遗留如拳头大小的血肿。之后1年，常感肝区撑胀疼痛，生气、弯腰时加重，以致难以工作。也曾以中西药治疗未效，遂来关幼波老师处就诊。当时患者目干花，乏力，夜难入寐。舌暗，苔薄黄，脉沉弦。B超检查血肿直径10.2cm。证属气虚血滞，痰瘀凝滞。治宜益气疏肝，活血化痰。

处方：生黄芪30g，旋覆花10g，生赭石10g，醋柴胡10g，赤芍10g，牡丹皮10g，草红花10g，香附10g，藕节10g，制何首乌10g，蔻仁10g，草河车10g，王不留行10g，泽兰10g，生牡蛎30g。

患者服药两周，自觉肝区症状减轻，后续治疗一直宗前法据具体情况加减化裁。治疗两年，B超检查血肿渐缩至5.0cm×4.7cm，又减到4.6cm×4.2cm，后为3.1cm×2.6cm。肝区胀痛消失，仅隐约不适，可自行弯腰活动，恢复正常工作与生活。

按： 患者外伤后伤及血络，导致血瘀；气随血脱，而成气虚血滞。但关幼波老师不仅局限于气血，同时考虑到气虚水湿不运，久聚成痰，瘀血日久可化痰水，而成痰瘀凝结肝脏，血肿顽固难消。治疗在益气活血的同时，注意化痰，调气血而治痰瘀，从而取得疗效。

六、治病求本，必结合气血

审证求因，治病必求本。疾病的产生以气血的病理变化为基础，故疾病的治疗关键在于调理气血。气血畅通，则百病向愈。历代医家对气血在辨证论治中的作用皆有不同程度的认识、理解，并有所发展。对气血辨证论治贡献最大的医家中，关幼波老师尤其推崇清代名医王清任，认为其注重实践，敢纠古人之谬，大胆创新，其精神实为后世医家学习的典范。王清任强调气血辨证的重要性，曰："治病之要诀，在明白气血，无论外感、内伤，要知初病伤人何物，不能伤脏腑，不能伤筋骨，不能伤皮肉，所伤者无非气血。气有虚实，实者邪气实，虚者正气虚。血有亏瘀，血亏必有亏血之因，或因吐血、衄血，或溺血、便血，或破伤流血过多，或崩漏、产后伤血过多，若血瘀，有血瘀之征可查。"气血必须分清，"不可混含从事"，其详述气病、血病的各种形证，明确气血所伤，治疗时益气、理气、活血化瘀相结合，尤对气虚血瘀之证，以补气化瘀论治为特色。他以气血为中心分析疾病，切中病机，对一些烦琐复杂疾病的辨证能抓住重点，趋于简便，尤其对疑难杂重症的辨治常出奇效，对后人的辨证思想有很大启迪。这也是关幼波老师学术思想形成的主要理论源泉之一。

关幼波老师认为，疾病的病因及病机离不开气血，气血失和导致脏腑、经络、组织的虚实、寒热、升降出入出现一系列异常的病理变化，所以从气血角度辨证，可以掌握人体疾病的整体病机。遵循脏腑气血辨证这一思路，通过疏通调和气血来调整脏腑组织功能活动，使其从病理状态恢复到正常生理状态，正气恢复强盛，邪气得以消散，寒热消解，升降出入和谐，阴平阳秘，疾病向愈。因此，关幼波老师在疾病的治疗中，抓住气血这个关键环节，可谓"得其要也"。他提出："治病必治本，气血要遵循。"在具体治疗上，他融各家所长，结合理论与临床实践，形成了自己的特点。

1. 调气血以平为期

《素问·至真要大论》曰："谨道如法，万举万全，气血正平，长有天命。"《素问·三部九候论》云："必先度其形之肥瘦，以调其气之虚实，实则泻之，虚则补之，必先去其血脉而后调之，无问其病，以平为期。"王清任说："气通血活，何患不除。"正常情况下，人体气血调畅平和，脏腑、阴阳平衡，则身体健康。如机体处于病理状态下，通过调整气血虚实盛衰，使之通调和畅达，脏腑恢复阴阳平衡，疾患消除。关幼波老师在治疗疾病时，离不开"气血"二字调气血以"平"为特点，"平"包括以下含义：

首先，"平"即平其不平。气血的失调是导致疾病的基本原因。疾病的病机变化，源自气血的病理变化。因此，关幼波老师治疗疾病的整个过程注意调整气血，纠正其虚实偏差，使之趋于平衡，无盛不衰，充养脏腑，使脏腑逐渐恢复正常功能，固本清源，正复邪去，达到阴平阳秘。他针对气血失调的不同病机常用如下药物。

气虚：生黄芪、党参、茯苓、白术、黄精、百合、炙甘草、生脉散（西洋参或北沙参易人参）、桑寄生、诃子肉、川断、生黄芪皮（表气虚）。

气滞（郁）：醋柴胡、郁金、枳实、厚朴、炒莱菔子、川楝子、橘红、木香、香附、槟榔、薤白、大腹皮、槟榔、荷梗、白梅花、砂仁。

气逆：杏仁、橘红、青皮、苏子、旋覆花、生赭石、沉香块。

气陷：生黄芪、远志、升麻、葛根。

血虚：当归、白芍、生地黄、川芎、制何首乌、首乌藤、炒酸枣仁、桑椹、枸杞子、黑芝麻、丹参。

血瘀：生地黄、赤芍、牡丹皮、西红花、丹参、川芎、制乳香、制没药、泽兰、牛膝、益母草、豨莶草、当归、藕节。

血热：生地黄、牡丹皮、赤芍、地榆、紫草、槐花。夹湿者常用：白茅根、茵陈、小蓟、木通。

血寒：干姜、当归、生姜、肉桂、桂枝、淡附片。

其二，调气血用药平和。关幼波老师临床选药多注意药性平稳，药味柔和，配伍组方注意抑其偏盛，防其碍邪，从稳中求效，忌用峻猛、药力太强之品，以防徒伤正气。如温补，不过用温燥助火伤阴之剂。桂、附必紧要之时方用，且症消即止，后期以缓剂图之。补气多用生黄芪、西洋参、沙参、党参，同时常配黄芩、牡丹皮、生地黄、白芍等同用，制其温燥。理气时注意不要破气，柴胡用醋制，用枳壳、厚朴、木香、香附等药时，常配以白芍、生地黄，以制其升散，防其伤正气。活血注意不破血，不用莪术、三棱、水蛭、虻虫、蟅虫之类易动血有引起出血之嫌之药，常选用泽兰、茅根、藕节、生地黄、赤芍等活血凉血兼能调气的药物。

其三，调气血以"通"为平。气血运行周身，时时处于运动状态，因此，关幼波老师认为临床调气血要顺其性，时时注意疏通。如补气血时，他不用纯补、腻补，多用疏补，在补益药中配理气疏导之品，防止郁滞气机，滋腻伤脾碍邪，常配伍砂仁、白梅花、橘红、香附、蔻仁等同用。同时注意调动脏腑自身的能动性，以助气血的疏通，常配伍健脾醒脾之剂，如藿香、山楂、云茯苓、白术等。补的过程中还注意结合通降气机、活血化瘀、祛湿消痰，使气血调和畅达，补益药才能更好地发挥作用。止血时，注意止血不留瘀。他并不是将大队的止血药、炭药堆砌在一起，而是注意选用止血消瘀药，即在用止血药的同时，选用或配伍凉血活血养血药，防其留瘀。常用：三七粉、小蓟、藕节、仙鹤草、炒地榆、侧柏叶、茜草、槐花等，配合生地黄、牡丹皮、泽兰、益母草、牛膝。

2. 调气血两者不可分

气与血如水与火、阴与阳，为截然不同的概念，因此，诊断上必当明确，治疗上气病当治气，血病当治血，此为治疗原则，不可混淆，如阳虚必温阳，阴虚必养阴。调气血两者不可分，并不是说气血不分，其与气血分别施治的含义不同。气血在生理上是相互依存的。气之于血，气能生血、行血，是推动血液运行的动力，对血有统摄、约束作用。血之于气，血为气母，血能生气、载气。故气为血之帅，血为气之守，气载血而行，血载气而静，气血两相维附，使得脏腑、经络、四肢百骸得到充足营养而各尽其职。气血生理上的相关，决定病理上亦是互相影响。气病必及血，血病必及气。如《血证论·吐血》曰："气为血之帅，血随气而运行；血为气之守，气得之而静谧。气结则血凝，气虚则血脱，气迫则血走。"调治气血应在上述大原则的指导下，同时顾及二者之间病理生理的相关特点，这就是关幼波老师气血同治的思想。应用于临床，气虚证在补气的同时，配合应用白芍、当归、生地黄等养血活血药。其一，可防止补气药温燥伤及阴血。其二，血为气之母，能载气，补血以生气。其三，气虚，生化血液的能力必虚，必有血虚，可以直接补血。其四，气虚推动乏力，血行缓慢，易生瘀滞，活血兼能防瘀消滞。血虚证，在养血的同时常配以党参、白术、生黄芪、砂仁、白梅花、蔻仁以补气理气和胃。其一，防治养血药滋腻碍邪。其二，气能生血，助血之化生。其三，健脾和胃，助其化源。出血者，除止血之外，血上逆者，用牛膝、沉香块、旋覆花、生赭石等。血下行者用生黄芪、升麻、远志、柴胡，取血随气行，放顺其道而行之，有助止血之效。血热者，气血双清，用牡丹皮、茅根、栀子、黄芩等。气滞者，理气兼活血，因气滞血行必涩滞。血瘀者，活血必理气，理气中补气多合用党参、黄芪、白术、黄精、云茯苓，行气多合用木香、香附、厚朴、陈皮、沉香、柴胡、枳壳等。临床他常喜用一药能气血同调的药物，如泽兰、荷梗、藕节、香附、川芎、丹参。在分调气血时，注意药物作用的全面性，如行气时升降同用。如理肺气，麻黄配苏子，使气机上下畅通。活血时，左右上下兼顾，常以泽兰调左右肝脾之血，合用藕节行上下通行之血，使全身之血畅行。总之，关幼波老师在调理气血时，亦反映出其重视整体观念，临床视证情决定调气与调血孰轻孰重，或调气以和血，或调血以和气，灵活化裁的特点。

例8. 刘某，男，47岁，1997年9月10日初诊。胃脘胀痛6年。患者6年来间断发作胃脘胀痛，多在生气或饮食之后发作。曾做胃镜检查，诊为胃窦部黏膜萎缩，十二指肠球部溃疡，糜烂出血。患者曾用多种中西药物治疗，停药则复发，遂来求诊。自发病以来，患者常右胁下胀，心口处灼热、刺痛，纳呆，口干口苦，尿少黄，大便黏滞，寐难易醒，身体乏力。舌质暗，苔薄白，脉沉弦。既往患者为乙肝病毒携带者。证属肝胃不和，湿热未清。治宜疏肝和胃，清利湿热。

处方：藿香10g，醋柴胡10g，党参10g，川连6g，旋覆花10g，生赭石10g，杏仁10g，橘红10g，白术10g，白芍15g，当归10g，香附10g，蔻仁6g，藕节10g，青皮10g。

患者服药14剂后，胃痛大减。前方加石斛、山楂、炒茱萸、炒黄连、香附，继服1个月后，患者症状缓解，以养肝口服液巩固。

按：患者体内湿热未清，生气或多食后诱发，发病在气。但关幼波老师考虑气病必影响到血，气郁则血瘀，气滞则痰生。治疗时理气疏肝和胃、清利湿热的同时合以活血而收效，体现了其气血同治的思想。

3. 调气血注意痰瘀

气血失调是疾病发生的基本病因病机。疾病的形成与气血病理生理的变化密切相关。痰瘀是气血病理变化的产物。已成之痰瘀又可以作为新的致病因素反作用于气血，从而加重气血的失调。因此，关幼波老师认为痰瘀在临床上是广泛、普遍存在的，强调气血辨证时应结合痰瘀辨证。治疗上在调理气血的同时结合清除痰瘀，斩草除根，正本清源。对于痰瘀的治疗，关幼波老师首先辨别不同的诱因，明确痰瘀生病还是病生痰瘀，具体情况具体分析，辨证施治，或治已成之痰瘀，或阻断痰瘀的产生，治其根源。同时结合脏腑气血的关系，痰瘀的性质，进行部位辨证，分证论治，常用法则：燥湿化痰活血、清热活血化痰、温阳活血化痰、润肺活血化痰、息风活血化痰、荡涤顽痰活血、益气活血化痰、理气活血化痰、芳香活血化痰、健脾活血化痰、养血活血化痰、养阴活血化痰、开窍醒脑活血化痰、扶正活血化痰、止血活血化痰、清心活血化痰、疏肝活血化痰、宣肺化痰活血、固肾化痰活血、清肺活血化痰、通脉活血化痰、消癥活血化痰、和胃活血化痰、通腑活血化痰、利水活血化痰、调经活血化痰、通痹活血化痰、活血化痰消肿等。

另外，关幼波老师提出治痰瘀必须要治气。痰瘀形成的关键在于气机失其流畅，津液血液运行阻滞停积。因此，治疗痰瘀，调理气机使其顺畅，则津液布散，血液流畅，痰瘀可消。正如朱丹溪所言："善治痰者，不治痰而治气，气顺则一身津液亦随之而顺矣。"张景岳云："血必由气，气行则血行，故凡欲治血，或攻或补，皆当以调气为先。"临床上，关幼波老师除惯以法半夏、瓜蒌、竹茹、礞石、陈皮化痰，以牡丹皮、生地黄、赤芍、三七粉、西红花、乳香、没药活血之外，多选用痰气同治、气血两调之药。理气化痰推崇杏仁与橘红、旋覆花与生赭石这两组对药。杏仁苦温，可以下气止咳平喘、和胃润肠消痰。橘红辛苦温，可行气消食宽中、散寒燥湿化痰。两者合用，辛开苦降温通，可行气宽中、升降旁达、调畅气机以断生痰之源，苦燥温散，可燥湿化痰，祛已成之痰，共奏理气化痰之功，用于痰气交结病在气分之轻证，无论外感病引起的有形之痰，还是久病、疑难重病的无形之痰皆可使用。旋覆花苦辛咸，微温，《本经逢原》说："旋覆花升而能降，肺与大肠药也，其功在于开结下气，行水消痰。"代赭石苦寒，《医学衷中参西录》说："赭石……能生血亦能凉血，其质重坠，又善镇逆气，降痰涎，止呕吐，通燥结。"两药合用，苦辛通降，镇逆行水，软坚消痰，温通血脉却不伤阴血两药寒热相配，相互制约，为理气降逆、活血化痰的一对良药，用于痰气交阻病在血分之重证，与杏仁、橘红相合作用更强。藕节、荷梗、香附、延胡索、郁金、丹参、川芎、王不留行、泽兰亦为关幼波老师习用之药。他认为这些药作用缓和平稳，可作用于气血两方面，既能调气又能理血，是理气活血的良药。

综上所述，关幼波老师临床辨证的整体指导思想以气血辨证为主线，结合脏腑辨证，形成"十纲辨证"，演化出"痰瘀学说"，此为其学术思想的主要组成部分。

例9. 吕某，男，65岁，1997年8月23日初诊。眩晕反复发作20年。患者从事研究工作，经常长时间伏案工作，20年前出现头晕目眩的症状，工作紧张易诱发，当时血压在110/70mmHg上下。在青岛某医院检查，确诊为"椎-基底动脉供血不全"。曾服用潘生丁、芦丁等中西药物，效果不好。眩晕20年来渐渐加重，尤其近两年明显，慕名来诊。现患者持续眩晕，不能独自行走，无恶心，无呕吐，耳鸣如蝉，耳聋重，头发沉，夜寐难，左眼稍胀痛，无眼花，饮食尚可，二便正常。舌暗红，苔白，脉沉弦。证属肝肾亏虚，风痰上扰。治宜滋阴养血，平肝潜阳，活血化痰。

处方：首乌藤30g，杭菊10g，枸杞子15g，生石决明30g，旋覆花10g，白芍10g，生地黄10g，生赭石10g，当归10g，川芎10g，香附10g，西洋参10g，远志10g，石斛10g。

服药 7 剂，眩晕明显减轻，继以前方合生脉散，加强补气阴之作用调治。以后药物在前法指导下据具体情况加减，后期加大补肾养血以巩固。目痛加生石膏，耳聋耳鸣重用佩兰、珍珠母、九菖蒲，寐差加用炒酸枣仁、朱茯苓、夜交藤。服药 2 个月，眩晕止，到目前已 3 年未作。

按： 患者阴血不足之体，加之调护不周，气阴两伤，阴血亏虚而发病。阴虚生内热，灼液成痰；气虚津不布，积液成痰。血虚生风，阴虚阳亢，风阳夹痰上扰而成眩晕。但该患者为气阴不足，阴血亏虚，气血失调，气虚无力帅血，血虚血行艰难，痰阻血液瘀滞而形成瘀血，瘀血与痰胶着，疾病难愈。因此，关幼波老师在益气滋阴养血治本的同时，兼以活血化痰而收奇效。

4. 气血五脏治疗

（1）心

关幼波老师认为，心的主要功能为统血，即统帅全身血液的流通，这与西医的血液循环理论是相符合的。而心主血的提法不甚确切，未明确体现出来心的具体作用。心统血的功能主要依靠心气的推动作用。心气充足，血液才能被推动到全身各脏腑、组织、器官。大脑即清窍的血供充足，精神、思维、意识功能才能正常，不会出现失眠、多梦、健忘、神志不宁的病证，从而发挥心主神志的功能。各脏腑血行正常，新陈代谢就平衡，就能维持正常的生理功能，由此来发挥心对其他脏腑功能活动的调节作用。所以心是全身血液运行的动力源泉。临床上，关幼波老师尤其注重维护心气功能的强盛，凡是因全身血液瘀滞不畅引起的各种疾病的治疗常离不开补心气、养心血，多以生脉散合四物汤加减化裁。

气虚——临床症状：胸闷隐痛，憋气，心悸，心慌，劳则甚，手心汗出，动则喘息，神疲头蒙，自汗，面色㿠白，伴失眠，多思，抑郁，健忘，脉结代、细弱，舌淡。常用药物：西洋参（或北沙参）、生黄芪、黄精、麦冬、五味子、茯神、远志。

血虚——临床症状：心悸，怔忡，多梦，寐难，健忘，忧思，抑郁不安，头晕，面白无华，脉沉无力。常用药物：生地黄、当归、川芎、白芍、丹参、首乌藤、炙首乌、酸枣仁、柏子仁。

气滞——临床症状：胸憋闷胀窜痛，叹息，心慌，心悸，舌暗紫或有瘀斑，脉迟不利或结代。常用药物：枳壳、丹参、川芎、瓜蒌、薤白、香附、青皮、旋覆花、生赭石、郁金。

血瘀——临床症状：胸痛彻背，背痛彻心，唇甲青紫，伴胸闷憋气，心悸心慌，肢冷汗出。常用药物：丹参、赤芍、川芎、西红花、生地黄、旋覆花、生赭石、藕节、郁金、牛膝、泽兰。

例 10. 王某，男，46 岁，1999 年 12 月 8 初诊。阵发性心慌、心悸 1 年余。患者平时工作一直紧张，1年多来常在早晨及晚间出现心慌、心悸，每次发作多伴有胸闷、憋气。1998年12月在单位做动态心电图，诊为频发室早，每分钟十余次。后患者一直服用抗心律失常药物心律平、乙胺碘呋酮等治疗，疗效一直不显著，遂慕名来关幼波老师处就诊。患者自发病以来常感疲劳，乏力，夜寐多梦。舌暗，苔薄白，脉沉。证属心悸之心气不足，气虚血滞。治宜补益心气，养血活血化痰。

处方：生黄芪30g，制何首乌15g，西洋参10g，五味子10g，麦冬15g，旋覆花10g，生赭石10g，生地黄10g，白芍20g，当归10g，川芎10g，珍珠粉30g，远志10g，百合10g，炒酸枣仁20g，炙甘草6g。

20剂药后，患者心慌、心悸明显减轻，又出现胃脘胀、呃逆，在前方基础上加用蔻仁、白梅花、香附理气和胃。再服20剂，心悸症状基本消失，增强补肾养血之力，继续巩固而获痊愈。

按： 关幼波老师认为，心统血，即统帅、推动血行。其功能的发挥依靠心气的作用。心的整体功能由心气将血液推动至各个部位，在心血的滋养下，发挥心的正常功能。因此心功能的失养与心气关系密切。临床上治疗心的病变时，关幼波老师以生脉散补心气，四物汤养心血为基础。该患者更突出气虚的一面，故以沙参、麦冬、五味子合黄精、西洋参补气，四物补血，旋覆花、生赭石降逆活血化痰，配以其他养心安神药物而收效。之后增强补肾养血的力量，以固肾之元气，益心血，充心气之化源，而获全效。

（2）肝

肝主疏泄，对人体气机的升降出入起着重要的调节作用。肝疏泄正常，则气机调畅，升降有序，情志舒畅，脏腑功能活动正常。肝主藏血，即具有储藏血液和调节血量的作用。唐·王冰云："肝藏血，心行之，人动则血运于诸络，人静则血归于肝脏。"因此，关幼波老师认为，肝对气血有着极其重要的作用。肝主疏泄，主藏血，是气血运行的枢纽，从而发挥行气、解毒、调情志、助消化等功能。临床上，关幼波老师对气血郁滞所致的证候，多结合理肝气、调肝血治疗。对毒邪内盛之证，常配合清肝热、凉肝血、养血治疗，以助肝脏解毒之功。精神情志失常、脾胃疾病，多配以疏肝理气治疗。

气滞（郁）——临床症状：胸胁胀满，疼痛走窜，叹息，抑郁或烦急，乳房胀痛，月经不调，纳呆。常用药物：醋柴胡、枳壳、香附、木香、厚朴、青皮、荷梗、旋覆花、生赭石、郁金。

气逆——临床症状：呕吐酸苦，呃逆，胁胀痛，头晕，烦急癫狂，昏厥，目胀痛，纳呆。常用药物：旋覆花、生赭石、生石决明、珍珠母、生牡蛎、沉香、牛膝、竹茹、法半夏。

血虚——临床症状：右胁隐痛，夜间尤甚，眩晕目花，痉挛肢麻，寐难梦多，经少色淡，舌淡，脉沉。常用药物：熟地黄、当归、白芍、川芎、制何首乌、丹参、阿胶、炒酸枣仁、鸡血藤、木瓜、女贞子、枸杞子。

血寒——临床症状：少腹牵及阴部冷痛，连及胁肋，或阴器收引，小腹拘痛，颠顶疼痛，遇寒则甚，干呕或呕吐清涎，形寒肢冷。常用药物：乌药、吴茱萸、当归、川楝、肉桂。

血热——临床症状：烦躁易怒，甚则狂躁惊痫，头晕目眩，目赤肿痛，口苦，两胁胀痛，吐、衄、咳血，月经先期，量多。夹湿者多见黄疸，湿疮浸淫，带下色黄异味，外阴瘙痒，睾丸红肿痛，腰骶沉痛，尿频赤痛，下肢红肿。常用药物：血热者用生地黄、赤芍、牡丹皮、栀子、羚羊粉、钩藤、青黛。夹湿者用小蓟、茵陈、茅根、六一散、黄柏、胆草、牛膝、蒲公英。

例11. 杨某，女，22岁，1999年5月29日初诊。精神抑郁4年。患者4年前受刺激后（患者及家属不愿意说明原因）出现神志错乱，抑郁，不与他人接触，又常常自言自语，后到洛阳当地医院就诊，确诊为精神分裂症单纯型。曾服用过多种中西药物治疗，但效果不理想，慕名来诊。患者发病以来，情绪波动大，时常烦躁不安，尤其月经前期更加明显，经常独处，不与他人语言，多喃喃自语，时哭时笑，难以用语言表达自己的思想，饮食不好，呃逆，月经量少色淡，夜寐易惊醒。舌质暗淡，苔薄白，脉沉弦。证属肝血亏虚，风痰上扰。治宜养血平肝，息风化痰。

处方：首乌藤30g，杭菊10g，枸杞子15g，生石决明30g，旋覆花10g，橘红10g，生赭石10g，杏仁10g，生地黄10g，白芍15g，当归10g，川芎10g，远志10g，益母草10g，炒酸枣仁20g，牛膝10g，西洋参10g。

患者前方服用半年，症状明显减轻，仅月经前症状稍突出。原方加珍珠母、琥珀粉，2个月后病情基本稳定，继服上药巩固疗效。

按：肝藏血，为气血调节的枢纽，有调情志之功。患者素体肝血亏虚，继而影响到肝脏对气血的调节作用，受外界刺激后，肝调节功能失常，导致气血逆乱，情志失调而发病。治疗中关幼波老师以肝为中心，养肝血、平肝阳、息肝风，兼活血化痰而奏效。

（3）脾

脾主运化升清，为气血生化之源。关幼波老师认为，脾的主要功能为运化水谷精微，生气化血。脾的功能失常，运化升清障碍，一方面，气血的化生就不足，另一方面，水湿不运，痰湿停聚，阻滞气血。同样，气血异常也可导致脾的功能失常，反过来进一步影响气血，加重气血的失常。因此，关幼波老师认为一切气血不足之证的施治均离不开调理脾脏，以益其化源；痰湿之证及痰瘀积聚，必合理脾之剂以助其运化。另外，关幼波老师认为脾还有摄血之功，即统摄约束血行的作用（用"统血"表示不确切，"统血"应为心的作用）。故出血之证的治疗也常结合治脾。他醒脾常用藿香、木瓜、佩兰、山楂；健脾常用参、芪、苓、草；温脾常用于姜、炮附子、白术；运脾常用木香、砂仁、神曲、焦三仙（焦神曲、焦山楂、焦麦芽）、焦槟榔、炒谷芽、炒稻芽；清脾常用黄连、黄芩、生石膏、大黄。

气虚——临床症状：面黄食少，胃脘腹胀，便溏，倦怠乏力，气短懒言，或四肢浮肿，舌淡苔白，脉缓无力。常用药物：生黄芪、党参、茯苓、白术、山药、莲肉。

气陷——临床症状：头目晕眩，语声低怯，气短乏力，自汗食少，面色不华，消瘦，脘腹坠胀，阴挺，久泻脱肛，尿频不尽，舌淡，脉沉无力。常用药物：生黄芪、党参、升麻、远志、白术、炙甘草、柴胡。

出血——临床症状：便血，尿血，吐血，衄血，妇人崩漏．神疲肢倦，脘腹胀满，纳少便溏，面色萎黄或苍白，舌淡，苔白，脉沉细。常用药物：伏龙肝、白术、生地黄炭、生黄芪、党参、阿胶珠、炙甘草、黄芩、三七粉。

例12.刘某，女，30岁，1982年2月18日初诊。入寐困难，寐时梦多三四年。患者4年前生产后即照顾孩子，夜间难以安然入寐，渐成入寐困难，入睡后噩梦纷纭，病情不断加重，后形成每夜入睡前越担心夜间睡不着，就越不能入睡，以致整夜不寐。三四年来因睡眠差，渐出现全身乏力，手足凉，腰酸，头晕，纳食欠甘，口中恶味，时感心悸，健忘，尿黄少，月经量少色暗，大便正常。舌质淡，苔薄白，脉沉细无力。证属气血不足，心脾两虚。治宜益气养血，健脾补心安神。

处方：党参10g，藿香10g，白术10g，炙甘草10g，生地黄10g，白芍10g，茯苓15g，制何首乌10g，当归10g，川芎10g，香附10g，炒酸枣仁20g，远志10g，山药10g，益母草10g，蔻仁6g。

患者服药1个月后，睡眠恢复。以复方乌鸡精巩固。

按：患者发病在生产之后气血尚未恢复之时，又过于劳累，更伤阴血，心血大亏而发病。治疗时，关幼波老师一方面直补阴血；另一方面，健脾益气，使脾气充足，气血得以化生，以治病求本而取效。

（4）肺

肺主气，司呼吸，通调水道，其主要病机是气机不利。因此，一般肺病多从气分来治。关幼波老师认为，肺与血分也分不开。首先肺内还有一个小循环，使其直接与血分发生作用影响血行。另外，肺脏疾病如咳喘，多由气管的炎症引起，为肺热肺气不利，血液瘀滞引起气管充血、狭窄所致。故治疗肺病既要从气分入手，也要考虑到血分的影响。不单用麻杏石甘清肺热、宣通肺气，还要用赤芍、牡丹皮、生地黄凉血活血，气血双调才能奏效。通利肺气时，常宣降同用，不要单纯降肺气，避免邪气闭肺。

气虚——临床症状：咳喘无力，动则喘甚，胸闷倦怠，自汗，痰清稀，面色不华，气短消瘦，易感冒，舌淡，脉虚弱。常用药物：党参、沙参、西洋参、麦冬、五味子、黄芪、黄精、百合、川贝母。

气滞——临床症状：胸闷不舒，甚则胀痛，头面浮肿，咳喘，鼻塞汗闭，小便不利。常用药物：麻黄、杏仁、石膏、苏子、陈皮、紫菀、桑叶皮、桔梗、前胡、旋覆花、百部、枳壳、蝉蜕、款冬花。

血热——临床症状：胸闷胸痛，咳喘不安，咯血或痰中带血，面赤颧红，或潮热盗汗。常用药物：生地黄炭、藕节、仙鹤草、三七粉、地骨皮、牡丹皮、阿胶珠、茜草。

例13.王某，男，7岁半，1998年6月6日初诊。咳嗽5年。患者瘦弱矮小，面色黄，自幼易感冒，发则必伴咳嗽。5年前出现咳嗽不止，咳嗽时夹白或黄黏痰，尤夜间咳嗽较重，不喘，饮食不甘，脐周常绞痛，尿黄，大便时干，虽经多方诊治，未效，慕名来诊。舌质红，苔白，脉沉。证属气阴两虚，肺内伏热。治宜清肺止咳，佐以补肺。

处方：草河车10g，杏仁10g，玄参10g，桑叶、桑皮各10g，生石膏30g，苦梗10g，生地黄10g，炒知母、炒黄柏各10g，赤芍10g，牡丹皮10g，麻黄1g，生甘草6g，百合10g。

患者服药14剂见效果。后继宗前法调整方药，又服3个月症状基本消失。

按： 患者咳嗽5年，素体阴虚内热，加之感冒后失治、误治，邪气闭肺，肺失宣降致咳嗽不止。关幼波老师认为该病西医多诊为慢性气管炎，考虑是气道的炎症、充血而引起气道的阻塞所致。充血就形成血瘀，故治疗时必须凉血活血，消除充血，炎症才能吸收，故合用生地黄、赤芍、牡丹皮凉血活血而获效，病愈。

（5）肾

肾为先天之本，与气血也紧密相关。首先，肾藏精，肾精化生元气，因此，肾是元气的发源地。元气是人体生命活动的原始动力，元气充沛，脏腑功能强健，身体就健康少病。先天禀赋不足，或因久病损伤，元气衰惫，脏腑功能低下，则疾病纷至。肾又主纳气，它关系到肺气的正常肃降，肾失纳气则喘息。肾主骨生髓藏精，精与髓是化生血液的基本物质，因此，关幼波老师认为气血的化生也离不开肾脏。临床上治疗先天性或慢性疾病调理气血时也常结合肾脏。

气虚——临床症状：腰膝酸软，听力减退，面白神疲，小便清长，夜尿频或遗尿，男子滑精早泄，女子带下清稀或胎动易滑，短气喘促，呼多息少，动则甚，语低声怯，自汗，咳逆。常用药物：黄精、山药、冬虫夏草、诃子肉、巴戟天、桑寄生、川断、仙茅、淫羊藿、鹿角霜、蛤蚧、补骨脂。

阴血虚——临床症状：失眠，多梦，健忘，眩晕，耳鸣，腰膝酸软，男子精少不育，女子经闭不孕，小儿发育迟缓或不良，脱发齿摇，足痿，神疲，脉沉细。常用药物：熟地黄、首乌、阿胶、鹿角胶、当归、白芍、牛膝、川断、鸡血藤、枸杞子、女贞子、紫河车。

血滞——临床症状：颈腰酸痛，甚则转侧不利，四肢麻木，酸沉肿胀，局部按之痛甚，肌痿，舌暗，瘀斑。常用药物：牛膝、豨莶草、川断、骨碎补、鸡血藤。

血热夹湿——临床症状：腰骶酸沉痛，尿淋漓不尽，频数热痛，低热，阳痿，带黄恶味，阴囊潮湿肿痛。常用药物：炒知母、炒黄柏、酒芩、赤芍、茅根、小蓟、车前子草、泽泻、苦参、瞿麦、六一散、醋柴胡、赤小豆、连翘、当归。

例14.孙某，女，60岁，黑龙江农民。患者发现贫血5年，曾在黑龙江某医院骨穿检查为骨髓增生极度低下，诊为"再生障碍性贫血"。曾用强的松、雄激素等中西药物治疗，但效果不好。患者刚就诊时每两月必输200mL全血，方可维持血红蛋白 $50\sim60g/L$，红细胞 $(2.0\sim2.5)\times10^{12}/L$，白细胞 $(3.0\sim4.0)\times10^9/L$，血小板 $(70\sim80)\times10^9/L$。来诊时乏力，头痛，两胁不适，纳差，鼻常出血。易感冒。舌淡胖，有齿痕，苔白，脉沉。关幼波老师予益气养血、补肾、清利湿热治疗。前半年输血一次（3个月时），后半年一直未再输血。查：血红蛋白68g/L，红细胞 $2.5\times10^{12}/L$，白细胞 $3.8\times10^9/L$，血小板 $100\times10^9/L$，病情得以控制。

按：肾主骨生髓，髓生血，肾脏先天之精也可化血。再生障碍性贫血为骨髓造血功能低下所致，关幼波老师抓住肾与血的关系，在常规益气养血之下着重补肾，取得效果。

总之，关幼波老师调气血必结合脏腑，以脏腑明确定位，根据各个脏腑和气血的关系辨证施治，切中病机，同时注意脏腑之间的生克乘侮的关系，高瞻远瞩，灵活变通，综合施治，使疗效倍增。

（北京中医医院　齐京）

关幼波老师善用补法治疗慢性肝病

关幼波老师在数十年临床医疗中，擅长治疗肝病，有"肝病克星"之美誉。跟随关幼波老师学习后，深刻体会到了其独特的学术思想和治疗见解，收获颇丰，尤其他强调扶正，善用补法治疗慢性肝病，有独到之处，自成体系，临床取得很好的疗效。

一、慢性肝病为正气亏虚，正不抗邪所致

急性肝炎为感染肝炎病毒所致，中医认为因外感湿热之邪，郁蒸肝胆所致。外邪侵袭人体，能否发病与人体的内在因素有密切关系，"正气存内，邪不可干"，人体阴平阳秘，气血调和，具有很强的抗病能力，就不会发病。"邪之所凑，其气必虚"，脏腑气血功能失调，人体正气亏虚，邪气才得以入侵，所以疾病的发生是"因虚而病"。同样感染肝炎病毒，感染乙肝者约有10%演变为慢性肝炎，感染丙肝者8%～33%演变为慢性肝炎。西医学认为，发展成为慢性者是由于抗体产生不足或抗体效价不高，不能将病毒清除，以致肝炎病毒不断在肝细胞内复制增殖，并释放到血液中，进入未感染的肝细胞，使感染绵延，在这群患者中有一部分人发展为肝硬化乃至肝癌。关幼波老师认为，发展为慢性肝病主要是因为正气亏虚，正不抗邪所致。邪气侵袭人体，正气未虚，则可以祛邪外出，疾病痊愈。若正虚祛邪不利，正邪相持，导致病情迁延转为慢性。若邪实正衰，则病情危重，大多难以挽回。所以在慢性肝病患者中，正虚是一个很主要的方面。造成正虚有几方面的原因：邪气侵入人体，祛邪不利，湿热之邪未能彻底清除，余邪留恋，邪气嚣张日久，伤及正气，造成正气亏虚，湿热之邪不能彻底清除，以致病情缠绵，反复不愈，外邪羁留则更加伤正；或者在治疗中忽视扶正，过用苦寒清热之药，伤及脾胃，湿热之邪也可伤及脾土，则湿热更难以化散，以致正不抗邪，外邪留恋深窜，逐渐形成慢性肝炎，在慢性肝炎的基础上，逐渐发展为肝硬化及肝癌等疾病。关幼波老师强调在慢性肝病的发病过程中，正气亏虚为根本，是内因，外因通过内因而起作用。

二、慢性肝病的治疗强调治病求本

关幼波老师在治疗慢性肝病中非常重视人体的内在因素，强调"治病必求于本"，调动人体内在的抗病能力。慢性肝病是在急性病毒性肝炎基础上发展而来的，根本为正气亏虚，因虚而病，治病求本，故重点要补虚。病变由实证转虚证，在整个病程的转化中，内虚是矛盾的主要方面，没有内虚，外邪不能单独伤人，所以在治疗中，要注意扶正，正气渐复，才能祛邪外出。急性肝炎患者多为正气未伤，邪实为主，宜急攻祛邪。慢性肝炎患者多属正虚，以致邪留，留而不去转致伤正，治疗以扶正为主，祛邪为辅，即所谓"养正邪自除"。关幼波老师认为，慢性肝病患者中没有单纯邪实者，是以虚实夹杂或正虚为主。如果正未大虚而又见邪实，则应攻补兼施，在扶正中攻邪，如果正虚为主，则扶正为要，以调整机体状态为重点，固护正气，否则正气损伤，屡犯"虚虚实实"之戒，以致正不抗邪。所以关幼波老师在治疗慢性肝病时，强调正确处理祛邪与扶正的辨证关系，强调治病求本，因本为正虚，所以重点扶正补

虚。例如，对于慢性肝炎的治疗，关幼波老师不同意应用大量清热解毒药物徒伤正气，而主张以扶正为主佐以解毒祛邪，清热解毒的药物药味较少，多用药性轻灵者。又如，在治疗肝硬化腹水时，关幼波老师提出将扶正为本为常法，逐水为标为权变，不以舟车丸等峻猛逐水之法扬汤止沸，徒伤其正，不以虻虫、水蛭等破瘀攻伐之品雪上加霜，而以扶正为主，叫作见水不治水，见血不治血，健脾益气以扶正，气旺中州运，无形胜有形，即以无形之气胜有形之血水。

三、慢性肝病的正虚包括肝脾肾气血的虚损

慢性肝炎是病久不愈，迁延复发而致，病变日久发展为肝硬化、肝癌等慢性肝病。急性肝炎演变成慢性肝炎的初期阶段，"正虚"指脏腑功能失调为主。慢性肝炎的后期可以出现脏腑气血实质性的亏损。肝炎为湿热为患，湿热之邪侵入机体后，最易损伤肝、脾、肾三脏。肝病以脾胃受害者为最多，"见肝之病，知肝传脾"，且湿为阴邪，《素问·宣明五气》说"脾恶湿"，湿最易困脾，脾主运化，得阳气方能运转，脾阳受湿邪困阻而致运化失常，开始表现出"脾为湿困"，此时脾阳不一定虚衰，仅仅是不能伸张而已，但是湿困日久，则脾阳日益虚弱，同时肝气郁滞，横逆犯脾，肝郁脾虚，脾阳虚衰。热为阳邪，久羁肝胆，易灼耗肝阴，"肝为血脏"，体阴而用阳，喜润恶燥，性喜条达，暴怒抑郁也伤肝阴，所以肝脏的虚损表现为肝血虚、肝阴虚。由于肝肾同源，子病及母，肝病累肾，肝阴虚导致肾阴虚损，若房事不节则更伤肾阴，故成肝肾阴虚。脾为后天之本，气血生化之源，脾失健运，日久则气血生化乏源，同时肝郁化热，或湿热久羁，灼耗阴血，导致气血两虚。气虚不能行血，则血脉瘀滞，血滞日久，则瘀结凝聚，而成痞块，瘀血不去则新血不生，相互影响，则气血日益虚衰。脏腑功能的盛衰，又与气血的盛衰密切相关，所以肝病日久，脏腑功能日衰，气血功能不足，而五脏六腑、四肢百骸无不由气血所充盈、濡养和调节功能，气血虚则整体功能衰退，气血充实则整体功能旺盛，所以肝病日久表现为气血两虚。关幼波老师认为在慢性肝病中，要重视各脏腑气血的盛衰，主要为肝、脾、肾的气血亏虚。

四、慢性肝病中常用的补法

关幼波老师对慢性肝病的辨证，基本上是以脏腑气血论治为原则，且以扶正治其本，祛除余邪治其标。本为正气亏虚，所以关幼波老师在运用补法上灵活巧妙，恰到好处。在治法中以补法为主，如健脾益气、养血柔肝、滋补肝肾、气血双补等，佐以祛邪。病情愈重愈加重调补气血之力，而清热解毒之药味较少，用量亦轻。

关幼波老师在慢性肝病的治疗中首先重视脾胃功能，《脾胃论》指出，"人以脾胃

中元气为本"，"元气之充足，皆由脾胃之气无所伤，而后能滋养元气。若胃气之本弱，饮食自倍，则肠胃之气既伤，而元气亦不能充，而诸病之所由生也"。脾胃为后天之本，气血化生之源，运湿之枢纽，若脾气亏虚，则水湿停滞，气虚血瘀，变生百病。所以关幼波老师强调健脾补气，认为饮食正常，则肝病得养，不主张用大量苦寒之品，以防伤脾。"人受水谷之气以养神""神者水谷精气也"，如要使神有所依，必须顾护脾胃，才能保持机体整体机能的运行，体健却病。在临床慢性肝炎患者中，凡遇到患者有腹胀或脘闷，纳呆或厌油腻，大便不调，舌苔薄腻或厚腻，都从调理脾胃入手，首先增加饮食，然后再调理其他方面。慢性肝炎中，多见肝郁脾虚、脾失健运证，治疗要健脾益气、疏肝和胃。补脾法既能益气健脾，又能补血摄精，制湿化痰消水。治疗肝硬化腹水患者时，运用健脾益气之法，使脾气健运，中焦水湿运化正常，腹水得消。肝脾肿大、肝癌等有形之邪均有痰瘀致病因素，痰瘀二者的形成，皆与"气"的病理相联系，所以重视健脾益气、补气活血、健脾化痰，使肿块得消。

关幼波老师在治疗肝病时不主张疏利宣泄，不以疏肝理气为主，而主张从养血柔肝、滋补肝肾之阴入手。肝为血脏，体阴而用阳，热为阳邪，易灼耗肝阴，暴怒抑郁也伤肝阴，所以肝脏的虚损为肝血虚、肝阴虚，故在肝病的治疗中注意养肝阴，养血柔肝，不主张过用香燥理气之品，防止劫伤肝阴。肝与肾之间是互相滋养的关系，《素问·五运行大论》指出，"肾生髓，髓生肝"，肾水滋养肝木，水充则木荣，肝藏血，血可化精下藏于肾；肾藏精，精可以化气，气可以化血藏于肝，肝之刚性，根于肾水的涵养，李中梓所说"乙癸同源，肝肾同治"即此义。肝病日久累肾，必然会导致肾虚，肾阴不足，肝失柔养，治疗时不能一味治肝，还应补肾，肝肾同治，水旺木荣，扶正固本，使病邪无法残留。肝硬化肝脾肿大的患者，有脾虚失运，痰湿凝聚一面，也有热伤肝阴，肝血虚血瘀的一面，治疗时一般不用三棱、莪术等攻逐破瘀之品，而采用滋补肝肾之阴、养血柔肝为主，以达到软坚消痞的目的。否则过于攻伐，则"虚虚实实"，使肝脏更加硬化，养血柔肝，肝血充盈，则肝自柔润。

正气是维持人体健康、抵抗和战胜疾病的保证。《灵枢·本脏》说："人之血气精神者，所以奉生而周于性命者也。"《素问·八正神明论》说："血气者，人之神，不可不谨养。"说明气血是人体脏腑活动的物质基础。关幼波老师重视气血辨证，力倡以"十纲"进行辨证施治，即以阴阳为总纲，下设气血、表里、寒热、虚实八纲。精、气、神是人体活动的根本，而其核心是气血，人体的一切活动，无不依赖于气的推动，五脏六腑之间的功能与协调，无不依赖于气的充养，水谷精微营养全身，必然要通过"气"的生化作用，血随气行，气又必须在血的基础上，才能发挥其生化运动的功能。脾为气血生化之源，湿热久羁，蕴于中州，脾运失司，气血生化不足。又湿为阴邪，伤人阳气，热为阳邪，伤阴耗血，所以慢性肝病患者表现为气虚、血虚，日久则气血两虚,治疗以补气、养血、双补气血之法,治本为主。关幼波老师在治疗中强调补气健脾、补气活血、补气利水、养血柔肝等法。在慢性肝炎的辨证中,关幼波老师突出"气虚血滞"的证型,强调由于正气的虚损,气虚无以运血,而致血滞血瘀,采用补气扶正为主,在治疗肝硬化时采用补气利水、补气活血之法,重用生黄芪,曾用到160g,达到气足水运,气行血行。

五、各种慢性肝病中补法的具体运用

1. 慢性肝炎

慢性肝炎是由于急性病毒性肝炎久治不愈,迁延复发而致。慢性肝炎患者多表现为胃脘胀闷,腹胀,胁痛,疲乏无力等症,属中医"痞满""胁痛""虚劳"等证。关幼波老师认为本病由于为正气亏虚,余邪残留,所以治疗时要注意在扶正中祛邪,使扶正而不碍邪,攻邪而不伤正,正确处理好祛邪与扶正的辩证关系,以扶正治其本,佐以祛邪治其标。

关幼波老师在治疗中强调调理肝、脾、肾,首先注意调理脾胃。湿邪困脾,肝气郁结,横逆犯脾,肝郁脾虚,治以疏肝健脾,用党参、白术、茯苓、生黄芪健脾,同时用蔻仁、砂仁、白梅花、藿香、佩兰、苍术等芳化醒脾,促进脾胃运化功能,同时强调患者饮食正常,则肝脏得养。

举例:王某,男,28岁。乙型肝炎"大三阳"2年,肝功波动,HBV-DNA 阳性,谷丙转氨酶 52U/L。自觉胃脘及肝区胀闷,饮食不佳,咽干口干,口渴喜饮,腰酸,大便溏,小便黄,薄白苔,脉沉弦。辨证为肝胃不和,肝郁脾虚。处方:党参10g,白术10g,苍术10g,旋覆花10g,代赭石10g,藿香10g,佩兰10g,杏仁10g,橘红10g,柴胡10g,赤芍10g,白芍10g,蔻仁6g,白梅花6g,草河车15g。

在此方基础上加减服用3月余,患者由"大三阳"转为"小三阳",HBV-DNA 阴性,谷丙转氨酶正常,自觉饮食增加,胃脘及肝区胀闷减轻,二便调。

临床中有许多患者表现为肝区隐痛,劳累后加重,目眩目干,身倦失眠,多梦,为肝阴虚,治宜养血柔肝,用白芍、当归、北沙参、麦冬、生地黄等滋阴养血。若同时见到头晕,腰膝酸软,失眠多梦,遗精滑泄,则为肝肾阴虚,治以滋补肝肾,常加用黄精、五味子、川断、牛膝,肝肾同治,滋水柔肝。

举例:张某,女,37岁。慢性乙型肝炎10年,"大三阳",肝功能正常。自觉疲乏劳累,双下肢酸软无力,眼睑微浮肿,咽痛,饮食正常,大便干,小便正常,白带多,色黄。中医辨证为肝肾阴虚。治宜滋补肝肾。处方:黄精15g,北沙参30g,五味子10g,麦冬10g,柴胡10g,生地黄10g,白芍15g,当归10g,川断10g,炒知母10g,炒黄柏10g,泽泻10g,益母草10g,牛膝10g。

在此方基础上加减服用 1 年，检查为"小三阳"，肝功能正常，疲乏减轻，双下肢酸软无力好转，大便干减轻，眼睑浮肿好转。

中医认为病毒性肝炎以湿热为因，湿热不清，余邪残留，导致病情迁延不愈，治疗中应用清热利湿解毒之品。关幼波老师认为过用苦寒清热之剂非但无益反而有害。因为脾为湿困乃病之本，苦寒之药易伤脾胃，医者不知扶脾，反而伤脾，则湿热难以化散，更不利于疾病的好转。关幼波老师用药时时注意顾护胃气，用清热解毒药物较少，用量也轻，一般只用草河车 15g，小蓟 10g，白茅根 30g，强调健脾补气，养血柔肝。

慢性肝炎因湿热之邪侵袭肝胆，易导致肝气郁滞，治疗时往往强调疏肝理气。而关幼波老师认为过用香燥理气之品伤阴，肝以阴为体，湿热伤肝阴，故用药时要注意保护肝阴，强调用当归、白芍养血柔肝为主，只用香附、旋覆花疏肝理气，气滞重时再在厚朴、青皮、沉香中选用一味即可。

总之，关幼波老师在治疗慢性肝炎时的扶正之法主要为健脾补气、养血柔肝、滋补肾阴、滋水柔肝、益气养血、养阴软坚。

2. 早期肝硬化

肝硬化属于中医"积聚"范畴。关幼波老师认为，本证系因湿热之邪未彻底清除，日益胶固缠绵日久，伤及脏腑、气血的功能，进一步发展而耗伤其实质，使脾气虚衰，正气不行，浊气不化，湿浊顽痰凝聚胶结，气虚则血行不畅，瘀血与痰湿蕴结，阻滞血络则成痞块。另外，热淫血分，伤阴耗血，同时脾虚气血生化无源，导致血虚。肝阴血虚，失其所养而失柔。所以肝硬化本为气虚、血虚，标为血滞痰阻。治疗上关幼波老师强调以补气活血、养血柔肝、滋补肝肾为主，慎用攻伐。补气最常用生黄芪，气足则痰湿可化，气足则血行；补血常用当归、白芍等养血柔肝之品，阴血足则脉道充，气血相助，则瘀血去，痰湿化。同时健脾开胃，促进消化功能，使患者能够开胃进食，"药补不如食补"，后天水谷充沛，则五脏六腑始能得养，继而养血柔肝，肝脏阴血充盈，则坚自削而柔润，功能始能恢复。

举例：陈某，男，67 岁。乙肝 20 多年，B 超检查发现肝硬化半年余。B 超提示：重度肝硬化，脾厚 5.3cm，门静脉宽 1.4cm。白蛋白：球蛋白为 1.1。患者疲乏无力，两胁胀痛，饮食正常，逐渐消瘦，二便调，舌红少苔，脉沉弦。处方：生黄芪 100g，党参 15g，茵陈 10g，杏仁 10g，橘红 10g，白术 10g，黄芩 10g，赤芍 15g，白芍 15g，当归 15g，香附 10g，泽兰 30g，蔻仁 6g，王不留行 10g，白梅花 6g，生牡蛎 15g，炙鳖甲 10g。

在此方基础上加减服用一年半，复查 B 超为轻度肝硬化，脾厚 4.2cm，门静脉宽 1.1cm。白蛋白：球蛋白为 1.5。患者体重增加，精神好转，疲乏、两胁胀痛消失。

古代医书中对于癥块的治疗，均在活血化瘀的基础上配合软坚散结药物，如三棱、莪术等攻逐破瘀之品，关幼波老师临床发现这些药物对肝病肝脾肿大非但无益反而有害，肝脾虽见回缩，但是肝功能反见异常，关幼波老师主张用补气活血、养血柔肝、养阴软坚之品，如当归、白芍、阿胶、鳖甲、龟甲，即所谓欲消其坚，必先柔其性，很少或不用攻伐破瘀的三棱、莪术之属，水蛭、虻虫则属禁用之列，绝不用活血破瘀、消克伐肝之剂，过于攻伐，则虚虚实实，使肝脏更加硬化。甚至引起食道静脉破裂大出血。同时常用生黄芪补气扶正，气足则血行，瘀血去，则络脉通。

因为肝为血脏，肝郁血滞而致胁下癥块积聚，治疗当疏通其气血，使瘀血化散，血脉流通，则癥块自消，若妄用攻伐破瘀之剂，非但癥块不易消，反而促使其凝结硬化。

关幼波老师对于治疗早期肝硬化的基本看法，就是抓住气虚血滞的病理实质，以扶正为主，并根据余邪羁留的情况，分别佐以祛邪之品，禁用克伐攻逐，以避免损伤正气。

3. 肝硬化腹水

肝硬化腹水患者表现为腹部胀大，属中医"鼓胀"范畴。关幼波老师认为，本病初起时多因湿热困于中州，脾失健运，湿困日久而生痰，入于肝经，阻于血络，肝经不能条达形成血瘀，痰血瘀阻，脾不运湿，而出现腹水。脾为后天之本，气血生化之源，久病伤及气血，气虚则水湿不化，瘀血不行。本病病机之本为正虚，为气虚、脾虚、阴虚，标为邪实，为水停、血瘀、痰阻。对于这种虚实夹杂的情况一定要处理好攻补的关系，关幼波老师坚决反对单纯用攻法，只注意利水活血化瘀，攻邪伤正，更不利于疾病的好转，虽能见一时之效，但远期效果不好。关幼波老师主张采用补气扶正、健脾化痰之法。要化痰利水应先补气养血、健脾化痰，以平和之品行血即可，以无形之气胜有形之血水。气为血帅，气虚则血无以帅行，或血行不畅而滞留，气血不行则水湿难化，所以提议补气与逐水并用，使气足血行而水化。佐以健脾利湿之品，盖脾为运化水湿之枢机，脾虚或肝病及脾使其运化失职，水湿不能泄利，水湿内阻，所以健脾与利水并用，脾气足则运化有权，水道通利则蓄水得下。以扶正为主，佐以利水，使人体正气盛而利于腹水消退，这样在扶正中攻邪，使攻不伤正，补不增邪，体力渐复，腹水渐退，经过这样的治疗，患者腹水退后不再增长。

举例：梁某，男，38岁，初诊时间：2000年3月15日。乙肝"大三阳"7～8年，1999年9月做胆囊切除术，术后40天出现大量腹水，检查示腹水为淡黄色，腹水培养无细菌生长。B超检查示早期肝硬化。谷丙转氨酶61U/L，谷草转氨酶79U/L，总胆红素3.8mg/dL，白蛋白为38g/L，球蛋白22g/L。患者少量胸水，诉腹胀，疲乏无力，心慌，气短，饮食不佳，大便稀，日2～3次，服用利尿药后小便量尚可，晨起小便黄，双下肢无浮肿，苔薄黄，脉沉。处方：生黄芪 100g，党参 15g，茯苓 20g，茵陈 15g，藿香 10g，杏仁 10g，橘红 10g，白术 15g，苍术 15g，泽兰 30g，赤芍 15g，白芍 15g，当归 15g，香附 10g，蔻仁 6g，白梅花 6g，车前子 10g。猪苓 15g，生薏苡仁 10g，生姜 2 片。加减服用 30 剂后腹水消失，胸水消失，腹胀减轻。

关幼波老师在方中大量应用生黄芪，用量逐渐增加，由 30g 逐渐加到 120g，病情越重用量越加大，以补气扶正，促使血行，更能走皮肤而消肿。全当归活血而不伤血，与生黄芪配伍有益气补血之效，为培补气血之要药。党参、白术、苍术、茯苓健脾利水；白芍入肝，养血柔肝；赤芍、泽兰活血化瘀；杏仁、橘红化痰；香附理气通络，活血化瘀；蔻仁、白梅花芳香化湿；生姜辛温醒脾；车前子、猪苓、生薏苡仁利水。诸药合用，符合"治水先治气，气行水自制"的原则。

肝硬化腹水患者由于湿热未尽，或水蓄日久化热，热耗阴血，肝肾阴虚，或过用利水之剂，下后伤阴，以致阴虚血热，加之脾不健运，水湿内停，可见日晡潮热、衄血、心烦不安、脉沉弦滑或细数、苔薄白或舌净无苔、舌质红绛，此时过用滋阴则湿恋水蓄，故关幼波老师在临床中常滋阴养血与利水并用。

举例：黄某，男，52 岁。肝硬化腹水 2 个月。症见腹胀日益明显，尤以下午及晚间为重，午后低热，体温 37.5℃，手足心热，口干喜饮，齿龈衄血，腰酸腿软，全身乏力，尿黄短赤，下肢浮肿，舌质红苔微黄，脉沉细。处方：银柴胡 10g，青蒿 10g，地骨皮 10g，茵陈 20g，鳖甲 10g，北沙参 30g，五味子 10g，麦冬 15g，赤芍 15g，牡丹皮 10g，生地黄 10g，泽兰 15g，白茅根 30g，藿香 10g，生薏苡仁 10g，蔻仁 6g，猪苓 10g，冬瓜皮 15g，茯苓 15g。在此方基础上加减服用 2 月余，腹水消失，下肢浮肿消失，低热消失，无明显自觉症状。方中用银柴胡、青蒿、牡丹皮、白茅根、地骨皮养阴清营凉血，透血分伏热，同时用北沙参、麦冬、五味子、生地黄、鳖甲滋阴养血，猪苓、冬瓜皮、茯苓利水。用药上，养阴之药不过于滋腻之品，利水之药也不用峻猛攻下之品，起到既养阴又利水的作用。

故在临床中，肝硬化腹水属于本虚标实之证，峻下逐水剂药力峻猛，对元气克伐较大，关幼波老师不主张大量应用，认为这是扬汤止沸之法，不能达到治本之目的，在临床中基本不用利水力量较大的药物，如十枣汤、舟车丸以及甘遂、大戟、商陆、二丑等药，防其攻邪伤正，不图一时之效。关幼波老师在补气健脾、养阴柔肝的基础上加猪苓、车前子、大腹皮、腹皮子、泽泻、冬瓜皮、葶苈子等利水之药，药性平和，既利水又保护正气，达到正气复而邪气退的目的，临床取得较好的疗效。

4. 肝癌

肝癌属于中医的"积""癥""血臌"等范围。关幼波老师认为，肝癌是由于慢性肝炎失治，或忽视扶正，导致正气亏虚，气虚血滞痰阻。治疗中强调扶正为主，祛邪为辅，用生黄芪、党参、白术、茯苓健脾补气扶正，气足则血行，正复积自除。关幼波老师不赞同采用大剂量的经药理检验证明有抗癌作用的中药，如山豆根、半枝莲、白花蛇舌草、龙葵、蛇毒、水红花子等苦寒清泄、攻伐消癥之品，认为徒伤胃气，加重病情。同时他也不主张应用水蛭、虻虫、三棱、莪术等攻逐破瘀之品，而选用当归、白芍、川断、丹参、王不留行等药养血柔肝、活血化瘀，以达到软坚散结的目的，并常用蜂房、夏枯草、生薏苡仁解毒化痰。在治疗中注意调理脾胃，脾胃为后天之本，饮食正常，则正气可恢复；中州得运，则气血可生，水湿可运，痰无所生。

举例：许某，男，52岁，安徽人，初诊时间：1999年10月27日。患者1个月前出现目黄、皮肤黄、疲乏无力，检查谷丙转氨酶84U/L，总胆红素59.4mg/dL。腹部CT示肝内占位，肝右叶可见58mm×58mm占位，右叶后外侧可见47mm×43mm的占位病变，腹腔内少量腹水。患者为农村人，不准备做手术、化疗等，遂前来就诊。症见：两胁隐痛，腹胀，尿少，大便每日2～3次，双下肢轻度浮肿，疲乏无力，饮食正常，舌苔无，脉沉弦。处方：生黄芪100g，党参15g，茵陈15g，杏仁10g，橘红10g，苍术、白术各10g，黄芩10g，赤芍、白芍各15g，当归10g，香附10g，泽兰20g，车前子10g，猪苓10g，夏枯草15g，草河车10g，生薏苡仁10g。服药30剂，患者腹水完全消失，肝功正常，总胆红素46mg/dL，腹胀减轻，在前方基础上将夏枯草加至20g，茵陈加至30g，加王不留行10g，冬虫夏草5g。此后在此方基础上加减一直服用，复查肝内占位未见明显增加，精神良好，饮食正常，未见消瘦，肝区偶有隐痛，存活至今已1年，疗效很好。

关幼波老师认为，肝癌一旦发现，皆正气已虚，虚实夹杂，进展迅速，正虚为本，邪实为标，治疗时不可为求速效攻逐邪实，反而伤正，贻误病情，强调以扶正为本，祛邪为辅，补气健脾，养血活血，化痰散结，"有胃气则生也"，可以延长生命，减轻症状。

六、慢性肝病中运用补药的特点

关幼波老师用药皆为常见之品，看似乎和，但其中有深奥之理，用法极其巧妙，有独到之处。

1. 补气药

在慢性肝病的治疗中，关幼波老师最擅长用生黄芪补气扶正，可以补脾益气，并能补气活血、利水消肿、补气生血、补气摄血。瘀血、腹水、痰浊均应通过补气来活血、利湿、化痰，气行则血行，气足则水湿得化。所以在治疗肝硬化及肝硬化腹水、肝癌等患者时均应用生黄芪，病情越重越加大用量，曾用至160g，并嘱患者久煎，效果较好。

　　湿邪困脾易伤及阳气，所以关老在补气药中以健脾补气药为主，常用党参、白术、茯苓、黄精、山药、西洋参。重视调理脾胃，首先使患者开胃进食，则肝病得养。

2. 滋阴养血药

　　慢性肝病患者多有脾胃不适症状，但滋阴养血药又多滋腻碍胃，所以关幼波老师在用药中，不用滋补力量大、易滋腻之品，如一般不用熟地黄、女贞子、菟丝子等药，他认为熟地黄较黏腻，易助湿碍胃。关幼波老师常用生地黄、当归、白芍养血柔肝。肝肾同源，所以临证时肝肾同治，常用北沙参、麦冬、五味子、川断、牛膝滋补肝肾之阴。在肝硬化患者肝脾肿大时常用龟甲、鳖甲养阴软坚，散结消积。患者有睡眠不佳，失眠多梦时，常用首乌藤、炒酸枣仁养血安神。有牙龈出血、鼻出血时常用阿胶珠。阿胶长于补肝血、滋肾阴，因其性滋补黏腻，善能凝固血络而有止血之力。阿胶质黏，不易入汤煎煮，所以应用时关幼波老师均用阿胶珠，既可滋阴养血，又可止血。

　　关幼波老师在临床中对慢性肝病的病因病机、辨证施治、遣方用药均有独到的见解，自成体系，组方严密，强调治病求本，善于扶正，使扶正不碍邪，同时又佐以祛邪，使攻邪又不伤正，不妄攻峻补，而是清补而不腻，缓攻而不伤。

（北京中医药大学附属护国寺中医医院　王慧英）

郗霈龄

郗霈龄（1906—1976），北京市人。郗先生幼年家贫，16岁辍学，立志学医，济世救人，1924年拜北京名医王子江先生为师学习中医经典。1930年考取中医资格，后又到御医韩一斋先生门下深造，深得韩先生真传。

中华人民共和国成立后，郗先生积极参加新中国的中医工作，1958年担任北京市卫生局中医科科长，历任市政协委员、全国科协委员、北京中医学会秘书长等职。1963年任北京市中医研究所副所长、北京市中医医院妇科主任。1965年被评为北京市卫生战线十面红旗之一，中华人民共和国成立15周年时参加了全国劳动模范大会，受到了毛主席、周总理等国家领导人的接见。

郗先生一生致力于中医事业，尤其对中西医结合和西医医院中医科的建立，以及中医的学术交流做出了突出贡献。郗先生擅长治疗温热病，特别强调"养阴增液"，坚持辨证要准的原则，成功抢救了许多急重症患者，用事实证明了中医不仅擅治慢性病，对急重症同样有效。他高超的医术赢得了患者和同行们的一致好评。他的传人有郗云霞。

治疗伪膜性肠炎重视分清利浊之法

分清利浊法是郗老治疗伪膜性肠炎的重要方法。郗老认为此病的发生发展是由湿毒热邪阻滞气机，以致升降失司，清浊不分，并走大肠而暴注下迫所致。辨证求因，责之于脾。脾主升清，主运化，以升为健，如果邪气阻滞，脾气失健，升降失司，必致泄泻。小肠为受盛之官，泌别清浊，"清"的部分通过脾的运转输送全身，"浊"的部分则下注大肠或膀胱。如果脾、胃、肠的正常生理功能紊乱，则出现清浊不分、并走大肠、暴注下利等病理现象。由于伪膜性肠炎原发病种的不同而出现偏热、偏寒、偏虚、偏实、偏阴虚、偏阳虚的不同。尽管伪膜性肠炎可发生于原发病的不同阶段，但都具有清浊不分、暴注下迫的症状，即出现暴注而下、倾泻无度的"标"证。"急则治其标"，郗老根据这一原则，以止泻为目的，选用分清利浊之法，使清归小肠，浊归大肠，导邪外出。常用药物有猪苓、泽泻、车前子、冲天草、茯苓、滑石块、石韦、瞿麦、萹蓄、薏苡仁、通草、木通等。这些药物大都入脾、胃、膀胱、小肠、肾、肺等经，有健脾利湿的作用。分清利浊法运用于实热新病、体质强壮患者，若病为气阴不足、形虚气弱者宜慎用。

一、清热解毒，分清利浊法

针对本病出现的毒热炽盛，清浊不分，湿热蕴毒，或毒热入于营血出现的高热烦渴、衄血、尿短赤，或热闭于内出现的神志不清、下利色青或蛋花样或水样便，舌质红，脉细数，属于正盛邪实阶段者，治疗除分清利浊外，因其毒热燃眉，故还重用苦寒之剂，治以清热凉血解毒之法。郗老常用的药物为金银花、连翘、蒲公英、败酱草、黄芩、黄连、地丁、栀子、大青叶，以及紫雪散、安宫牛黄丸等。

例1：林某，女，22岁。患者心悸气短2周，发热5天，确诊为急性心肌炎，体温高达41℃。曾大量使用青霉素、链霉素及阿司匹林等药，全身出现弥漫性粒状红色丘疹，口腔溃疡，并有出血点，体温不降。考虑为过敏性药疹，停用前药。5天后皮损融合成水疱，伴恶心呕吐，大便日行十余次。次日大便无数次，呈水样便（后大便培养有金黄色葡萄球菌，诊为伪膜性肠炎）。急请郗老会诊。症见体温39.4℃，神志迷糊，喃喃自语，红色丘疹融合成片，通身红斑，大便无数次，尿短赤，舌质绛紫，无苔，脉弦数。

中医辨证：暑湿外感，化热入营，毒热炽盛，欲犯心包，湿热中阻，清浊不分，以致泄泻无度。

治法：清热解毒，凉血化斑，佐以分利。

处方：金银花60g，连翘18g，天花粉18g，牡丹皮24g，赤芍9g，玄参18g，败酱草30g，茜草根12g，滑石块60g，麦冬12g，生甘草12g，车前子15g，薏苡仁30g，白鲜皮30g。

用上方药2剂后体温降至正常，神志转清，红斑见退，仍有新斑出现，头面肿渐消，大便日解5次，心率仍快（132次/分），舌质绛，苔心薄白，脉弦数。上方加木通6g，鲜生地黄60g，鲜芦根30g，鲜藿香6g。3剂药后体温正常，食纳佳，二便调，红斑消退，皮痒脱屑。再以养阴清热之剂以尽余邪，3剂药后红斑退尽，化验检查均属正常，经调养痊愈出院。

二、养阴解毒，分清利浊法

养阴解毒法用于患者素体阴虚，产后、术后气阴两伤属于正虚邪实阶段。热邪耗伤阴血,阴虚之体日衰,症见高热不退或日晡潮热,口干欲饮或不欲饮,颧红,五心烦热,尿短赤,大便稀泻频作,舌质红,脉细数。治以益气养阴,清热解毒,佐分清利浊。由于分利易于伤阴,养阴又易于恋邪,对于这一矛盾,郗老在临床实践中权衡阴伤与湿毒热邪之轻重,酌情使用清利与养阴之剂。常用的养阴药物有玄参、麦冬、鲜生地黄、石斛、天花粉、鳖甲、西洋参等。

例2:何某,女,24岁。患者足月妊娠,因不规则宫缩及自然破水3天、胎动消失1天入院。体温39.5℃,入院当天急诊行剖宫产,术后禁食,用青霉素、链霉素、四环素等药,发热未退并开始腹泻,大便稀水样,日解4~5次,培养为金黄色葡萄球菌,致病性试验阳性。诊断为足月妊娠横位死胎,宫内感染,继发伪膜性肠炎。遂请郗老会诊。诊见:术后4天发热不恶寒,两颧红赤,口干,大便日解4次,呈糊状,无腹痛,尿黄短,恶露未尽而量少,舌质稍红,苔白滑,脉弦数。

中医辨证:阴血大伤,毒热未尽,清浊不分以致泄利。

治法:养阴清热解毒,分清利浊。

处方:生地黄15g,玄参12g,川石斛12g,青蒿15g,金银花30g,连翘15g,蒲公英18g,败酱草18g,牡丹皮12g,赤芍12g,通草6g,当归9g,栀子6g。

每日2剂,分4次服。

服上方后,患者体温正常,食纳佳,自觉身热,口干思饮,左侧少腹疼痛拒按,大便日解1次,质稠,小便黄,尿道灼热感,舌质淡红,苔黄褐。此属阴血耗伤,里热仍盛,继以养阴清热解毒,佐以分利为法。曾加减使用过熟地黄、当归、白芍、太子参、天花粉、桃仁、柴胡、地骨皮、鳖甲、地丁、黑荆芥、乳香、没药等。患者一般情况好,后痊愈出院。

三、健脾利湿,分清利浊法

患者素体阳虚,脾为湿困,不能升清泄浊,并入大肠而成泻;或湿热内蕴,不但伤及脾阴,久而伤及脾阳,以致脾虚湿盛,清浊不分。症见面色㿠白,神疲懒言,食少纳呆,口渴不欲饮水,或畏寒浮肿,腹泻频作,苔白,脉沉细。治以健脾利湿、升清降浊、清利分化之法。常用药物有党参、白术、茯苓、扁豆、山药、猪苓、泽泻、陈皮。

例3:张某,女,42岁。患者妊娠8个月,因阵发性宫缩及产前大出血并发休克,体温38.5℃。化验:血白细胞$28.0×10^9$/L。诊断:宫内感染、中毒性休克。静滴四环素,肌注青霉素、链霉素。后腹泻呈蛋花样稀便,涂片检查为革兰阳性球菌,培养结果为金黄色葡萄球菌,诊断为继发性伪膜性肠炎。遂请郗老会诊。当时诊见:患者面色青黄无泽,语音低微,热已退,食欲不振,大便稀泻,小便短,舌质稍绛,光滑无苔，脉沉细。

中医辨证：脾虚湿盛，清浊不分而致泄泻。

治法：健脾利湿，分利清浊，佐以养阴。

处方：党参 12g，白术 6g，云茯苓 12g，建泽泻 9g，怀山药 9g，肉豆蔻 6g，扁豆 12g，熟地黄 12g，麦冬 9g，陈皮 9g，五味子 4.5g，通草 3g，肉桂 3g，车前子 12g，葛根 2.4g。

每日 2 剂，分 4 次服。

服上方后小便畅利，大便日解 3 次，仍为蛋花样便，食纳稍增，午后恶寒，体温 38.3℃，气短。上方去熟地黄、车前子，加藿香 6g，金银花 24g，连翘 12g，冲天草 12g，葛根改为 3g，服周氏回生丹后再服汤药。患者体温正常后精神萎靡，语言低细，大便呈黄褐色稀便。继以健脾升阳、养阴清化为法，曾加减使用过薏苡仁、滑石、木通、玄参、白芍、黄连、金银花、生地黄等药。后大便日 1 次，精神转佳，化验检查均属正常。

四、温补脾肾，回阳固脱法

温补脾肾、回阳固脱法适用于伪膜性肠炎患者出现阳气衰微、阴寒内盛、四肢厥逆、真阳欲脱等证时的治疗。倾泻无度必损伤阴液，"阴阳互根"，阴涸则阳无以生，以致阴竭阳脱，出现四肢逆冷、畏寒踡卧、腹胀肢肿、泄泻无数、肛门外翻，甚则出现脉微欲绝、阳气衰微之象。治以温中止泻，回阳救逆。常用温中止泻、回阳救逆的药物有附子、干姜、肉桂等。用干姜温脾阳以止吐泻，用附子温肾阳以治肢冷厥逆。

例 4：高某，男，51 岁。患者因严重贫血入院后开始高热 40℃，腹泻 40 多次，伴有休克，疑为中毒性痢疾，使用痢特灵、黄连素、四环素治疗，大便次数反而增多，涂片检查为革兰阳性球菌，培养结果为金黄色葡萄球菌，致病性试验阳性，诊为继发性伪膜性肠炎。曾用大肠杆菌液灌肠，口服红霉素、收敛药未效，急请郗老会诊。症见患者精神萎靡，嗜睡，体温 38.3℃，四肢厥冷，大便呈黄绿色胆汁样稀水，顺肛门向外流泻，不欲进食，伴有恶心，两足浮肿，舌卷囊缩，舌质淡，无苔，脉微欲绝。

中医辨证：脾肾虚衰，阳虚欲脱。

治法：温补脾肾，回阳固脱。

处方：党参 9g，茯苓 15g，炒白术 9g，官桂 4.5g，附片 3g，吴茱萸 6g，炮姜 3g，煨葛根 4.5g，肉豆蔻 6g。

服药后大便即转为黄色，夹有块状，夜间 8 次大便，次日病情明显好转，体温 36.6℃，食欲有增，大便白天 5～6 次。继服上方后体温一直正常，大便已成形，化验检查正常，伪膜性肠炎治愈。续治原发病，后基本痊愈出院。

郗老治疗伪膜性肠炎，体现了中医学"同病异治"的特点，治疗并非定型定方，也不是针对金黄色葡萄球菌而设。郗老治病时完全按照中医辨证论治的原则，虽然伪膜性肠炎证型复杂，寒热交错，虚实夹杂，但是经过认真辨证分析，都有很好的疗效。

许 公 岩

许公岩（1903—1994），男，河南省开封市人。许先生自幼酷爱中医学，立志做一名中医大夫，凭着顽强的毅力和不屈不挠的进取精神刻苦自学，从熟读《黄帝内经》入手，每日手不释卷，博览中医群书，打下了深厚的理论基础。许先生18岁开始行医治病，以擅治内科杂病特别是"咳、痰、喘"而著称，1948年来京开诊，1952年应聘到北京中医进修学校任教，1956年到北京中医医院工作，任内科主任医师，1981年被确定为北京市名老中医学术经验重点继承对象，1990年被确定为全国老中医药专家学术经验继承工作指导老师。许先生从医70年，经验丰富，在临床治疗上立法独特，组方奇妙。他熟谙药性，深明配伍，对药物的协同功效更是了如指掌，运用自如。他的药方味数不多而选药精当，少则一二味，多也不过七八味，且配伍巧妙，很少雷同。他一贯倡导"简、便、廉、效"的治疗原则，深受患者的欢迎和好评。

许先生注重临床经验的总结，撰有《湿证论治》《试论郁证》《呼吸病的中医辨证论治》等多篇论文，有的论文在自然医学国际会议上宣读，受到中外人士的重视和好评。他的宝贵经验已被录入计算机系统，为后人留下了宝贵财富。许先生的弟子林杰豪、佟秀民、戴金素等仍工作在医院一线。

四逆散的分析及其应用和变化

四逆散是《伤寒论》少阴病篇第318条的主方。原文是："少阴病，四逆，其人或咳，或悸，或小便不利，或腹中痛，或泻利下重者，四逆散主之。"方用甘草、枳实、柴胡、芍药四味，等分捣筛为散，白饮和，服方寸匕，日三服。

依方药论，仅是疏肝缓中。条文明确指少阴病且兼见四逆，当以脉微细、但欲寐之无力虚弱的情况突出，虽刻下尚未露脾肾阳衰之恶寒身蜷，但预计此等发展是在缓慢进行中，所以文中所列之诸多或兼并症状，乃仲景根据本病机理，按其脏腑偏重并见的形证程序而测知者。除以四逆散作主方外，若肺虚失敛，浮火冲肺，则应加敛肺温脾之五味子、干姜以暖中而益气固肺，因肺与大肠为表里之脏，故亦主下利；心悸者乃脾虚及胃之悸动不安情势，加辛温之桂枝，使与甘草合化以健胃而安和之；如兼见小便不利时，此脾气与心阳并衰，加淡渗之茯苓以强心利逆；腹中痛者，为肾寒不温，气机逆结失通，需加辛温大热之炮附子1枚，以直补肾阳，温以通之；泄利并感下重不爽者，此属脾肾寒虚、气机失畅、湿邪凝聚之象，必取大量之辛温微苦性滑之薤白通阳散结，以化逐有形之湿邪，则下重即除。总之四逆散为肝郁中虚而设，乃久病脾衰之坏证，疏肝缓中是正治正法。如少阴之病势已成，虚亏必定波及他脏，且属愈延愈甚，仲景既立主方，而又详列兼证之加味方法，预为防变。今日重温本条机理，倍感理法谨严，临证施用于久虚难复诸病，疗效甚为明显。兹举例说明之：

例1：王某，女性，34岁，1978年6月19日初诊。

自诉：肺结核十余年，咳痰稀白，纳少消瘦，便溏不渴，时腹胀，近日胸透右上肺有2cm×3cm浸润性空洞，经闭半年。

检查：面色苍黄，舌淡瘦欲光，脉细缓弦，两寸动数。

辨证：肺脾两虚。

治法：温中敛肺。

处方：柴胡6g，炒枳实6g，生白芍10g，干姜30g，生甘草30g，五味子15g。

服药7剂后咳减食加，嘱守方连续服，半年间形证逐渐消除，透视复查，空洞愈合。

例2：张某，男性，76岁，1980年4月28日初诊。

自诉：去秋感冒后咳痰不已，食少便溏，素嗜茶，今反不渴，溺清长，近加心悸时作，按之则舒已两月。

检查：久病形瘦，咳频痰少，短气心悸，舌瘦暗红无苔，脉细弱。

辨证：气阴两亏。

治法：脾肾双补。

处方：生白芍15g，桂枝9g，柴胡3g，生甘草15g，党参30g，枳实3g。

药服3剂心悸即除。第二方加诃子肉9只，食欲振，咳痰俱减，舌生新苔，脉转细滑，连服2个月而愈。

例3：付某，女性，55岁，1975年2月18日初诊。

自诉：咳喘胸闷20余年，某医院诊为肺心病，素嗜饮茶，食少不知饥，便溏秘无定，尿频混浊，面目浮肿，咳痰稀白，夜不得卧。

检查：面肿明显，短气喘喝，舌淡暗，苔薄腻，脉沉细缓，两寸动数。

辨证：心脾阳亏。

治法：强心温脾。

处方：茯苓 30g，党参 30g，泽泻 12g，柴胡 3g，苍术 12g，干姜 18g。

服药 7 剂，肿消尿清，知饥食加。继服 15 剂，咳痰亦见减轻，便复常，短气喘喝从此不作。

例 4：刘某，男性，63 岁，1982 年 1 月 19 日初诊。

自诉：胸闷短气已多年，某医院诊为心血管疾患，素嗜茶，今反不欲饮，纳差时恶心，黎明必汗出，便溏日再行。

检查：舌暗稍紫，苔中根白腻前光，脉沉细缓，右滞。

辨证：心肾阳虚，寒湿阻结。

治法：温化寒湿，扶正祛邪。

处方：乌附片 15g，干姜 15g，生黄芪 21g，薤白 18g，柴胡 9g，枳壳 6g。

服药 7 剂后觉舒，便日一行，恶心除。守方连服 2 周，气短胸闷未作，纳已加，舌如前，脉细缓不滞，上方加桂枝 9g，生黄芪增为 30g。又服 1 周，黎明出汗已除，觉中气亦续，苔退薄，前生新苔，脉转细缓，动数不作，将上方以 5 剂量研细炼蜜为丸，每丸重 12g，早晚各服 1 丸，服完病即霍然。

例 5：牛某，女性，58 岁，1976 年 4 月 26 日初诊。

自诉：素体羸弱，咳痰白黏，经常短气，胸闷，纳少便秘，恒三四日一行，口干饮少，近 5 日来腹胀，便后下重不舒。

检查：面色㿠白，舌淡，苔湿腻，根稍厚，脉沉细缓，左关弦缓。

辨证：脾虚湿阻，肝郁气结。

治法：温脾化湿，疏肝理气。

处方：干姜 18g，生白芍 18g，薤白 15g，柴胡 6g，莱菔子 12g，桔梗 6g，生甘草 30g。

服药 7 剂后便爽，腹胀减，舌苔退薄，脉未变，是肝气仍郁，将干姜改乌附片 15g，甘草改生黄芪 21g，连服 10 剂，纳复腹舒，舌脉好转而愈。

使用本方治疗慢性久衰之不易恢复诸病，疗效甚为显著，关键是脉见微细，即属于四逆散之范围。原方四味是以芍药甘草汤为基础，配柴胡、枳实，以治脾肾亏虚所形成之气弱肝郁似实之虚证，因为此等病情（单纯四逆散证）为时极暂，所以临床所见多已出现兼证，对单纯四逆散证，若能及时依法施治，使脾健肝升，机体阳气四达，四逆亦不存在。仲景制此缓中疏肝升阳解郁之方，等分为散，且服用量微，原借此轻灵方药，调理气机。若已现兼证，则按方后预列之加药法则处理，照顾至为周到。今日使用本方，为稳定病情，不使其逐渐发展，使机体有充足力量以应变，恒先加入重量之黄芪。为扶脾补中之主力，即无虑枳实开破之伤。病起于脾气不升，精气久不上承，则适宜加入葛根，使肝亦可随升而郁解，有时则适加当归以助畅血行。如病机须使之下降，用黄芪有碍上升之嫌时，则重用甘草或党参以代之。在变化多端的病种病情形势下，只要有新的形证出现，即属四逆散证之加剧，亦是机体气力不足的表现，若能预先即以党参、黄芪、甘草甘温补中药物置于四逆散中，可以及时防变，即恶化迹象尚无显现时，预为投服，每能阻止其进一步恶化。

干姜的应用

干姜乃干燥的老生姜，为日常习用的调味品，味大辛，性大热，属温中散寒的有效之品。前人很早就以之为治脾胃虚寒的良药。凡病见食少不运，脘腹冷痛，胃寒吐泻，甚至肢冷脉微，阳气欲脱，或肺气虚寒，咳痰清稀，或气虚中寒，呕吐鲜血，以及风寒湿痹，肢冷疼痛等，举凡阳气不足之由于脾运衰败者，必大力温中复脾为治。首须采用干姜之辛热守中者为主药，温补脾寒以增其热能，使气健运复，则寒气化而阳气布，肢冷寒痹迅即能解。仲景对干姜有丰富的使用经验，在《伤寒论》《金匮要略》二书中用干姜的方剂达 72 首之多，如大建中汤、小青龙汤、四逆汤等。虽主治各有其适应证，但干姜的使用意图不出脾气虚寒所致的水停气结。清代陈修园认为，干姜之所以能治各种疾病，是因为干姜温而不烈，辛而不偏，为脏寒要药。他又进一步从病理上说明前人临证中使用干姜的道理，他说："胸中者肺之分也，肺寒则金失下降之性，气壅于胸中而满也，满则气上，所以咳逆上气之证生焉，其主之者，辛散温行也。中者土也，土虚则寒，而此能温之；出血者，以阳虚阴必走，得暖则血自归经也；出汗者，辛温能发散也；逐风湿痹者，治寒邪之留于筋骨也；治肠澼下利者，除寒邪之陷于胃肠也。以上诸治，皆取其雄烈之用。"根据以上分析，不难看出，他对于干姜是有深刻认识的。所谓肺寒气壅，阳虚阴走，寒留筋骨，寒邪陷肠诸般病理，取干姜温脾振阳乃不易之大法。机体气力的强弱，实际就是脾气健运状况的表现。健则气化水行，虚则气结水停，变生的形证虽多，总属中阳失展的唯一病理。应知脾阳不布，全身之阻结必不能只局限于某处，应该是遍及脏腑。临证上具体证候的形成，有在脾、在肺、在气血之不同。更说明脾气的虚寒，乃整体气力不足的问题。所以，清代黄宫绣指出："用白术而燥湿补脾，用五味则能通肺气而治寒，用当归、白芍能入气而生血。凡因寒邪入内而见脏腑痼蔽，关节不通，经络阻塞，冷痹、寒疬、反胃隔绝者，无不借此以为拯救。"总之，病虽脾虚难运，机体的气力微弱不用时，必以干姜之辛温燥烈，大力以为治。多年来自己初步总结临证时使用干姜有四个用途，然皆为温脾复运的同一意图。

一、温脾

凡脾气虚寒所致之食少不适，症见便溏、溺清、肢冷身倦、舌淡、脉微，用干姜30～60g，合甘草60g，生黄芪15g，升麻10g，从温中益气立法，疗效每称满意。

例1：王某，男，40岁。

自诉：久患溏泄，食纳日减少，脘闷腹鸣，中西止泻药物服用殆遍，症状亦不好转，其舌淡瘦，脉沉细弱。

辨证：中阳衰微。

治法：温脾益气。

处方：干姜60g，生黄芪15g，升麻10g。

服5剂食纳增，便虽仍溏，已减为日仅一行，守方连服月余，诸症悉皆痊愈。

二、补肺

久咳气短，痰清稀或白黏，口淡不渴，食少欲吐，食则脘闷，便秘或溏，小便清长，舌淡胖，苔湿腻或薄白欲光，或中根厚腻，脉沉滑细或怠缓。无论是素嗜茶酒，或有结核病史，凡系脾虚及肺，治应温中者，则宜《金匮》甘草干姜汤加味。

例2：张某，男，55岁。

自诉：久患慢性支气管炎、肺气肿，嗜水饮多，并有结核病史。素痰盛，喉间响如拽锯，食纳少，便频坠，身形瘦削，舌暗瘦湿，质稍红，脉细滑弦略数。

辨证：脾肺双亏。

治法：健脾益肺。

处方：干姜30g，生甘草60g，白芥子24g。

服7剂后诸恙悉减。连续服用半年，逐渐痊愈。

三、强心

心力源于脾气，此前人"脾为后天之本"一语的由来。如此心气减弱或不足而致的胸闷气短、心悸神疲诸症，只要舌淡不红，脉细微或见动，治需强心益气者，亦应以干姜为主。

例3：刘某，女，60岁。

自诉：1973年突然晕厥，虽移时自醒，唯气短神疲迄不能复，周身浮肿，尤以胸脘痞硬，不得坐卧为苦，不思食纳，强食则必呕出，舌淡暗，苔湿薄腻，脉细滑沉伏不起。西医诊为心力衰竭。

辨证：心脾虚寒。

治法：补益心脾。

处方：乌附片 15g，生薏苡仁 12g，干姜 30g，生甘草 30g。

服药月余后自觉胸闷脘痞消，气机渐畅，食纳复便爽，独肌肤之肿胀不退，遂于前方加麻黄 3g，3 剂后浮肿全消。

四、止血

前人所谓的脾能统血，即脾气充足能统摄周身血液循常道以运行之义。虽亦可说是脾虚致血液妄行，但须与血为热迫者鉴别，应从兼证，尤其是舌脉上详辨。源于脾气虚寒而见血从上溢者舌多淡、苔湿腻或光、脉细滑稍弦或不弦、脘闷欲呕，便秘或溏尤为必兼的形证，此等溢血就须以温中益气复脾治疗。

例 4：彭某，男，58 岁。

自诉：1959 年冬鼻衄如注，持续三昼夜，诸止血药均无效，面色苍黄，舌淡无苔，脉沉细滑。

辨证：脾虚寒湿，迫血离经。

治法：温脾益气。

处方：干姜 15g，生甘草 30g，生黄芪 12g，上油桂块 3g。

服药 1 剂血止，3 剂痊愈。

无论病位在脾、在肺，甚至在心，凡属于正气不足所引起的各种病变而需温中益气者，必主以干姜。然更须以重量之甘草为配，才能显示作用，否则阳未复而躁扰加，就难以控制病情。应知干姜温阳力强，益气不足。病至脾虚，气阳俱皆亏损，双补为此际唯一措施，况辛甘方能合化而为阳，此又必须予以注意者。

（北京中医医院　许公岩）

许公岩对咳痰喘的浅析

咳、痰、喘证在临床是一种较难根治的内科杂病。尽管前人有很多文献反复论证，但是理论与实际尚有较大距离，所以长期以来，医家、病者都以"喘无善证"目之。该病以理论证，掌握为难，说理时不能不按喘证来分析；应用时则往往因病情复杂，主次混淆而难以收到比较理想的效果。而且喘病多病发突然，情势至急，病者难免病急乱投医，医者辨证审因欠全面，选药组方欠准确，有时方证巧合，也能定喘于一时，然无效时多，迁延不愈，往往造成终身不得根除之痛苦。为此，许老师根据多年临床实践，摸索出了一套诊治该顽疾的方法，并从理论上加以详尽阐述。

我们首先介绍一下许老师对咳、痰、喘证的概念。

一、关于咳

咳嗽是肺系疾患的主要证候之一，也是中医以主症命名的一个独立疾病。《黄帝内经》中对咳嗽有专篇论述，《素问·咳论》指出："五脏六腑皆令人咳，非独肺也。"此后历代医家亦多有专论。明代张景岳把咳嗽明确地分为外感、内伤两大类。外感多由邪气侵袭，肺气受阻而不得宣畅，发为咳嗽。内因则多为肺气虚弱，宣降失权，脾失健运，水湿上犯于肺；或痰浊犯肺，肺失宣降；或肝火扰肺，灼液成痰；或肝气郁结化火，气火上冲于肺；或由于其他脏腑有病，传至肺脏而咳嗽发作。正如张景岳所说："咳证虽多，无非肺病。"

许老师认为，咳嗽一证是气机失调，肺失宣降而引起的一种表现，其病因多种多样，但因痰引发咳嗽者最为多见。

二、关于痰的成因

许老师对痰的成因做了具体分析。

痰属脏腑功能失调而致的一种病理产物。其原因主要是由于平素饮食不节，暴饮寒凉之物或嗜茶酒，而损伤脾胃之阳，以致脾胃健运功能降低，不能运化饮食物，不能将其精微部分输布周身，糟粕部分排出体外，反致水液停积，蕴久成痰。这也就是所谓的"脾虚生湿，湿生痰"之理。综合考虑病因与病理，可以说痰既是一种致病因素，又是一种病理产物。此外，痰饮之生成与肺、脾、肾三脏气化功能失调，三焦气滞以致水道不利、水液代谢作用失常等均有直接关系。

痰与肺，如前所述，痰为肺系疾患之物，与肺关系密切，痰多存在于肺。这可分为两种原因：一是肺脏本身虚弱，或是久咳肺伤，感寒即咳或喘；或风寒续伤，痰浊因而滋生，外有风寒之束，内有痰浊之阻，于是清肃受制，故喘发时以痰多为甚。二则为脾虚湿停，积蓄中脘，聚久成痰，随冲凌肺。究其脾虚之因，多非先天，而常见素嗜茶酒生冷，积久损伤脾阳，故致水湿停聚，蕴久变痰。在这里，脾虚生痰、凌冲扰肺是咳喘的主要病机。脾虚，肺亦难健。据以上两种类型的分析我们可以发现，咳喘常为虚实错杂、正虚邪凑的复杂情况，因此其诊治困难，这也是咳、痰、喘证多见终年不愈，成为顽疾的重要原因之一。

三、关于喘

喘即呼吸急促，由气机出纳升降失常所致。气是外界大自然之空气与水谷之精微相合而成，用以维持人体活动之需要，也就是《灵枢·刺节真邪》所说的"真气者，所受于天，与谷气并而充身"。此气正是肺脏通过呼吸而流行于周身的，所以前人将肺看作主气之脏。肺脏的主要功能是给气以流通交换之通路，清肃顺利才能气道畅达。咳喘就是肺失清肃、呼吸道路受阻的表现。

四、对于咳痰喘的浅析

按照中医学理论所述，根据痰之具体停留部位不同，会发生不同的疾病。痰在心则悸，痰在头则眩，痰在背则冷，痰在胸则痞，痰在四肢则痹，痰在腠理则肿，痰在肠则泄，痰在胃则呕，痰在肺则咳喘。咳喘之成，是痰已在肺。肺受痰浊所壅塞，势必阻碍肺之正常呼吸功能，咳嗽即作。

现将咳喘的病机简单示意如下：

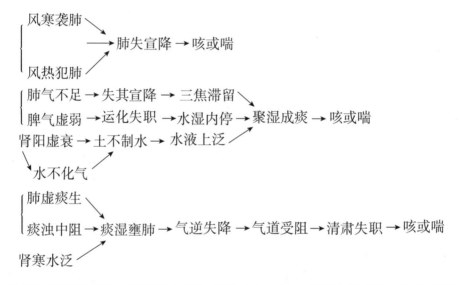

根据上面的示意图，我们再来看许老师对咳、痰、喘证的辨证施治与分型原则。

许老师强调，我们必须严格掌握四诊所见的舌脉特点，按照成病的因素，结合主症与兼症，反复审因论证，才可获得满意的疗效。我们对许老师诊治咳痰喘证的经验进行了整理，分为十二个证型，现将证型特点及基本用药介绍如下：

痰湿中阻型：苍术、麻黄、苦梗、半夏。

痰浊中阻型：胡连、莱菔子、半夏曲。

湿痰阻痹型：薤白、茯苓、葶苈、泽泻。

痰浊阻痹型：瓜蒌、薤白、莱菔子、当归、胡连。

脾肺两虚型：干姜、甘草。

脾肾阳虚型：乌附片、党参、茯苓、干姜。

心脾两虚型：五味子、甘草、茯苓。

久咳肺伤型：诃子、百合、甘草。

脾虚肝郁犯肺型：柴胡、枳壳、生白芍、甘草。

阴虚肺燥型：诃子、甘草、玄参、麦冬、百合。

风寒型：苍术、麻黄、苦梗。

风热型：蒲公英、连翘、生大黄。

前四型以邪实为主，属痰浊阻痹。痰是正虚之病理发展过程中的产物，故临证时亦应兼顾其虚的一面。因邪壅肺阻是咳喘之根源，故治疗应按实邪予以宣降求通，通则畅，畅则喘平。治法为燥湿宣肺，宣化湿浊而解痹。由于其发病因素重点在于痰，虽然咳喘可暂时缓解，然凌冲中阻之病机不去，遇风寒或其他因素，则咳喘可反复发作而不易根除。如前所述，痰之生成与肺虚运迟、停湿阻中有关，而素嗜茶酒生冷是湿邪伤及脾阳、脾虚中寒、无力运湿的常见原因。尽管脾虚有先后，痰阻有因果，其凌冲阻气的病理则无二致。如果迁延不愈，均必转为脾虚及肾的病理，火衰则脾虚更甚，势必演变成水液上泛的虚寒证。针对上述之因素，许老师多采用健脾补肺也就是培土生金法，以防止疾病的进一步恶化。在疾病的该阶段，治疗的关键在于使痰无滋生之地。

如属于脾肾之虚者，特点是时发时止，或逢季节必发，由于痰浊不断续生，咳喘易复发而难根除。根据多年的临床观察，分析其机理，再考虑到患者嗜好等因素，许老师认为，此类咳痰喘证之发病其标在肺，其本在脾肾，急则治标平其喘，缓则治本培其脾肾。

在搞清了咳、痰、喘证的发病机理之后，根据上述基本原则，在临床可结合患者病情的具体情况而灵活施用。只要我们以四诊为手段，在辨证审因时力求准确无误，治疗中方药恰当，咳、痰、喘证即使复杂多样也可以应付自如，这是我们在临床实践中经过反复证明的成功经验。

（北京中医医院　佟秀民）

许公岩老师运用理脾法则治疗咳痰喘证的经验

许公岩老师在治疗咳、痰、喘证时，无论是早期轻证还是病势发展到严重的后期，或是愈后恢复期的治疗，均离不开调理脾胃。因此在临床治疗咳、痰、喘证时，许老师强调要先掌握其发病和辨证的机理，才能谈到治疗。

治疗咳、痰、喘证，关键在于治痰，而痰产生的关键在于脾胃之运化功能失常，所谓"脾为生痰之源"。

许老师认为，痰来自于饮，饮又来自于水之不调，无论嗜好偏差，暴饮暴食，当人体水液代谢发生障碍时，即水的人量超过其运化水液的能力时，即聚水成饮，饮蕴成痰。实际上，水、湿、痰、饮是同一种物质，乃脾胃失其健运的产物，可是水、湿、痰、饮聚成后又必困在脾，使之更不能运化。

当痰饮产生后，呼吸道有痰液，肺功能强者，必发生咳嗽动作，以排出之。咳嗽是正常的病理反应。但如果肺功能失健的同时，痰之产生又多，则气道被阻塞，使呼吸气机不利，甚则作喘。因此，许老师治疗咳、痰、喘证时，关键在于治痰，即调理脾胃，恢复脾胃之运化功能，运化恢复则痰即无从产生，痰除咳喘自愈。另外，肺主通调水道，肺的宣降功能也与咳、痰、喘证有密切的病理变化关系。

水饮之形成，是由于脾胃中阳先伤，才能使水液的运化发生障碍。一般临床认为先伤胃，后才及脾，这是由轻到重，由浅入深的病理规律。

一般来说，形寒饮冷则伤肺，肺伤则失其宣降，积饮成痰，但是饮冷伤肺的途径，还是先伤及中阳，中阳受伤则虚，因而形成了水液代谢的障碍。患者追溯其伤胃阳、伤脾、伤中阳之原因，多半是饮冷引起。例如久嗜茶酒，暴饮冷水，嗜好冰凉饮食，嗜食生冷瓜果、凉菜及冷餐等均能伤阳。但个别亦有体质素弱，脾胃阳气素微而中阳不足者。中阳不振之病理状况已形成，则有以下病理变化之可能：脾胃因中阳不振而运化失职，水液难化而发生中阻，中阻形成之后，由于影响脾升肺降之气机，水湿有上冲于肺者，亦治以脾胃，使水湿下趋，肺气自然肃降。

例1：王某，女，56岁，1982年11月5日初诊。

自诉：咳痰白黏量多，易略出，喘鸣，胸憋气促，纳食后尤其口渴饮多，大便日一行不爽，溲短黄少，素嗜茶水，嗜咸，常感口淡无味，舌淡暗，欠津，脉象沉缓稍弦。

既往史：气管炎10余年久治不愈。

辨证：水湿中阻。

治法：温脾宣肺。

处方：苍术15g，麻黄1g，干姜15g，甘草18g。

注：本例病史长久，素嗜茶水暴饮伤及中阳，因虚而水湿中阻，形成咳、痰、喘证，故温脾之阳，阳复则湿痰自化。

例2：李某，男，40岁，1982年2月12日初诊。

自诉：咳嗽，痰白黏，量不多，难略出，胸闷憋气，气促似喘已5年。近日加重，不能活动，动则喘甚（由三人搀扶来诊），食纳差已久，大便日一行，溲黄少，暴饮成习，素饮冷水，舌质暗，苔满黄腻，中根厚，脉象沉滑，关尺细弦。

辨证：湿痰中阻，蕴久化热。

治法：温化湿痰，退降实热。

处方：干姜18g，甘草30g，胡黄连15g。

注：本例因痰湿中阻，聚久痰湿化浊，形成痰喘之证。寒湿为本，故非温不化，用干姜、甘草益气温脾化痰，胡黄连苦寒退降痰浊，以达到理脾化痰定喘之目的。本例患者，服上方3个月来复诊，基本获愈。

由以上举例，可见咳、痰、喘病的病因，确实起于脾胃功能之减损。

咳、痰、喘的发生及迁延，是由于脾肺之间的气机升降失调，久而久之则气血供奉五脏不足，进而心经气血亏少，形成严重危候，出现心脾两虚，或寒湿痹阻心阳，或心肾两虚等，均属心经气血亏少所致之证候。

例3：孙某，女，40岁，1982年9月2日初诊。

自诉：喘息气促，胸憋，咳痰稀白量多，面目浮肿，渴饮冷，素喜暴饮，食纳差已久，食后胸脘胀满，四肢肿胀，身重，乏力，尿少，大便日三行不爽，舌质胖暗，边尖红，舌满白腻，脉滑。

胸透：双侧肺气肿。

辨证：痰湿素蕴，痹阻胸阳。

治法：宣痹化痰。

处方：莱菔子18g，半夏曲12g，薤白15g，当归12g，桔梗6g。

注：本例中阳虚衰，同时胸中寒湿凝聚，故喘息胸憋、不能进饮食。中阻不解，而脾阳衰少，运化无能，肺功能已低下，致使痰阻气道，旧痰不能去，新痰不断生，壅聚不解，故先用宣痹化痰，同时用振心阳之薤白，去胸中寒湿，久病少加活血开提肺气。本例属于湿痰阻痹胸阳，心肺气机难展，故用药15剂喘平。

例4：丁某，男，50岁，1982年10月19日初诊。

自诉：咳痰白黏量多，难咯出，气憋似喘，食纳差，食后脘腹胀楚，素嗜茶，尿黄少，大便稀溏，舌质暗红，苔黄腻，脉象沉缓细少弦。

辨证：心脾两虚，湿痰中阻。

治法：温养心脾，化湿祛痰。

处方：乌附片15g，白芥子15g，生薏苡仁12g，甘草60g，干姜15g，莱菔子9g。

注：本例从舌脉显示心经阳虚已显，临床证候提示脾阳亏虚已久，用附片、薏苡仁振胸阳以宣气机，干姜、甘草温脾，少用白芥子、莱菔子以调气和中，气机得畅，以复脾胃之运化。本例重在强心，亦应以扶脾胃之先。

例 5：杜某，76 岁，1982 年 8 月 20 日初诊。

自诉：咳嗽 1 年，痰多白黏易咯出，纳食后腹胀，阵作心悸，咽干，渴喜热饮，下肢乏力，浮肿已 1 年余，大便不爽，舌质淡胖，脉象右沉细弦动，左沉细无力。

心电图报告：窦性心律不齐，室性二联律。

辨证：心脾两虚。

治法：温补心脾之阳。

处方：乌附片 30g，槐米 12g，党参 45g，茯苓 18g。

注：本例病程较长，虽咳嗽 1 年，但肺心病已形成，而且症状显示脾阳不振，水湿充斥，同时心经气虚明显。患者证属心脾两虚，用参附汤强心脾之阳，茯苓益气强心化湿，槐米软化血管，有良效。

例 6：朱某，男，42 岁，1982 年 12 月 27 日初诊。

自诉：喘憋，夜间尤甚，患者两手前撑，两肩耸起，额部冷汗，气促语言不续，唇甲紫绀，舌暗红松，苔花剥，脉细弦滑动。

辨证：心肾两亏，心气虚极。

治法：温阳益气强心。

处方：乌附片 30g，干姜 15g，甘草 60g，诃子肉 9g，鹿衔草 30g。

注：本例喘证频发，属极危重，曾用激素及异丙肾上腺喷雾剂，每夜需用一瓶，曾住某医院因用西药难以控制，遂出院来我院门诊。患者喘憋甚，观其两手前撑、两肩耸起的情况，加之额部冷汗，唇甲紫绀，舌质暗红且松，脉见细弦滑动，此乃心肾两虚，尤以心肾将衰突出。实际上患者的肺、脾、心、肾均已虚极，难以维持，方内甘草、附子、干姜急以益气温复脾胃之阳、补气强心，诃子肉、鹿衔草强肺肾为辅。本例虽症重，经用大力量之药而得以缓解。

例 7：温某，女，50 岁，1982 年 11 月 8 日初诊。

自诉：咳痰量多稀白，易咯出，胸憋气促似喘，阵作心慌，纳可，二便正常，素嗜茶及瓜果，舌苔根黄腻，脉细缓，左寸冲。

既往史：气管炎 7 年，四季频发。

胸透：未见明显异常。

心电图报告：心肌劳损。

辨证：水湿阻痹心阳。

治法：宣痹化湿通阳。

处方：薤白 15g，瓜蒌 15g，清半夏 12g，茯苓 30g，桂枝 15g。

服药后喘平咳止，再以温补心阳之剂。

处方：乌附片 18g，干姜 30g，党参 45g。

注：本例气管炎病史已久，四季频发，再加素嗜茶已成积，先损肺脾之阳，使之气机失调，渐渐损及心阳，用薤白、桂枝振胸阳、理脾化湿，药后喘平，再以党参、附片、干姜之属温化强心益气获愈，至今已半年余未发。

如果咳、痰、喘证是由于脾功能低下所形成，脾阳虚极，水湿蕴郁，本身无力托化，以致长期蕴脾，肺亦必衰弱，水湿久郁于肺，气道阻塞而形成哮喘。又脾阳久衰，势必累及肺肾阳气，肺为肾母，脾为肺母，久则子盗母气，这都是脾阳虚极发展的后果，肺、脾、肾三脏相继亏损，直至肺功能衰竭，此型喘证乃极重、难治的一种类型，其总的根源均在于脾。

例8：李某，男，48岁，1982年8月23日初诊。

自诉：咳吐白痰量多，腹胀，不渴，食纳一般，尿正常，大便日一行，舌苔满薄腻，中稍厚，脉滑。

辨证：湿痰困脾。

治法：温中和化。

处方：柴胡9g，莱菔子30g，白芥子18g，生白芍15g，甘草18g，干姜18g。

注：本例是湿痰困脾，脾气难升，用四逆散理肝脾之气机，使脾气得升，肝气得疏。干姜、甘草温脾以复阳，白芥子、莱菔子理脾燥湿，祛湿痰，药后腹胀除，痰大减。

例9：王某，男，65岁，1982年9月24日初诊。

自诉：咳喘20余年，近10年出现浮肿，4个月来浮肿加重，多汗，关节屈伸不利，痰黏难咯出，气促似喘，感寒即发，大便日一行，嗜茶饮酒，舌质暗红，舌体胖，光湿，根有腐苔，脉沉滑有力。

检查：下肢凹陷性水肿，双膝关节发凉，不红不肿。行走时双髋、双膝关节不能持重样外翻，汗多。

辨证：湿痰素蕴，溢流关节。

治法：益气疏化。

处方：苍术18g，防风6g，白芥子45g，生黄芪15g，瞿麦11g。

注：本方以白芥子为君，治寒湿痰饮之流溢；久病脾气已虚，用防风、生黄芪益气宣湿；瞿麦治血分之水湿，以通调肺之肃降且利湿。患者服上方7剂后喘平，痰减，汗止，纳渐转佳，向愈。

结语

1. 咳、痰、喘证经临床治疗，如何进一步巩固疗效，防止复发，关键在于恢复脾胃功能，恢复肺脾升降之气机。因此许老师常在咳喘平息以后，继续用药健脾，温中和化，使脏腑之间气机调和，祛除致病之因素，并注意在日常生活中加以保护脾胃之阳，这也正是许老师不让患者喝冷水及进食生冷、暴饮等的缘故。脾胃正常运化，即无湿痰、水饮之停聚。中气充实，正气不虚，病安从来？老年人为什么多发慢性气管炎症，许老师通过长期的临床观察，认为不外乎青壮年时嗜好多，平素生活不注意，饮食不节，偏嗜"伤及中阳"之饮食，使脾胃之阳早衰。因此，咳、痰、喘证临床痊愈之后，还得加强脾胃之运化，以防止复发。

2. 许老师通过调理脾胃来治疗咳、痰、喘证时根据临床具体情况灵活多变。不单治咳、痰、喘证是这样，在治任何病或者任何一个证候时均离不开调理脾胃。许老师强调治病是为了救人，如果病邪祛除的同时，人的正气也衰竭了，那治疗还有什么实际价值呢？因此，许老师认为治病首先要保持脾胃之运化，如果饮食已不能运化，吃药也一样不能运化。因此，治任何病许老师都强调要保证脾胃功能正常运化，这是治好病的先决条件。

3. 脏腑在体内是互相关联而不能分割的整体，脾胃为后天之本，脾胃衰弱，则气血生化之源亏少，化生气血精微不足，不能濡养五脏。脾虚日久，气血亏虚，则心脾两虚。脾阳根于肾阳，如若后天不养先天，久则脾肾并衰。脾主升，肺主降，运化输布不足，肺脾失于升降，中气、宗气衰少。久病脾气衰，肝气随脾气以升，中气下陷，肝气亦不能升。总之五脏六腑之间，互生互长，互相奉养，维持平衡，保持阴平阳秘，而脾胃之强衰关系着根本。咳、痰、喘的病理变化是这样的规律，其他病种亦是同一机理。

4. 在咳、痰、喘证的全过程及各种合并症的治疗中，许老师的理脾法用得相当广泛，手段也各有不同，以上只是常用的几种代表方法。在具体应用时，要根据患者体质之强弱，病程之长短，病情之轻重，尤其是当时的临床症状，结合四诊，辨证分析其病机病理的主要矛盾，以此作为选药组方的主要依据。因此在体实邪实时，可用峻力祛痰、泄痰、降痰的法则；体弱邪实时则用化降、疏化、温化等手段以理脾化痰；当正气已衰，则用扶正、补益、强心、温和等法，同时少用化痰理气之品。总之，许老师的理脾法在咳、痰、喘证的治疗中常用，尤其是善后时，调理脾胃更是不可缺少的法则。

（北京中医医院　佟秀民）

王 为 兰

王为兰（1913—2005），字哲翔，男，山东省烟台市人。王先生自幼喜爱中医，坚信"宁为良医不为相"，1930 年中学毕业后即赴京拜著名中医师李少轩为师学习中医，1932 年考入北平国医学院深造，1937 年经考试合格，获得开业资格，悬壶应诊于北京。他医理扎实，用药有据，待人亲切，贫富同仁，擅治顽痹，多获美誉。

1956 年王先生受聘到北京中医医院工作，从事医疗、教学、科研工作 50 余年，勤勤恳恳，治愈了众多疑难病患者，培养了大批中医人才，撰写了 30 余篇学术论文。1978 年被确定为北京市名老中医学术经验重点继承对象，1986 年被授予全国卫生文明先进工作者，1990 年被定为全国老中医药专家学术经验继承工作指导老师。曾任北京第二医学院（现为首都医科大学）副教授、北京中医药学院（现北京中医药大学）教授、中华全国中医药学会痹病专业委员会顾问、北京中医药学会风湿病学会顾问、北京地区中医高级职称评委会委员、《北京中医》（现《北京中医药》）及《中级医刊》等杂志编审等职。

临床上王先生以善治风湿、类风湿、强直性脊柱炎等病著称，被人誉为痹病患者的"福星"，攻克疑难病症的"能手"。他总结的"依法定方、用药有据；药物用量、斟酌巧思；善用虫药、搜剔络邪；剂型多样、随证而施；标本缓急、隔脏治疗；先行扶正、再议攻邪"等治疗原则为我们留下了宝贵的经验。他谦虚好学，治学严谨，待人热情，德高术精，不愧为一代医者楷模。王老的弟子王德敏、王北等仍工作在医院。

王为兰老师对于温病的总结与几点认识

王为兰老师早年毕业于北平国医学院，中华人民共和国成立后，曾经调职北京中医进修学校，承担温病学教学工作达 8 年之久，之后将温病学理论与自己丰富的临床实践相结合，对于温病学说的认识愈加深刻，并且见解独到，造诣颇深。

一、关于温病分类的命名

王为兰老师认为,温病是一切温热性质外感疾病的总称,它包括西医学的一些急性感染性疾病和传染病,如流感、麻疹、流行性腮腺炎、流脑、脊髓灰质炎、大叶性肺炎、猩红热、白喉、百日咳、肠伤寒、急性胃肠炎、细菌性痢疾、败血症、流行性出血热等。历代中医学论著中,对温病(有称"外感热病")的命名繁多,有按发病季节为主命名者,如春温、冬温;有按发病主气命名者,如风温、暑温、湿温;有按致病邪气命名分类者,如寒湿、中暑;也有按典型病证为主命名者,如大头瘟、痄腮、痢疾;还有按流行特点命名者,如瘟疫、温毒;更有以季节与主气结合命名的,如秋燥。总之,该病因其内容广、涉及面宽,很难用一个文字简短的病名全面概括。王为兰老师通过多年临床实践,研读清代先贤叶(天士)、薛(生白)、吴(鞠通)、王(士雄)诸家治疗温热病的经验,将各家学说与现代临床相结合,不仅明确指出温邪与伤寒同样均由毛窍而入,而且提纲挈领地将温病概括为温热病、湿热病两大类,至于瘟疫则特指具有强烈传染性,可以引起大流行的疾病,也都属于温病范围之内。

二、温邪由毛窍入侵人体

王老师对于温病大师吴鞠通所言"伤寒由毛窍而入,自下而上,始足太阴……温病由口鼻而入,自上而下,鼻通于肺,始手太阴"之论述提出质疑,他指出从表而入之伤寒,固可用辛温解表法,使其邪复出于表,而温病从口鼻而入,与表无关,而用辛凉解表如何解释?既言由口鼻而入,口通于胃,应见呕、吐、哕,鼻通于肺应见咳、喘、哮,而外感时令无论寒温,初起都以恶寒、发热、头痛等表证为主要症状,很少见到肺胃症状,就是见到肺胃症状也是由表入里逐渐形成。所以王为兰老师认为,温邪不是从口鼻而入,也是由毛窍而入。叶天士说:"肺主气,其合皮毛,故云在表。"因此,叶氏所说"温邪上受,首先犯肺"中的"肺"字,所指的是肺系之部,包括喉、鼻道、气管等呼吸道,并非单指肺脏。至于瘟疫之邪,亦同此。

三、温病学说在风湿病中的运用

王为兰老师认为很多风湿性疾病如风湿热、类风湿关节炎活动期、强直性脊柱炎活动期等,临床均可按照温病的卫气营血、三焦辨证论治,其不同病种之间症状颇有相似之处,然而又因各自的病因病机不同,辨证治疗时又有很多不同之处,现分述如下。

1. 风湿热

风湿热是因感受风、寒、湿三邪所致,临床症见发热、游走性大关节红肿热痛,反复发作可导致风心病甚至心功能不全。王为兰老师认为该病临床可按卫气营血、三焦辨证进行辨证论治。其中疾病在卫分时间最短，在气分时间最长。而气属中焦脾胃，主要是湿、热二邪为病，其中热邪一清即愈；又湿为阴邪，黏腻难解，只有芳香化湿、苦温燥湿、淡渗利湿，兼热时加苦寒之品燥湿清热方能解之。

如发热，微恶寒，大关节游走性疼痛，口微渴，脉浮数者，为邪在卫分，治以辛凉透邪、祛风通络，方以银翘散加减。如发热恶寒并重，大关节游走性疼痛，肌肉关节疼痛不得转侧，口渴者，为邪入卫气，卫气同病，治以辛凉重剂，通经活络，方以白虎加桂枝汤加减。当邪入气分（属中焦脾胃），由于人的体质不同，外邪轻重各异，在邪正交争的过程中会出现热重于湿、湿重于热及湿热并重、热伤气血等现象。治疗热重于湿者，予白虎汤加祛风通络药；湿重于热者，予藿朴夏苓汤加祛风通络药。王为兰老师认为此时只要辨明湿与热之偏重，用药恰当，病自然能愈。对于湿热并重者，王为兰老师主张首先用燥湿药，用药时患者会有口干舌燥、身热等不适感，当湿去掉八成之后从速改以清热之品，如此方可将湿热分离，二者俱去。王为兰老师临证时区别上、中、下焦之湿分别用药，如清上焦湿邪常予芳香化湿，清中焦之湿常予苦温燥湿，清下焦之湿常予淡渗利湿，同时予以清热、祛风通络之品。

对于关节疼痛夜重昼轻者，若兼有心烦不眠，或有结节红斑，舌红绛，脉细数，此为邪热入营，治以清营泻热，通经活络；而对于关节疼痛，夜间更重，红斑暴露拒按，或见有鼻衄等血证，舌质绛或紫，脉沉细数，此为邪热入血，治以凉血解毒，通经活络。

2. 类风湿关节炎活动期

类风湿关节炎活动期，多见手足小关节（红）肿胀痛，或有局部灼热，不能持物、行走，活动受限，夜卧痛重，舌质红，苔薄白或黄，脉细数，化验可见白细胞增高、血红蛋白降低、血沉增快、类风湿因子阳性等。王为兰老师认为此时属实中夹虚，在治疗上不同于风湿热，既要清热解毒、清气凉营凉血，又不能过于苦寒。临床辨证多为热毒内蕴，气营（血）两燔，经脉受阻，也可看作"气营混合型"。治疗主张清热解毒、清气凉营、疏通经脉，治以自拟清热解毒除湿汤。

3. 强直性脊柱炎活动期

早在强直性脊柱炎还被称作"类风湿关节炎脊柱型"时，王为兰老师就在临床观察中发现：强直性脊柱炎与类风湿关节炎是病因病机截然不同的两种疾病。后又经多年实践得出结论：强直性脊柱炎的本质是肾精虚损，督脉瘀滞。部分强直性脊柱炎患者活动期的临床症状与类风湿关节炎患者有一定相似之处，也就是说，强直性脊柱炎患者活动期证属热毒内蕴、气营（血）两燔、督脉瘀滞，治则为清热解毒、清气凉营（血）、通调督脉。王为兰老师在此特别强调引经药的使用，即在清热解毒药品之外加入鹿角、蜈蚣等，将余药引入脊柱骶髂所在之督脉处，方能取效。

其实，卫气营血辨证在风湿性疾病的治疗范围远不止以上三种疾病，其他诸如痛风性关节炎、反应性关节炎、链球菌感染后状态、成人 Still 病等，均可参照上述三种疾病的辨证思路进行辨证论治，大量临床实践证明疗效显著。

四、温热病依法叶天士

王为兰老师主张治疗温热病依法叶天士，即遵卫气营血四个阶段辨证治疗，认为唯有如此方能掌握由表入里、自浅入深的发展变化规律，治疗时主张"在卫汗之""在气清之""在营透之""在血凉之散之"。

卫分是指病邪侵入人体的浅表部分，病位主要在肺卫，故卫分证是温病的初期阶段，病势轻浅；气分是指病邪影响到肺、脾、胃、胆、肠等的生理功能，病邪已由表入里，为温病的中期或病重阶段，病势比卫分证深而重；营分主要指温邪入侵人体更深部位，病位主要累及心包与心，为温热病的严重阶段；血分证主要指温邪内陷，脏腑功能损伤的严重阶段，出现血液、神志等功能的极度紊乱，是温热病的晚期和最严重阶段。

王为兰老师临床辨证用药主张在卫者治以辛凉轻剂，代表方用银翘散或桑菊饮，气分证治以清气，代表方为白虎汤、麻杏石甘汤；邪入营分者可使之透热转气，代表方为清营汤；入血分者直须凉血散血，代表方为犀角地黄汤。此外气营（血）两燔证者，治以气营（血）两清，代表方用清瘟败毒饮、加减玉女煎等。其中，王为兰老师尤其强调荆芥穗在银翘散中的作用，认为既利于透邪外出，又能防止大剂量凉药易导致的邪气内敛、不能宣邪外出之弊，临证加减时此药必不能少。其治学之严谨、临床之用心，从中亦可见一斑。

五、湿热病参用薛生白

王为兰老师认为湿热病多发于阴历七月暑气当令之时节，此时暑邪火热，湿邪浊阴，暑湿外邪入侵，循上、中、下焦直趋而入，又因阳明为水谷之海，太阴为湿土之脏，故多阳明太阴受病，故病属阳明太阴经者居多。他主张辨证立法参用薛生白之相关学说。中气实则湿从热化，病偏于阳明胃，表现为热重于湿；中气虚则湿从寒化，病偏于太阴脾，表现为湿重于热，或者表现为湿热并重。湿热病邪在脾胃停留的时间较长，病情也较复杂，所以湿热病以脾胃为病变重心。湿热病后期可能出现湿热化火伤阴，而入营动血，或者湿从寒化，而致寒湿伤阳。

王为兰老师临床治疗时依疾病性质的不同，予以治疗，根据湿热虚实的侧重，区别使用下列方剂。他认为在初期阶段湿重于热者，应以化湿为主，以使湿去热孤，化湿之法有芳香化湿、苦温燥湿、淡渗利湿的不同，临床根据病情灵活运用。大抵湿郁上焦者以芳香化湿为主；湿阻中焦者以苦温燥湿为主；湿盛于下焦者以淡渗利湿为主，佐以清热。若湿从热（火）化，热重于湿者，则以苦寒清热为主，兼以化湿，方用白虎加苍术汤。湿热病后期气阴两伤，余热未清者，治以益气生津、清解余热，方予竹叶石膏汤。

本病初起应禁用汗、攻、润法，因湿属阴邪，初期误用辛温发汗法，易致湿热上蒙清窍，攻下过早易伤脾胃阳，误用滋润之剂则致湿邪痼结不解，三者乃是湿温病初起之三大禁忌。此外，王为兰老师还十分强调后期注意加醒脾健胃、健脾化湿之品，以助患者增进饮食、促进康复，临证应用屡有效验。

王为兰老师作为一名学者，经过多年潜心研究，创造性地将温病学说引入到风湿病的治疗当中，不仅拓宽了卫气营血、三焦辨证的运用范围，而且对风湿性疾病活动期的发病机制提出了独到的见解，为温病学及风湿病学的发展做出了巨大贡献，不愧为当代温病学和风湿病学的"大家"！

（整理人　齐岩、王北）

王为兰老师治疗强直性脊柱炎的学术思想

王为兰老师是当今国内著名的风湿病学专家，在热病、痹证及内科杂病上均造诣颇深。他为人朴实，一生淡泊名利，专注于临床，晚年潜心于强直性脊柱炎的研究，形成了自己独特而完整并且行之有效的诊断治疗体系。

一、肾虚督脉瘀滞为主要病机

强直性脊柱炎是一种以脊柱和骶髂关节受累为主要表现的慢性炎症性自身免疫病，西医学对其发病机制尚不明确，目前中医对此亦无统一定论。王为兰老师通过30余年的临床研究认为，强直性脊柱炎虽有关节疼痛的表现，但不同于一般的风湿性疾病，即中医之风寒湿热痹证，而有其独特的病理特征，其病因及发病与人的体质因素有明显的关系，即与先天禀赋不足直接相关。王为兰老师认为强直性脊柱炎的病因病机从根本上可以概括为"肾虚督脉瘀滞"。

强直性脊柱炎临床表现为腰背疼痛，属中医"骨痹""肾痹"等范畴。《素问·脉要精微论》说："腰者，肾之府。"《素问·六节藏象论》说："肾者，主蛰，封藏之本，精之处也……其充在骨。"《素问·痿论》说："肾主身之骨髓。"肾精充实，则骨髓生化有源，骨骼得到髓之滋养而坚韧有力，耐得劳作；如肾精亏虚，则骨骼脆弱无力，不耐久立、劳作，腰膝酸痛，甚至不能屈伸。督脉为"阳脉之海"，与腰脊为病有关，《素问·骨空论》说："督脉者……贯脊属肾，夹脊抵腰中……督脉为病，脊强反折。"脊柱为病，首当责之于督脉。肾精不足，督脉空疏，经脉瘀滞，邪因虚生，虚处藏奸。痰、瘀、湿、浊着于督脉，阻于经络，流注脊柱，充塞关节，深入骨骼脊髓，则脊背疼痛，疾病由浅入深，从轻到重，终致脊柱强直，驼背以成。其中肾亏精虚是本，督脉阻滞是标。

临床强直性脊柱炎患者在督瘀的前提下又可分肾阳虚、肾阴虚、肾阴阳两虚、肝肾阴虚、脾肾阳虚、肝郁肾虚、脾湿肾虚等多种证型，病均在督脉与骨，而终不离肾虚。可见肾虚督脉瘀滞是强直性脊柱炎患者共有的病机特征。因此，肾与督脉对脊柱有着温煦、荣养、护被的作用。由此王为兰老师明确地指出，强直性脊柱炎病位在肾、督，病因病机为肾虚督脉瘀滞，肾亏精虚是本，督脉瘀滞是标。

二、益肾通督为治疗大法

"治病必求于本。"王为兰老师认为，强直性脊柱炎的根本病机为肾虚督脉瘀滞，正虚邪实，因此治疗原则概括而言就是扶正祛邪，益肾通督。所谓扶正，即补肾，包括补肾阴、补肾阳和阴阳双补，其中也包含补气、补血的内容，亦涵盖养肝荣筋。所谓祛邪，在此就是通督之意，包括化痰、利湿、逐瘀、蠲浊，与扶正相辅相成。正气充盈，则痰湿瘀浊之邪自灭；邪气退却，则精津气血自然充盈。

依据上述观点，经过大量临床实践，王为兰老师拟定了益肾通督汤作为治疗强直性脊柱炎的基本方：鹿角胶、龟甲胶、狼狗骨胶、淫羊藿、巴戟肉、补骨脂、菟丝子、炒杜仲、大熟地黄、枸杞子、山萸肉、女贞子、当归、白芍、炒白芥子、水蛭、蜈蚣、细辛、降香、川乌。本方阴阳两补，使肾气、肾精并生，益肾之力足矣。此方中所谓"通督"者，有两方面含义：一者，鹿角胶、龟甲胶、大熟地黄、山萸肉、枸杞子、女贞子、淫羊藿、巴戟肉、补骨脂、炒杜仲、菟丝子、当归、白芍等补肾生精养血，充盈督脉即通也，乃养而通之、充而通之、盈而通之；二者，水蛭、当归之活血化瘀，白芥子蠲除筋膜骨间之顽痰，狼狗骨胶、蜈蚣搜剔骨骼固着之风湿，川乌、细辛通行十二经之脉络，逐而通之、达而通之、攻而通之。

三、辨证求本

本病临床表现虽千变万化，然而有一定规律可循。王老将强直性脊柱炎概括分为隐匿型、明显型，各型又分活动期、缓解期、稳定期。辨证在益肾通督的前提下又分肾阳虚、肾阴虚、肾阴阳两虚、肝肾阴虚、脾肾阳虚、气血两虚、肝郁肾虚、脾湿肾虚八型。

这里需注意的是分期、分型治疗应以辨证为本，切不可机械。例如，血沉增快可作为强直性脊柱炎活动期的重要标志之一，此时患者通常症见关节疼痛较重、活动明显受限、身热或有低热、口干、便干溲赤、舌苔薄白或薄黄、脉弦数等湿热毒邪蕴蒸之象，治疗多以清热解毒除湿立法。一般经过 4 周左右，病情大都能够得以控制，由活动期进入缓解期，血沉降至正常范围。然而我们曾遇一青年女性患者，症见身痛隐隐、体弱肢冷、面色少华、腹胀耳鸣等一派气血肾阳不足之象，而无上述湿热内蕴表现，并且平素月经量多，故虽就诊时血沉每小时 48mm，可王老却首以益气养血补肾为法，而未施以清热解毒除湿法，经治患者气血充足之后，病情同样得到了控制，血沉也随之降为正常。可见王为兰老师十分重视辨证，平时他也是一再强调临证必当治病求本，灵活变通，方能收效，切忌失于辨证，舍本逐末，导致药不对证而贻误治疗时机。

四、男子以肾为本，女子以阴血为本

《素问·上古天真论》说："女子七岁，肾气盛，齿更发长。二七而天癸至，任脉通，太冲脉盛，月事以时下，故有子。三七肾气平均，故真牙生而长极。四七筋骨坚，发长极，身体盛壮。五七，阳明脉衰，面始焦，发始坠……丈夫八岁，肾气实，发长齿更。二八，肾气盛，天癸至，精气溢泻，阴阳和，故有子。三八，肾气平均，筋骨劲强，故真牙生而长极。四八，筋骨隆盛，肌肉丰满。五八，肾气衰，发坠齿槁。"其中所言男子"二八"（16 岁）、女子"二七"（14 岁）或延长到男子"四八"（32 岁）、女子"四七"（28 岁），正是肾气、天癸本应充旺之时，如若肾虚（包括肾阳、天癸、精血），则全身脏腑百骸不能得到本应及时得到的激发、温煦和荣养，骨髓生成不足，筋骨失养，故而发作强直性脊柱炎。因此王为兰老师认为临床男子以肾为本，女子以阴血为本。他在临证处方时对于男性患者十分重视补肾，常加以熟地黄、山萸肉、枸杞子、淫羊藿、巴戟天、补骨脂、杜仲、菟丝子等；而对于女性患者则重视补冲任，常加用养血补血药，如当归、白芍、鸡血藤、赤芍等。这一原则在强直性脊柱炎的治疗中与益肾通督法互为补充、相辅相成。

（北京中医医院　王北）

王玉章

王玉章（1916—1998），男，回族，河北文安县人。王先生于1932年来到北京，拜师于中医外科名家赵炳南先生门下学习中医，1946年开始在京行医，擅治外科疑难顽证，很快便获得患者们的广泛赞誉。

中华人民共和国成立后，王先生参加联合诊所工作，1958年调入北京中医医院，任外科主任医师，并历任中国中医药学会皮外科委员会主任委员、顾问，北京市赵炳南皮肤病医疗研究中心顾问，北京市高级专业技术职称评审委员会委员。1981年被定为北京市名老中医学术经验重点继承对象，1990年被定为全国老中医药专家学术经验继承工作指导老师。

王先生在临床治疗上，注重整体辨证和局部辨证相结合，内治与外治相结合，见解独到，尤注重扶助中土，固护脾胃。他认为中土虚弱，诸病可至。他运用中医外科消、托、补三法，做到融会贯通，灵活掌握，消中有补，补中有消，当温则温，当寒则寒，脾肾同治，养血活血，先助正气，则邪可祛。在治疗外科诸多顽疾如动脉硬化性闭塞症、慢性溃疡、阴疽诸症、阴茎海绵体硬结症等疾病上摸索了一套行之有效的治疗方法，在外科界堪称一绝。他的处方用药简练、准确，少用或不用贵重稀有之药材，擅用调和药物，君臣佐使配伍恰到好处。他个人研制的"消癣糖浆""化腐生肌丹""还阳重药卷"等药疗效显著，为我院外科保留的特色用药。王先生的传人有吕培文、郭大生、符文树、郑学军、高宝玲等。

脾胃学在外科中的应用

外科病的治疗原则和中医其他各科一样，是从整体出发，根据辨证论治的精神确定的。外科疾病的发病原因多为外感六淫邪毒，外因者"天时不正之时毒也，横决之火毒也"，故"时毒""秽毒""热毒""火毒"是比较常见的病因。因而一般外科医生或初学者常常在治疗上着眼于局部而忽视了整体辨证，偏于一味地清热解毒、凉血泻火，从而导致阴阳失调，脾胃受损，贻误病机。陈实功在《外科正宗》中说："盖疮全赖脾土，调整必要端详。"在跟随王玉章老师学习的过程中，对其在治疗外科疾病时非常注重脾胃学说深有感触。

王玉章老师认为，中土虚弱，诸疾可至，内在脏腑的病变可以反映于机体表面而发生疮疡。在治疗外科疾病的过程中，切不可忽视对脾胃的调理。由于脾胃为后天之本，故脾胃之气的盛衰是决定疮疡预后的重要因素。下面仅在外科范围内对王玉章老师的脾胃学说做简要论述。

1. 健脾益气法

盖因脾属中土，为后天之本，气血之源，运湿之枢纽，故健脾益气可补益正气，调整脏腑之功能。此法适用于外科较大疮疡溃后，毒热虽去，然伤阴损阳，精神衰疲，元气虚弱，脓水清稀，疮口难敛者，通过调补脾胃，使生化之源不竭，正气充盛，有利于祛邪除疾。王玉章老师在治疗产后乳痈、搭背等大疮溃后期，非常强调此法。由于此类病早期均用大量清热解毒之品，加之邪盛，脾胃受到不同程度损伤，故后期脾胃之气的固护很重要。王玉章老师此期用药多以云茯苓、白术、陈皮、山药护脾肾，防止毒邪内陷。此外，若素体虚弱，复感实邪，或因患病时间较长，用药苦寒过度，导致脾肾损伤，正气不足，临床上出现气滞血瘀之证，局部可表现为炎症性包块，不消不溃，此乃因正气不足，无逐邪散结之力。王玉章老师主张此时仍为半阴半阳之证，切不可拘于"炎"而过用消法，应使用健脾益气法，以生黄芪、党参、云茯苓、白术等药使脾气健运，生化有源，重用黄芪温升肝脾之气，收效颇捷。在此基础上，采用活血化瘀、解毒通络方可奏效。

2. 脾肾同治法

脾肾二脏乃机体之重要器官，二者在生理上互相资助，互相促进；在病理上也互相影响，互为因果。肾精需脾阳不断地运化水谷加以补充才能充盈，而脾健运不衰又有赖于肾命火的蒸化。在外科疾病中，如疮疡肿形软漫，不易酿脓腐溃，或溃后肉色灰暗，新肉难生，舌质淡苔薄，脉沉细者，均为脾肾不足所致。又如老年动脉硬化性闭塞症，属中医"脱疽"的范畴，虽然其主要病机表现是血瘀阻络，但根本都是为老年人脾肾之气渐衰，不能温煦脾阳，气虚无力，不能推动血液畅行于脉道，故见肢软无力，脉道闭塞。治疗应以健脾益肾、活血通络之法，如一味追求活血通络则欲速而不达。如治疗乳癖，王玉章老师认为大多由于脾的运化功能失调，造成气血亏少，或内伤情志化火耗伤肾阴，肾气亏损，导致冲任失调，致使痰浊凝结，气血瘀滞所致。故治法应施以健脾益肾，调整冲任，即脾肾同治。王玉章老师喜用山药健脾益肾，盖山药不仅味甘归脾，且色白入肺，液浓入肾，性甚平和，且能扶正固本。肾为先天之本，脾为后天之本，王玉章老师认为山药长于补脾益肾，保元气，济阴阳，然非重用不能建功，多服常用，毫无流弊。若肾阴不足可用女贞子、旱莲草来滋补肾阴，用淫羊藿、菟丝子来调补肾气。王玉章老师还喜欢用鹿角霜来养气散结。虽为治乳腺肿块，但不用破气破血药，不用攻伐药，而以扶正为主，肿块同样会消，能取得良好效果。王玉章老师治疗乳癖症确有其独到之处。

3. 健脾和胃法

健脾和胃，可使纳谷旺盛，促进气血生化的来源。凡患疮疡后，脓血大泄，必须靠水谷之营养，以助气血之恢复，加速疮口愈合。脾胃功能的恢复程度，是决定疾病预后的主要标志。故此法多用于外科各种肿瘤术后康复，大面积烧伤，各类肿疡瘘管如乳痈、颈痈溃后，以及各种阴疮溃后，如淋巴结核、骨髓炎等疾患。临床见纳呆食少、大便溏薄、面色萎黄、嗳气呃逆等症，均可采用此法。人之真气旺盛，皆在饮食入胃，胃气冲和，则谷气上升。若胃气强健，五谷之精华能够上腾，精气乃能强盛。脾胃阳气旺，阴血化源足，腐肉则易脱易尽，新肉也易生易长。故王玉章老师在治疗外科疾病中，同样非常重视脾胃的调整。王玉章老师善用茯苓、白术先补脾胃之弱，再以陈皮、炒谷芽、炒稻芽提升胃气。若消化迟钝，气机痞滞，可加木香、砂仁。如王玉章老师曾治疗一例因剖宫产术后，伤口不愈形成瘘管的患者。患者形体虚弱，气不卫外，恶寒身乏，纳呆不饮食。考虑其病因乃由饮食失节、调养失当导致脾胃乃伤，加之失血过多，气血衰弱致使局部伤口不愈，瘘管形成。治疗时则宜调补脾胃以生化血源，故补中用生黄芪、白术、茯苓、陈皮、山药、焦麦芽等药健脾和胃，增强胃纳，患者气色由苍白转为红润，气血渐充沛，再配合外用甲字提毒捻提毒、化腐、生肌，瘘管很快治愈。

4. 治脾调肝法

肝气不疏，木郁克土，可出现多种外科疾病。如因肝气郁结，郁久伤脾，脾失健运，痰湿内生，可出现瘰疬、瘿病、乳癖，以至乳岩、失容等疾病。故当需采用疏肝解郁、健脾理气之法，使土木相安。例如王玉章老师治疗瘿病时，认为瘿病大多因七情不和、忧思郁怒导致木失条达，脾不健运，郁而化火，灼津为痰，痰湿循经凝结于颈部为病。故治疗上，对于瘿病合并有腹胀、纳呆、便溏、浮肿者，予以平肝疏气、健脾化痰之法，如常用香附、郁金、青皮、陈皮、半夏、茯苓、丝瓜络、赤芍、白芍等药治疗各类瘿瘤，取得满意的临床效果。

疮疡当辨真寒假热

真寒假热多为内科杂病辨证中不可忽视的重要内容，但在皮肤疮疡的诊治中，无论是教科书还是文献杂志，有关真寒假热的辨证论治实属鲜见。由于师承制的教育，我们可以从导师辨证求因的临床经验中得到学习，现不揣陋见，浅论如下。

某女患乳腺炎，经多种抗生素及清热、凉血、解毒汤剂治疗均无效果，体温维持在38℃左右，左乳房肿胀，可扪及8cm×10cm大小的硬块，皮色淡红，有轻度疼痛；周身倦怠，面色苍白，少气懒言，手足不温，白细胞总数$13×10^9$/L，中性粒细胞百分比0.78，淋巴细胞百分比0.21，单核细胞百分比0.01，舌质淡，苔薄白，脉象沉细数。王玉章老师用阳和汤化裁，方中不仅有熟地黄、白芥子，而且还有肉桂。第一剂药服后，患者不觉手足发凉了，心也不慌了，服用第二剂、第三剂、第四剂后病情明显好转，乳房肿胀消退，疼痛止，体温正常，白细胞总数$7.2×10^9$/L。上方稍做变动，再进2剂，一切恢复正常。以阳和汤治愈急性乳腺炎，其根本在于紧紧抓住疮疡中真寒假热的辨证，审其因，论其治，奏效甚快。

王玉章老师从医50载，有着丰富的临床经验，博览古籍，精通经典，不仅擅长中医外科、皮肤科、肿瘤科疾病的治疗，对于内、妇、儿科疑难杂症的论治也有较深的造诣。他时常教诲我们：辨证施治至关重要的是善于识别假象，区分真伪。临证中症状表现往往是十分复杂的，诸如寒极似热、热极似寒、阴极似阳、阳极似阴和"至虚有盛候，大实有羸状"之类的假象，定要审清辨明，不可忽视。从常法来说治疗乳腺炎离不开清热、凉血、解毒，而本例患者所表现的证候却是阳气不足，即面色苍白，手足不温，精神倦怠，舌质淡，苔白，脉沉细数，乳房肿胀、硬块等非实热之象，乳虽疼但不重，体温虽高但始终在38℃左右，局部炎症虽明显但皮色淡红。这些证候表现出阳虚，阳气不达实乃阴胜格阳于外，寒虚则为本病之本，当投回阳救逆益气之剂。

王玉章老师反复强调，皮外科疾病形于外而实发于内，临证不能只见外在表现，重要的是要有整体观念，要全面审查病情，分析内在因素，切不可用经典中"诸痛痒疮皆属于心""皆属于火"的论述盲目指导临床，而应知常达变，善于在虚实夹杂、寒热疑似的情况下，仔细辨析，审因论治。

某患者，女，19岁，学生。面部潮红、肿胀、疼痛3周来诊。述3周前面部出现红斑、肿胀、灼热，曾在某西医医院诊为慢性丹毒，给予青霉素、先锋Ⅳ号、磺胺类药物治疗1周，无效。服清热凉血解毒汤剂10剂，亦无明显变化，且症状越加严重，遂来门诊治疗。检查：颜面潮红肿胀，灼热，以左颊部为著，白细胞总数$14×10^9$/L，中性粒细胞百分比0.80，嗜酸性细胞百分比0.02，淋巴细胞百分比0.18。面色不华，手足冰凉、酸麻、胀木，畏寒喜温，周身倦怠，身体羸瘦，腹胀便溏，舌质淡，体胖有齿痕，舌苔薄而暗，滑润，脉象弦滑，但按之沉细且弱。西医诊断：慢性丹毒。中医辨证为脾阳不足，寒湿凝滞，复感风邪。治以健脾益气，温化寒湿，佐以凉血疏风。方药：党参 10g，云茯苓 10g，白术 10g，苍术 10g，怀山药 10g，木香 10g，陈皮 10g，姜竹茹 10g，白茅根 20g，荆芥 6g，牡丹皮 10g。水煎，日服 2 次。服上方 4 剂后，患者面部红斑、肿胀明显消退，局部已不灼热，手足温度恢复正常，腹胀好转，大便成形。再进 3 剂，诸症均安，化验正常，告痊愈。

本例为慢性丹毒，患者面部潮红、肿胀、灼热，似阳证、热证；但从整体观念分析，患者面色不华，手足冰凉、酸麻、胀木，畏寒喜暖，周身倦怠，身体羸瘦，腹胀便溏，舌质淡，苔薄而暗，湿润，舌体胖有齿痕，表现为脾胃气虚之证。脾主肌肉，脾气虚，肌肉不荣，阳气弱，抗邪力差，不仅容易感受外邪成疾，而且一旦邪淫肌肤易羁留不泄，难以祛邪外出。颜面灼热、肿胀为阳气虚张所生，阴寒于内，格阳浮越于外（即阴胜格阳），虚火炎上，此时妄投苦寒、清凉、泻火剂，不仅肿胀难消，病证不瘥，反而伤脾败胃耗气，病情越加严重。故王玉章老师以党参、茯苓、白术、甘草四君子健脾益气，山药补脾益肾，炒莱菔子、姜竹茹、陈皮、木香和胃化湿，佐以白茅根、牡丹皮、荆芥凉血祛风消肿以治其标。

疮疡中真寒假热证的表现：面色不华，两颧嫩红似如脂染，唇色淡白；神志躁扰不宁，似阳证之状；但精神萎顿，语声无力，气息微弱；口渴但不欲饮，或喜热饮；身觉发热但欲得衣被；咽喉疼痛但不红，无明显炎症；排泄物无臭秽气味；大便溏泄，小便清长；舌质淡暗，舌苔暗黑而滑润或有齿痕；脉象时为疾数、弦滑之形，但按之无力或濡细欲绝，胸腹扪触不灼热。皮肤疮疡可见红斑色偏暗红，而非焮红、焮肿、焮热，丘疹多呈苔藓化，肿胀弥漫，水疱存在，色不鲜红，多为瓷白色，结节颜色与肤色相适、疼痛不重；溃疡疮面晦暗，肉芽不红活，分泌物多，但无臭味，或如粉脂；四肢温度偏低或手足冰凉，酸麻胀木，活动不便；妇人白带清稀，无臭味；男子遗精、早泄或阳痿。

治疗原则：苦泻心经、直折火热之药当以谨慎；补益气血、扶正祛邪为其总纲；调和脾胃、护卫后天之剂视作首选；回阳救逆、引火归原之法亦无殃也。

我国著名老中医赵老对疮疡中真寒假热的证候概况为十六个字，即"上火下寒，上实下虚，水火不济，阴阳不调"，其治疗原则以"调和阴阳、中和气血、健脾益肾、扶正祛邪"等为大法。

（北京中医医院　吕培文、郭大生）

巫君玉

巫君玉（1929—1999），男，江苏省锡山市人。巫先生自幼喜爱中医，12 岁拜师学习中医，熟读名家经典古籍，1946 年 17 岁便通过考核开始悬壶应诊。

1951 ～ 1954 年巫先生进入北京中医进修学校系统学习西医学，1954 年到北京市第六医院工作，1962 年任副主任医师，1981 年任鼓楼中医医院院长、主任医师，1983 年当选为北京市人大代表，调任北京市卫生局任副局长，1987 年调北京市中医医院任技术顾问，为北京市第七届政协委员，1990 年被评为全国老中医药专家学术经验继承工作指导老师。

他还曾任中国中医药学会常务理事、顾问，中国民间中医药研究开发协会常务理事，中国医学基金会中医理事，中医内科学会副主任委员，中医疑难病学会主任委员，北京中医药学会副理事长，北京中医药大学客座教授，《光明中医》杂志主编等。

巫先生业医 50 余年，尤擅脾胃病的治疗，经验丰富，造诣深厚，善用整体观念论治，特别在舌诊和脉诊方面有独到见解。他组方灵活多样，用药分层调配，临床收效显著，深受患者欢迎。他还撰有专业论文多篇，并著有《现代难治病中医诊疗学》《辨杏医谈》《名老中医带教录》《钝初吟集》及校注的《痢疾明辨》等专著。传人有贾桂琴、吕风来等。

巫君玉治疗脾胃病的思路与经验

巫君玉教授业医 50 余年，广泛地吸取了《内经》《伤寒论》及温病的理论精华，形成了自己独特的学术思想，并通过长期、大量的临床实践，积累了丰富的经验。其中，治疗脾胃病的理论是他学术思想的重要组成部分。

一、运用《黄帝内经》理论，探究脾胃的生理、病理

巫老师认为，《黄帝内经》是中医理论体系的奠基之作，其论述生理、病理的一

大特点是以脏腑为核心，强调五脏六腑在病变过程中的重要地位。

（一）脾胃是消化吸收功能的主持

脾是中医学中的五脏之一，与心、肺、肝、肾四脏一样，都具有"藏精气而不泻"的特点，但它又与其他四脏有不同之处，正如《素问·灵兰秘典论》中说："脾胃者，仓廪之官，五味出焉。"这些都说明脾与胃的作用在于消化功能方面，所谓"仓廪之官"，是指消化功能的重要性。

脾与胃在消化作用上是相辅相成的。《素问·经脉别论》中说："饮入于胃，游溢精气，上输于脾，脾气散精，上归于肺。"《素问·奇病论》中也提道，"五味入口，藏于胃，脾为之行其精气"，指出胃所摄入的饮食，经消化后的营养，必须经过脾的作用才能输送到其他脏器和全身。《素问·刺禁论》概括说："脾为之使，胃为之市。"所谓"市"，是指饮食入于胃，有如货物之集于市。所谓"使"，是指脾为胃"行其精气"，有如使者。因此，脾与胃在消化功能上缺一不可。

脾胃是消化吸收功能的主持，当脾胃病变时，会有消化道症状的出现，《内经》里关于脾胃病的论述中，都有腹胀、呕逆、肠鸣及泄泻等消化道症状的记载。《灵枢·经脉》更系统地记载了"食则呕，胃脘痛，腹胀"，"食不下"，"溏瘕泄"等消化道症状。后来的《难经》也有"腹胀满，泄注，食即呕吐逆"的记载。

据此，可以这样认为：脾是消化功能的主持，并且在这方面的作用更高于胃。这一作用与西医学脏器中的脾对照，显然两者是不能等同的。

（二）脾胃是气血之源

气、血、津液等作为营养物质，《内经》认为均来源于水谷，然后通过胃的摄纳、脾的运化输送到全身。如《灵枢·营卫生会》说："人受气于谷，谷入于胃，以传与肺，五脏六腑皆以受气，其清者为营，浊者为卫，营行脉中，卫行脉外，周营不已。"又说："中焦亦并胃中，出上焦之后，此所受气者，泌糟粕，蒸津液，化其精微，上注于肺脉，乃化而为血，以奉生身，莫贵于此。"这都说明了脾胃对营、卫、气、血等营养物质的生成有着重要作用，因此，后人有"脾为后天之本"和"人以胃气为本"的说法。据此可知：脾（包括胃）是气血之源。中医有"脾统血"的说法，就是从血的角度来概括脾的作用的，也就是《素问·玉机真脏论》中"脾脉者……孤脏，以灌四旁者也"的道理所在。

正因为脾胃通过气、血、津液，可以影响到整个机体，所以《素问·通评虚实论》说："头痛耳鸣，九窍不利，肠胃之所生病也。"李东垣对此有明确的解释，"九窍者五脏主之，五脏皆得胃气乃能通利"，"脾胃一伤，五乱互作"，这也是《灵枢·本神》"脾虚则四肢不用，五脏不安"之义。这些记载，都是从病理的角度来反证或旁证"脾是气血之源"的。《灵枢·营卫生会》指出，脾胃在"蒸津液，化其精微"后，要"上注于肺脉，乃化而为血"，《灵枢·邪客》也说，要"注之于脉"后才"化以为血"，这说明"精微"只是血液的前身，而脾起到了"取汁""蒸津液""化精微"的作用，即将这些血液的原料输送到与造血有关的脏器中去，故血的生成当在脾之作用之后。"气"是由血这一物质对脏器包括脾本身和其他脏器的营养而产生的功能。

（三）脾有调节体内水液的作用

脾既然支配着水饮的运化，也就必然要受到水饮的影响。《素问·经脉别论》论述了水饮正常的运化过程："饮入于胃，游溢精气，上输于脾，脾气散精，上归于肺，通调水道，下输膀胱，水精四布，五经并行。"《素问·宣明五气》中"脾恶湿"的记载，是指脾功能不足以运化水饮时脾为水湿所困的情况。这种脾既主运化水饮，又"恶湿"的情况，是一个事物运动的两个方面。就其"恶湿"而言，关键在于脾功能与所要运化水饮双方的比重情况，或者是水饮超过了脾的正常功能，或者是脾功能的低落，导致脾不能运化机体日常需求的水饮，两者均可出现"恶湿"的情况。脾运化水饮，就是指对体内水液的调节。所以中医历来将多种疾病与脾联系起来，举例如下：

咳嗽、痰饮：由于脾对水饮"上归于肺"的功能失常，输送过多或不及，超过了肺"下输膀胱"的正常作用，形成"痰饮"作咳；或者脾胃有热，夹杂于津液中一起"上注于肺"，所谓"湿热蒸肺"而作咳。所以后人有"脾为生痰之源，肺为贮痰之器"之说。

泄泻：如果"脾不能为胃行其津液"，一方面可以因四肢不得禀水谷之气而形成"痿病"，另一方面留在胃中的津液势必要与糟粕一起"俱下于大肠"，这就成为泄泻。《素问·脏气法时论》说："脾病者……虚则腹满肠鸣，飧泄，食不化。"《难经·五十七难》也说："脾泄者，腹胀满，泄注。"

水肿：在脾运化水饮功能不足的情况下，再加以肺、肾的功能不足，使水津不能"四布"，或虽能"四布"而不能"五经并行，下输膀胱"，均可出现水肿。《灵枢·本神》中"脾气……实则胀满，泾溲不利"就是指脾或肺的功能低下，不能运化水湿而致的水肿。其他如《素问·咳论》说："肾者胃之关也，关门不利，故聚水而从其类也。"关于咳嗽引起的面部水肿，《素问·咳论》认为是"此皆聚于胃，关于肺"。这些记载表明，虽然某些水肿并不以脾胃为主因，但都与脾胃有一定关联。所以中医历来在治疗水肿时强调脾的作用，尤其是脾阳的作用。

以上就脾对水液运化不足致病而言，其他如水湿失于正常运化而致的消化不良，中医治疗时同样要求责之于脾。脾对机体水液的这一调节作用，与西医学脏器的脾来对照，也是不能等同的。

在脾的三方面功能中，运化（即消化吸收）是主要的，因为只有消化吸收功能旺盛，才可能产生气、血、津液，而对体内水液的调节，是在脾对气、血、津液的输送过程中同时完成的，是一个过程的两个方面。并且，脾消化吸收的作用，又需要气、血、津液的产生和对水液的调节作为其去路始能完成。实质上这三个方面是脾功能的整体，只是运化旺盛居于支配地位罢了。

二、用整体的观点来论述脾胃病

脾胃病是覆盖面较宽的体系性疾病群。由于中医学与西医学是不同的体系，故对脾胃的认识，尤其是脾的认识并不相同，如果将脾胃病局限于胃和脾的器质性或功能性疾病，则易导致治疗思路的混乱和辨证用药的束缚，从而影响疗效。巫老师认为，脾胃病的诊疗应按中医学脾胃理论，从脾胃的生理、病理及其与其他脏腑的整体关系等各个方面去思考。

（一）脾胃病的分类

巫老师把脾胃病根据脾胃与其他脏腑的关系分为两大类。

脾与胃经脉互相络属，构成脏腑的表里关系。胃主受纳，脾主运化；胃气主降，脾气主升；胃为阳腑，喜润恶燥，脾为阴脏，喜燥恶湿；脾胃脏腑阴阳相合，升降相因，燥湿相济，共同运化水谷精微，完成"营出于中焦"的作用，使脏腑、肌肉、四肢"皆禀气于脾胃"。故凡影响脾胃升、降、纳、泄作用的，不论其为外邪、内因或其他脏腑影响所致，皆是脾胃病的一大类，如嗳气、呃逆、呕恶、痞满、脘痛、腹痛、吞酸、吐酸、嘈杂、纳少、纳呆、消谷善饥、呕血等。此类症状在临床上较为多见，就西医学的疾病来说，最常见于消化系统的各种疾病中，如消化道溃疡、急慢性胃炎等。

由脾胃病而影响到其他脏腑、肢体的疾病也归为脾胃病的范围，是脾胃病的另一大类。此类病中，有些并不与脾胃直接有关。如"脾不统血"而出现便血、崩漏，"脾不下荫"而出现便秘，"脾不化湿"而出现水肿、痰饮，"湿热阻滞"而出现黄疸、痿证，脾胃郁热而出现口疮、口臭，以及脾不健运而导致的虚劳等疾病，均可通过脾胃治疗。

（二）脾胃病的辨证要点

1. 辨证细推症状

巫老师认为症状对辨证起关键性的作用，同一症状可有虚实的不同和病机的不同。

脘痛：常规以空腹痛、喜按为虚，夜间痛多虚多瘀，食后而痛多热多实，固定刺痛多瘀。胃溃疡之痛，多见于纳后1～2小时，十二指肠溃疡则夜间空腹时发作，两者均得食即缓解，所以可有脾虚之机存乎其间。

吞酸、吐酸、嘈杂：三者多为肝侮脾胃而"曲直作酸"，但有虚实之分。肝旺者酸重，脾虚者酸轻，或竟为口中多液之吞酸，亦有饮病湿郁于胃而引起。证之临床，单纯之胃溃疡多吐酸、嘈杂，单纯之十二指肠溃疡则无此症状。

嗳气、呃逆：呃逆多为虚寒或暴寒阻遏中阳；嗳气为食滞阻于气机，证有虚有实，实者口气浊而食后多作，虚者口气清而平时亦作。

痞胀满："浊气在上则生膜胀"，病涉肝胆。胸胁苦满，能食而胀者脾病，日晡胀者脾病。食后即胀者胃病，纳少或不能纳而胀者脾胃俱病，此均为气滞之证，唯胀而实者为有积滞。慢性胃炎大多食后即胀，稍重者日晡也胀。

大小便：便溏多见于脾虚，便干或便秘多见于有热象，先硬后溏多肠热脾虚，便干而次数增多也同样见于肠热脾虚，但有脾不下荫之机。若脾胃气滞，往往便虽溏而不爽。常规以溲赤多热，溲清长多虚，而溲浊臭重者，多为湿热或痰滞。

2. 辨证精于验舌

舌象是五脏病变之外候，巫老师在辨证中十分注重舌象的变化，并在长期的临床实践中形成了独特的见解。

舌质方面：辨舌除绛热、紫瘀等之外，要注意嫩红多属阴虚津亏，淡红多属阳虚气虚。

舌体方面：瘦者多热多阴虚，胖者需据舌色而分虚实；舌边齿痕不能一概视为脾虚，其胖而色赤体充，为脾胃之热，唯胖而体软色淡者属脾虚；舌体软弱多虚，充实多实，其痿瘪、卷缩之舌，脾胃病中不易见到，见之则若非精气之耗夺，必精气之欲绝。

苔色及厚薄方面：除白湿、黄热等常情外，要注意舌苔出现的部位。舌中心无苔多属脾胃阴伤；若苔厚中光为食滞或痰浊阻滞脾胃气分，舌根大片光剥，多属肾精不足；舌面光而滑润，多为痰饮不化，不能认作阴虚，盖痰饮在脾胃，使苔不能滋长；胃受禀不足，也可见舌光无苔。唯无苔而涩，或光而色绛者，为脾胃津液、阴分损伤，其程度远甚于舌中心无苔，口渴不欲饮者，兼见舌光红而润则病重矣。慢性胃炎之舌苔，近30%可于舌中脾胃区见到或黄，或白，或腻，或糙之紧贴舌面之舌苔，且化之甚难。舌苔之黄润无根，不可只作热看，当兼求于虚。苔之白润微罩黄，也不能只作热看，湿邪郁之气分而不化者也有此苔。

3. 辨证注重切脉

巫老师认为，脉象随证和情绪而变，是中医诊病的特色之一，尤其在脾胃病的辨证中是不可缺少的诊法。其关乎脾胃本病的多见滑、弦、软三种脉象，滑主痰、湿、食滞，弦主肝气，软主脾胃本虚。其中弦脉之见于右三部者，往往新有恚怒，脘腹痛之剧者亦见弦脉。西医所称之胆囊炎，疼痛剧烈时往往右三部见弦细脉，如丘墟穴压痛明显，病常无遁形。

4. 辨证首辨标本

辨病机首先应辨标本先后。例如：脾胃先病而后痰、湿、食阻或先痰、湿、食阻而后影响脾胃消化功能；肝旺克脾抑或脾虚肝乘；先气后血则如暴怒动血，先血后气则如血去脾虚；脾病及胃者如脾约，或脾不化湿而水湿伤胃，胃病及脾者如胃痛久而纳少导致脾虚；脾胃病久影响心肺，而肺失宣肃亦可影响脾运；肾阳虚可致脾失温煦而运化弱，而脾运化弱亦可致肾精不足等。在标本先后中，既有虚实先后之分，更有先后重复互为因果及寒热错杂等情况。辨清标本先后，对治疗可起到指导性的作用。其次是注意情志、体质。例如：恚怒可以伤肝，忧思可以伤脾，悲则气消，恐则气下，凡此均可影响脾胃功能而成为致病因素。在体质上，肥人湿盛，湿盛则气易虚；瘦人多火，多火则易肝旺，亦为临床用药所需顾及之点。

三、脾胃病的治疗特点

巫老师在治疗脾胃病时，崇尚《黄帝内经》的治疗原则：脾恶湿，"急食苦以燥之"，"脾欲缓，及食甘以缓之"，"用苦泻之，甘补之"。对纳运失常者分为：能纳不能化者，其治在脾；能化不能纳者，其治在胃；既不能纳也不能化者，脾胃同治。治脾必开胃，治脾必调阴阳，即扶脾阳、益胃阴。

（一）组方的特点

1. 善用健脾

巫老师在治疗脾胃病时善用健脾药，如党参、太子参、白术、茯苓、黄芪等。他认为脾胃乃后天之本，气血生化之源，脾胃一有所伤，容易造成脾虚胃弱之势，从而形成一系列脾胃本病的症状及与脾胃相关脏腑的病理改变，所以需要时时顾及脾胃。健脾法乃是治本之法。脾虚重证用人参 2～4g，一般情况用党参 10～20g，有热象用太子参 10～30g，偏阴虚的用西洋参；白术健脾，每方必用，有湿邪用苍术。如用上述药后疗效仍不明显，再加用淫羊藿、肉苁蓉、枸杞子等煦育先天，脾肾同治，即所谓的肾火生脾土。

2. 常用行气

巫老师在健脾的同时常与行气药同用，补脾不忘行滞，意义有两方面：一是此类药物本身有理脾和胃的作用；二是可预防补益脾气药物所致的壅滞，有仿李东垣枳术丸"寓消于补"之意，并能行气通达，使健脾药物发挥更大的效果。常用木香、砂仁、枳壳、厚朴、陈皮等，用量不宜过大，见效即可，特别是木香、砂仁只用

6～7g，但煎药时要后下，并不许敞盖煎煮，以免药性挥发。同时少量应用上诸药还可减少香燥行气药耗气伤液所致的咽干、舌燥、气短、乏力等症状的出现。

3. 配用苦寒

巫老师在健脾的同时常配用苦寒药，在甘补的同时配以苦泻，一方面使补而不热，另一方面脾恶湿，用苦燥之。黄连、黄芩、虎杖、白花蛇舌草选之一二。他最爱用的是黄连，剂量一般为6g，湿热时必用，取其清热燥湿之性能，特别是舌苔黄腻时剂量还要加大到10g；心烦时必用，取其清心除烦之性能；幽门螺杆菌试验阳性者必用，现代药理研究黄连有杀灭该菌的作用；泄泻时必用，取其厚大肠的作用。

4. 巧用消导

治疗脾胃病时用消导药是巫老师的用药特点之一，如麦芽、谷芽、神曲、山楂、鸡内金等。巫老师认为有三大好处：一是消食滞以和胃；二是防止气、血、痰、湿、热诸邪与食互结；三是可以启动脾胃纳运之机，恢复脾胃之气化，使患者有食欲。运用时突出一个"巧"字：无食积时小量用，有食积时大量用，根据具体情况选择用。兼有肝郁的用麦芽，小儿老弱用谷芽，酒湿积滞用神曲，肉食积滞山楂，兼有瘀象更适合，为治萎缩性胃炎胃酸缺乏的首选。鸡内金消食又消石，结石患者选用，剂量不宜过大，研成粉末效果佳。

5. 参用活血养血

对长期脾虚患者，巫老师常用刘寄奴、赤芍、当归、三七粉等配伍。他认为久病入络，且气血同源，在使用健脾药的同时使用活血养血药，使脾胃本身得到濡养，又去腐生新，使瘀血去，新血生，特别是对萎缩性胃炎及消化性溃疡的患者来说还有利于胃黏膜的再生及溃疡的愈合。

（二）用药的特点

1. 有层次性

（1）胃气分病，初起气机郁滞，可用理气法，迨至气机壅滞不下则用降气之品，破气药多用于壅滞日久，气结不散之时。理、降、破之证情轻重不同，选药之和缓迅猛层次亦不同。若久延至气由不运而转虚，则药品多选甘温补气，自与疏散通利之品更有不同，但补散之间，往往相寓使用，所谓"有制之师"，唯当求其主次分明，针对性强。

胃病病机中有胃气滞、胃运弱、胃阴虚之不同。气滞运弱，药多辛通甘温，迨至胃阴不足，则辛燥之品不宜，且多相径庭，自当酸甘化阴之品如益胃汤等。若气机仍郁，可选用香而不燥之品，如香橼、佛手、梅花等。

（2）肝气犯脾（胃），其脾胃虚而肝来侮者，自宜主治脾胃；其肝郁肝旺者，郁之轻者疏肝，郁之重者疏肝，郁而热者清肝，郁而亢盛者平肝。清肝则如胆草、栀子；平肝则如石决明、龙齿之属。肝阳之亢由肝阴不足者，轻则柔肝，重者养肝，柔养之药多养血补血之品，此盖源于"肝藏血"，所藏不足，阳自浮动，此时升疏肝气之品，自宜慎用，用亦当居佐使之位，否则弊在耗阴。

2. 有针对性

巫老师在选用药物上是很讲究的，依据病情性质、轻重的不同，选择的药物也不同，特别爱选用具有双重作用的药物。例如连翘，辛凉开表，既清十二经气分之热，又有开胃经之结的作用。刘寄奴既化瘀又有清化的作用。药物剂量也视疾病的轻重而不同。轻量时，做到轻可去实，起穿针引线的作用，如用砂仁，有时只用 4g 就能中病。重时可超出常量数倍，如生地黄就用过 30g，对阴虚久治不愈者效果很好。总之，巫老师在用药时均能切中病机，针对性强。

（1）脘痛：热性用延胡、川楝子，寒性用甘草、党参、白术、干姜，虚性用党参、黄芪、白芍、甘草，气滞用香附、木香、枳壳、砂仁，血瘀用丹参、三七。

（2）呕吐：热性用黄连、枳实、黄芩、竹茹、半夏，寒性用干姜、半夏、丁香。

（3）便秘：燥用麻仁、瓜蒌、郁李仁，实用番泻叶、玄明粉、大黄，虚用肉苁蓉、柏子仁、生首乌。

（4）溏泄：寒性用煨姜、肉果、补骨脂，热性用黄连、白头翁、秦皮。

（5）吐酸：肝旺用黄连、吴茱萸、瓦楞子、旋覆花，虚用乌贼骨、白术、茯苓。

（6）虚胖：脾虚用党参、白术、生黄芪，水湿用冬瓜皮、茯苓皮、泽泻、车前草、生姜皮、大腹皮。

（7）出血：热性用十灰散、仙鹤草、茅根，瘀血用三七粉、云南白药、藕节、失笑散，虚性用黄芪、阿胶、炮姜炭、血余炭。

（三）调护有必要

巫老师认为，调护是配合医疗所必需的措施，但医者必须重视，此中有"治未病"的因素。脾胃病形成的主要因素，不外情志、饮食、起居三方面的违理，而恰又关系到疗效，所以必须嘱患者要情绪乐观，忌恚怒、忧思，饮食要有规律，忌暴饮暴食、久饥过饱，忌酒辣油腻、生冷硬食，起居要寒温适时，生活有规律。

（四）典型病例

1. 健脾法治疗硬皮病

郝某，女，65 岁，1997 年 2 月 6 日初诊。主诉：胸腹皮肤发硬，色黑两年，伴满闷，不能弯腰。患者两年前因胸腹皮肤发硬发黑，去协和医院就诊，诊断为硬皮病，即予口服强的松治疗，症状无明显改善，且症状逐渐加重，现已不能弯腰，周身无力，动则心悸，纳少，便溏，日两行，打呃，全身皮肤不能汗出。患者既往有肺心病史十余年。观其四肢皮肤及面色瘀暗，胸腹皮肤灰黑，触之如鼓皮，无弹性，舌苔薄白，舌质淡暗，边有齿痕，脉细小滑。证属脾虚血瘀，治以益气、健脾、化瘀。方药：生黄芪 15g，党参 15g，白术 15g，生地黄 15g，当归 15g，赤芍、白芍各 15g，川芎 10g，桃仁 10g，红花 10g，刘寄奴 12g，鸡血藤 25g，代赭石 20g，玉竹 10g，枳壳 10g，生薏苡仁 20g，7 剂，水煎服。诸症略有好转。随症加减治疗半月后，全身皮肤开始转软，肤色转白，仍打呃频作，大便日两行，舌苔薄白，舌质红，脉紧小滑。再以原法出入，上方黄芪量调至 20g，加旋覆花 10g，又服半月，皮肤情况进一步好转，且已能出汗，也能弯腰。上方随症加减 1 年后患者全身皮肤基本恢复正常，活动自如，随访两年未见复发。治疗期间强的松用量每月递减 5mg，直至停服。

2. 健脾法治疗甲状腺冷结节术后

徐某，女，45 岁，1997 年 10 月 28 日初诊。主诉：周身酸痛，伴手足抽搐 15 年。患者因甲状腺冷结节，于 1982 年夏季手术治疗。手术完毕即有手足抽搐症状，当时给予 10% 葡萄糖酸钙 20mL 静脉推注，抽搐遂止。以后每天静推此药，并由每天一次上升至每天两次，总剂量由每天 20mL 逐渐上升至每天 100mL。如有间断，即见抽搐症状。曾先后两次在某医院做甲状旁腺移植术，均失败。患者四肢静脉青紫并有结节，每次静推时很难一针见血，有时甚至要扎七八针，痛苦不堪。患者平素时有气短，头晕，神疲乏力，大便时干时不爽，偶有纳差，观其舌苔白腻，舌质暗，双手背可见针头大小粟粒样皮疹，并有渗出、瘙痒，脉滑软。查血钙 8.4mg/dL。证属脾虚生湿，脉络失养。治以健脾祛湿，养血活络。方药：党参 15g，白术 7g，木香 6g，砂仁 6g，当归 12g，丝瓜络 15g，黄芪 15g，鸡血藤 15g，丹参 15g。服 5 剂后，患者诸症减轻，周身感到从未有过的轻松，双手背上的湿疹已干燥。上方随症加减，治疗 1 年，党参、白术剂量均逐渐调至 20g，并加牡丹皮、生地榆为其佐药。嘱患者口服钙尔奇 D，平素多食含钙食品。现患者病情平稳，静脉注射葡萄糖酸钙，剂量减至 30～50mL，每日 1 次，未出现过手足抽搐、神疲乏力、周身酸痛等症状，多次复查血钙，均在正常范围。

四、对慢性胃炎的见解

中医学对慢性胃炎的诊治，主要是根据其症状归入"胃胀"或"痞"的范围。因此病以纳食后胃部胀满为主症，很少作痛，故不同于胃脘痛，由于常易兼见胁肋胀满，故亦称之为"肝胃气"，此一病名表示病位在胃，病变主要在气并与情绪有一定关系。当然，胃病可以及脾，气病可以及血，慢性胃炎患者大多数有便溏或先硬后溏的症状，就是脾运不健的见症；胁肋胀满或情绪变动时症情加重，就是肝失条达的见症。由此可以将本病病机放宽到气、血、胃、肝、脾的范围，极少影响到肾；由于脾胃不健，水湿不化，可有湿、食、痰郁等邪实兼证，则为本病患者中所常见。

引起本病最主要的因素中，饮食失宜、暴饮暴食是一类；过食辛辣、生冷、油腻又是一类，其间以酒、辣引起者更为多见，部分病例可因一次酗酒、食辣而罹病。情志问题之于本病，大多为已经患病，复因情志影响而加重或复发。当恚怒或焦虑之时进食，此时脾胃运化之机紊乱，虽辛辣、生冷、油腻不甚，亦可发病，此情况尤易见于女性患者。

本病的治疗，自患者的要求而言，是消除胀满，能进食舒畅；自病机上考虑，应以和胃理气为基本治则并贯穿全程。其间的变化：兼见痰湿而苔滑润或腻者，应参化痰湿；兼见食滞苔厚或燥黄者，应参消导；兼见脾虚便溏苔少者，应参健脾；兼见肝气横逆，胁胀、神烦、易怒者，偏热则清疏，偏郁则参辛开，偏于虚亢则参养，至于因脾胃之虚而肝来侮者，健脾即可。此病后期可见以虚证为主之象，临床所见，气虚者多于阴虚，不应一见胃阴虚而漫投滋柔，用沙参、麦冬、生地黄、石斛之属，对胃阴虚者，自可因酸甘化阴而收效，然须有舌红无苔为据，而六君子之于脾胃气虚更有好效。

本病初期多为胃黏膜浅表性炎症，渐次向黏膜萎缩发展，此种黏膜炎证与萎缩互见的情况，可由几个月持续十几年以上，迨至萎缩比例渐次增大到占大部分或绝大部分时，则胃酸渐次减少，黏膜萎缩越增，胃酸越少，两者呈反比关系，个别患者甚可见无酸。病理活检见到的胃黏膜肠化或增生，多在黏膜萎缩较久后出现，西医学中的"恶化"之说即是指此类病理的继续发展。此种由炎症→萎缩→肠化的过程，是慢性胃炎的整个病理发展过程。所以如何消除炎症，消除黏膜萎缩，以至逆转肠化，是治疗本病时病理方面的要求，应注意以下几点：

胃黏膜的萎缩，起因固然由于炎症影响了黏膜细胞的正常功能，但迨其萎缩，必然有自身营养不良的机制存在。因此，恢复其营养供应，就是消除萎缩的方法之一。使胃的气血充足和通调，归芍六君子汤不失为良方。胃黏膜的肠化，是萎缩的发展，也是一种替代，之所以能形成替代，是气化混乱错位，所以同样可用益气、理气为主的方药来治疗。

中医学中以吐酸、嘈杂为酸的表现，此症状在本病夹有湿热、食滞时可见到，此因湿郁、热郁、食郁所致。所以，早期慢性胃炎并非一概缺酸，只是此种酸象是胃被迫性产生的，治疗上消除诱因即可解除，用制酸药不是正治。发展到胃黏膜萎缩后酸才相应减少，但也有一部分病例在胃阴不足证时仍有嘈杂现象，此是肝之虚热引起，亦称"火嘈"，并非酸多而是液少，养胃药中参用白芍、黄连，起育阴、柔肝、泻火之用即可，不应用吴茱萸、瓦楞子等药止酸。

胃黏膜萎缩、肠化，或胃酸缺乏时，运用中医药治疗均是可以逆转的，但患者应做到情绪愉快及饮食适宜来配合治疗。情绪及饮食失宜既是慢性胃炎的致病因素，又是反复发作的诱因。饮食失宜之害，在于辛辣、生冷、油腻、硬物直接损害胃黏膜，引起充血水肿，导致胃黏膜萎缩。如果治疗正确而病不愈则是没有调整好饮食之故。情绪过激之害，在于降低机体本身的功能，影响其抗病抑菌的正常作用，更重要的是可以影响机体自身修复的作用。中医学历来认为恚怒伤肝，忧思伤脾，肝脾间本有相克关系，所以肝旺则克脾，脾（胃）虚则肝侮，因此情绪激动后引起脾胃发病为临床所常见，可见调节情志的重要性。

五、治疗消化性溃疡的经验概述

"溃疡病"以上腹痛为主症，中医学称之为"胃脘痛"，清代以前的医籍多将此病概括在"心痛门"中论述，《内经》中提到的"胃心痛"可以认为是包括本病的，本病发展到出血的情况时，则又往往概括于"血证门"中。巫老师在治疗消化性溃疡方面有自己独特的治疗方法。

（一）消化性溃疡病可参用外科治法治疗

溃疡病因痛在脘部，大都就胃脘痛辨证论治；因其有纳少、脘胀、脘痛、嘈杂、吞酸等症，合而从脏腑论之，重点在胃、脾、肝三脏。究其病因，属于七情者有忧思伤脾、郁怒伤肝等，属于饮食者有饥饱不节，暴食久饥、酒辣硬冷偏嗜致伤等，两者往往相互影响，或者湿热不化，或者寒湿稽留，或者肝横犯脾胃，或者脾虚受肝侮，致胃腑始而气机失利，继而血随气滞，终致气血俱壅。无论气滞、血滞、气血俱滞，均可因气血不通而痛，所以痛是本病常见的主症，痛有饱时、饥时、日间、夜间或重或轻等随正邪虚实变化而致的时间不同、轻重不同及兼症不同。

气血瘀滞贯穿于溃疡病病机的始终，与外科肿疡的病机有相同之处。肿疡的形成、受邪机制中亦有正虚邪实一面，亦有由气滞至血滞至红肿成疡的过程。证之现代检查，胃脘痛对应溃疡病，包括胃炎，就是肿与疡的情况，只是内脏与体表的患部不同（当然形成机制上略有不同，但无妨于中医辨证），所以运用外科治法中的清热消肿、活血化瘀、托里定痛、养血生肌、益气生血等法治疗溃疡病是可行而且有效的。外科药常用于溃疡病者如蒲公英、金银花之清热败毒消肿，地黄、赤芍、当归、川芎之类养血和血生肌，乳香、没药、丹参、三七之活血化瘀，黄芪之益气生血生肌等，运用得当，均可收到较好效果。

（二）溃疡病主要症状的辨证论治

本病的治疗以止痛为第一要素，同时兼顾吐酸、吞酸，在有出血情况时应以止血为重点，如此可以解除患者的痛苦和恐惧，阻止疾病的发展，同时亦起到了愈合溃疡面的作用，所以愈合溃疡的疗法贯穿治疗的全部过程之中。

1. 止痛

疼痛产生的关键是气血不通，产生原因有气滞、血瘀、阴（血）虚、气虚之别，具体到本病涉及的脏腑，气滞易见于肝、胃、脾，血瘀易见于肝、胃，阴虚易见于肝，虚寒易见于脾胃，并且可有兼见、互见的变化。

（1）肝气横逆犯胃，脘痛吐酸，胸胁痞胀不舒，易怒易烦，甚则便干溲赤，脉弦大，舌红，苔或黄涩。治用柴胡疏肝散。偏重于热，舌赤苔黄明显，而且口燥，加用金铃子散；偏重于肝气上逆，胸、胁、脘胀痛明显，用加味乌沉汤；气滞湿留，当脘胀满，纳呆溲少，或欲呕，脉弦苔腻，用四七汤等方出入加减。

（2）肝热伤阴，脘痛嘈杂，如饥而不欲食，口渴饮少，神烦易怒，脉弦小，舌红苔少，用一贯煎加佛手、梅花、煅瓦楞子等。

（3）脾胃虚寒，脘痛喜按，痛有定时，得食痛缓而胀，嘈杂纳呆，口淡无味，舌淡，苔薄腻，用香砂六君子汤；兼见腹拘急畏寒，用黄芪建中汤加减。

（4）气血俱滞，脘痛不绝，或痛作如刺，入夜亦痛，脉或弦或涩，舌有紫色，甚则舌边或舌面有紫点紫块，轻者用丹参饮，甚者加乳香、没药，或用四物汤合失笑散。

2. 制酸

本病之吐酸、嘈杂多与胃痛同见，其病理机制为肝气郁滞而"曲直作酸"。其间尚有两种区别：一为肝经郁热而横逆，往往表现为吐酸，时感灼热而嘈杂；二为脾胃虚寒而肝气来乘，亦可出现嘈杂，或两颊出唾多而舌酸，其酸性则大逊于肝气横逆的程度。现代则概以胃酸过多视之。

（1）肝经郁热，横逆犯胃者，用左金丸加味；夹有湿痰化热而见苔腻口黏者，合用温胆汤加山栀、旋覆花、黄芩。

（2）脾胃虚寒，肝气来乘者，用六君子汤加吴茱萸、生姜。

另可结合现代药理，选用煅瓦楞子、煅牡蛎等以平肝、敛肝、制酸。

3. 止血

本病之出血以便血为多见，严重者，可同时出现吐血。此时止血应先止吐血，后止便血，并宜注意到止血与行血的辩证关系，以避免造成血瘀。

（1）肝火横逆、胃热壅盛、热伤血络而致出血者，除吐血或便血外其他症状与止痛项中第一类型大致相同，用十灰散合三黄泻心汤或大黄甘草汤。

（2）肝胃阴虚阳亢所致口渴不欲饮，脘痛嘈杂，吐血或便血，舌红，脉弦，用十灰散合甘露饮。

十灰散有明显的止血效果，对非虚寒型的吐血、便血均可使用，服药后出现便秘，即为止血先兆。服用时以散剂冲服为佳，不宜煎服。证之现代药理，炭剂有吸附凝结的作用，可不受消化道出血患者需要禁食的限制。

（3）脾胃虚寒，不能统摄者，多见便血，伴神倦纳少，形寒气弱，溲清，或便溏，脉软弱或大而虚，舌淡，苔白少等，用胶艾汤为主方，寒重者合黄土汤，虚甚者合归脾汤。

此处可酌用白及粉、乌贼骨粉、三七粉等吞服，以加强止血作用。三七化瘀，可防止瘀血留滞。

4. 愈合溃疡

愈合溃疡是本病治疗的最终目的，其能否愈合，与患者的情绪、饮食、服药恒心、服用药物是否恰当及溃疡面的大小、部位均有关系。其治疗过程，实际上是贯穿于止痛、制酸、止血各环节之中，各个治疗环节是愈合的基础。通过各环节的治疗，可抑制溃疡的恶化，改善病灶的营养，在气血调和的基础上，进而通过生血生肌促进溃疡愈合。所以在选药方面要根据古人调和气血、养血生肌的论述，促进机体的自生能力。常用药物有黄芪、党参、白芍、甘草、白及、三七等，研为细末，作为本病症状缓解后的较长期用药，临床观察有一定效果。

（三）典型病例

王某，男，35 岁，1997 年 9 月 3 日初诊。患者剑突下疼痛已有 1 年余，痛有定时，饥时为甚，得食则缓，纳少神倦，时有泛酸，大便溏，一日两行。经胃镜确诊为十二指肠球部溃疡。患者平素嗜酒。来诊时面色少华，舌苔薄白，舌质淡，有瘀点，脉弦软，腹诊无明显压痛。辨证为脾胃虚滞，肝贼湿困。治以健脾和胃，理气化湿。处方：党参 12g，白术 12g，陈皮 10g，生甘草 6g，茯苓 15g，延胡索 12g，煅瓦楞子 15g，乌贼骨 12g，白芍 15g，川楝子 10g，滑石 10g，黄芩 10g，蒲公英 15g，砂仁 6g，5 剂，水煎服。药后诸症俱减，仅有晚间脘痛偶作，脉弦转滑，舌苔薄白，舌质淡，有瘀点。给予愈合散 6g，每日 3 次。1997 年 11 月 6 日，患者复查胃镜，十二指肠球部溃疡愈合。

（四）讨论

消化性溃疡的发病机理较为复杂，如若血液循环发生障碍，黏膜缺血坏死，而细胞之再生更新跟不上，则可在胃酸、胃蛋白酶的作用下形成溃疡。这与中医学的气化不足、血虚血瘀是相符合的。治疗用药选用了补气生血生肌的黄芪，健脾益气的党参，养血和阴、平肝止痛的白芍，缓急止痛的甘草，止血生肌的白及，活血散瘀、行气止痛的延胡索，行血止血、消肿止痛的三七，消瘀化结止痛的瓦楞子等，研为散剂，作为本病症状缓解后的较长期用药。这是在止痛、制酸、止血的基础上侧重气化的作用，进而生血生肌，改善局部的血液循环，促进胃、十二指肠黏膜细胞的周转、更新，使溃疡愈合。长期服用此药可增强体质，提高免疫力，减少溃疡病的复发。

肝、脾、胃三脏与消化性溃疡的关系最为密切，三脏中不仅起病有先后，而且在疾病中互有影响，还有寒化、热化、互虚、互实的转化情况。临床既要看到现在症，又要弄清其病史，这是整体观念的问题。推而论之，本病与环境、习惯嗜好、情绪等也分不开，所以在本病的治疗上，除重视药物的治疗外，更要劝说患者做到心情愉快，不过饥暴食，避免生冷辛辣食物。所以，《内经》提出"食养尽之"的要求是应该注意的。

（北京鼓楼中医医院　巫浣宜、北京中医医院　巫熙南）

巫君玉治疗咽喉源性咳嗽经验谈

咽喉源性咳嗽是急慢性咽炎、喉炎、声门下区变态反应等疾病的主要症状，其特点是：咽喉作痒时即咳，无痰或少痰，遇油烟刺激加重，夜间咳剧，甚则不能入睡，咳甚时可致面红、汗出、憋气、恶心、呕吐。舌脉一般无明显异常，咽喉部可见充血，颗粒突起，甚则状如帘珠。患者一般胸透、血常规均属正常，个别患者可见双肺纹理稍有加重。因咽喉源性咳嗽与支气管炎、肺炎的咳嗽不尽相同，故用一般止咳药无效，病程常迁延难愈。我在随父抄方期间，目睹其治疗此病数百例，疗效颇著。组方用药不拘泥于经方，但精通于医理，有自己独特的见解。他认为，咽喉源性咳嗽的病因主要是外感风热，病位在咽喉，贯穿于肺，病机侧重于肺气上逆，治疗总不离肺经，是谓"咳症虽多，无非肺病"。现将其治疗经验介绍如下。

一、散风热

风为六淫之首，外感咳嗽常以风为先导。风性轻扬，易犯人体上部，肺为诸脏之华盖，而咽喉又为肺之门户，故风邪最易侵犯。《儒门事亲·咳分六气毋拘以寒说》指出："风、寒、暑、湿、燥、火气皆令人咳。"临床所见咽喉源性咳嗽大部分是：①外感遗留所致，盖外感久则郁热。此时即使初始感受的是寒邪也已到了化热的阶段。②由油烟、异味刺激引起。③某些过敏因素引发而来（过敏可致局部红肿）。故本病的致病因素均为风邪、热邪，风来之就应散之，因此散风热治疗咽喉源性咳嗽是针对病因的治疗，是非常重要的一个环节。依据风轻扬、热生发的特点，采用散的方法，药物选用辛、轻之品，辛能散，轻能浮，使风从哪来还从哪出。常用药物有蝉蜕、牛蒡子、僵蚕。

二、利咽喉

咽喉为肺之门户，肺主气而司呼吸，开窍于鼻，上连咽喉。风、寒、燥、热等外邪侵袭肺卫的途径之一就是从口鼻而入，咽喉为必经之路，因此风热邪气侵犯咽喉可出现咽痒、咽喉充血、滤泡增生。咽喉的炎症刺激肺络，引发咳嗽。咽喉源性咳嗽，病位主要在咽喉，利咽是针对病位的治疗，也是针对病本的治疗。中医历来讲究治病求本，咽喉炎症一去，咳嗽症状必然消失，所以利咽就显得更为重要。针对热邪，药多选性苦寒者，热者寒之，邪气自除。常用药物有山豆根、射干、锦灯笼。

三、清肺络

《杂病源流犀烛·感冒源流》说："风邪袭人不论何处感受，必内归于肺。""肺体属金，譬若钟然，钟非叩不鸣。"风热之邪侵犯咽喉，刺激肺络，等于自外击之则鸣，故临床症状为干咳。《活法机要》曰："咳谓无痰而有声，肺气伤不清也。"《医学入门·咳嗽》曰："新咳有痰者外感。无痰者便是火热，只宜清之。久咳有痰者，燥脾化痰，无痰者清金。"清肺络一方面是治疗咽喉本病，另一方面又可防止邪气进一步循经下移，引起更为复杂的咳嗽。常用药物有清热解毒之鱼腥草、白花蛇舌草、黄芩等。

四、降肺气

肺气上逆是咳嗽的共有病机，无论何种原因所致的咳嗽，最后总导致肺气上逆而作咳。咽喉源性咳嗽也不例外，而且更为突出，因为咽喉源性咳嗽的特点是干咳无痰或少痰，痰湿的比例相对要少得多，这与支气管炎、肺炎所致的咳嗽不同，后者往往痰湿占重要地位，其鉴别点是：前者是肺逆，后者痰湿重。肺气逆的治疗方法就是降肺气，降肺气在咽喉源性咳嗽中显得特别重要，可直接改善咳嗽症状，这对于因咳嗽而影响工作、影响睡眠的患者显得尤为重要。咳嗽是人体一种保护性的条件反射，对于有痰的咳嗽不宜只止咳，还应该化痰，但咽喉源性咳嗽不存在痰的问题，故可以放心使用降气止咳药。常用药物有苏子、枳壳、桑白皮、葶苈子等。如临床上咳嗽剧烈甚至引起呕吐，就需要降胃气，因胃在肺下，胃气不降肺气也难以下降，可加用厚朴。降肺气时不妨用些润药以助肺降，另外肺恶燥，燥则肺气上逆而咳，紫菀、百部、冬瓜仁可选用。它们都有良好的润肺下气、消痰止咳的作用。

五、经验用药

父亲对咳嗽病程较长的患者，处方用药常加用细辛 3g，往往有捷效。细辛，味辛性温，归心、肺、肾经，有下气除痰的作用，一般用于风寒证及寒饮内停，痰多咳喘。《本经》有"主咳逆上气"的记载。《别录》有"下气破痰"的记载。现代药理研究认为，细辛有呼吸中枢麻痹作用。父亲正是利用了细辛性温，能散风、下气除痰的性能，收到了良好的镇咳效果。运用此药的时候，咳嗽初起一般不用，舌苔黄厚腻时不用，在咳嗽剧烈不止，夜间影响睡眠，甚至彻夜不眠时方才运用，且需与清热药配伍使用。

例1.袁某，男，29岁，于1998年4月6日来诊。主诉：咳嗽3周，伴咽痒少痰。患者3周前因发烧热39℃，在合同医院就诊，诊断为上呼吸道感染。给予退热、抗炎等治疗后，体温退至正常，但热退后即出现干咳，咽痒时诱发剧烈阵咳，甚至面赤、胸憋、头痛，夜间阵咳频数，不能入睡，曾服用复方甘草片、川贝母止咳糖浆、感冒止咳冲剂、先锋Ⅵ号等药，咳嗽终不得减。来诊时查血象均正常，胸透示双肺纹理略有加重。观其咽部红，有滤泡增生，舌苔薄白，舌质红，脉滑。证属肺卫郁热，肺气上逆。治以清热利咽，降气止咳。

方药：鱼腥草30g，白花蛇舌草30g，金银花30g，连翘15g，板蓝根15g，地肤子30g，蝉蜕8g，射干10g，牛蒡子12g，僵蚕12g，浙贝母15g，紫菀15g，牡丹皮12g，黄芩10g，百部10g，枳壳10g，细辛3g。6剂，水煎服。

二诊时患者诉：咳嗽大减，夜间已能入睡，但仍有小咳阵作，自觉咽中有痰，不易咯出，努力咳嗽时方有少许白色黏痰，纳、便正常，舌红，苔薄少，脉滑大。辨证同前，再以清肃肺胃之法。

方药：鱼腥草30g，白花蛇舌草30g，黄芩10g，炒山栀10g，板蓝根15g，地肤子25g，蝉蜕9g，射干10g，冬瓜仁30g，枇杷叶20g，浙贝母15g，前胡10g，苏子10g，细辛3g（后下），焦三仙各15g，枳壳10g。6剂，水煎服。

三诊时患者偶咳一二声，无痰，咽喉未觉不适，舌苔薄白，舌质淡红，脉滑。治法同前，原方6剂，以固疗效。

例2.王某，男，69岁，退休教师。主诉：咳嗽40天，无痰，咽痒。患者40天前因煎炸辣椒时咳嗽大作，伴喷嚏，此后每日均有干咳，症状逐渐加重，咽痒难忍，咽痒时必大咳一阵，至呕吐为止，夜间常因咳嗽难以入睡。曾在合同医院就诊，给予罗红霉素、华素片、复方甘草合剂等药治疗，无明显疗效，又去中医门诊就诊，给予羚羊清肺丸、止咳橘红口服液等治疗，疗效甚微。患者因不堪忍受剧咳之痛苦于1998年3月6日来我院急诊，要求静脉输液治疗。当时查体：咽红，咽部有红丝呈网络状，并有颗粒增生，状若帘珠，双扁桃体无肿大，心肺听诊未见异常，因患者无静滴指征，经劝说愿服中药汤剂治疗。患者只答先服3剂试试，无效仍要静滴。患者舌苔白，中黄，舌质红，脉滑数。辨证为肺胃郁热，气逆不降。

方药：鱼腥草25g，白花蛇舌草25g，黄芩15g，山豆根6g，射干15g，锦灯笼8g，蝉蜕10g，僵蚕10g，苏子12g，川贝母15g，枳壳10g，焦三仙各15g，厚朴12g，紫菀15g，桑白皮15g，葶苈子15g。3剂，水煎服。

患者因家住医院附近，故第二天来院告知，服药当天晚上未再咳嗽，安然入睡。3剂后诸症尽除，并又介绍其他患者前来诊治。

（北京鼓楼中医医院　巫浣宜、北京中医医院　巫熙南）

王 嘉 麟

王嘉麟（1925—2014），男，北京市人。王先生出身于中医世家，中学毕业后即随其父名医王莆安学医，继拜名医陈慎吾、赵锡武为师，潜心研习中医理论和老师们的经验，打下了坚实的中医功底。1947年经考试合格，在京开业行医。王先生承其家学，主攻肛肠病，多年努力，终有所成。1951～1953年到中医进修学校学习西医学知识，1956年应聘到北京中医医院工作，参与组建了肛肠科，历任医师至主任医师、北京中医药学会外科委员会委员、北京地区肛肠学术顾问，1990年被评为全国老中医药专家学术经验继承工作指导老师。

王先生以救治痔瘘肛肠病患者为己任，效人仁之心，遵岐黄之法，走改革之路诊病时不断创新，胆大心细，稳健灵活，内外兼顾，泻补结合，整体施治，充分体现了中医治疗的特色，临床疗效显著，深受患者欢迎。王先生遵古而不泥古，创新提出的"梯形结扎法""结扎加后位肛管内括约肌部分切断法"等解决了老法之弊病，西法中用，发明了"枯痔注射法"及中药新制剂"枯痔注射液"，探索出了中西医结合的新路，推动了痔瘘肛肠病治疗方法的发展。他著有《痔瘘中医治疗经验》《中西医结合临床手册·肛肠部》《实用中医学·肛肠部》等，为肛肠学科的发展做出了重要贡献。在院传人有陈诘、杨志生、荣文舟、温小一、许山鹰、赵风荣等。

王嘉麟老师治疗慢性溃疡性结肠炎的经验

一、学术观点

慢性溃疡性结肠炎（UC）属于中医"慢性泄泻"的范畴。

慢性溃疡性结肠炎以腹泻、腹痛、脓血便为主症，病情迁延不愈，反复发作，病变多局限在直肠和乙状结肠，起病缓慢，发作期与缓解期交替出现。接受王老治疗的慢性溃疡性结肠炎患者，多为慢性复发型或慢性迁延型。其症状以腹泻为主，病程一般超过 6 个月，腹泻频度为每日 3～6 次，腹痛、脓血便等症状轻，时好时坏。因此，王老采用"慢性泄泻"的中医病名，很好地反映了患者的主症特点。

对本病病因病机的认识，王老首次提出 UC 反复发作的根本病机是瘀毒内阻。

1. 理基础为脾虚湿盛

脾居中焦，与胃相合，为后天之本，气血生化之源。脾失健运，水反为湿，谷反为滞，清浊相混，并走肠间而为泄泻。《素问·脏气法时论》曰："脾病者……虚则腹满肠鸣，飧泄食不化。"《类证治裁·泄泻门》曰："泻由水谷不分，病在中焦，痢以血脂伤败，病在下焦。"若水湿内停，食谷不化，大肠传导失常，通降不利，气滞血壅，脉络受损，则可下利赤白黏冻。每因感受外邪、饮食不慎或忧思恼怒等，导致中焦气机不畅，脾失运化，水湿内停，湿邪困遏中焦。王老以古典理论为依据，提出"脾虚、湿盛二者相互影响，互为因果，以致脾虚湿盛日益加重。湿邪性重浊黏滞，故本病发病缓慢，病程长，反复难愈。脾虚湿盛是慢性泄泻发生发展的主要病理基础"的学术观点。

2. 久病不愈，脾肾阳虚

肾为先天之本，司二便。水谷精微能否正常吸收，糟粕能否正常排出，均有赖于肾阳的濡润与蒸化温煦。因此，王老认为 UC 的另一主要的病理途径是：素体不健，或久病伤正，脾胃虚寒，中阳不振，脾病及肾，损伤肾阳，肾阳虚衰，命火不足，无以濡润、蒸化、温煦，火不生土，水谷运化无权，清阳下陷，肾虚开阖失司，水谷糟粕混杂而下，久泄不愈。

3. 肝乘脾虚，肝郁气滞

王老十分重视情志因素在 UC 发病中所起的作用。他认为："忧郁或恼怒导致脾虚失运，或肝气犯脾，脾虚运化失常，湿邪中阻；气滞血瘀，脾气不升，胃气不降，熏蚀肠道，均有导致泄泻之可能。"

4. 本虚标实，寒热错杂

根据本病反复发作、迁延日久的特点，王老认为，脾虚水湿失运，水谷不化，肾虚水谷精微无以蒸腾气化，是 UC 患者发病的根本原因。湿郁日久可蕴毒化热，而气滞血行不畅可导致瘀血内停，内停之瘀血与肠内毒热互搏日久便可腐肉成脓。因此，湿、毒、瘀为 UC 标实之象。泄泻、大便溏薄、形寒肢冷、下利脓血、里急后重等症状并存或交替出现集中反映了 UC 的"脾肾虚寒与大肠瘀毒内热共存"的病理特征。

5. 久病不愈，多责之疮毒

经过几十年的临床实践，王老首次提出"久病不愈，多责之疮毒"的观点，认为慢性溃疡性结肠炎的腹痛、腹泻、下利脓血久治不愈、易于复发的主要原因是湿热蕴毒。湿邪既是病因也是本病的病理产物，湿蕴化热，湿为重浊阴邪，与热相合，缠绵不愈。

由此可见，作为具有"慢性泄泻"特征的UC，其病性属本虚标实，寒热错杂。虚为本，病在脾肾；湿蕴、气滞、瘀阻为标。

二、临证思路

临床实践中，王老坚持辨证施治与辨病论治相结合、扶正治疗与祛邪治疗相配合，同时，在具体的病例处理上应用灵活多变的手段，从实际出发，进行及时的随症加减，获得十分满意的临床疗效。

（一）普遍原则

1. 标本兼顾

王老认为慢性泄泻一方面是脾肾两虚，另一方面是湿邪毒瘀留滞胃肠之间，本虚标实，虚实夹杂。脾肾阳虚，水湿内停，无以蒸腾气化，湿郁日久化热，寒热错杂。因此，治疗原则为扶正与祛邪相结合，温补与清利相结合，采用辨证与辨病相结合、内治与外治相结合的方法。王老根据患者的临床症状辨证论治，内服中药以健脾益气、温肾固本，改善机体的状况，固本壮元，达到扶正治本的目的，在治本的基础上使内湿无生，外湿无存，正实邪去。在内镜发现结肠黏膜病变或临证发现腹痛、腹泻、脓血便时，即选用中药保留灌肠的外治疗法，增强中药对局部结肠黏膜的作用，达到祛邪、清利的治标目的。

2. 以扶正为本

慢性泄泻病程长，后期多见脾肾虚寒之证。脾虚是发病的基础，病情迁延，脾病及肾是慢性泄泻的根本病因病机。脾肾两虚，湿寒内生，加之由外入内之湿邪，阳气不足以蒸腾，内外之湿聚阻中焦而为患。因此，治疗上应以扶正为主，健脾以利湿，益肾以温阳，使脾胃运化功能重建，脾肾之阳渐振，达到截断中焦之虚寒的传变。脾肾坚固则内湿从阳而化，外湿无以滞留，从而去除慢性泄泻发生的根本病机，这是治疗慢性泄泻的关键。在扶正的基础上祛邪，佐以清利收涩止泻的药物，使正实邪去，达到事半功倍的效果。

3. 固涩不宜过早

健脾补肾、清利湿热、固本止泻乃为医家熟知的治疗慢性泄泻之大法，唯其中涩肠之品的应用时机值得注意。久泻不止，滑脱不禁，如有湿滞内存时，过早使用赤石脂、诃子肉、罂粟壳等固涩之品，则有闭门留寇之害，寒湿留滞不去。收涩过早，泄泻虽可暂止，但湿滞内存，更伤正气，病体难复，使腹痛加重，腹泻日久缠绵不愈。因此在治疗上要把握固涩药品的使用时机。

4. 内外并举

内服中药配合中药灌肠是治疗慢性泄泻的主要手段。慢性泄泻的临床病理多为直肠、结肠的非特异性炎症，黏膜多呈充血、水肿、糜烂、溃疡。临床可表现为里急后重，伴大量黏液、脓血。采用保留灌肠可使中药的有效成分直接作用于直肠及低位结肠黏膜，有利于结肠局部炎症的吸收消退，改善结肠黏膜的血运，促进溃疡愈合，加速组织修复，从而在短期内改善患者的临床症状。

5. 辨病论治

王老以"久病不愈多责之疮毒"为指导，认为湿毒久羁大肠是 UC 反复迁延的重要原因，因此临证时，在辨证的基础上均应酌情加用白头翁、秦皮等清热祛湿中药。

（二）辨证论治

根据 UC 脾肾两虚、湿毒瘀阻的病机特点，王老认为该病可分为虚证、虚实夹杂证二型。虚证包括脾虚湿盛、脾肾两虚证。虚实夹杂证包括脾虚湿盛、湿热内蕴、肝郁脾虚证。

1. UC 急性发作期

（1）湿热型

症状：患者因饮食不洁而急性发病，腹泻频数，下利脓血，里急后重，左下腹疼痛加重，苔黄腻，脉弦滑。

辨证：湿热瘀毒。

立法：清化解毒。

处方：白头翁汤加减。

（2）寒湿型

症状：由于寒湿所伤，症见泄泻清稀，腹痛肠鸣，头痛身倦，小便短少，舌淡苔白，脉濡。

辨证：寒湿困脾。

立法：温散寒湿。

处方：藿香正气散加味。

2. UC 反复发作期

（1）气虚湿浊型

症状：泄泻反复发作，腹泻每日 3～5 次，时有黏液脓血便，腹痛隐隐，时好时坏，伴有纳少乏力，腰酸腿软，面色无华，夜寐不安，舌淡红，苔白或白腻，脉濡细。

辨证：脾肾不足，湿浊内蕴。

立法：健脾补肾，化湿降浊。

处力：参苓白术散、人参健脾丸、四君子汤加减。在扶正的基础上，加入适当的清利药味，如白头翁、秦皮、土茯苓等，使正气实而邪毒去。

（2）阳虚滑脱型

症状：泄泻反复发作，下利清谷，滑脱不禁，舌淡，苔白腻，脉细滑。

辨证：阳虚气陷，湿邪内盛。

立法：补气温阳，化湿止泻。

处方：四神丸加禹石脂为基本方，随证加减。

3. UC 慢性迁延期

（1）情志失调型

症状：平素抑郁寡欢，常因情绪变动而泻，腹痛即泻，泻停而痛不止，纳差嗳气，舌淡红，苔薄白，脉弦。

辨证：肝脾失调。

立法：调和肝脾。

处方：痛泻要方加味。

（2）脾虚湿阻型

症状：病情轻缓，每因饮食不慎而泻，腹泻每日 2～3 次，偶见黏液脓血，腹痛隐隐，乏力纳差，身重体倦，舌多淡红，苔常白腻，脉沉。

辨证：脾虚湿盛。

立法：健脾化湿。

处方：参苓白术散、四君子汤、人参健脾丸加减。

（3）脾肾阳虚型

症状：泄泻日久，大便清稀，或完谷不化，腹凉喜按，腰酸肢重，舌胖苔白，脉沉细。

辨证：脾肾阳虚。

立法：温补脾肾。

处方：附子理中汤合四神丸加减。

慢性泄泻在疾病发生、发展的过程中，正邪斗争，寒热并见，迁延不愈，虚实兼夹，因此在辨证时应详细询问症状，全面分析，随症加减。

（三）辨病论治

王老治疗慢性泄泻时，对黏液便或黏液脓血便或经纤维结肠镜检查确诊为结肠炎、溃疡性结肠炎等患者，均应用中药保留灌肠。常用的方法为：辨证论治口服中药，并用协定方药灌肠。

王老临床上采用的辨病灌肠方主要针对患者普遍存在的"腹痛、腹泻、肛门下坠、黏液脓血便"而设，药选黄连、黄芩、大黄，组成"三黄散"。黄连、黄芩、大黄为《金匮要略》泻心汤之主药，本为口服泻火解毒、燥湿清热之剂，外用最早见于《肘后备急方》"治恶疮三十年不愈者"，今用其治疗肠内疮，取其清热燥湿、凉血解毒、敛疮止血、祛腐生肌之功效。脓血较多加白及以收敛止血；黏膜水肿糜烂，有黏液便者加五倍子利湿敛疮；镜下黏膜糜烂，溃疡面较大者加锡类散清热解毒，化腐生肌。

中药保留灌肠，使药物直达病所，充分附着于肠壁病变部位，有利于局部炎症的吸收消退，溃疡的愈合，病变的修复。

（四）随症加减

王老处方用药主要根据慢性泄泻虚、滞、湿、毒的病因病机。治虚以补为主，消滞以通为用，祛湿以渗为度，解毒以清为法。扶正补虚常用党参、黄芪，解毒善用白头翁、秦皮、土茯苓、黄连、黄柏，行气化滞多用木香、枳壳、槟榔。

1. 慢性泄泻反复发作型常用的药物

清热利湿法：黄连、黄柏、白头翁、土茯苓、秦皮。

健脾利湿法：白术、茯苓、砂仁。

健脾燥湿法：半夏、苍术。

温中散寒法：吴茱萸、干姜、台乌药。

疏肝理气法：柴胡、白芍、木香。

温阳益肾法：附子、肉桂。

分利止泻法：车前子、泽泻、猪茯苓。

活血化瘀法：赤芍、牡丹皮、桃仁、红花。

固肠收涩止泻法：诃子、肉豆蔻、伏龙肝、乌梅、禹余粮、莲子肉。

2. 慢性泄泻迁延期常用的药物

淡渗利湿法：扁豆、薏苡仁、冬瓜皮。

益气健脾法：党参、沙参、黄芪。

理气止痛法：木香、枳壳、延胡索、川楝子、厚朴、延胡索。

活血化瘀法：赤芍、牡丹皮、红花。

润肠通便法：大黄炭、桃仁、火麻仁。

3. 慢性泄泻顽固黏液脓血便常用的药物

清热解毒法：黄芩、黄连、土茯苓。

敛疮生肌法：珍珠、三七粉、冰片、琥珀。

收涩止血法：云南白药、白及、地榆炭、侧柏炭、血余炭。

4. 用药选择

王老在治疗慢性泄泻患者时，其药物的选用非常严谨，选药为其几十年临床精华所在，现举隅如下：

党参、沙参、太子参都用于补中益气，但临床上要根据患者的症状选择。患者阴虚体质，口渴舌红，脉沉细，选用沙参益气滋阴；患者阴虚内热时选用太子参益气育阴清热。

患者如有食滞存内，泄泻，完谷不化，腹胀矢气，选用槟榔克消化滞行气；中焦气机郁阻，胃气上逆，腹胀纳呆者，选用枳壳、木香。

腹痛常常选用附子、吴茱萸、延胡索、干姜，脾胃虚寒疼痛用吴茱萸、干姜温中散寒治痛，肝胃不和、气机不畅者用延胡索行气止痛，脾肾虚寒者用附子配干姜温补脾肾、固元止痛。

脾虚泄泻用莲子肉配健脾益气之品而止泻，脾肾虚寒泄泻用肉蔻配附子温中燥湿涩肠止泻，元阳不固、中气下陷泄泻不止用诃子、乌梅涩肠止泻。

便秘伴有脓血者选用大黄炭；舌质红，气滞血瘀明显者选用地榆炭、桃仁。

（五）摄生保健

慢性溃疡性结肠炎常因饮食不节、情志不畅、劳倦过度、感受寒湿而诱发或加重。因此王老在为患者治疗的同时，还提供起居及饮食调摄的建议。王老认为，药食同源，药补不如食补，从起居、饮食上调整可达到防治并举的目的。UC 患者须做到饮食要有节（洁），忌食辛辣、生冷、油腻食物，忌烟酒；脾肾阳虚者应禁食生冷，常食用桂圆莲子粥、茴香；脾虚湿盛者应常食用山药粥、薏苡仁粥，蔬菜可多食用扁豆、冬瓜、南瓜。起居要有规律，要保持充足的睡眠，使精力充沛，情绪稳定，心情舒畅，树立战胜疾病的信心。同时，鼓励患者坚持康复锻炼，如泄泻日久肛门下坠者可以做提肛收缩锻炼；腹胀者可做绕脐顺时针或逆时针胃肠按摩。慢性泄泻的患者通过起居饮食的调整，可达到防止复发，促进痊愈的目的。

（六）病案举隅

病案 1. 赵某，女性，61 岁，初诊日期为 1997 年 12 月 10 日。

主诉：腹痛、腹泻间歇发作 3 年，加重 1 个月。

病史：近 1 个月腹泻加重，每日腹泻 5～6 次，伴大量黏液脓血，痛则腹泻，排便黏滞不爽，腰酸腹痛，恶寒喜暖，少食乏力，明显消瘦，舌质淡苔白，脉沉迟无力。纤维结肠镜检查：横结肠下黏膜充血、水肿，散在出血点，降结肠黏膜轻度充血、水肿，直肠黏膜重度充血、水肿，覆盖黏液，可见黏膜广泛糜烂。诊为"溃疡性结肠炎"。

辨证：脾肾阳虚。

治法：温补脾肾，固阳止泻。

方药：以真人养脏汤、白头翁汤加减。药用党参30g，炒白术、炒苍术各10g，白头翁6g，秦皮10g，黄连10g，木香3g，肉桂6g，补骨脂30g，吴茱萸10g，甘草3g，7剂。水煎服，1日2次。

加味三黄散（黄芩10g，川连10g，大黄10g，白及6g，五倍子10g）保留灌肠。嘱其禁食生冷辛辣。

复诊1：服药后腹痛，腹泻明显减轻，腹泻每日3～4次，伴少量黏液，无脓血，泻前腹痛，泻后痛减，少腹隐痛，恶寒喜暖，食欲增加，乏力减轻，舌质淡，苔白，脉沉细。证治同前。处方：前方加焦槟榔20g，继服21剂，服法用法同前。加味三黄散保留灌肠。

复诊4：用药后诸症减轻，食欲增加。现腹痛隐隐，晨起腹泻2～3次，仍有少量黏液，无脓血，舌质淡，苔白，脉沉细。证治同前。方药：党参30g，炒白术、炒苍术各10g，白头翁6g，秦皮10g，黄连10g，木香3g，肉桂6g，台乌药10g，焦槟榔20g，枳壳10g，甘草3g，14剂。中成药服用参苓白术散、固本益肠丸。

1998年10月6日在外院行结肠镜检查：乙状结肠、直肠黏膜轻度水肿，血管走行不清，诊为"乙状结肠、直肠炎"。继续服用参苓白术散、固本益肠片3个月，巩固疗效。患者1年后随访，停药后无复发。

体会：方用党参、炒白术、炒苍术、肉桂、吴茱萸、补骨脂健脾益气，温肾助阳，固本止泻。川连、木香（香连丸）辛开苦降，行大肠滞气而止泻。因此次腹泻发作，下利脓血，故加白头翁、秦皮、川连（白头翁汤）清热解毒，凉血止痢。全方合用，健脾益肾，固本止泻。因纤维结肠镜提示降结肠黏膜水肿充血，直肠黏膜广泛糜烂，因此中药保留灌肠时，在三黄散的基础上，加白及以敛疮止血，五倍子以利湿敛疮。用药后显效。复诊时，患者腹胀，王老考虑患者脾肾两虚，食少纳呆，腹胀多为气滞食积，故加木香、槟榔消积导滞，行气止痢。同时，下利脓血减少，气滞血瘀明显好转，加用了温补脾肾的乌药温通散寒，行气止痛。内服药以调整机体阴阳，外用中药保留灌肠以促进局部结肠黏膜水肿、充血减轻，溃疡愈合，使患者慢性泄泻很快治愈。

病案2，毛某，女，60岁，初诊日期为1999年12月27日。

主诉：腹泻3个月。

病史：腹泻每日6～7次，多为水样便，伴少许黏膜样物，左下腹疼痛，不思饮食，自觉乏力，情绪焦虑，睡眠差，近3个月体重减轻6kg。舌苔白腻，脉弦细。
1999年12月7日外院纤维结肠镜检查：纤维结肠镜先端顺达回盲部，回盲瓣唇样，升结肠肝曲黏膜光滑，横结肠及降结肠有散在点状、斑片状充血，色红，乙状结肠及直肠黏膜明显充血、水肿，色红，并有散在点状糜烂，顶部覆脓白苔，似火山口状。余（-）。病理：炎性息肉伴淋巴组织增生。患者曾在外院应用"结炎康"液，直肠滴注治疗效果不好。

辨证：肝郁脾虚。

治法：疏肝解郁，健脾利湿。

方药：柴芍四君子汤加味。药用党参30g，柴胡10g，茯苓20g，白术12g，白芍10g，生黄芪15g，升麻10g，煨葛根5g，木香6g，扁豆15g，肉蔻6g，生甘草3g，7剂。三黄散灌肠。

调摄：嘱思想负担不要过重，要保持严格的生活规律，可适量服用药物以调整睡眠，坚持数月必能收效。

2000年1月3日复诊1：用药后患者自觉周身较舒适，现大便每日1次，成形，无腹泻，左下腹隐痛，灌肠后腹部不适，腹胀，肠鸣辘辘，饮食较前增加，苔白腻，脉弦细。证治同前。方药：党参、沙参各30g，白芍15g，生黄芪20g，柴胡10g，白术10g，茯苓15g，焦槟榔15g，木香6g，川连10g，山药15g，扁豆15g，小茴香10g，7剂。因患者灌肠后不适，为减轻思想负担，灌肠药量可减少，灌注速度要缓慢。

复诊3：药后全身症状减轻，大便每日1次，成形软便，无黏液脓血，左下腹疼痛恶寒，舌淡苔薄白，脉细。

辨证：脾胃虚寒。

治法：益气健脾，温中散寒。

处方：参苓白术散加减。党参、沙参各30g，生黄芪20g，赤芍、白芍各10g，白术10g，茯苓20g，川连10g，木香3g，山药15g，枸杞子10g，莲子肉10g，炮姜炭10g，小茴香10g，甘草3g。继服14剂。

体会：本例患者发病急，病情重，明确诊断后，应用"结炎康"灌肠治疗收效甚微，致使患者思想负担重，情绪焦虑，睡眠差，惧怕饮食。王老根据临床症状，审证求因，辨此为肝郁脾虚证，以柴芍四君子汤治疗为主。用柴胡、白芍柔肝解郁；党参、茯苓、白术、甘草（四君子）益气健脾；因肝气郁滞，湿阻中焦，少食纳呆，水样泻，苔白腻，加生黄芪、升麻、葛根、木香、扁豆以益气升阳，行气化郁，温中止泻。同时应用三黄散灌肠。王老在处方的同时，为患者做了大量的思想工作，解除其思想负担，鼓励患者树立战胜疾病的信心。嘱患者饮食、生活起居要有节（洁），调整睡眠，坚持自我保健的气功锻炼。患者回家后正值节日期间，家人团聚，心情舒畅，内服外用共奏其功，症状明显好转。再诊时王老调整了内服中药，因腹胀、肠鸣辘辘，加槟榔以克食化滞，行气消胀；加川连配木香，辛开苦降，行大肠滞气而止泻；山药、扁豆、莲子肉健脾利湿，温中收涩。考虑患者灌肠后腹胀等不适症状，结合纤维结肠镜的报告，王老减少了中药灌肠的剂量，药物只要达到乙状结肠即可。患者应用后，既减少了肠道的不适症状，也达到了预期的治疗目的。患者诊后，情绪明显好转，恢复了往日开朗爽快的心情。

（七）从师心得

王老在治疗慢性泄泻时，在继承古代理论的基础上发扬中医辨证论治的优势，与此同时，王老还十分重视现代内镜的检查结论，这为疗效的客观评价提供了科学的依据。

在多年大量临床实践的基础上，王老形成了一整套诊断治疗慢性溃疡性结肠炎的有效方法。他所采用的内镜与中医辨证相结合、中药口服与保留灌肠相结合的方法，集中体现了宏观辨证与微观指标相结合、辨证与辨病相结合、局部与整体相结合、内治与外治相结合的灵活变通的学术思想。现将跟师学习过程中获得的部分体会总结如下。

1. 治疗 UC 宜"清补兼施"

王老认为，慢性溃疡性结肠炎多由急性肠炎治疗不当，病情迁延，毒邪久羁所致，为本虚标实之证，因此治宜扶正固本，兼以清利。临证时王老以党参、杭芍、黄连、木香为基本方随症加减。

党参不燥不腻，补气而养血生津。现代研究发现该药有强壮、补血的作用，动物实验证实党参内的活性成分对神经系统有兴奋作用，能增强机体的抵抗力。杭芍补中兼收，有益气养血、缓急止痛的作用。现代研究发现白芍中含有的芍药苷具有较好的解痉止痛及镇静作用，杭芍煎剂还具有抑菌作用。黄连治疗湿热蕴结的泄泻效果显著，其中的活性成分黄连素现已广泛应用于肠炎的治疗。木香为行气止痛要药，尤长于行肠胃之气，且该药的应用可防止补益之剂滋腻过度。

上述 4 味中药合用，共奏补气养血、导滞清毒之功，体现了王老治疗慢性溃疡性结肠炎"清补兼施"的学术思想。

2. 灌肠疗法治疗 UC 的临床意义

慢性溃疡性结肠炎的好发部位为直肠、乙状结肠，临床上以直肠部发病最为常见，约占 90%，这便使药物直达病所的局部灌肠疗法提供了条件。

除正气亏虚之外，王老认为"湿毒久羁"也是本病久治不愈的重要原因。因此，解毒燥湿之剂成为王老局部治疗的首选药物，临证时，王老以泻心汤作为灌肠的基本方，获得满意的临床疗效。

黄芩具有较强的清热解毒作用，现代药理显示其能抗变态反应、抗炎、缓解肠管痉挛。大黄清火消肿、凉血解毒，现代研究发现该药所含的活性成分具有抗菌、收敛、止血作用，而临床上也有大黄煎剂治疗口腔溃疡获得良效的报告，因此应用含大黄的中药复方治疗慢性溃疡性结肠炎具有较好的可行性。黄连清热燥湿的作用强，现代药理证实具有抑菌及解热镇痛的作用。

上述三药合用，可以起到清热燥湿、解毒疗疮的治疗作用。

3. 药食同源，调治结合

泄泻属于消化系统疾病，中医辨证认为病在脾及大肠，脾虚失运是病之根本。在诊治过程中，王老十分重视饮食调理。他认为许多中药本身即是食物，药物不可久服，而饮食则不可一日不进。饮食之质与量直接关系到病之转归、进退，因此不可小视食疗在 UC 治疗中的作用。临床上，王老常用的食疗品为薏苡仁、莲子、山药、扁豆等。薏苡仁健脾利湿，莲子健脾止泻，山药健脾和胃，扁豆健脾化湿解毒，冬瓜益气清热利湿。其中薏苡仁、莲子、山药为粮食，可煮粥长期服用；冬瓜、扁豆为蔬菜，可四季常用。当然，饮食调理也要讲究辨证，如夏季多湿热，可常吃冬瓜以清热利湿；腹部胀满冷痛者，宜酌用生姜调味以期温中散寒。总之，UC 患者持之以恒的饮食调理，有利于疾病的康复。

4. 清热解毒药物在 UC 中的应用

UC 患者脾胃功能差，饮食稍有不慎即可引起疾病的急性发作，出现下利脓血、腹痛、里急后重等症状。

王老根据"急则治其标"的中医原则，见脓血及里急后重必用清热解毒之剂，常选金银花炭、白头翁、土茯苓、黄连、秦皮、马齿苋等药。白头翁、秦皮、黄连相配，取白头翁汤之意；金银花炒炭解毒止痢；土茯苓利湿解毒；马齿苋为凉血解毒、止痢消肿之要药。王老在患者热象明显（舌红、心烦气急、肛门灼热）时常用金银花炭与马齿苋配伍，每收良效。

由于上述药物均属苦寒伤脾胃之品，因此用量宜少（处方中一般仅用 2～3 味），且应中病即止。另外，在用苦寒药物的同时应适当配用温阳之品以防寒药伤脾。

5. 扶正培本为 UC 治疗的根本法则

王老在治疗 UC 的处方中，扶正培本的中药占大部分比例，扶正以人参健脾丸合四君子汤为基础，常选党参、生黄芪、太子参、白术、山药、白芍等，用药量大，每味一般用 30g 左右。

用药依据：①UC 病程迁延，反复发作，极易耗损正气。②早期治疗多采用苦寒清热燥湿之品，导致脾胃损伤。

用药时机：扶正培本药物在 UC 的各个阶段均可选择应用，标证不急时宜重用，标证偏急时也应适当应用，以防祛邪药物寒凉太过、温燥有余。

党参：补中益气，为健脾补虚必用的药物。

生黄芪：补气升阳之力较强，在脱肛、肛门坠痛、少腹偏寒时大剂应用。

太子参：补气养阴，用于病程长、大便先干后溏的病例，可收到育阴清热之功。

白术、山药：健脾补气，固涩燥湿，大便溏薄者常用此配伍。

6. UC 治疗中的消积导滞法

慢性泄泻是 UC 主要的症状表现，脾虚失运、湿困于内、气机阻滞、清浊不分是主要病机，因此 UC 之滞包括：①脾虚运化无力之气机不畅；②脾虚饮食不化之食滞。

治疗上，一方面要健脾助运，使饮食水谷及时转化为精微；另一方面必须将已形成的妨碍脾胃运化功能的积滞及时地去除，才能获得良好的治疗效果。王老在临证时，常用焦槟榔导肠内积滞，用莱菔子、鸡内金、焦三仙消食助运，用木香行脾胃之气。上述药物互相配伍，相辅相成，能够达到健脾助运、行气导滞的治疗目的。

7. 祛湿药物的应用规律

王老认为，湿浊内阻、大肠传导失常是泄泻的主要病机。脾虚失运导致水湿内停，而湿浊又反过来困阻脾胃，影响脾胃运化功能的正常发挥，因此，湿浊既是脾虚的病理产物，又是加重脾虚的重要原因。健脾与祛湿双管齐下，一方面防止湿浊内生，另一方面去除已成之湿浊。茯苓、白术、薏苡仁为健脾化湿之要药；冬瓜皮子有淡渗利湿的作用；因湿浊久羁体内常可化热，故须用苍术、黄连、秦皮以清热燥湿。以健脾化湿为本，在 UC 治疗中应贯彻始终，而清热燥湿药物应掌握严格的适应证，不可滥用、久用。

8. 温里药物的用药特点

温里药物的适应证：泻利日久伴形寒肢冷、少腹冷痛或五更泄泻。

阳虚泄泻的病理机制：①脾失健运，精微不生，肾阳无以充养；②湿浊属阴寒之邪，久困于脾，导致脾阳不足；③久泻久利，损及中阳。

慢性泄泻上热下寒：症见泄泻，咽部不适或咽痛，此乃虚弱之阳气浮上的表现，此时用肉桂可起到引火归原、益阳消阴的作用。

形寒肢冷明显者：用附子以使阳气通达。

五更泄泻：常以补骨脂配吴茱萸，取四神丸之意。

少腹冷痛、坠痛：用小茴香配橘核以益阳理气止痛。

用药注意点：温里药物性温热、燥烈，故用量应少且不宜久服，此类药物的常用剂量一般为 3 ～ 5g。

9. 固涩药物的应用时机

UC 患者长期慢性泄泻是导致正气亏虚的重要原因，因此，要及时止泻，但是，当湿浊未祛之时盲目应用固涩药物，易因"闭门留寇"而后患无穷，因此，正确把握固涩药物的应用时机在 UC 的治疗中占有十分重要的地位。

王老固涩药物的应用规律：无用化滞清消药物，同时密切观察患者的症状，当患者苔不厚腻、泻无脓血时方可应用适量的固涩药物。

常用的固涩药物及配伍经验：王老常应用诃子肉、乌梅、肉果、莲子肉、赤石脂、石榴皮、五倍子等固涩药物。大便次数多伴肛门坠胀者用诃子肉，泻下带血者用赤石脂，腹泻伴腹痛者用肉果，泻下伴脱肛者常选用五倍子、石榴皮。

（北京中医医院　陈誩）

王氏治疗耳仓瘘经验

王嘉麟教授是我国著名的中医外科痔瘘专家，他治疗耳仓瘘堪称一绝。其特点是患者痛苦轻微，局部不留明显疤痕。

耳仓瘘又称"耳前瘘"，是常见病。其病变特征为小儿出生后耳朵的前方即有小孔，常发炎红肿，破溃后流脓水。病灶反复感染可使患者耳前留下永久性疤痕，影响容貌美观。

耳前瘘是胚胎时期第一鳃弓和第二鳃弓上的小丘在形成耳郭的过程中未能完全融合而形成的先天性疾患。患者的瘘管内常有分泌物积存，由于外口狭小不易排出，故常反复继发感染，使管壁纤维组织增生，导致不可自愈。

王嘉麟教授从中医的观点进行分析，认为本病系先天不足，湿热上乘，气血凝聚，肉腐成脓所致。由于瘘管弯曲迂回，常有支管并存于附近皮下，故缠绵不愈。他用中医外科传统的扩口引流、化腐生肌的外治法，在患者白细胞分类、出凝血时间、血小板计数等各项检查结果均正常的情况下即可进行治疗。

治疗方法分为两步。第一步先以1%普鲁卡因加肾上腺素少许局部浸润麻醉，以细探针自耳轮脚的原发疮孔徐徐探入，至耳前疮口穿出，开放创面，便于引流，清除腐烂组织，找到支管一并处理。第二步使用提毒化坚、祛腐生新的中药制剂，使残留的管壁彻底脱净，同时注意有无残存的支管窦道并及时开放引流（有的支管在用中药后逐渐显露出来）。当腐肉脱尽、新生肉芽红活正常时，再改用生肌长肉、愈创合口的中药，使创面愈合。

经此法治疗的患者数百人，年龄最小的1岁，最大的49岁，治愈率100%，平均疗程20天，无任何不良反应。这种疗法明显优于切除法、缝合法等常用的手术疗法，被认为是中西医结合的好疗法。

贺 普 仁

　　贺普仁（1926—2015），字师牛，号空水，男，北京人。贺先生自幼师从京城针灸名家牛泽华，深得老师器重，得师真传，22岁悬壶应诊。他注重继承，精研经典，努力挖掘，勇于创新，倡导了几近失传的火针疗法，自制针具，不断摸索，使火针疗法在临床治疗上取得了较好的疗效。

　　贺先生1957年调入北京中医医院任主任医师、科主任，历任北京第二医学院（现为首都医科大学）教授、北京针灸学会会长、中国国际针灸考试中心副主任、中国中医药研究促进会理事、国际中医中药研究学院名誉院长、中国针灸学会高级顾问，1990年被授予"全国名老中医"称号，以及被评为全国老中医药专家学术经验继承工作指导老师，2009年被授予"首都国医名师"称号。

　　贺先生在60余年的临床工作中，总结了毫针、放血、火针等不同疗法，对针灸治疗高血压、白癜风、风湿性关节炎、发热、儿童智障、子宫肌瘤、外阴白斑、慢性小腿溃疡、下肢静脉曲张、静脉炎等疑难病进行了探索，取得了显著的疗效，特别是在火针治疗乳腺癌、帕金森综合征、运动神经元损伤等疑难病上显示出神奇的疗效，用火针治疗中风后遗症为其治疗的又一大特色。贺先生临证之余，潜心研究中医针灸理论，著书立说，曾经先后发表论文、专著多篇。他博采众家之长，提出了"病多气滞，法用三通"的独特学术思想，创立了"贺氏针灸三通法"（即微通法、温通法、强通法），集中反映了学术观点。他的学术思想得到了国际国内社会的普遍关注和承认，对国内外针灸界产生了积极的影响。贺先生培养了众多的传人，现在医院出诊的就有王京喜、徐春阳、程海英、张晓霞、王町、谢新才等。

贺普仁对火针疗法的继承发展与部分临床机理研究

　　贺普仁教授认为，火针具有的烧针时间长、散热快、进针速、穴位不易刺准、深度难以掌握、适应证较难分清等特点，大大限制了火针疗法的发展，使其治疗更多常见病、疑难病的机会丧失。为此，他首先发起和倡导了火针疗法的临床使用，使这一古老疗法焕发出新的活力。几十年来，他做了大量工作。贺普仁教授不仅在临床实践中坚持应用火针治疗各种病证，还第一个指导研究生专题深入研究火针的治疗作用及其机理，并在各级学术刊物上发表多篇有关火针的论文，在全国各地及许多国家多次举办火针学习班及专题讲座，演示火针的操作过程。

一、创立贺氏温通法

贺普仁教授从事针灸临床工作 60 年余，有丰富的临床经验，在精研《内难》、通览《甲乙》等针灸著作的基础上，对针灸疗法不断加以总结、提高，对传统的毫针、火针、三棱针、灸法、拔罐等疗法做了大量的挖掘和整理工作，取其精华，推陈出新，并对针灸中的诸多疗法加以概括和总结。贺普仁教授认为，毫针疗法虽然具有治疗面广、操作简单、患者痛苦少、疗效好等特点，但从辩证唯物主义的角度看，任何事物的运动和发展都有一定的局限性，毫针疗法也不例外。而火针、三棱针疗法等与毫针疗法一样，既有治疗面广、效果好的特点，又有针对性强的一面，且在临床中常可用之治疗毫针所不能奏效的疾病。因此，在治疗手段方面，火针应与毫针疗法相互为伍，构成完整的传统医学疗法。贺普仁教授比喻说：看病好似打仗，一个医生就好像国防部长，要有统领陆海空三军的本领。根据对手、战场、天时、地理决定使用何种部队及武器。医生对待患者则要全面掌握病情，根据患者体质的强弱、疾病的寒热虚实等因素决定使用何种针法。因而一个好的医生仅仅会使用毫针还远远不够，更多的疑难杂症是靠火针、三棱针等去治疗的。

20 世纪 80 年代，贺普仁教授提出了"针灸三通法"。三通法的治病原则是辨证施治，即根据不同患者的不同疾病，分别使用不同的工具、不同的刺法、不同的刺激量等，以激发患者的正气来复，使其经络通畅，血气调和，恢复正常的生理机能。由于所用的针灸疗法主要可以归纳为微通法、温通法、强通法，故称"三通法"。其中"温通法"是指以火针和艾灸为工具，施术于穴位或一定的部位，借助火力的温热刺激温阳祛寒、疏通气血、治愈疾病。这一理论的提出，标志着贺普仁教授在中医针灸学术理论上的创新和对针灸临床治疗学的发展。随着火针治疗病种的不断增多，临床疗效的显著提高，温通法与微通法和强通法一样，已使许多针灸专家产生了极大的兴趣。

二、丰富了火针疗法的病机学说

人体疾病，不论外感内伤，其致病原因虽各种各样，但病机所在不外气血不通、上下不达、表里不和。火针因其有针、有热，故集中了针刺与艾灸的双重优势，可借助针力与火力，无邪则温补，有邪则胜邪。火针之热力大于艾灸，针具较一般毫针粗，所以可温通经脉，引邪外出，使经络通畅，气血调和，诸疾自愈，犹如腊月寒冰，得温则化，遇热则通，故"温通法"的提出是贺普仁教授对火针疗法的最大贡献。

贺普仁教授明确指出，火针除有借火助阳、温通经络、以热引热等作用外，还同时具有疏导气血的作用，并亲自画图解释如下：

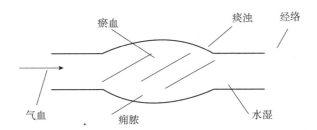

疾患以经脉瘀滞为常，气血不行为本。瘀血、痰浊、痈脓、水湿等均为致病性病理产物，它们有形属阴，善凝聚，一旦形成，就会停滞于局部经络，使气血不能正常运行，导致气血郁滞，脏腑功能低下，进而引起各种病证。反过来，停滞的气血，功能低下的脏腑，又进一步产生新的瘀血、痰浊等有形之物，加重局部的病变。如此恶性循环，形成痼疾、顽证。

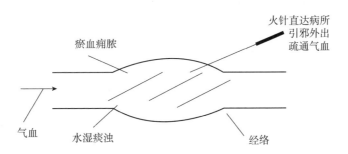

火针借助火力，灼烙病处，出针后针孔不会很快闭合，"火针大开其孔，不塞其门"（《针灸聚英》），加之针具较粗，又可加大针孔，故使瘀血、痈脓等有形之邪从针孔直接排出体外。若以毫针，功效甚微；若以三棱针，只能刺络排邪，而不能温经助阳，鼓舞血气运行。火针则可治本排邪，避免了关门留邪，同时借火助阳鼓舞血气运行，促进脏腑功能恢复，有事半功倍之效。

气血得热则行，得寒则凝，经络是气血运行的通道。正是由于有了"火"，才有了"针"的灼烙病位，才有了"开门"；有了'"开门"才有了引邪外出，又因为有了火的温通作用，才使气血通畅，疾病得愈。

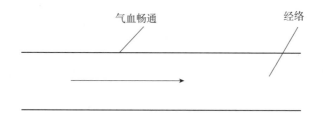

三、规范了火针的操作方法

贺普仁教授主张施用火针时，医者应用右手拇、食、中指持针柄，左手持酒精灯或火把，靠近穴位或施术部位，针头低下，将针尖与针体下端烧红。初学者可用指甲将穴位掐个"十"字作为标记，针刺其交叉点。

四、对火针刺法进行归纳分类

1. 按针刺方法进行分类

点刺法：指将针烧红后迅速刺入穴位或选定的部位。是常用的火针针刺方法。主要用于循经取穴或痛点取穴。

密刺法：是用火针密集地刺激局部病灶的一种刺法。一般每针相隔 1cm 左右，病情重者密度可相对小些。适用于增生性及角化性皮肤病变。

散刺法：是用火针疏散地刺在病灶部位上的一种刺法。一般每针间隔 1.5cm 左右。多用于治疗麻木、瘙痒、拘挛等病证。

围刺法：指用火针围绕病灶周围进行针刺的一种方法。适用于皮科、外科病证。

2. 按出针快慢分类

快出法：又称快针法、速刺法。是进针后迅速出针的一种火针刺法，全程不超过 0.5 秒。与下法比其优点是省时，对患者造成的痛苦小。该法最常用，适应证极广。

慢出法：又称慢针法。指火针刺入穴位或选定部位后留针 1～5 分钟，然后再出针。该法大胆打破了古人"凡行火针，疾速便去，不可久留"的不留针法。留针期间可同毫针一样行各种补泻手法。适用于肿瘤、囊肿、淋巴结核等异常增生及各种坏死性组织病变。

五、根据具体情况调整用针及施术间隔时间

贺普仁教授根据患者的病情、身体状况、病灶部位选择适当的经穴、阿是穴或循经取穴。一般新病刺浅，久病刺深；头胸及手足部位浅刺，腹及四肢丰满处深刺。新病、痛证多用点刺，久病、寒痹、癥瘕等病证可留针。患者的就诊间隔时间也视病情

而定。急性期与痛证可连续每日施用火针，但不应超过 3 次。慢性病可隔 1 ～ 3 日一次，长期治疗。其对施术时间的确立突破了古人"凡下火针需隔日一报之"的束缚。

六、扩大了施术的部位

贺普仁教授突破了古人"面上忌火针"的局限，认为面部并非为绝对禁针区，根据需要，完全可以运用火针，只是接近五官部位的穴位要注意安全，避免误伤眼球及耳朵等器官。在针具上他选用细火针浅刺。火针术后遗留小的烧伤痕迹，数日即可消退，不会形成永久性瘢痕，不影响面部容貌。

打破了"凡近筋脉骨节处不得乱行针烙"的禁区。观贺普仁教授用火针，除眼、耳、男性外生殖器的阴茎处外，其余部位无所不针。如用火针刺大小关节处治疗痹证；刺皮肤表面之血管治疗筋瘤、血瘤，甚至治疗颈部病变时连该处大动脉附近也时常进针（实际上该处血管壁较厚，刺中也可自行滑开，但初学者还需小心谨慎），足见其火针手法之娴熟，技艺之高超。

七、扩大了火针的适应证

贺普仁教授认为，无论病性的寒热虚实、病情的轻重、病灶的远近，火针无所不宜。"盖寒病得火而散者，犹烈日消冰，有寒随热散之义。热证得火而解者，暑极反凉，有火郁发之义。虚病得火而壮者，犹火迫水而气升，有温热补益之义。实病得火而解者，犹火能消物，有实则泻之之义。痰病得火而解者，以热则气行，津液疏通故也。所以火针不伤人，以壮人为法。若年深口久，寒病痼疾，非药物所能除，需借火力以攻拔之。"只要"其人肌肉尚未尽脱，元气尚未尽虚，饮食能进"，"乃能任此火针痛楚"，均可获得较好疗效。贺普仁教授用火针，不但治疗传统的痹证、疮疡、痛证，且将其用于内、外、妇、儿、五官科等治疗百余种疾病，如哮喘、泄泻、血瘤、无脉症、肛瘘、癫狂、阳痿、黄褐斑、外阴白斑等，大大地扩大了火针的适应证。

八、归纳和探讨了火针疗法的注意事项与禁忌证

火针前，对有惧怕心理的患者做充分的解释工作，不让患者知道针已烧红，避免其紧张。施术者应掌握火针操作的"三要素"，即红、准、快。

红：烧针必至通红，否则不易刺入且痛剧。

准：进针时取穴准而不误，并能达到预定的深度。

快：进出针时快速敏捷，避免针体粘住皮肉，不易拔出。

体弱、老年患者在治疗时应取卧位。靠近五官、重要脏器的部位应慎重浅刺。精

神过度紧张、饥饿、劳累、酒醉之人不宜火针。针前严格消毒，术后保护针眼，不要搔抓，当日不洗澡，以防感染。有严重糖尿病及出血性疾患的患者忌用火针。

从火针疗法的文献中可以看出，尽管其历史可以追溯到《内经》之前，后世诸多医家亦多有应用，但对火针疗法的论述与记载从古至今仅有两次大的、较为系统的总结：一是高武在《针灸聚英》中立专篇，对火针疗法从原理到临床应用诸多方面进行了言简意赅的论述，至今仍有着重要的理论与临床意义。二是贺普仁教授的《针具针法》《贺氏针灸三通法》《贺氏针灸三通法图解》《针灸三通法临床应用》等书的出版。以上几部书中均有专篇就温通法及火针疗法进行介绍。贺氏温通法不仅开创了火针疗法的新纪元，并且挽救了濒于死亡的火针疗法，在历史的进程中起到了承前启后的作用。

贺普仁教授的用穴特点

贺老在60余年的临床实践中积累了丰富的经验，在取穴配穴上有独到见解，形成了独特的风格。

一、单穴治疗

一般用穴较少，甚至只选用一个穴进行治疗，而效果却很好。

1. 丘墟

用本穴主要治疗肝胆疾患和少阳经分布区域内的病变，如胆囊炎、胆结石、带状疱疹、疝气等病，同时治疗因肝胆功能失调所致的胸胁胀满疼痛、目痛、耳鸣耳聋等证，收效显著。

丘墟为足少阳之原穴，具有清宣少阳郁热，清泻肝胆火热，疏利肝胆之功，故临床上有着较为广泛的应用范围。胆为肝之腑，其脉属胆络肝，与肝相表里，在病理上二者相互影响，故临床上肝胆同病者为数不少。因此，临床上因湿热蕴结入侵肝胆，胆汁外溢，或脾阳不运，湿邪内阻，以及肝胆实火、肝胆湿热、肝郁气滞等所引起的局部疼痛、胀满、纳呆、目赤目痛、乏力等症均在本穴的治疗范围内。医圣张仲景所著《伤寒论》中的少阳证亦可用本穴治疗。本穴的临床应用在古代医籍中已有很多记载，如《甲乙经》："目视不明……目翳……两胁痛，脚废转筋，丘墟主之。""寒热颈肿，丘墟主之。""大疝腹坚，丘墟主之。"《千金方》："丘墟主腕不收，坐不得起，髀枢脚痛。"《医宗金鉴》："胆原主治胸胁满，痛不得息，牵引腰腿……足胫难行等症。"以上这些记载从一个侧面反映了本穴的治疗范围非常广泛，究其原因很重要的一条是该穴为原穴，原穴是特定穴中的一种，作为原穴，《灵枢·九针十二原》有详细说明："五脏有疾也，应出十二原，而原有所出，明知其原，睹其应，而知五脏害矣。"这段经文告诉我们，原穴可以反映脏腑气血的变化，脏腑出现病理变化后在原穴可出现反应。根据这个特点，我们不仅可以用该穴进行治疗，还可以用该穴进行诊察，这也是贺普仁教授在用本穴前经常要对患者进行触压的原因。

2. 伏兔

伏兔穴归属足阳明经。本穴的命名非常有趣。《会元针灸学》云："伏兔者，伏是潜伏，大腿肉肥如兔，跪时肉起如兔之潜而不伏也，故名伏兔。"用西医学来解释，该穴所处的位置正好是股四头肌处。贺普仁教授运用本穴的特点是令患者采取跪姿进行针刺，对此很多人感到新奇，实际上据贺普仁教授讲，古代医籍对此体位有诸多记载，如《针灸大成》云："膝上六寸起肉，正跪坐而取之。"《针灸大成》曰："动物中卧伏牢固者，莫过于兔。人当跪坐之时则腿足之气冲至两膝以上，则两腿股直股肉绷急，推捏不动，犹兔之牢伏也。"其他如《类经图翼》《医宗金鉴》《十四经发挥》也有类似记载。用中医学理论来解释，采取这种体位便于穴位隆起暴露，有利于针刺取穴；用西医学来解释，采取这种特定的姿势后使股四头肌隆起，也便于取穴。总之，此种姿势是为了准确定位取穴，利于得气。因本穴为"足阳明脉气所发"（《针灸甲乙经》），又为"脉络之会"（《针灸大成》），故具有强腰益肾、通经活络之用。临床上"主腰脚如冷水，膝寒痹痿不仁"（《新编针灸学》），腰椎间盘突出等病。由于本穴归属多气多血之阳明经，所以对血脉闭阻不通，邪气袭人而导致的经络运行受阻之半身不遂、痹证及下肢静脉炎均有较好的疗效。

通过学习贺普仁教授运用伏兔的方法，我个人体会比较深刻的是：针灸作为一种古老又具有显著特色的治疗手段，在临床上除了要注重选穴配穴以外，还要特别重视体位的选择、手法的运用及针刺的角度和深度，这一点与西医学中服药需注意时间、剂量及禁忌是同样重要的，必须引起足够的重视。

3. 听宫

本穴归经为手太阳经，因其位居头部，故《针灸甲乙经》认为该穴还为"手足少阳、手太阳之会"。因此贺普仁教授在临床上常用其治疗太阳经和少阳经的病变。治疗范围既包括众所周知的耳疾，也可用于治疗目疾、癫狂、失音、中风等证。《灵枢·刺节真邪》云："夫发蒙者，耳无所闻，目无所见……刺其听宫，其中眸子，声闻于耳，此其输也。"《针灸聚英》云："主失音癫疾，心腹满，町耳耳聋，如物填塞无闻，耳中嘈嘈依依蝉鸣。"听宫穴具有益聪开窍、通经活络之功，对于本穴贺普仁教授多年来一直在进行深入的研究和观察。贺普仁教授认为，研究穴位既要注意穴位的相对特异性，也不可忽视其普遍性。在临床实践中贺普仁教授曾用本穴治疗中风、肢体震颤、落枕、肢端肿胀、耳鸣耳聋、癫痫等多种病证。问其缘由，他的思路是：听宫属太阳经，太阳为开，开折则肉节渎而暴病起，故暴病者取之太阳；另外从经脉流注上来看，太阳与少阴相交相贯，互为络属，故可调于前而治于后，调于阴而治于阳。因此贺普仁教授在临床上不仅喜用听宫穴，而且更善用听宫穴，形成了独特的风格。从目前很多书籍特别是大学教科书中可以看到，在介绍到听宫穴的主治时，只是非常简单地谈到用于治疗耳疾，而贺普仁教授经过多年的临床实践，通过不断的探索、积累和总结，已经大大扩大了该穴的治疗范围，这不能不说是对针灸治疗做出的有益贡献，为后人运用本穴提供了临床依据，从而最终达到造福患者的目的。

4. 臂臑

臂臑归属于手阳明经，关于这个穴位的治疗病证，在古代医籍特别是古代针灸医籍中有不少记载，如头痛、瘰疬、肩臂痛不得举等，但是唯独没有治疗眼目之疾的记载。贺老临床实践中却将此穴作为治疗眼疾的常用穴，有效地消除患者的畏光、红肿疼痛、视力减弱、辨色模糊、斜视、复视等症状，因此应用于结膜炎、近视、色弱、视神经病等。从臂臑的特点来看，《针灸甲乙经》谓之为"手阳明络之会"，《针灸聚英》谓之"手足太阳、阳维之会"。阳明经多气多血，手阳明之络，脉入耳中，与耳目所聚集之经脉（宗脉）会合，故本穴可以治疗多种眼疾。手足太阳经交会于睛明，阳维起于金门，沿足少阳循经上行，过臂膀后复沿手足少阳经上头，终于阳白。考臂臑乃手阳明、手足太阳、阳维之会穴，故用之可通阳泄热而明目。此穴还能疏通经气，促使气血流畅，目得血而得视。

臂臑用于治疗眼科疾病效果甚佳。《中国针灸独穴疗法》记载臂臑治疗结膜炎、角膜炎、眼内异物等病；《中国针灸穴位通鉴》一书中说臂臑主治"眼疾病……在臂臑穴分别向前上方，后下方直刺一寸，每个方向做适量的捻转，可治疗视物模糊、视力下降等眼疾患"。虽然对这个穴位治疗眼疾的机理值得进一步研究探讨，但作为该穴的疗效却是肯定的。

通过以上几个穴位的临床应用，我们从一个侧面了解了单穴疗法的内涵，为针灸治疗开辟了更加广阔的前景。就单穴疗法的突出特点来看，我认为有两个方面的特点：其一是穴位单一独立；其二是操作方法有特色，如手法、针刺方向和角度及患者的体位等。单穴疗法易被患者接受，减轻了患者对针刺的恐惧心理和痛苦，操作方便，而且疗效好，见效快，有效如桴鼓之势。

二、双穴治疗

所谓双穴治疗就是选用两个在治疗上互相配合、发挥协同作用的穴位进行治疗的方法。在众多的穴位中，如何进行选穴是比较关键而又有一定难度的，从贺普仁教授的临证双穴治疗中我体会到：老师一般以循经取穴为基础。要做到这一点，首先必须按照经络学说来辨证，分析疾病是属于哪一经或哪几经。清代的《琼瑶神书》认为，"医人针灸，不知何经受病，妄行取穴"是针灸疗效不好的重要原因之一。我们常说做事情要有的放矢，此话应用到针灸临床应用方面就是指选取的各个穴位的"矢"时要针对疾病的"的"，因此针灸选穴的一个重要依据就是要按受病部位来分析病位在何经。对此早在《标幽赋》中就有"既论脏腑虚实，须向经寻"之说。明代张三锡在《经络考》序中也指出："脏腑阴阳，各有其经，四肢筋骨，各有所主，明其部以定经，循其流以寻源，舍此而欲知病之所在，犹适燕而北行，岂不愈劳愈远哉。"这实际上也是强调针灸治病必须按病变部位来分析，才能顺藤摸瓜，选出正确的穴位，真正做到"有的放矢"，这是循经取穴的基本原则。临床用穴时必须以脏腑经络学说为基础，结合腧穴的特性和临床实践来进行。下面举例说明之。

1. 劳宫配照海治口腔溃疡

口腔溃疡主要表现为口舌疮疡或溃烂，常反复发作，久久不愈。一般来针灸科求治的患者大多是已经治疗过一段时间，但效果不太明显者。贺普仁教授选择劳宫配照海是有理论根据的。《内经》病机十九条明确指出，"诸风疮疡皆属于心"，舌为心之苗。《寿世保元·口舌》说："口疮者，下焦阴火也，六味地黄丸之。"所以选用心包经的劳宫穴，肾经的照海穴。劳宫为五输穴之荥穴，五行属火，照海归属足少阴经，五行属水，水克火，两穴相配既滋肾水，又清心火。《针灸大成》指出，劳宫主"大小人口中腥臭口疮"。照海通阴跷脉，肾经脉气归聚于此而生发阴跷。因此，这组穴有补有清，既刚又柔，充分发挥了协同作用，达到了互相补充配合的目的。

2. 内关配足三里治心脏疾患

心脏疾患表现为诸多症状，如心悸、心痛、怔忡等，见于冠心病、心绞痛及心律失常等病中。针灸界对治疗心脏疾患的研究由来已久，选用的穴位也很多，因此如何精当配穴是一个重要问题。贺普仁教授选用内关、足三里治疗本系统的病证。此外在治疗心系病证时，贺普仁教授针内关选用2.5寸或3寸的毫针向上斜刺，属于逆经针刺，取"迎而夺之"之义，对心脏疾患更为适宜。从这组配穴来看，内关侧重于针对心系疾患，足三里侧重于全身调整，这种配穴方法确有新意。

3. 伏兔配养老治下肢痹痛

痹为闭阻不通之意，以肢体关节疼痛、活动障碍为主要症状，因此本病关键在于"痹而不通"，与之相对应的治法自然是以宣通为原则，气血流通，痹痛自可逐渐而愈。伏兔为足阳明脉气所发，有强腰益肾、通经活络之用，正如《针灸甲乙经》所说："寒疝，下至腹膝膝腰痛如清水，大腹诸疝，按之至膝上，伏兔主之。"《医宗金鉴》说伏兔主"腿膝寒冷，脚气痛痹"。此外又因本穴归阳明经，阳明多气多血，故对下肢痹痛有较好疗效。在选用本穴时仍要患者采用跪姿（具体方法见前文）。养老为太阳经穴，又为郄穴，大凡阳经郄穴以治痛为著。《类经图翼》说养老"疗腰重痛，不可转侧，起坐艰难，及筋挛，脚痹不可屈伸"。太阳经贯通上下，达于四肢，与督脉、阳跷脉、阳维脉相交会，故对于肢体活动障碍甚为有效。两穴相配，一上一下，属上下配穴法。

从以上的配穴可以看出，贺普仁教授在选穴组方中将阴阳、脏腑、经络、气血等学说贯穿始终，在辨证立法的基础上选择适当的腧穴加以配伍。《千金翼方·取孔穴法第一》中说："良医之道，必先诊脉处方，次即针灸。"贺普仁教授的用穴特点包含了腧穴的选择、处方的运用、穴位的配伍等多方面内容，因而提示我们只有认真地进行综合分析，选择组合，才能最大限度地发挥针灸的作用，取得最佳的治疗效果。

三、辨证与辨病相结合

辨证论治是中医学的特点之一，几千年来指导着临床治疗，是中医学的宝贵财富，贺普仁教授在60余年的医学生涯中将此贯穿始终，并且注重与辨病相结合，取得了满意的疗效。下面举例说明贺普仁教授在这方面的具体应用。

1. 胃脘痛

胃脘痛多因忧思恼怒、饮食不节、肝郁气滞、脾胃失调和中焦虚弱所致，因此治疗选穴要注意从整体出发，贺普仁教授常选用中脘、内关、足三里为主穴。中脘为胃之募穴，居于胃脘部，具有和胃、疏理中焦气机之功。内关为手厥阴心包之络穴，通于少阳经，少阳乃气机之枢纽，有助于脾胃之气升降。足三里为胃经合穴，是治疗脾胃消化不良的要穴。三穴相合，有健脾和胃、理中止痛之功。证属肝郁气滞者加足厥阴之太冲，以达疏肝理气、和胃调中之用；若属食积停滞者加足阳明之天枢，天枢为手阳明之募穴，可调理胃肠气机、化食消滞；胃热者加足阳明之梁门，以奏泄热和胃之功；中焦虚寒者在中脘和足三里上加灸，发挥温中健脾的作用。

2. 胸痹

胸痹的发生以心阳不振、瘀血内阻为主要矛盾，又与肝、脾、肾三脏有密切关系。治疗以调补阴阳，理气活血为原则。常取内关、膻中、然谷（放血），可以止痛，缓解症状。然谷是足少阴肾经之"荥穴"，心经与肾经为同名经，胸部又为肾经所过，故刺然谷放血可祛胸中之瘀血，调畅胸中之气机，振奋阳气而止痛。内关是心包经之"络穴"，别走少阳之经，又为阴维脉之八脉交会穴。《难经》曰："阴维为病苦心痛。"《四总穴歌》云："胸胁内关谋。"内关能宽胸理气，治胸部的一切疾患。临床实践证明：绝大多数患者针内关后首先感到的是胸中宽畅。膻中为任脉穴，"气会膻中"，故具有调畅气机的作用，气行则瘀血自通，胸痛可消。

3. 胁痛

胁位于侧胸部，指腋部以下至十二肋骨部分，因肝居胁下，其经脉布胁肋，胆附于肝，其脉循胁里，过季肋，故胁痛与肝胆的关系甚为密切。

针刺治疗胁痛有极显著的疗效。贺普仁教授常用丘墟透照海来治疗。丘墟为足少阳经脉之原穴，照海为足少阴经穴，肝胆为表里关系，肝肾为母子关系，母能令子实，亦能令子虚，故一针透二穴，丘墟透照海，虽非肝经本经之穴，但均与肝有关，运用泻法，起到疏肝解郁、调气止痛的作用。

4. 瘰疬

瘰疬分为急慢性两大类，急性多因外感风热，夹痰凝阻少阳经络，以致营卫不和，气血凝滞而生瘰疬。慢性多因肝气郁结，郁而生痰，肾阴亏虚，灼津为痰，以及肺阴不足，痰火凝结所致。瘰疬除用抗结核治疗以外，通过针刺疗法可以促进病愈，起到散结消肿、通经活络的作用。肘尖穴为经外奇穴，常用于治疗瘰疬、痈疽等疾病，发挥疏通经络、调和气血之功，使经气舒畅，以达疏散郁结、清泻风热之功。瘰疬严重者可加手阳明之曲池，足阳明之肩井。曲池为足阳明之下合穴，具有泄热解毒、散结通络之功；肩井穴可通经活络、疏散郁结。此外，对于顽固不愈者用火针点刺局部，有温散郁结、化痰通络的作用。阴虚津亏者，可配合足少阴之照海以滋肾养阴。

5. 乳痈

乳痈多由乳汁瘀积、肝气郁结等原因造成，贺普仁教授治疗乳痈的大法是清热解毒、疏肝理气、通调经络，选用曲池、足临泣以达疏肝消瘀、退热消炎之功。曲池为手阳明之合穴，针此穴可以退热消炎。足临泣为足少阳之输穴，该穴具有疏肝理气、消瘀止痛的作用。乳痈周围放血可达清热消瘀、消滞通乳之目的。若溃后久不收口，可用局部火针，达到消瘀排脓，助人体阳气回复，促进生肌敛疮。

6. 疝气

贺普仁教授认为疝气有虚实之分，实者多为寒凝气滞，虚者多为气虚下陷。临床上寒湿者多取肝经穴位治疗，并可加灸，以暖肝疏气、通调经脉。《医学正传·疝气》云："疝气者，睾丸连小腹急痛也。有痛在睾丸者，有痛在五枢穴边者，皆足厥阴之经也。"《丹台玉案·疝气门》云："疝气……所属者厥阴肝经也。人之一身，唯胁与少腹以至阴囊睾丸，皆统于肝，肝主筋，而脉循阴器，阴器者，筋之宗也。"足厥阴经起于足大趾，上行绕阴器，故取足厥阴之井穴大敦、经穴中封、合穴曲泉。大敦疏肝行气、散结止痛，是治疗疝气的要穴；中封理气通络止痛；曲泉调畅气血、缓急止痛。也可配合灸肝俞穴。气虚者可针足三里、大敦，灸脐三角（脐左右下侧各一寸处）。阳明为宗筋所聚，为肝脉所主，肝脉失气血之濡养，则弛纵下陷而导致疝痛，而足阳明为多气多血之经脉，合于宗筋，故针足三里和大敦可疏调经脉、补养气血。灸脐三角可温补中阳以升下陷之气。

7. 头痛

头痛见于各种疾病中，治疗取穴应按部辨经辨证，然后制定出相应的治疗原则，选择适当的穴位和针灸手法来治疗。贺普仁教授将头痛分为六种，具体治疗如下。

（1）后头痛：后头痛为风寒之邪侵袭足太阳经所致，常出现头痛时作，痛连项背，并伴有一系列风寒表证的症状。治以疏风散寒，调和气血，通达经络。依上病下取的理论，取足太阳膀胱经经气所出之井穴至阴以止头痛。此外贺普仁教授临床观察到：脑力劳动者亦常出现一侧后头痛，针刺至阴穴同样可以获得较好的疗效。

（2）前额痛：前额痛一般由阳明胃热所致。若为外邪化热转入阳明者，可伴有阳明经热的四大症状；如素有胃火炽热，嗜食辛辣者，可伴有口臭、牙龈肿痛等症状。治疗均以泄阳明胃热、清理气血为法，取中脘用毫针泻法。前额痛为足阳明经之患，中脘虽属任脉之穴，但为胃之募穴，是胃腑之气注输于胸腹之处，故泻中脘可清胃腑之热，调理阳明之气血，从而止前额痛。

（3）颠顶痛：颠顶痛为足厥阴肝经感受风寒所致，肝阳上亢亦可出现此证。肝经与督脉会于颠顶，阴寒随经上逆，清阳被扰或阳独亢于上，两者均能造成气血受阻。治疗以四神聪、合谷、太冲相配。合谷具有和胃化湿之功，太冲为肝经原气所汇聚，可疏肝理气，两个原穴相配称之为"四关穴"，共奏疏肝散寒、降逆化浊、疏通经络之功。肝阳上亢者采用四神聪锋针点刺放血，可即刻奏效。

（4）瘀血头痛：瘀血头痛为久患者络，血瘀气滞，瘀血内停，阻塞脉络所致。采用局部放血或火针点刺常可使瘀血祛除，经络疏通而痛止。

（5）偏头痛：偏头痛的病因虽比较复杂，但其病位均在少阳。贺普仁教授集多年临床经验，总结出具有宣散手足少阳、疏风止痛的一组有效穴位，即丝竹空透率谷、合谷、列缺、足临泣。这组穴可以作为治疗各型偏头痛的基本配穴。从方义上看，丝竹空为足少阳经气所发之处，也是手少阳经脉的终止穴，穴位本身就可以治疗偏头痛，沿皮透至率谷，更加强了疏通手足少阳经脉的作用，这是因为率谷不仅是足少阳经脉的穴位，主治偏头痛，而且它又是足少阳、足太阳二经的会穴，具有疏散少阳风热使其循太阳经脉达表的作用。因此丝竹空透率谷是治疗一切偏头痛的有效主穴。合谷是手阳明经之原穴，有广泛的治疗作用，具有安神、镇静、止痛之功。手太阴肺经的络穴列缺，据《马丹阳天星十二穴治杂病歌》记载"列缺善疗偏头患"，与合谷相配更有原络配穴的意义。足临泣是足少阳胆经的腧穴，按五行性质亦属木，因此在疏泄少阳风热方面有很好的效果，而且它位于足部，远离病所，具有引热下行的作用。若为外风型则多见头侧持续性胀痛，遇风寒加重，项部拘紧等，常可配风池、曲池、绝骨等穴治疗。若为肝胆实热型可见头侧胭动疼痛，痛如刀割，面赤等症，常配丝竹空、内迎香放血，针刺四神聪、行间等穴，这四个穴在平肝疏风方面有显著作用。脾胃虚弱型多见偏头痛，胀闷如裹，脘闷纳少等症，常配悬颅、颔厌、中脘、足三里或丰隆、气海针灸并施。悬颅、颔厌均位于颞颥部，在经脉循行部位，还是足少阳、足阳明相交会之穴，并有疏导胃腑、振奋中阳的作用。中脘、足三里配丰隆使健脾化痰之功更强。气海疗诸虚百损，用来培补下焦，则中土自受补益，加用灸法更增加了温补的效果。

（6）全头痛：全头痛可见于痰湿阻络证、肾精不足证和气血两亏证，其典型症状和治疗各不相同。痰湿头痛者，可取中脘穴。任脉总任一身之阴，水液代谢也与任脉有关，故针任脉之中脘穴以燥湿化痰降浊，使痰湿无可生之机，痰湿祛则经络通。肾虚头痛者，治疗可取百会、上星、关元以滋补肾阴、濡润脉道。百会、上星都为督脉之穴，都位于头，可以引气血精髓上达于脑，营养脑络，促进血行。关元为补肾要穴，补关元可以滋补肾元，肾元足则脑髓得养，头痛自止。若气血两亏可取中脘，用补法，并灸神庭。脾胃乃气血生化之源，中脘可以强健脾胃，促进气血生化。神庭为督脉之穴，督脉总督一身之阳，灸神庭可补阳，阳气盛则促进气血运行。神庭位于前发际边，灸神庭可以改善气血运行，两穴相配补养气血，改善气血运行而止痛。

以上是贺普仁教授辨病与辨证相结合的代表之例，从中可以看出其辨病辨证的严谨、选穴配穴的精巧。我个人能有机会跟师学习，探求针灸真谛，实属幸事。

（北京中医医院　程海英）

贺普仁三通法

贺普仁教授在长达60余年的从医生涯中，精研《内经》《难经》，熟读《针灸甲乙经》《针灸大成》等。他博采众家之长，创立了独具特色的针灸治疗学体系——贺氏针灸三通法，即微通法、温通法、强通法。"病多气滞，法则三通"的独特学术思想，集中地反映了他的学术观点。

一、三通法的治病机理

（一）针灸的法则在于调气

针灸之法，即通经调气之法。《灵枢·九针十二原》曰："欲以微针通其经脉，调其血气。"《灵枢·刺节真邪》曰："针刺之类，在于调气。"《灵枢·终始》曰："凡刺之道，气调而止。"由上可见，针灸的通经调气作用是治疗各种疾病、祛除各种气滞的有效大法，也是针灸治病的根本道理。贺普仁教授认为，中医"气"是指人体一切脏腑组织器官的机能作用，如果人体脏腑组织发生气机不调，就会出现疾病，调气实质上就是调理脏腑经络的机能。

（二）三通法旨在通经

"通"有贯通的意思，指由此端至彼端，中无阻隔；"通"又有通顺的意思，指往来、交接、勾结（《辞海》）。经络按照一定的次序规律交接，使气血流注往复，循环不已，这就是经络"通"的作用，就是人体生命活动的基本生理特征。贺氏针灸三通法的核心在于"通"，针刺疗法的最终目的也在于"通"，而众多疾病的根结在于"不通"，因此只有使经脉气血贯通上下、通达内外、沟通表里，才能保证脏腑、经络、组织、器官的正常功能活动，使人体处于阴平阳秘的平衡状态。疏通经络、调理气血是针灸治疗的重要法则，针灸治病就是根据经络与脏腑在生理病理上相互影响的机理，在腧穴部位进行针灸，取得"通其经脉、调其血气"的作用，从而消除病理因素，治愈疾病。

三通法是用各种针灸方法，调气以通经，通经以调气，达到疏通经络、调和气血、治愈疾病的目的。微通法重在调，温通法取其温，强通法在于决血调气，根本宗旨就是通。正如虞抟《医学正传》所说："通之之法，各有不同，调气以和血，调血以和气，通也；下逆者使之上行，中结者使之旁达，亦通也；虚者助之使通，寒者温之使通，无非通之之法也。"

1. 微通法

微通法是毫针疗法。将临床最常用、最基本的毫针刺法命之曰微通法是有其含义的。所谓微通，其含义有：①毫针刺法。因其所用毫针细微，故古人称之为"微针""小针"。"微"表示此法的主要工具是毫针。如《灵枢·九针十二原》曰："欲以微针通其经脉。"《标幽赋》也指出："观夫九针之法，毫针最微。"②有微调之意。用毫针微通经气，好比小河之水，涓涓细流，故曰微通。③取其针刺微妙之意。《灵枢·小针解》曰："刺之微在数迟者，徐疾之意也。""粗之暗者，冥冥不知气之微密也。妙哉！王独有之者，尽知针意也。"所谓微者，是指针刺精微奥妙之处。应用毫针在临床操作中从持针、进针、行针、补泻直到留针、出针各个环节都有很高的技术要求，有诸多的具体方法，运用正确的针法，掌握气机变化的规律，其中最重要、最关键的要领在于治神、守神，并使针刺后达到"气至"，从而真正理解针刺的精微奥妙之处。④手法轻微之意。贺普仁教授认为手法轻巧是取得理想疗效的关键，针刺应给予患者感觉舒适的良性刺激。

如何掌握针刺的微妙呢？《灵枢·九针十二原》曰："小针之要，易陈而难入。"

贺普仁教授认为，微通法的实质就是研究和探讨针刺过程中的刺激形式、刺激量和刺激效应，以及这三者之间的相互关系。具体治疗时，以针为根，以刺为术，以得气为度，以补泻为法，随证应变，从一针一穴做起，掌握腧穴处方的综合效应，以期取得理想的疗效。微通法以中医理论为指导，也是一切针法的基础。

2. 温通法

温通法以火针疗法为代表，包括温针、艾灸等疗法。此法给机体以温热刺激，好似春季河面浮冰，得阳春之暖，而渐融之，河水通行无涩也，因其得温而通，故名温通。

火针古称燔针、焠刺、白针、烧针。《灵枢·官针》曰："九曰焠刺，焠刺者，刺燔针则取痹也。"《伤寒论》："烧针令其汗。"施术方法是将针体烧白，然后刺入人体一定的穴位或部位，从而达到祛除疾病的目的。火针具有针和灸的双重作用。其一，针刺穴位，本身有调整作用，此同微通法；其二，温热属阳，阳为用，人体如果阳气充盛，则阴寒之气可以祛除，即火针有祛寒助阳的作用。而人身之气血喜温而恶寒，如《素问·调经论》曰："血气者，喜温而恶寒，寒则泣不能流，温则消而去之。""寒独留则血凝泣，凝则脉不通。"血气遇寒则凝聚不通，借助火热，得温则流通。火针主要适用于疑难病、顽固性病证、寒证等。

灸法是针灸疗法中的一项重要内容，能治疗针刺效果较差的某些病证，正如《灵枢·官能》说："针所不为，灸之所宜。"或结合针法提高疗效。灸法的作用较为广泛，其中最基本的是温散寒邪。《素问·调经论》云："血气者，喜温而恶寒，寒则泣而不流，温则消而去之。"因而灸法同样可用于治疗寒邪为患，偏于阳虚诸证。

3. 强通法

强通法中典型的方法是放血疗法，包括拔罐、推拿等疗法。放血疗法是用三棱针或其他针具刺破人体一定部位的浅表血管，根据不同的病情，放出适量的血液。三棱针，即《灵枢》中所说的"锋针"，其具体刺法有"络刺""赞刺""豹文刺"等。《灵枢·小针解》曰："菀陈则除之者，去血脉也。"即指以放血疗法祛除恶血，以达祛瘀滞、通经络的作用。此法犹如河道阻塞，水流受阻，今疏浚其道，强令复通，故曰强通。关于刺血疗法出血量的多少非常值得重视。《内经》屡次提出放血要放到"血变而止"，清代徐大椿亦云："凡血络有邪者，必尽去之，若血射出而黑，必会变色，见赤为止，否则病必不除而反为害。"(《医学源流论》)

其作用机理，一方面，通过祛瘀以通经，因瘀血是病理产物，又可成为致病因素，若瘀血阻滞经络，最好的方法莫过于刺破血络以泻血祛瘀。《素问·调经论》说："刺留血奈何？岐伯曰：视其血络，刺出其血，无令恶血得入于经，以成其疾。"另一方面，若无瘀血时，由于气血相互依存，在实证时，通过决血以调气，起到疏通经络的作用。从中医学"祛瘀生新"的理论来看此属治本之法。强通法主要用于急救及有瘀滞的病证。

以上是三通法的核心与内涵，引而广之，如微刺法当属微通，熏熨法归于温通，刮痧等为强通类，三通法又包含了所有的针灸疗法。

二、医案

1. 癫痫

朱某，男，9岁。家长代述：患儿从7岁开始出现抽风，发作时间每月1～7次不等，面黄，抽时忽然跌倒，不省人事，继则斜视，口吐白沫，约半小时后苏醒，醒后疲乏，精神不振，经过针灸治疗症状好转，已有8个月未犯。现又发现抽搐，记忆力减退，食纳减少，睡眠、二便均正常。

望诊：面色淡黄，舌质淡红，苔白，语言清楚，声音低怯。

脉象：滑数。

辨证：痰饮郁滞中焦，中气不降，随肝胆之气上扰。

治法：化痰饮，息风降逆。

取穴：四神聪、中脘、颊车、地仓、合谷、太冲。

刺法：点刺及气，不留针。每周针1～2次。

第10诊家长代述：从初诊到现在约2个月，患儿始终未抽搐，精神好，唯记忆力仍较差。

取穴：百会、上星、中脘、合谷、太冲。

刺法：同前。

第16诊家长代述：从上次针后患儿情况很好，一直未犯病，所以2个月未来诊治。但在1周前又连续抽搐两次，每日1次，约10分钟缓解，抽后四肢疲乏，精神欠佳，脉沉滑。此为阳气不足，不能化痰。

取穴：大椎、腰奇。

刺法：大椎针尖向下刺，腰奇针尖向上刺，均刺入三寸半深。

共观察治疗半年，随访5年，病情未犯。

2. 脱发

王某，女，27岁。毛发稀疏3年余。3年前即觉头发脱落较多，每次洗头掉发一大团，逐渐头发越来越少，几见头皮，余无异常感觉，纳食、睡眠均好，二便正常。

望诊：头发稀少，苔白腻。

脉象：沉细。

辨证：先天肾气不足，发失所养。

治法：补肾益气，健脾养血。

取穴：中脘、上廉、足三里。

经针刺 3 次后，患者停止脱发，洗头时仅掉少量头发。共针刺 12 次，已有毛发新生。1 年后随访，发长如初。

3. 痤疮

谢某，女，19 岁。面部痤疮 4 年，背部痤疮 1 月余。自 15 岁起面部起疙瘩，发痒，月经前症状加重，进食油甘厚味后加重。

望诊：面部及背部有红斑丘疹，舌苔白。

脉象：滑。

辨证：青春发育，情志不畅，气血郁滞。

治法：通经络，调气血。

取穴：背部痣点。

刺法：用锋针速刺放血，辅以拔火罐。

共治疗 10 次，面部痤疮消失，月经来潮时亦未见反复。

4. 摇头风

裴某，女，56 岁。头部摇动自己不能控制 3 年，病情时轻时重，一般在发怒、情绪波动时加剧，曾诊为"脑动脉硬化"，未做治疗。后来症状加重，头摇动终日不休，曾服息风中药 3 剂，无效。平素纳可，二便调，时有头晕，烦躁易怒。

望诊：苔白，面润。

脉象：弦滑。

辨证：肾阴不足，肝风内动。

治法：补肾滋阴，息风止痉。

取穴：长强。

刺法：毫针深刺 4 寸，行补法，不留针。

针后自觉头不自主摇动明显好转，精力集中时自己可以控制。二诊后每天摇动 2～3 次，较前减轻。治疗 5 次后，症状缓解，头摇自止。

5. 头痛

张某，男，20 岁。头痛间歇发作近 1 年。患者自去年 3 月份开始头痛，初起为双侧太阳穴处疼痛，后觉后枕部疼痛，曾在外院做头 CT、MRI 均未见异常，脑电图示为中度广泛异常。12 月份又出现头痛剧烈，以后枕部明显，发作时言语错乱，在天坛医院做腰穿检查未见异常。昨日上午又出现疼痛，夜晚 10 点多疼痛发作剧烈，伴耳聋，言语不能，纳差，眠可，二便调。

望诊：舌暗红，苔白。

脉象：脉细涩。

辨证：气滞血瘀，清窍失养。

治法：行气活血，通经开窍。

取穴：百会、神庭、本神、中脘、内关、涌泉。

刺法：毫针。

经 12 次治疗，临床症状消失。

6. 口腔溃疡

王某，女，45 岁。口腔溃疡反复发作 7 年。7 年前，因为发热而出现口腔溃烂，经治疗后症状好转，但反复发作，且日渐加重。近来整个口腔呈黄白色溃疡面，因疼痛不能说话，不能进食，身体日渐消瘦，二便正常。

望诊：面黄无华，舌质红，苔薄白。

脉象：脉沉细无力。

辨证：素体虚弱，虚火上炎，耗损阴液。

治法：养阴清热，泻火祛腐。

取穴：劳宫、照海。

刺法：以毫针刺入穴位，先补后泻，先针照海穴行九六之补法，后针劳宫穴行九六之泻法。留针 30 分钟。

针后 4 小时，患者疼痛大减，可进食水，次日，已能说话。二诊后，溃疡面缩小，疼痛轻微。六诊后，溃疡面痊愈。

7. 胸闷痛

赵某，女，78 岁。胸闷、胸痛十余年。患者于十余年前出现心前区疼痛，胸闷，时有喘憋，夜间时有咳嗽，咯吐泡沫痰，曾于门诊服中药治疗，效果不显。现仍时胸痛，胸憋闷，夜间时常喘憋，咳嗽，咯吐泡沫痰，纳可，眠差，二便调，伴气短，双下肢浮肿。

望诊：舌质暗，苔白。

脉象：脉沉细。

既往史：高血压病史。

西医诊断：冠心病。

辨证：气滞血瘀。

治法：益气活血通脉。

取穴：内关透郄门、筑宾。

刺法：毫针。

二诊：患者症情有所好转，仍感胸痛、胸闷，夜间时咳嗽，咯吐泡沫痰，针取内关透郄门、筑宾、天突、膻中（毫针）。刚针完即觉胸闷减轻。

按：内关透郄门在临床中救治了许多冠心病胸闷患者。

三、常用针灸组方

1.气血两虚

证候：半身不遂，口舌歪斜，言语謇涩或不利，面色白，气短乏力，口流涎，自汗出，心悸，便溏，手足肿胀，舌质暗淡，舌苔薄白或白腻，脉沉细、细缓或细弦。

治法：益气活血通络。

取穴：曲池、温溜、阳溪、合谷、三间、二间、商阳、足三里、解溪、冲阳、陷谷、内庭、厉兑、天枢。

方义：手足阳明经为多气血之经，取阳明经之五输穴可以助生化之源，益气补血，一经取多穴可以更好地激发经气。同时合用足阳明天枢穴，又是大肠募穴，一穴可调手足阳明二经之气血，以斡旋上下。

2.痰湿阻络

证候：半身不遂，口舌歪斜，舌强言謇或不语，偏身麻木，头目眩晕，舌质暗淡，苔白腻，脉弦滑。

治法：化痰通络。

取穴：尺泽、孔最、经渠、太渊、鱼际、少商、阴陵泉、地机、商丘、太白、大都、隐白、章门。

方义：脾为生痰之源，肺为贮痰之器，故取肺脾两经的五输穴，起到宣肺健脾、祛湿化痰的作用。加取脏会章门，以交肺脾二经之气。

3.阴虚阳亢

证候：半身不遂，口舌歪斜，舌强言謇或不语，偏身麻木，烦躁失眠，眩晕耳鸣，手足心热，舌质红绛或暗红，少苔，脉细弦或弦数。

治法：育阴潜阳。

取穴：尺泽、孔最、经渠、太渊、鱼际、少商、章门、阴谷、复溜、太溪、然谷、涌泉。

方义：手太阴肺为金，足少阴肾为水，取两经五输穴，取之金水相生之义。加取脏会章门，以交肺肾二经之气。

4.肝肾阴虚

证候：半身不遂，口舌歪斜，舌强言謇，偏身麻木，口干舌燥，耳鸣如蝉，五心烦热，舌光红无苔，脉弦细。

治法：滋补肝肾。

取穴：天井、会宗、阳池、中渚、液门、关冲、阴谷、复溜、太溪、水泉、然谷、涌泉。

方义：直取足少阴五输穴，大补肾水之亏，鼓舞肾气，肝肾同源，以滋补肝肾。复取手少阳三焦经之五输，乃取"三焦原气之别使"之义，将原气通过三焦经脉布数全身。

5. 肝阳上亢

证候：半身不遂，口舌歪斜，舌强言謇或不语，偏身麻木，眩晕头痛，面红目赤，口苦咽干，心烦易怒，尿赤便干，舌质红或绛，苔薄黄，脉弦有力。

治法：平肝潜阳。

取穴：尺泽、孔最、经渠、太渊、鱼际、少商、曲泉、中封、太冲、行间、大敦、期门、肝俞。

方义：手太阴肺为金，足少阴肾为水，取两经五输穴，取之金水相生之义。期门为肝募，气血至此自肝交肺。

6. 瘀阻脉络

证候：半身不遂，口舌歪斜，舌强言謇或不语，偏身麻木，舌质暗或有瘀斑瘀点，脉或迟或涩。

治法：化瘀通络。

取穴：尺泽、孔最、经渠、太渊、鱼际、少商、血海、阴陵泉、地机、三阴交、商丘、太白、隐白、中府。

方义：肺主气，肺经五输穴取之，可以推动气血运行，使瘀血得化。脾乃气血生化之源，以资血液化生。加取血海、三阴交，以增化瘀之功。中府，为肺之募穴，脾肺合气于此。

王 乐 亭

　　王乐亭（1895—1984），名金辉，号乐亭，河北省香河县王指挥庄人。王乐亭先生幼时在京东某村拜私塾先生乔书阁老师学习，因攻读十分勤奋，遂深得乔师的喜欢。乔之祖父为清代当地的典狱官，曾得一南方犯人的祖传秘法，即用六寸针透刺双侧曲池至臂臑穴治疗淋巴结核。然而此秘法却在乔氏家族中白白传了三代，未曾有人付诸实践。乔氏便把它传授给了令他十分喜爱的王乐亭。时值乔氏在京城某首饰楼工作的亲友返里省亲，因患颈淋巴结核数年而屡治未效，闲暇之中曾向乔氏吐诉病患之苦，乔氏遂嘱其亲友返京打制六寸银针一对，准备治疗。乔先生把祖传的针灸秘法悉心口授给当时对医学一无所知的王乐亭，由他用六寸银针给患者治病。针过几次之后，竟奏奇效。患者为答谢乔氏师徒，就将一对银针送给他们。王乐亭先生就这样拿着一对六寸银针，踏上了"针灸行道"的征途。

　　王乐亭先生初学时兴趣比较浓厚，来诊者一律免费接待，义务治疗。由于疗效明显，所以远近数十里的乡亲俚友，凡患"鼠疮脖子"（即瘰疬）者均来求治，这样王乐亭也积累了一定的临床经验。

　　1916年王乐亭先生考入大学学习法律，读了两年大学，他感到毕业后仍无出路，而六寸银针反而能为患者解除痛苦，于是他毅然决然地放弃了上大学之路，拜四川针灸名医陈肃卿为师，正式踏上了学习针灸的路程。他认为自己使用六寸银针仅能治疗一种病证，而系统学习针灸的理论和经验，才能治疗多种疾病。他的针灸老师陈肃卿是祖传针灸的第二代，其父陈丹仙（人们尊称其为"陈半仙"）针灸技艺高超，誉满北京城。传到陈肃卿时，因其针药并施，技术更加全面，使得王乐亭眼界大开，学识与技术日益增进。

　　1929年，王乐亭先生考取针灸医师执照，并取得独立开业的许可证。他的主考官是当时有名的针灸医师孙祥麟，对他甚为赏识。在王乐亭先生登门答谢时，发现孙祥麟所用针具皆为金针，对他启发很大。因为他在读书时曾多次读到"以金制针更佳"，但却从未见过真正的金针，于是随即到某金店打制一套金针（包括各种型号的毫针与六寸金针）。从此以后，王乐亭先生开始使用金针为广大民众医治疾苦，而且逐渐获得了"金针王乐亭"的称誉，于是民间流传有"南有陆瘦燕，北有王乐亭"之美誉。

王乐亭先生热爱针灸事业，为了使针灸技艺精益求精，更有效地为更广大患者解除病痛，他不懈地研读多种医书，从《内经》《难经》等古典医学著作，到中华人民共和国成立后国内各中医学院、中医研究院编著的针灸学讲义、书籍等，种类繁多，不及备述。王乐亭先生认为使他受益最多的书是《针灸大成》和《内经》。他对《千金方》《外台秘要》《医宗金鉴》《东医宝鉴》《经穴纂要》《经脉图考》《十四经发挥》等书均精心研读，博取众家之长，终于形成自己独特的经验体系。1956年王乐亭先生除任北京中医医院针灸科主任之外，还曾任北京第二医学院（现为首都医科大学）教授、北京中医学会理事、北京针灸学会理事、《中医杂志》编委等。他以"金针"起家，通读经典，精于临床，学风正直。他于20世纪60年代提出的"手足十二针""五脏俞加膈俞""督脉十三针""老十针"等针灸组方，在当代针灸处方学发展中占有重要的学术地位，目前仍被广泛应用，极具研究价值。他对针刺技法的注重、对透穴的运用等已成为北京中医医院针灸科学术特色的组成部分。王乐亭教授虽已故去，但他对北京中医医院针灸科和北京针灸事业所做出的贡献却有口皆碑，真正实现了他自己的愿望：为人民做出有益的贡献。

王乐亭临床经验

一、学术思想

王乐亭先生一生医术高超，活人无数，在临床针灸方面积累了许多宝贵经验，至今仍在发挥运用，为针灸学的发扬光大做出了杰出的贡献。王乐亭先生的学术思想主要体现在以下几个方面。

1. 整体观念贯穿始末

整体观念是中医学的基本特点之一。中医学认为人体是有机的整体，五脏、六腑、四肢百骸、气血津液是相互关联的统一整体，人体脏腑、组织、器官的功能活动不是孤立的，而是在生理上相互制约、相互依存，在病理上相互影响、互为因果的。王乐亭先生强调在病机、诊断、治疗方面从整体观念出发，以调整整体功能。王乐亭先生提出的"五脏俞加膈俞"的配穴方法即是整体观念的具体应用。

组方：肝俞、心俞、脾俞、肺俞、肾俞、膈俞。

功能：调气和血，扶正固本，调理阴阳。

五脏俞是脏腑经气输注于背部的腧穴，肾为先天之本，脾为后天之本，此组方中五脏兼顾，扶正固本。王乐亭先生通过针刺五脏俞而调五脏之气血阴阳，又加"血会膈俞"，以调气理血，升清降浊。此穴位组方主要针对五脏亏虚之证，最常用于治疗虚损证，辨证为五脏俱虚者，可采用此配方。

王乐亭先生认为若针一穴治一经，针两穴治两经，甚或针多穴治多经的方法过于烦琐，或无济于事，采取五脏俞配膈俞，则能从阳引阴，通调全身的气血阴阳，扶正以祛邪。此方亦常用于治疗不寐、遗精、心悸、健忘、眩晕、头痛等证。王乐亭先生认为这类病证多因思虑过度、劳伤心脾，或久病失养所致，证候表现多为气血阴阳俱虚，因此采用背俞穴可起到鼓舞正气的作用。中风病属于气血虚损者，在治疗的中后期也可加用五脏俞和膈俞穴。癫狂痫证使用本方，针刺以心俞、肝俞、肾俞为主，可调整全身机能，促进恢复。其他如月经不调、脏躁、咳血等疾患，辨证为五脏虚者，均可选用此针灸组穴，以求其本。

王乐亭先生临床上经常采用"手足十二针"，亦从另一角度说明了对整体观念的重视。

组方：合谷、内关、曲池、三阴交、足三里、阳陵泉。

功能：调和阴阳，通经活络，调气和血，清热开窍。

合谷为大肠经的原穴，曲池为其合穴，肺与大肠相表里，故可间接调理肺气。阳陵泉为胆经合穴，肝胆相表里，故有调理肝胆之功。三阴交可交通肝、脾、肾三脏。足三里调理脾胃，助运化受纳。内关为八脉交会穴，可宁心安神、通调三焦。诸穴相配，可五脏兼顾，进行整体机能的调节，因取穴相对安全，故临床应用广泛。主要适应证为中风、高血压、瘫痪、痹证等。对于中风病，应根据辨证，分清虚实，采用补泻手法，对于阴虚阳亢的高血压者，应补其阴经穴，泻其阳经穴，以达阴阳平衡。王乐亭先生将"手足十二针"编成歌诀：合谷内关曲池行，三阴三里与阳陵，调和阴阳理气血，清热开窍又通经。

王乐亭先生治疗诸病，皆在整体观念的指导下，从五脏相互联系、互为因果的角度处方施治，取得了显著的临床疗效，体现了其对中医学之精髓的深刻理解和灵活运用。

2. 辨虚实，补泻分明

王乐亭先生认为，人是一个统一的整体，应当保持相对的阴阳平衡，即所谓阴平阳秘。如果外邪入侵或六气内生，就会引起阴阳失衡而为病。所谓虚实者，即《素问·通评虚实论》所说："邪气盛则实，精气夺则虚。"疾病的发生，不外实证、虚证或虚实夹杂证，本着"虚则补之，实则泻之"的原则，对于虚证则用补法，对于实证则用泻法，对于虚实夹杂证则应补其虚而泻其实。不存在"不虚不实"的情况，因不虚不实即阴阳平衡的正常状态，就不需要针刺了。所以，针法不存在平补平泻的问题，补泻应当分明。

对于补泻手法的实施，要根据病情，采取轻、中、重度刺激量。王乐亭先生结合前贤所述与几十年的临床研究，将补泻手法归纳为"随济迎夺，进插退提"，即按照各经的循行方向而行补泻之法，顺经捻针为补，逆经捻针为泻。王乐亭先生主张严格按照十四经的起止和循行方向，以及阴阳升降的道理进行补泻，配合轻、中、重度刺激量，形成了简单易行而卓有成效的补泻手法，而不推崇其他特殊的针法。

从针灸组穴方面也可以反映王老对补虚与泻实的重视。《医学发明》一书中有十全大补汤一方，由八珍汤加黄芪、肉桂组成，以补益气血。王老一贯重视中医基础理论在针灸临床的应用，故仿效此方而拟定针灸学的十全大补方。

组方：合谷、曲池、内关、足三里、阳陵泉、中脘、太冲、三阴交、章门、关元。

功能：补气血，健脾胃，养心气，滋肝肾，通经活络。

十全大补方偏于调补，主要用于虚损诸证，包括神经衰弱、慢性消耗性疾病的后期、久病体弱、老年病等，属于气血不足，心脾两虚，或脾肾两亏，先天后天失养，或肝肾亏虚者。以组穴处方定补泻，是王乐亭先生运用中医理论的一种独特创举，给后世针灸工作者以深刻的启迪。

3. 治未病，以防为本

王乐亭先生在以胃为先的前提下，重视治未病，以防为本，提出"老十针"有病可治、无病可防之说，将"老十针"用于体虚或病后的预防治疗，以及慢性病的善后调理。"脾旺不受邪"，实脾胃者，百病可防，体现了王乐亭先生预防为主的学术观点。

王乐亭先生积极提倡针灸预防中风及他病，选用手足十二针及艾灸气海、关元。春夏相交灸气海，每日灸7壮，灸7次；夏秋相交灸关元，每日灸7壮，灸7次，以平阴阳，和脏腑，调气血，通经络。王乐亭先生从临床实践中得出，人在未得中风时，或一两个月前，或三四个月前，不时出现手大指、食指麻木，或足腿酸麻，良久方解，发麻为将中风之候。如无以上情况，有高血压的人不时头晕也可用此法预防，或用滋阴益肝肾的药，再保守元阳，也能预防。

4. 治其本，以胃为先

中医治疗中强调"治病必求其本"，王乐亭先生提出了"治其本，以胃为先"的观点。《素问·太阴阳明论》云："脾者，土也，治中央。"脾为土脏，灌溉四旁，主运化升清，将水谷精微上输至心、肺，通过心肺化生气血营养全身。脾胃主一身之气机，脾升胃降，升降平衡，一身之气机才可正常运行。明·戴思恭认为："胃为水谷之海，法天地，生万物……五脏六腑皆禀之以为主，荣卫天真皆由谷气以充大。"脾气升发向上，则元气才能充沛，人体始有生生之机。所谓有胃气则生，无胃气则死。

根据《脾胃论》中补中益气汤及调中益气汤的方义，王乐亭先生在临床实践中总结出了著名的"老十针"与之相应。

组方：中脘、足三里（双）、上脘、下脘、气海、天枢（双）、内关（双）。

功能：调中健脾，理气和血，升清降浊，调理胃肠。

"老十针"不但用于治疗消化系统疾患，在治疗其他系统疾病中也得到广泛应用。对于一切胃肠病证无论虚实寒热，根据"虚则补之，实则泻之"的原则，皆可首选"老十针"，如胃炎、胃痉挛、溃疡病、肠炎、痢疾、消化不良等。对于气分病、血分病及由于气虚血滞引起的病证，加用中脘、足三里等穴可健脾益气，补益后天，促进气血流通。如中风后遗症多见气虚血瘀，采用"老十针"可提高疗效。神经衰弱、慢性病的恢复阶段，治疗中联合应用"老十针"可改善体质，镇静安神。对于由气血不足而致的妇科疾患，王乐亭先生亦多选加此配穴，通过治阳明来调冲任。癫痫易反复发作，缠绵难愈，"久病多由痰作祟"，痰的产生多责之于脾胃运化失职，故此病的治疗亦可配用"老十针"，特别是对于饭后容易发病、发作时呕吐严重者，常配合选用。"老十针"广泛地用于各种疾病的治疗中，充分体现了王乐亭先生对中焦脾胃的重视。

5. 重经络辨证，推陈出新

王乐亭先生重视八纲辨证的同时，更充分运用对经络知识的深刻理解，将经络辨证与之相结合，使治疗上更有的放矢，大大提高了临床疗效。

《素问·痿论》云："治痿独取阳明。"故临床治疗瘫痪病证时，多取阳明经穴为主。王乐亭先生在开始治疗瘫痪时也遵古训，选用上述经穴。但是实际效果不够理想，于是开始探求新的治疗思路。他认为督脉为阳脉之海，督一身之阳，人体的一切功能活动皆为阳气所主，如果阳气不能上升下达，则阴血郁闭，筋脉失荣，故痿弱不用。况且督脉与任脉相通。一阴一阳，相互协调。所以治督可使阳气畅达，阴阳气血调和，以期阳生阴长，恢复肢体的功能活动。在此基础上，他提出了治痿独取督脉，并制定了"督脉十三针"处方。

组方：百会、风府、大椎、陶道、身柱、神道、至阳、筋缩、脊中、悬枢、命门、腰阳关、长强。

功能：用补法可补益阳气、强筋壮骨、补髓益脑，用泻法可抑阳清热、疏通经气、调理气机。

"督脉十三针"多用于瘫痪、半身不遂、癫狂痫、风寒湿痹等病证的治疗。王乐亭先生认为，外伤性截瘫是由于外力损伤脊髓，使督脉之经气不能接续所致，选用"督脉十三针"可疏通督脉，续筋接骨。小儿麻痹症后期以虚为主，治当滋补肝肾，并以补督脉为要，鼓舞阳气，促进筋脉功能。又如癫狂痫证均为神志病，督脉入脑，调节督脉之气可达醒神开窍之功。

"督脉十三针"是王乐亭先生灵活运用经络辨证,利用奇经治病的典范。

王乐亭先生利用六寸金针透刺曲池、臂臑治疗瘰疬,取穴少,有神奇疗效,为众多患者解除了痛苦,引起国内外学者的极大重视,究其机理,亦可用经络辨证来阐释。王乐亭先生认为,曲池、五里、臂臑三穴,均为手阳明大肠经穴,大肠经经肩胛、颈至鼻旁,因"经脉所过,主治所在",故对经脉循行所过处的硬结肿核能促其气血流行,起到疏通化散的作用。手阳明大肠经与手太阴肺经相表里,透刺曲池、臂臑可兼顾大肠经、肺经,起到宣气行血、疏通经络、逐瘀散结之效。王乐亭先生治疗瘰疬的经验丰富了针灸临床,是运用经络辨证的又一典范。

6. 调气血,异病同治

王乐亭先生认为阴阳失衡是机体患病的实质,阳盛则阴病,阴盛则阳病,针灸的功效就在于调整机体阴阳,以达到阴平阳秘。而人体阴阳平衡的维持,是依靠脏腑气血功能的平衡来实现的,针灸通过调理气血来调整五脏功能,"气为血之帅,血为气之母,气行则血行,气滞则血瘀"。从针灸的效应来看,主要是治气调气。如在治疗风邪侵袭经络时,认为,"治风先治气,气行风自息"。又如"手足十二针"组穴中,曲池、合谷、阳陵泉、足三里均为阳经穴,功在调气、治气;而三阴交、内关为阴经穴,功在理血、治血。"老十针"广泛应用于多种疾病的治疗,其机理在于"老十针"能够调理中焦脾胃,以调理气血。人以气血为本,气血不和则为病,气血调和则诸病可愈。如中风后遗症、虚损、不寐、心悸、截瘫、月经不调等,究其病机皆与气血亏虚或气血瘀滞有关,故即便是不同的疾病,采用相同的取穴,也可奏效。王乐亭先生重视气血在发病中的重要性,治疗采取相同的法则,从通调或补益气血入手取效,此即所谓异病同治。

二、医案选要

病例 1. 王某,女,27 岁。患者左侧颈部患淋巴结结核 1 年。初起感冒发热,左侧颈部、耳后下方肿起,约蚕豆样大,经检查诊断为淋巴结结核。服西药及注射链霉素效果不显。近 1 个月来,病情突然发展,肿起如核桃样大,伴有发热,左侧上肢抬举不利,颈项活动不便,精神不振,纳食减少,二便及月经尚属正常。

检查:局部肿块 4cm×3cm 大小,有轻微压痛。面色黄,身体消瘦,舌质淡红,苔白,脉沉细数。

辨证:气血凝滞,痰湿聚结,发为瘰疬。

治法:调理气血,消肿散结。

处方:六寸金针曲池透臂臑,每周 3 次。

手法：泻法。

治疗经过：针刺 6 次后，局部肿核已消一半，但上肢活动仍觉不利。针刺 12 次后，肿核红肿完全消失，上肢活动自如。仍以六寸金针加足三里、合谷、太冲调理脾胃，疏肝解郁。针刺 28 次后，局部肿核全部消失，其他症状全部消除。共针刺 30 次，获临床痊愈。

方解：一针可担曲池、五里、臂臑三穴，都有主治瘰疬的功能。所以，针曲池透臂臑旨在肺经、大肠经同调，功能宣气行血、疏通经络、逐瘀散结、化腐生肌。其所以能够治疗瘰疬，是因为可调整机体整体和脏腑气血的功能，并依靠其经脉之所过而治之。

病例 2. 柳某，男，42 岁。患者胃痛已 1 年余。开始由饮食不节而致，自觉饭后上腹部疼痛、胀满，伴有嗳气、吞酸，经服中药稍见好转，但有时胃痛仍作，伴有恶心，吞酸，大便不调，有时溏便，日解 1～2 次，少腹部发凉，喜热饮，身畏寒，神疲气短，语声低沉，面黄体瘦。舌苔薄白腻，舌质淡，脉沉细。

辨证：脾胃虚寒，运化失司。

治法：健脾温中，消食止痛。

处方：老十针加灸中脘、气海。隔日 1 次。

手法：补法。

治疗经过：针刺 3 次后，胃痛减轻。针刺 6 次后，胃痛已止，少腹发凉减轻，大便成形。仍以原方，每周针灸 2 次。继续治疗 4 次，胃脘痛未再发作，腹胀大减，嗳气、吞酸次数减少。继以上法针灸，2 次后停诊，并带回艾条自灸中脘、关元二穴。两月后追访，胃脘痛未发作，饮食见增，少腹凉感已消失。

方解：中脘穴为胃之募穴，乃足阳明胃经经气汇聚之处，其功能可助胃消化水谷，温通腑气，升清降浊，调理中焦之气机。足三里为胃经合穴，具有健脾和胃、通调肠腑之功。中脘与足三里相配伍可调中益气，升清降浊。上、中、下三脘配合，具有调整胃腑受纳和吸收水谷之效。气海与中脘相配可助其益气升阳之功。天枢为大肠募穴，可消导积滞、调益脾气。加灸中脘和气海，以加强温中散寒之功。诸穴相配，共起调中健脾、升清降浊之效。

病例 3. 郑某，男，65 岁。病历号 605205。初诊日期：1977 年 10 月 17 日。患者于 5 天前早晨 6 点起床时，发现左侧半身活动失灵，左侧面部及上肢麻木，下肢软弱，不能行走，视物模糊不清，口流涎水，语言不清，头痛如割，夜间为重，食欲尚可，大便干燥，3～4 日未解，夜尿频数。舌质红，苔微黄，脉弦细数。曾服中药，疗效不显。

辨证：阴虚肝旺，肝风内动。

治法：养阴平肝，镇肝息风。

处方：手足十二针方（曲池、合谷、内关、阳陵泉、足三里、三阴交）加风府、百会，每周3次。

手法：先补后泻。补其健侧，泻其患侧。

治疗经过：经针治3次，头痛减轻，大便通畅，搀扶已能行走。手足浮肿，舌质正常，脉弦滑。血压（140～170)/（80～100）mmHg。按原方隔日1次，再针7次，左侧上下肢活动已恢复，步履有力，浮肿消失。以后随访，不但生活自理，而且能承担一般家务劳动。

方解：内关为手厥阴络穴，可通三焦，行气利水；曲池、合谷、内关相配，能调节手阳明与手厥阴的经气；三阴交通调肝、脾、肾三脏，与阳陵泉和足三里相配，共调足阳明和足少阳之气。诸穴组合，则调和阴阳，滋阴潜阳，疏通经络。加风府、百会祛风通经，醒脑明神。

病例4.王某，男，18岁。初诊日期：1974年4月。家属代述：患者于7年前曾持续高热3天，经治疗烧退。半个月后突然仆倒，昏不知人，四肢抽搐，两目上吊，口吐白沫，舌尖被咬破，抽止醒后嗜睡，1个月发作2～3次。经某医院诊为癫痫，服用苯妥英钠和中药，发作次数减少。但近1个月来发作较频繁，每次发作持续2～3分钟，醒后头痛，困倦，自觉记忆力减退，学习很吃力，反应迟钝，夜卧尚安，二便正常，精神萎靡。面色黄，身体瘦弱，身材矮小。舌苔薄白，舌质淡，脉沉滑。

辨证：热灼伤阴，肝肾阴虚。

治法：滋补肝肾，镇肝安神。

处方：

方一：鸠尾、中脘、气海、内关、神门、足三里、三阴交。

方二：督脉十三针方。

两方交替使用，每周3次。

手法：发作时用泻法，平时用补法。

治疗经过：根据患者以往发作的大致日期，于发作前10天连续针刺5～6次，即停针观察。下个月按原治疗方案进行治疗。针后结果：第一个月犯病1次，但日期推迟5天，发作情况尚无明显变化。第二个月犯病1次，日期向后推延10天，发作时症状减轻，醒后头痛，倦乏感稍轻，可以自行缓解，不必卧床休息，1～2小时之后即恢复正常。第三次发作与末次发作间隔将近2个月，发作后见有头晕、体乏，之后间隔5个月未犯病，仅感心里难受，头脑发乱，卧床休息片刻，睡醒后症状消失。以后间隔半年仍未犯病，去农村插队2年，分配工作。1978年随访时，一直未再发作。

方解：方一中中脘为胃之募穴，鸠尾为脾之大络，两穴相配，可助豁痰开窍之功；气海可补益元气；内关、神门安神定志；足三里、三阴交相伍可交通气血阴阳。方二为督脉十三针，百会为督脉之极，为诸阳之会，能培补真阳；风府可醒脑开窍；大椎宣通诸阳；陶道、身柱可镇静安神；神道健脑通脉；至阳、筋缩、脊中可强健腰脊，定惊安神；命门、关元功能补阳益肾；长强鼓舞阳气上升。督脉十三穴相配，共奏醒神开窍、安神定志、培补肝肾之功。

病例 5. 刘某，女，27 岁。初诊日期：1967 年秋。患者结婚 5 年余，未孕。双方经检查未发现异常。患者心情忧郁，睡眠不实，多梦，饮食量少。月经周期前后不定，色淡量少，2 日净，少腹发凉，二便正常，曾服中西药未效。患者体型中等，面色黄白，舌质淡，苔薄白，脉沉细。

辨证：脾肾不足，胞宫虚寒。

治法：补益脾肾，暖宫调经。

处方：

方一：气海、关元、中极、三阴交，留针 30 分钟。加灸关元（艾条灸）20 分钟。

方二：五脏俞加膈俞方，加八髎。

两方交替使用，每周 3 次，12 周为 1 个疗程，间隔 1 周。

手法：补法。

治疗经过：经治 4 个疗程，共计针刺 48 次，于第 5 个月怀孕，停止治疗。此后连生三胎，均健在。

方解：方一中气海、关元、中极可升发元气，温补下元，通调任脉。三阴交可培补肝、脾、肾，三者与生育机能关系密切。加灸关元以温经散寒，助阳暖宫。方二中运用五脏俞以调理整体脏腑机能。膈俞为血会，以通利气血。八髎是膀胱经邻近胞宫的穴位，刺之前后相应，使其经气与肾相连。所选组穴能够调理全身及脏腑功能，使阴阳平和，气血充沛，任通冲盛，胞宫得暖，故而能受孕。

王乐亭先生提出的"手足十二针""五脏俞加膈俞""督脉十三针""老十针"等针灸组方对于现代针灸处方学的发展起了积极的促进作用，占有十分重要的地位，现代针灸临床仍在广泛应用。他的学术思想在北京中医医院针灸科得到了继承与发扬，王乐亭先生的经典组方成为临床医师的选穴依据之一，如在针灸科的常见病中风病的治疗中，"老十针"和"手足十二针"是最常选用的针灸组方之一。对中风病，从急性期、恢复期到后遗症期，结合中医辨证施治，临床中灵活应用王乐亭先生的经验，形成了一套独特的方案，疗效显著。

王 大 经

王大经（1915—1990），字若愚，男，北京房山上方村人。王先生自幼喜爱中医学，勤奋好学，17岁考入华北国医学院，1935年成为该校首届毕业生，并拜京城四大名医之一施今墨为师，继续学习，刻苦努力，深得真传，很快就成为施老的得意门生，并受到患者的爱戴和称赞。

中华人民共和国成立后，王先生受聘于北京中医进修学校，任伤寒教研室主任，为新中国培养中医人才。1959年调入北京中医医院，任内科主任医师。1978年被确定为北京市名老中医学术经验重点继承对象。王老先生在学术上一贯刻苦钻研，博采众长，师古而不泥古，并善于吸收西医学成就，辨病与辨证相结合，通过几十年的临床实践，逐渐形成了自己独特的风格和学术思想，以擅治各种疑难病尤其是自身免疫性疾病和神经系统疾病而著称。临床上王先生在治疗系统性红斑狼疮、类风湿关节炎、白塞综合征、脊髓空洞症、进行性肌萎缩、侧索硬化症、多发性硬化症等疾病上取得了显著成就。

王先生医德高尚，为人正直，襟怀坦荡，诚实忠厚，医术精湛，疗效显著，深受广大患者的爱戴。他对医术精益求精，撰写了多篇学术论文，并被收入《北京市老中医经验选编》一书。他毫不保守，全心传授，为中医事业培养了许多人才，他的徒弟中有许多成为新一代的名医。王先生的弟子现仍工作在医院一线的有周乃玉、韦懿馨、张志真、刘殿池、张胜容等。哲嗣：王岩。

王大经学术思想

王大经主张中西医结合。他常说，中医虽然有悠久的历史，但是不一定没有缺陷，而西医虽然有一定的不足，但有其长处。他认为要想成为大医家一定要掌握必要的医疗手段，只有这样才能不被疑难病所困惑。他反对医学有派别，重视衷中参西。如在临床上，他发现西医诊断的椎－基底动脉供血不足常常与中医的厥证表现相似，于是他采用中医治疗厥证的理论治疗此病，疗效满意。

他反对中医盲目地与西医结合，认为首先要学习好中医，然后再学西医。他反对学生在刚开始学中医时就学西医，这样的话，中医学不好，西医也学不好。他反对现在的中医教育模式，认为中医药应该保持自己的特色。因为现在西医学发展得很快，中医与西医一起学习容易被西医覆盖。中医只有保持自己的特色才能存在，中医不应该像西医一样，在实验室里造药，中医的实践性很强，要靠临床。

王大经提出，湿是痹证的主因。他通过临床实践，结合类风湿关节炎的发病特点，提出了湿是痹证之主因的病因学认识。他认为湿易与寒、热相夹杂，寒湿、湿热蕴久便可形成湿毒，而其病之本在于阳虚，肾气不足，寒湿外侵而骨瘘筋挛。在治疗上，类风湿活动期湿热化毒，应急则治标，用清热解毒、消肿止痛、祛湿解毒的方法。对于寒湿为主者，则以温阳化湿、搜剔络邪为主。病情稳定后，采用培本固肾、养血通络法治疗。在用药方面，王大经有其独到的经验。比如附子，他常用15～60g。他认为痹证需要温阳，这时使用大量附子机体自然可以接受。他说治病要讲究出奇制胜，一味稳重有时会延误病情。当然，在运用有毒药物时，他也很注重药与药之间的配伍。他说很多人不敢运用附子，即使是应用也很少量，是因为没有掌握好药物的配伍。例如临床上，他把附子与熟地黄同用，这样熟地黄可以去附子之刚，附子可以除熟地黄之腻。服附子有心慌者，配熟地黄即可免除。

王大经运用中医理论，采用补益肝肾、调和气血、除湿解毒、和血化瘀、调理经气等方法治疗类风湿关节炎、系统性红斑狼疮、硬皮病等结缔组织病和脊髓蛛网膜炎、脊髓空洞症、脱髓鞘病、多发性神经炎、重症肌无力、格林－巴利综合征、椎－基底动脉供血不足、帕金森病等多种神经内科疾病，探索总结出一套独特的治疗方法，提高了这类疑难病的治愈率和有效率。

王大经在从医的后30年里，对结缔组织病和神经内科疾病进行了系统深入的临床研究，并且有很大的成就，为中医治疗这方面的疾病提供了经验。

（北京中医医院　王岩）

温清补下浅论

中医治法，古今贤人论述宏富。至明·张景岳制八阵，清·程国彭总结八法，使治法条清缕晰，极方便后学。但我认为这一归纳也生弊端。很多医生只知八法，甚至在临床偏执一法两法，而不知其渊源，久之就把中医的基本理论、论治精神丢了。治法成了无源之水、无本之木，成了简单苍白的手段，临床疗效就无从谈起了。

研究治法，根本的还是要读《素问》《灵枢》《难经》，读《神农本草经》，读《伤寒论》，读金元四大家和叶天士、吴鞠通的著作。要从经典中去领悟中医学精神，体悟中医治病法则，在长期临床中探究其真谛、妙谛。

《素问·至真要大论》曰："治诸胜复，寒者热之，热者寒之，温者清之，清者温之，散者收之，抑者散之，燥者润之，急者缓之，坚者软之，脆者坚之，衰者补之，强者泻之。各安其气，必清必静，则病气衰去，归其所宗，此治之大体也。"这是治疗大法。如此十二治法比后人归纳的治法更具体，更适宜临床，更符合中医精神。《素问·至真要大论》讲治法博大精深，但只读这一篇还不行，只读一篇不足以领悟中医治法。"时必顺之，犯者治以胜也"（《素问·六元正纪大论》）。这不是讲治法吗？"谷肉果菜，食养尽之，无使过之，伤其正也"，"化不可代，时不可违。夫经络以通，血气以从，复其不足，与众齐同，养之和之，静以待时，谨守其气，无使倾移，其形乃彰，生气以长"（《素问·五常政大论》）。这不是讲治法吗？"食饮有节，起居有常，不妄劳作"，"虚邪贼风，避之有时，恬淡虚无，真气从之，精神内守，病安从来"，"美其食，任其服，乐其俗，高下不相慕"，"提挈天地，把握阴阳，呼吸精气，独立守神，肌肉若一，故能寿敝天地，无有终时"（《素问·上古天真论》）。这不也是讲治法吗？有人会说，这是讲养生。难道养生精神不应该贯穿在治病过程中吗？养生也是养病、治病。有病治病，无病养生，那些人正说明不懂养生，也不懂治病，不懂中医治病精神。我一直认为，对一个中医医生来说，辨证论治有初级阶段，有高级阶段。要从初级阶段到达高级阶段，必须在中医经典上下功夫，在临床上辛勤探索。用此功力，中年医生也有希望；无此功力，老年医生也未必成功。此外，还要有开拓精神，这也是中医学精神。中医几千年来一直在开拓发展，从不保守。有的人一辈子没有读懂读通经典，没有开拓精神，死守几段章句，把古人生气勃勃的学问搞僵化了。

又无论总结多少治法，临床所见患者的病情都是千变万化的，不会是单纯、整齐划一的，或虚实相间，或寒热夹杂，或表里同病，或脏腑相传。医生必须辨证准确，论治不偏。

本篇仅就温、清、补、下治法的个人临床经验做简要介绍。

一、温法

温法是为寒证所设，即"寒者热之"。

所谓"寒证"是指里寒证。温法在四法（温、清、补、下）或八法（前四法加上汗、吐、消、和四法）中是比较难以驾驭的。很多临床医生望之生畏，唯恐用错不可收拾。也有人对寒证认识不清，觉得临床可用温法的不多见。实际上这是个辨证水平问题。

首先当然要辨清真热假寒，还是真寒假热，前者自然不能用温法。但是对于虚寒证、真寒假热证则是非温法不能除病。如清人程国彭所说，寒邪直中阴经，"其症恶寒厥逆，口鼻气冷，或冷汗自出，呕吐泄利，或腹中急痛，厥逆无脉，下利清谷，种种寒证并见，法当温之。又或寒湿浸淫，四肢拘急，发为痛痹，亦宜温散。此当温而温者也"（《医学心悟》）。

西医学所说的很多慢性疾病，如慢性炎症、器官组织生理机能低下等病变多表现为寒证，其中又多是疑难大病，严重危害人类健康和生命，如慢性胃炎、胃及十二指肠溃疡、心力衰竭、风湿性关节炎、脊髓炎、自身免疫性疾病及多种神经内科疾病等。我治这些病时常以温法获效。有一个骨髓炎女性患者，36岁，右手桡骨骨折后化脓，又因沥青中毒，伤口肿痛，半年未愈。我拟处方：生黄芪24g，炒白芥子12g，牙皂1.5g，熟地黄30g，炒山甲12g，五灵脂6g，肉桂5g，全蝎5g，乌附片20g，骨碎补15g，干姜5g。此方服10剂后伤口即封口，又加减继服70剂而痊愈。这是用温法治病的病例。

很多人畏惧温法，是因为用温法，就要用温热药。温热药多性燥，使用时稍不慎重就出差错，或因某些温热药有毒性，用不好就变生他病。我认为，慎重是应当的，但我们只要认真去体会、实验、研究，才能学会使用温热药，拒而不用，面对很多疑难病时就束手无策。

使用温法，还难在遇到寒温证并见时如何使用。例如类风湿关节炎，症状是手足小关节红肿热痛，一派热象，但患者自述畏寒，遇冷症状加重，这时若只以寒凉药清热，会愈清病情愈重。必须寒温并用，甚至视病情可以温法为主。学会寒温并用，对治疗疑难病、棘手病很有意义。乌梅丸、真武汤、桂枝芍药知母汤、白虎加桂枝汤都是寒温并用，临床运用，常获奇效。

上面谈对寒证使用温法，那么，某些病寒象不明显，甚至很不明显，温法能不能用？敢不敢使用温法或温热药？应当仔细思考，不妨一试。这不是违反辨证论治，而是在辨证基础上使用，又不使温热之性、毒性为害。有一过敏性哮喘的男性患者，45岁，患病5年，满面红光，体格健壮。我使用附子（每方20g）、肉苁蓉之类，隔日1剂，并同服河车大造丸，60剂后不再喘了。追访1年，尚未复发。一些风湿病、神经系统疾病患者，从症状、舌苔、脉象上看，寒象不显著，甚或并无寒象，我治疗这类病也常用温法、热药，长期服用，使病情缓解，进而痊愈。当然这样使用温法比较难，需要积累经验，需要更高一层的学术探索，即在中西医结合这一层上探索辨证论治。这一探索不只限于温法。

二、清法

清法是清除热邪的方法，所谓"热者寒之""温者清之"。从张仲景到金元大家刘完素，后及明清温病学家，创制的清法理论的方剂十分丰富。前面曾说温法不易掌握，相对来说，清法则似较易掌握。时病多以清法，而且温病学家如叶天士、吴鞠通距现代未久，于是很多临床医生觉得用点寒凉药不易出事故。大概因为这些原因，有些人以为清法易学，当个寒凉派医生可以平安度日。其实错了，清法大有学问，寒凉药绝不能乱投。常见一些年轻医生，一见发热、口渴、肿痛、便秘、尿赤等火热症状，就开出一堆寒凉药，再见白细胞高，诊断为"炎症"，更以生石膏、大青叶，而且动辄 60g、90g。本来是小病，经这么一治，结果变成难治之病，甚至危及生命。这绝不是危言耸听。

火热有虚实之分，温病又分卫气营血。运用清法要分清病之虚实、病邪深浅层次，病在哪一经，哪一脏，不能用西医学诊断和药理乱套，而丢掉卫气营血、三焦辨证。

运用清法，特别要注意调理气机。无论是气热、血热，还是温热、湿热，在清热的时候，都要调理气机的升降出入。有病邪就阻碍气机，清除了病邪，气机就通畅。调气机本身也是祛邪。栀子豉汤中栀子苦寒，能清热，栀子本身也通三焦，就有畅气机的作用，而豆豉则能透发胸膈郁热，二药都调气，因此栀子豉汤在伤寒、温病以杂病中都是使用极广、效果极好的一张方剂。后人多把小柴胡汤归类为和解剂，而不属清热剂。我认为，作为讲授治法和方剂以引人入门时，这样归类是可行的，但作为临床医生，则大可不必拘泥于此。还是应当从经典著作中领悟治疗法则，在临床上进行发挥。《伤寒论·辨霍乱病脉证并治》曰："吐利止而身痛不休者，当消息和解其外，宜桂枝汤小和之。"《伤寒论·辨阳明病脉证并治》中小承气汤也有数条"和之"。如何理解"和"？经典没有说死，临床也是活的。小柴胡汤中的柴胡能清热，其实柴胡是一味疏调气机的要药。四逆散、逍遥散是小柴胡汤的变方，均使用柴胡。有人说柴胡疏肝气，我认为它可以通调一身气机。感冒、咳嗽可以用它，有人怕它"升"，不利治咳。我认为柴胡主升清，清升则浊降，还是调理气机。治疗泌尿系感染，见症发热、尿频、尿急、尿不畅、尿痛，属湿热下注，膀胱气化不利，一般用八正散之类，我习惯用小柴胡汤加减，柴胡用到 24～30g，就是用柴胡通调气机，可使小便通畅，湿热随小便而去。慢性泌尿系感染，久而不愈者，我也使用此方。

叶天士、吴鞠通著作中时时告诫我们要宣畅气机。清营汤、三仁汤、藿香正气散，无不寓调气机之意。

某些疾病可长期使用清法，但这里面就发生了一个寒凉药佐使的问题，因为寒凉药长期服用损害消化及其他系统功能。例如石膏，这是一味辛甘性寒之药。有的医生因擅长使用石膏而出名，也有的医生不懂其害，比赛看谁用的石膏量最大，于是就60g、90g、120g地用，有的治了病，有的治死了人。用温热药要注意佐使，用寒凉药也不要偏激。我治急性风湿热、急性风湿性关节炎、关节痛时，常用白虎加桂枝汤。石膏与桂枝相伍，一能清热，一能温通，两药相佐，颇能见效。有一位16岁的类风湿关节炎男性患者，两手指腕酸痛，左膝关节积液，局部肿痛灼热，不能蹲下，足趾微肿，行路困难。曾至某卫生院多次抽关节积液，每次抽出积液约100mL，但其后肿势如前。我以清热之法，药用生石膏、石见穿、紫草茸、寒水石、白芥子、木鳖子、干姜等组成方剂，其后左膝肿痛灼热逐渐消失，积液消散，病也基本痊愈。如果没有干姜相佐，久服石膏、寒水石是不行的。干姜亦"发诸经之寒气"（《医学启源》），"开脏腑，通肢节"（《得配本草》）。所谓相佐，相须相成之意也。

三、补法

补法，就是补虚。阳虚助阳，阴虚滋阴，气虚益气，血虚补血，还有五脏虚损之滋补等。

对于补法首先是要敢用。补法在临床上用途很广，是体现中医治病特点的一个重要治法。不提倡乱补，但确实要敢补。不敢用补法，很多急性病难以迅速控制，很多慢性病不能得到缓解、康复。对于补法要从比较广的角度认识，"急者缓之""损者温之""脆者坚之""衰者补之"。经典讲得明明白白，后人不要自设局限。四逆汤回阳救逆，其附子温补命门。四逆加人参汤，就是四逆汤加人参，更用补法，加重补药，以回阳救逆、益气固脱。其人参益气阴，补五脏。这是急症用补法的例子。桂枝汤解肌发表、调和营卫，方中大枣是补药。《神农本草经》认为，大枣"养脾气……补少气少津液，身中不足"。桂枝汤中用了补药，就是用了补法，就是解表方剂中用了补法。小柴胡汤、白虎加人参汤都兼用补法。不仅专门的补益剂如四君子汤、四物汤、补中益气汤、肾气丸等运用补法，其他的治法运用中也可兼施补法。这样的认识对学习经典和临床治疗很重要。再以小柴胡汤为例。我治感冒常用小柴胡汤，此方绝妙，组方中有党参，有人用此方时总是把它勾掉，谓之"恋邪"。其实党参助正气祛邪外出，恰是一味要药。临床遇到一些感冒患者缠绵不愈或时常患感冒，究其原因就是体质差，正不胜邪。察其舌脉症状，无须四君、四物之类，但一用小柴胡汤就病愈了。党参在这里不就是一味补药吗？其治法不就是"清法"或"和法"中兼用补法吗？

不但要敢补，还要敢温补。有的医生于滋阴法屡用，对温补法就不敢试了。前边讲了温法，其实温与补常互用、并用、同用。河车、鹿角胶、巴戟、肉桂之类既温又补。温法与补法并用，才能有效地治疗我在"温法"一节所讲的那些疑难大病。寒证多为虚寒证，所以学温法，还要学补法，掌握温补之法。四逆汤、四逆加人参汤可列为温里剂，也可列为补益剂，二者都对。两方治以温补之法，实为温补之剂，全在临床变通。用于急症，回阳救逆固脱；用于慢性疾患，可以缓解和治愈很多疑难痼疾。当然，运用温补之法治疗慢性疾患，不能过激，也不是一蹴即成，而是一个较长的治疗过程，要注意佐使，要注意开合。

下面简单介绍我在临床使用河车大造丸的经验，我常在这样三种情况下使用它：

1. 治疗慢性肝炎。我临床观察 20 多年，此方保护肝脏，可使麝浊指标正常。只要是慢性肝炎，即可使用。

2. 过敏性气管炎、哮喘、老年性慢性支气管炎者，常服此药，配合汤剂疗效较理想。

3. 增强体质，预防感冒。很多慢性病，如呼吸系统疾病（气管炎、肺气肿等）、泌尿系统疾病（慢性肾炎、肾盂肾炎等）、自身免疫性疾病（如类风湿关节炎、红斑狼疮）等一遇感冒，病即反复。有的治疗很有效，忽染感冒，前功尽弃，甚至病发更重。因此，我让患者长期服用河车大造丸，以增强体质，预防感冒。

作为现代中医医生，眼界一定要宽，不能认为西医学所说的病，在中医古籍中都早有记载。中医也有一个漫长的发展过程。我们要注意当前运用补法治疗西医学尚无理想治法或根本无治法的疾病的一切成果，拿过来，发展它，有所突破。

四、下法

所谓下法，即是攻下积滞、实热、痰饮、瘀血的方法。下法是中医治疗方法之一，内外妇儿各科都用，能治沉疴痼疾，能挽救垂危。有专家用下法治急腹症，大大减少了手术治疗率和死亡率，这就是一用下法的大成就。张仲景创制的很多下法方剂至今在临床上广泛应用。治急腹症的方剂亦多出自《伤寒论》《金匮要略》，如三承气汤、大柴胡汤、大黄䗪虫丸、大黄牡丹皮汤、下瘀血汤等。清代温病学理论更加系统化，有"温病早投攻下，不为大害"（柳宝诒）之说，但其方仍多承仲景。

对下法我提出两点看法：

1. 不可妄用下法。这是仲景之训。《伤寒论》告诫："若不大便六七日，恐有燥屎，欲知之法，少与小承气汤，汤入腹中，转矢气者，此有燥屎也，乃可攻之。若不转矢气者，此但初头硬，后必溏，不可攻之，攻之必腹满不能食也……不转矢气者，慎不可攻也。"在《金匮要略》中又提出治湿不可妄下："湿家，下之，额上汗出，微喘，小便利者，死；若下利不止者，亦死。"这些值得我们反复体会。有人治肝硬化，一见腹水，就一味逐水，腹不减不收兵，常常致成坏证，不可救药。老年便秘，乱用攻下，劳而无功，甚至愈治大便愈秘。须知，病因有痰、饮、食、血、寒、热之分。

《伤寒论》用下法十分重视病位的上下、病证的轻重，而下法则有寒温不同、缓峻之别，临床又有先补后攻、先攻后补、攻补兼施、和解兼攻之灵活机动。因此下法应用并非简单，不能妄用。

2.大胆使用下法。下法既不能妄用，又要大胆使用，就是要有胆有识。虽然张仲景在阳明篇提出"慎不可攻"，但在少阴篇却列出"急下"数条。这就是辨证论治，学习经典著作要十分注意这些精粹。

我治胆道蛔虫、急性胆囊炎，多用大柴胡汤，生大黄用到10g以上，一下霍然。治胆结石发作，痛不可忍，用小柴胡加芒硝汤，加上生白矾，服2～3剂，即可见效。

有些病也可常用下法，不但无害，反而利于治疗。这就需要临床观察，积累经验，掌握下法与其他诸法如何配合使用。以治疗类风湿关节炎为例。我认为，这种病的病因多有湿毒为患，无论湿热还是寒湿，蕴积成毒，治疗棘手。我的经验是，除用清热、解毒、活血等治法外，用下法使湿毒从大便走泄，可使症状迅速缓解。举一病例：

魏某，女，21岁，1983年就诊。

最近2个月两腕肘僵硬、疼痛，抬举艰难，两膝肿痛，左踝红肿热痛，行走迟缓。查类风湿因子阳性，血沉每小时72mm。诊断为类风湿关节炎。患者舌苔白，脉细，饮食、二便均正常。迭经中西医治疗，不能控制病情。我拟处方：生黄芪20g，炒白芥子12g，酒大黄10g，白芷10g，炒山甲10g，白鲜皮20g，川桂枝5g，黄柏10g，生白芍20g，淡附片15g，蛇床子5g，甘草5g。嘱患者服此方隔日1剂，每月15剂。

患者遵医嘱服药1个月后，左踝肿痛大减。连服5个月后，症状完全消失，血沉恢复正常，并已上班，至今未反复。

方中酒大黄荡涤肠胃、活血化瘀、推陈致新，我治类风湿关节炎经常使用它，虽为"湿家"，亦不忌之。这也体现了《儒门事亲》"下法为补"的思想。下法确实是法宝，是中医的特长。

（北京中医医院　王岩）

肩凝症

肩凝症又称"漏肩风""凝结肩"，属于痹证，即西医学之肩关节周围炎。本病患者多在50岁左右，因此又叫"五十肩"，这是一种常见病。其主要症状是肩部疼痛，抬肩、穿衣、梳头、用筷都感到不便和疼痛，活动受限。病情严重的，疼痛由肩向颈部和上臂放射，肩关节功能障碍，夜不能寐，烦躁不安。病程短的1个月左右，长则数月、半年、一年，以至几年、十几年，反复发作，缠绵不愈。

肩凝症的病因、病机多是因为气血虚弱，风寒湿邪侵袭，气血凝滞，经络不畅所致。治疗法则主要是调气活血，祛散风寒湿邪，疏通经络。中医治疗办法很多，如针灸、推拿，服汤剂效果也比较理想。

我治疗肩凝症常喜欢把《伤寒论》中的两个方子合起来用，一个是小柴胡汤，一个是桂枝汤。也就是柴胡桂枝汤，但随证要做加减，用药要有所偏重。这个合二为一的方子既能调气活血，又能祛风寒湿邪、畅通经络。

桂枝性味辛温，能活血、祛风湿、温通经脉、利关节，用量不必过大，5～10g即可。芍药（我临床用白芍）入血分，能和血脉、缓急止痛。《神农本草经》认为白芍可除血痹，其用量应视病情来定，重者可用30g。甘草用量宜轻，5～6g，多则10g。芍药配甘草，即是芍药甘草汤，仲景用它缓挛急、止疼痛。桂枝汤的另外两味药生姜、大枣，可依病情决定其用量或取舍。

关于小柴胡汤中的柴胡，对其功能众说纷纭，我用柴胡来疏畅气机。气滞血凝就要调气，调气不用青皮、陈皮，柴胡能宣畅血气、祛风湿诸肿，用量不宜过小，我一般用15g。半夏用量灵活性大，这和白芍相似，半夏能除湿消肿止痛，肩凝症疼痛重的，半夏可以用到20g，量小了不行。党参要用10～15g。黄芩不宜多，对这种病用寒性药要少，不过应当认识到，黄芩在某些证中对半夏有反佐作用。

我在用小柴胡汤合桂枝汤（或者说柴胡桂枝汤）治肩凝症的时候，常加上一味白芥子。很多本草书记载白芥子是辛温药，据我的经验，应当是辛凉药，它虽有辛味，但经水煎后，刺激性也就小了，所以不必顾虑。白芥子的功能是消肿止痛、通行经络，治肩凝症用白芥子效果很好，尤其是顽固不愈者，可以用到15g或更多。

有的肩凝症患者症状较重，疼痛难忍，以致昼夜不寐，坐立不安，我就在小柴胡汤、桂枝汤二方基础上加用白芥子，还不行就再加上川乌、草乌、附子及某些虫类药，白芍用量还可加倍，服一两周可见明显疗效。

（北京中医医院　王大经）

姚正平

姚正平（1908～1979），男，浙江省绍兴市人。姚先生自幼喜好中医，17岁开始学医，拜京城名医张友松为师，刻苦研读古籍经典特别是《脾胃论》，多有心得。1927年在京开业行医，擅治内科杂症，疗效显著，很快就小有名气，受到患者的欢迎。

中华人民共和国成立后，姚先生曾先后在北京市第五医院、北京市中医学校工作。1956年北京中医医院建院，姚先生首批应聘到医院参加工作，任内科主任医师。20世纪60年代创建中医肾病组，任组长，带领全组人员对肾病治疗进行攻关。1978年被定为北京市名老中医学术经验重点继承对象。

姚先生擅长内科杂病的治疗，对心、肾疾病的治疗有很高的造诣。他注重命门与三焦的功能，强调肾病的治疗关键在于维持命门的真阴、真阳平衡和强调脾胃的运化功能，并创立了鸡汤疗法，取得了较好的临床效果。

姚先生注重临床经验的总结，著有《急慢性肾炎的发病机制及临床治疗之我见》等论文十余篇，还有部分文章被《北京市老中医经验选编》收录，为后人留下了宝贵财富。他的传人张淑玉、朱志慧等仍在医院出诊。

慢性肾盂肾炎中医治疗初步探讨

慢性肾盂肾炎是肾病中最常见的疾患。近年来，虽有不少新的抗生素问世，但慢性尿路感染的发病率仍在增加，同时因反复发作和感染菌株耐药性的增长，故治疗效果尚不够满意。近年来我们对慢性肾盂肾炎中医治疗进行了初步摸索，取得了一些效果。

本病的主要病机是肾虚膀胱湿热，滋阴补肾和清利湿热是治疗本病的两大法则。但是我们观察到还有不少病例，由于病程较长，湿热邪毒久留不去，以致耗伤正气，或肾阴不足，肝失所养，郁而气滞，病机已转变为气虚阴亏，肝郁不舒，治疗则当以调肝益气养阴为法。病情有轻重之差,起病有初感和复发之别,病程中之兼证亦各有不同,故临证施治,不可拘泥于一法一方。按本病病程的发展阶段,其辨证施治大致有如下步骤:

1.初发或复发之初,临床多具有明显而典型的尿道刺激症状,如腰痛、尿急、尿痛、尿频等,脉数滑。此时多系湿热邪毒蕴结膀胱,主要表现为实热证,病在膀胱腑,为本病标证,治疗当按"急则治标"原则,以利尿清热解毒为法,也就是说当以祛邪为主,以当归连翘赤小豆汤、八正散、草薢分清饮之类加味,热重者加重清热药,如知母、黄柏、黄芩、栀子等。当诸症被控制之后,则转以治脏、治本为主。

2.当急性发作被控制之后,尿细菌阴转或开始阴转,此时病情多虚象显露。根据病机不同,可见肾阴不足,表现为手足心热、小便频涩、头晕、腰痛等;脾虚阴亏,表现为疲乏无力、口淡纳少、腹胀、烦热口干、夜眠不佳等。此时治疗则应根据邪正消长斗争的情况,以本虚为主,分别投补肾滋阴(六味地黄丸、知柏地黄丸、菟丝子丸等)或健脾益气(补中益气汤、四君子汤等),兼以清利湿热、解毒之品(如金银花、连翘、黄芩、知母、黄柏)以调理整体,兼清局部,标本同治。这一过程一般较长,因此在病证改变不大的情况下,对已见效的方药,做较长时间的守方治疗。守方取舍,一则凭脉症变化,再则参考尿培养菌落计数之升降或阴转情况而定。

3.反复发作,主要指病情不稳定,症状时现时消,起伏不定者。病情反复多由外感、过劳、宿疾及月经卫生不良等引起,故除去诱因外,在治疗上,因久病以虚为主,多见脾虚,肾阴不足,精气亏耗,故应着重健脾补肾滋阴,加清利湿热之药,多可获效。

4.善后调整。经过上述阶段治疗,症状消失,尿检及菌尿阴转,但本病之根在肾虚,虽膀胱湿热得以清利,但肾虚一时难以骤复,同时病久缠绵,耗伤正气,故有复发的可能,所以善后调理是扶正祛邪、减少复发的关键。

另外本病的治疗取效,从西医学观点来说,不是单纯的抑菌作用。我们曾经把取效的常用方剂进行过抑菌试验,抑菌作用不明显,但在人体内部却显示了临床效果。因此,我们考虑中药治疗的机制很可能除抑菌作用外,更主要的是通过机体阴阳虚实的调整,提高了机体的防御机能。

王 鸿 士

王鸿士（1919—1985），男，河北省武清县人。王先生自幼秉承家技，攻岐黄之术，15 岁即随父应诊，后考入北平国医学院系统学习，1944 年毕业，拜京城四大名医之一孔伯华为师，同时又拜清太医瞿文楼为师，深得两师之真传，开业应诊后以其精湛的医术很快获得了盛誉。

1952 年王先生创办了北京地区联合诊所，任所长，1956 年应聘到北京中医医院，历任主任医师、内科副主任。曾担任北京市中医研究所副所长、全国中医学会理事、北京中医学会理事、中国红十字会北京分会理事、中医古籍整理委员会委员、《北京中医》杂志顾问等职。1978 年被评为北京市名老中医学术经验重点继承对象。

王先生医术精湛，学识渊博，一向推崇张仲景"勤求古训，博采众方"之旨，身体力行，临床、教学都要求言之有据，强调诊疗技术须有功底，要勤求《内》《难》，学有渊源。昔人"外感师仲景，内伤法东桓，杂病宗丹溪，热病取河间"之经验，在他的医学实践中得到了再现。他师古而不泥古，主张医学要发展，学术要交流，剂型要改革，不能故步自封。他长期从事临床、教学工作，积累了大量宝贵而有特色的经验体会；述而有作，但治学严谨又惜墨如金，效张石顽著《张氏医通》历数十年易其稿，从不轻率下笔。经反复推敲、总结整理的多篇论著均为精品，被选入《北京市老中医经验选编》等书中。

王鸿士主要学术思想初探

王鸿士，主任医师，河北省武清县人，全国名老中医，著名肝病和杂病学专家。王老历经 50 年临床实践积累了丰富的临床经验，其精于内科、外科、妇科、儿科等多科疑难杂症，尤擅以辨病辨证之法论治内科肝、胆、胃、肠消化系统疾病，且颇多独到见解和丰富的经验。他所创制的治疗肝胆疾病的经验方，疗效十分显著。

一、治学特点

1. 推崇张仲景苦心孤诣，"勤求古训，博采众方"的治学精神

王老认为，这不仅仅是仲景个人的治学方法与治学态度问题。仲景先师身体力行，知行合一，"勤求""博采"，力著《伤寒杂病论》。书中理、法、方、药兼备，奠定了我国古代临床医学的基础，在中医学术发展史当中，堪称划时代的里程碑，为历代医家所推崇，被誉为"众法之宗""群方之祖"。

王老认为从"勤求""博采"到《伤寒杂病论》，都提示做学问要有严谨执着的治学态度，要尊古读经，苦练望、闻、问、切基本功，功底要扎实，要活到老学到老。具体讲，要"不薄今人厚古人"，勤求《内经》《难经》《伤寒论》《金匮要略》《温病条辨》及历代医学名著中的"古训"，贵在学有渊源，"源"和"流"明晰，贵在结合自己的临床实际，有的放矢。王老主张"学不厌精"，要不断地提高辨脉、辨证、辨病的诊断能力，不断地推敲遣方、选药的精当之妙。

王老经常劝勉后学，提倡多阅读期刊杂志，结合本专业带着问题阅读，以求新知，以求解惑，增长己所不能。他认为，知识和经验是能力的基础，需要不断积累，做学问是没有止境的。经典著作要精读，边缘学科或一般性资料文献可泛览。不妨在一个较长时间内，精读一部经典，或一部专著。"学而时习之"，结合实际，勤于思考，所谓"学而不思则罔，思而不学则殆"，确是经验之谈。王老案头所置书物是王老最喜爱、最常阅读、最得心应手的书物。《冯氏锦囊秘录》《临证指南医案》《医宗金鉴》就是王老最常阅读，又常称道的案头读物，被视为中医学的诊疗手册，中医学的必备参考书。此外，还有出版社的赠书、样书，杂志社的赠阅书刊，以及自己订阅的医学期刊，以期，更适合自己的实际需要。总之，王老于治学、读书、实践的执着，孜孜不倦，体现了一代儒医的学者风范。

2. 推崇金元四大家在学术上各有突破、各有专擅之长

王老尤其对李东垣和朱丹溪学说情有独钟，师其"人以胃气为本"，重脾胃的主张，以及"阳常有余，阴常不足"的学说，重视外来六淫和内生六郁的致病机制。昔人之"外感师仲景，内伤法东垣，杂病宗丹溪，热病取河间"经验，在王老的医学实践中得到再现。王老的学术主张和医学实践是表里一致的，主张不拘一格，可以独自成派。他主张学术要发展，要有交流，不能故步自封。

3. 临床重视病因病机分析，重视病因治疗

王老认为，大凡是急病、新病，多有外来六淫之邪及内生六郁之害，或因病生郁，或由郁生病，多数体实证实。由于浊邪害清，正邪不两立，是故有邪或邪气不净，应当祛邪。祛邪有利于扶正，但需谨记"勿虚虚，勿实实"。要详察病因、病位、病性、病势，稳准适度地选方用药。把握好"大积大聚，其可犯也，衰其大半则止"等名训的内涵及其临床意义。

4. 强调理论和实践相结合

王老认为，中医理论要发展，学术水平要提高，理论和实践要相辅相成。王老年逾 60 岁以后，越发重视古今医药文献，关心并钻研中医学术动态和进展。遇到危急重症、疑难病症，或疗效不满意时，常去医药文献中找思路、找借鉴、找答案。为了提高疗效，节省药源，方便医患，还致力于有效方剂的筛选，致力于注射用中药针剂的研制，其中清肝 1 号、清肝 2 号、养肝 1 号的汤剂和注射用针剂的研制卓有成效。

二、学术特点

1. 依证立法，随证变法，"谨守病机"

王老治疗急性病、热性病或温热病时，赞同刘河间的观点，力主"六气皆从火化"，火热是导致多种疾病的重要原因。病机十九条中，有十条火热为患治疗病机，占十九条的一半以上。内生诸郁多从火化确是事实。王老对内伤和外感、虚热和实热有特殊研究，在用药特点上，似乎表现为喜用寒凉清热，善用泄热养阴；而实际上，王老是在辨病、辨证相结合的基础上，有其固定的适应证或适应范围。

对急性、迁延性肝炎及慢性活动性肝炎，凡偏急性热病，或温热病，体实证实的，王老善用金银花、蒲公英、连翘、败酱草等诸药作为主攻药，与群药配伍，有明显降酶、缓解病情的功效。对于慢性活动性肝炎，或表现为脾肾亏虚者，王老善用党参、太子参、黄芪、茯苓、白术、旱莲草、女贞子之类改善肝功能，双补脾肾。整个治疗过程的清热、利湿、退黄、降酶，或健脾补肾、"降浊""降絮"、调整白球蛋白比例，均依证立法，随证变法，谨守病机。

对于外感热病，如果恶寒重、发热轻、鼻塞、多流清涕、关节痛、身痛者，常以辛温达表之法，用苏叶、羌活、荆芥、白芷诸药。尽管病证为风寒外感，也多不用麻、桂之辛温，而用通宣理肺之苏羌达表汤的方义。他认为伤于风寒者，辛温解表是正治，而麻、桂"猛"，苏、羌"缓"，而且麻、桂多有禁忌，寒邪停留在卫分的时间也很短。说明王老并非一味使用寒凉，更非寒热错投，偏执一说一法，着眼点主要在辨证。

2. 善用理气疏郁之味，施用"通法"

医治心身病，首重调节情志，王老善以郁证理论辨治，强调"郁则痹，宣乃通"。五志或七情太过，常可郁而化火，灼津为痰；血随气滞则经脉不畅。对此郁证，王老善用理气疏郁之味，施用"通法"，着眼于气血辨证。气为血帅，血随气行，气机和顺则经脉通畅，人不发病。常言"气有余便是火""气顺火自降"，气滞血亦滞，只要郁滞未通仍存在，疏郁化滞的气分药就必用，如杏仁、枳壳、青皮、陈皮、乌药、香附、厚朴经常被选用。临床 50 余载，王老之所以善用理气，多用理气，而未见辛燥香窜，助热伤阴耗气等诸多的弊端出现，要在善用，而非妄用。比如用疏肝理气药的同时多配伍白芍、甘草酸甘化阴，限制理气药的香燥之弊，以疏肝为主，柔肝为辅，主次分明，不失疏肝要义。因郁而有热者，可疏郁的同时选加牡丹皮、栀子，清疏肝胆经之郁热；或选加黄连、黄芩，清疏胃肠之郁热。因病而郁，虚证和郁证并存，本虚标实者，治疗上需标本兼顾。犹如五味异功散之四君子加陈皮，一贯煎之补肾群药加川楝子，合理地使用理气药协同群药一举双关，把疏郁理气法与理气药的应用提高到了应有的使用地位。

或谓理气药有冲墙倒坚之嫌，且出自古代医学大家之说，其实此说也不无夸大之嫌。王老积累的临床实践经验证实，青皮、枳实煎服与外洗善治内脏下垂之虚证，各地同仁也不乏相似的经验体会；再者重庆市中医研究所经观察研究还证实，枳实、青皮的针剂注射液有稳定而持久的抗休克效应。就是说老药新用法，行气破气的青皮、枳实可适用于虚证，甚至厥脱之证。当然，这种老药新用法是否可广泛推广或类推，尚需论证观察。比如孕妇、高血压患者不宜，就是说枳实等中药所含的成分和功用主治并非已经十分清楚。再则 20 年前，王老就注意到了脾胃虚弱，运化失常的患者，以其因病生郁而行疏肝健脾之治，效果不错，单用理气法或单一的行气理气药和方剂，也多行之有效。朱丹溪的推气散一方就是颇多成效的胃脘消胀方。用今天的药理学知识可资证明，枳实、青皮等行气药可能具有 H_2，受体阻滞剂、胃动力药的治疗效应。这些理气药的老药新用，和临床上相应的疗效都体现了王老在医学实践中肯于思考、不墨守成规的精神。

3. 理气不忘活血，气血兼顾，辨证立法

王老注意到理气法和理气药的应用，绝非行气法一法所能概括。因为理气法细分起来还有补气、降气、行气、升降的区分。"气以通为补，血以和为补""气血之性宜动不宜静"是说气贵宣通，血贵和畅，气血生化调和，是人身赖以生存的物质基础。临床常见气滞而血滞，气虚血亦滞；因生郁病者有之，由郁而生病者亦有之。这提示，"气血冲和，万病不生，一有怫郁，诸病生焉，故人身诸病多生于郁"。的确丹溪见解独具匠心慧眼。是故为医者，又不可不知气化。丹溪认为"病之属郁者，十常八九，但病因有别"即是指此。近年多学科、多病科广泛地引用"活血化瘀"法，古法今用，大多数取得了好效果，不能不说这是《丹溪心法》延伸和进展的好效果。然而，观看今天的学者，多数重视动物实验，重视实验室检查，重视血流变，重血不重气或重血多重气少，不无遗憾之感。尚可令人欣慰的是，依靠辨证立法，行使理气活血法，气血兼顾，疗效较高，这是事实。可以断言，从方法学来讲，气血应当并重，气与血应当获得同等重要的地位，理气法与活血法将受到同等重视。气与血二者，不可偏废，也不可偏执。气血辨证是重要的诊疗思路，或者说是重要的思维模式，活血化瘀法是重要的治疗大法，古往今来，被广泛应用于中医、西医及内、外、妇、儿的不同学科、不同领域，确实取得了很多满意的或意想不到的好疗效，但是也不乏盲目扩大应用范围，或超常剂量应用的例子，以至于一时间丹参走俏市场并脱销，乃至恶性生药浪费，或破坏性地药源采挖，不可避免地，丹参也曾出现有出血倾向的副作用，应当引以为戒。

4. 治胸痹以温振心阳、补虚扶正为主，通脉活血、豁痰泄浊为辅

王老还善治胸痹或冠心病心绞痛，强调阳微阴弦，本虚标实是本病的病机特点和实质。本病以脏腑虚损为本，主要表现有五脏的气虚、血虚、阴虚或阳虚，由此可以派生或导致痰浊瘀阻、肝郁气滞、气滞血瘀等标证。本病主要表现为心阳不振和心脉瘀阻不通，胸闷、心痛、心悸常为具体的症状表现。治法常以温振心阳、补虚扶正为主，通脉活血、豁痰泄浊为辅。理气药也为王老所常用，常进行相应配伍。发病时，经常以瓜蒌薤白桂枝汤为基本方，选加半夏、杏仁、厚朴、枳壳、郁金、丹参等味治疗，要点在顾护心、肾，温通心阳。这是对冠心病、心绞痛等证不可缺少的认识。冠心病缓解期，王老以八珍、二至、生脉、八味等方为基本方。

三、王老治疗肝病的经验

王老一生，以治疗肝病见长，以研究肝病为己任。因此，王老治疗肝病的经验最能反映他的学术思想与成就。

1. 急性黄疸型肝炎

王老在临床实践中深刻体会到：温热病或湿温的表现特殊，湿得热而愈深，热因湿而愈炽，在治疗上多习惯以茵陈蒿汤为主方，辨证加减，效果是比较满意的。阳黄的病因为郁热在里不得发越，郁积之热与湿邪相合，湿热郁积熏蒸发为黄疸，使用茵陈蒿汤以茵陈为君清热利湿退黄，栀子清三焦之火，佐用大黄清里泄热。用此方之苦寒，通泄郁热，清利湿邪，使湿热之邪从下而解，邪有出路，黄疸自除。但是退黄也不宜过用寒凉，如用寒凉当以渗泄为主，佐以甘草，湿方可除，热方易解。重伤脾胃多容易产生变证，所以应当多用一些利湿之品，如车前子、滑石、猪苓、泽泻等，或另加芳香化浊之味，如藿香、草蔻、砂仁等，既可以使湿热之邪尽快消退，又能防止苦寒伤胃，而不致腹胀、腹痛、腹泻。

2. 急性无黄疸型肝炎或肝炎后长期低热

急性无黄疸型肝炎或肝炎后长期低热（微发热），同样是因为湿热蕴结所致。黄疸型肝炎的特点是热胜于湿，无黄疸型肝炎及长期发热者的特点是湿胜于热。是故后者要以渗湿为先，渗湿为主，清热为辅。再者，因其多兼肝胃不和之证，尚需配伍理脾和胃疏肝之品。对于肝炎后血胆红素持续增高，且兼见寒湿之象者，宜用茵陈附子干姜汤加减治疗，有一定疗效。

3. 慢性肝炎或肝病

此类患者病程多较长，病状也多较复杂，故辨证过程中，"辨别虚实"很重要。辨虚实是一个重要环节，要点是需要我们四诊合参，全面观察，认真分析疾病的全过程及其虚实真假属性，否则，就容易误诊误治。比如慢性肝炎患者，常常出现大便溏泄，久久不止的症状，似乎多属脾虚证候；但是也有不少患者却兼湿热积滞之候而被忽略，比如大便微微黏滞污垢而不显著，便后不畅，便意较多，原因是过食肥甘油腻，或误投滋补之品，以致胃肠湿热积滞，也可以出现大便溏泄。是故便溏腹泻，证有虚实，不可以用健脾益气一法统治之。如果是有湿热积滞，就该加用渗湿清热化滞之品。因为脾喜燥恶湿，湿性滞腻，最易引起便溏或泻。湿去则泻止，湿减则泻轻，有大便溏泄者，可应用大黄炭或酒炒大黄泄热导滞，是通因通用、塞因塞用法的例证。又如四肢倦怠，同样是肝病常见症状之一。肝病病程较长，湿热不清，脾为湿困，则清阳不升浊阴不降，脾失健运，水谷精微不能化生，则虚不受补，即使多进滋补，也多不易消化吸收，不能取汁化赤，化生气血。脾主四肢，故脾为湿困则四肢倦怠乏力，要害是湿困脾阳。因此，单一的补虚不能消除虚弱倦怠和疲劳，不可单纯地按虚证论治，唯患者证候的虚实属性是依据。若见有倦怠肢软，大便溏泄，食谷不化，小便清长，下肢浮肿，即属脾湿气弱，就该健脾益气。如若脾虚与湿热并存，其治当须清补兼施或先攻后补，或先补后攻，或补虚、清热、利湿数法同时并用，皆需依据患者的具体病情而定。要充分注意到，或者说不能够离开肝炎患者本虚标实、湿热为病的病理实质。

另有活动性慢性肝炎患者出现胆汁淤积性黄疸，病情加重，常规辨证疗效不满意者，因患者面黄少光泽、四肢末不温，给予附桂剂按照阴黄治疗获效。

4. 肝硬化（肝脾肿大）

肝硬化、肝脾肿大，属中医"癥瘕""积聚"范围，常出现腹水、腹胀病苦，病情复杂，预后较差，一般治疗较困难。古人通过实践，把本病的预后归纳为"唇黑伤肝，缺盆平伤心，脐突伤脾，背平伤肺，足心平伤肾"等五种绝候，是谓不治之证。

王老治疗肝硬化腹水积累了丰富的经验。他的诊疗经验可概括为：祛邪扶正是总纲；是补是泻，孰轻孰重唯证候之属性是从；药随法下，法随证出；不墨守成规，不固执己见，不盲目地追赶时髦；重视古今医案和众多医药文献。肝硬化腹水的证候，以肺、脾、肾虚为本，治疗宜补。若腹水量多，两胁胀痛为甚，需加软坚散结、行水消胀之法，标本兼顾，补泻兼施。

　　三棱、莪术、桃仁、红花等活血化瘀的药物，和鳖甲、龟甲等软坚散结的药物对肝脾肿大、红细胞偏低、白细胞偏低者用之较好。生牡蛎软坚散结活血，尚能利水。马鞭草宜于治疗脾肿大，善治脾区或左侧胁下痛，但不宜多用，每剂5g为宜，多用反而更痛。活血药物在慢性肝炎或肝脾肿大者使用较广，特别是妇女患者肝功障碍，胁痛明显，单纯使用滋补肝肾法效果不满意，配伍上活血化瘀药物反收肝功恢复之效，使胁痛减轻，提高了疗效。

　　王老根据大量临床实践，看到肝病实证较少而虚证较多，且多久治不愈和反复发作，故多用攻补兼施法。所谓"攻"主要在于利水。从临床症状看，本病的最大痛苦在于腹水所引起的胀满、尿少、腹水不改善、胀满不得消。因此，消除腹水是减轻胀满的关键，但是消除腹水的途径，非单纯地使用利水药一途，而应当根据具体患者的"腹水""鼓胀"之病机，辨证论治。比如，水气犯肺型患者，实际上是在腹水的基础上，又发生了胸水，主要是水气上犯，肺气壅塞不得下降，不能通调水道下输膀胱，以见小便不利，水湿停聚。治疗不仅要以利水为法，还须用麻黄、杏仁、葶苈子开提肺气，以加强利水。腹水消退仅仅是标证的缓解，腹水消退以后的康复和顾本更为重要。例如，有的患者腹水消失后，脾虚气弱为主要表现，实验室检查血浆蛋白偏低，故需用补气养血、健脾渗利之法继续治疗。

　　曾治一鲁姓小儿，肝硬化腹水，以鼓胀病就诊。其症腹胀大如蛙，脐凸尿少，很难平卧。常规健脾补肾、行水消胀，随症加减用药，效果不满意。加杏仁、麻黄、桑皮、葶苈子等味，用己椒苈黄丸、五苓散合方加减治之，肿胀明显缓解。盖此患者患病较久，而又有腹胀膨隆、喘咳不得平卧、喘憋而有明显的胸水和腹水。此为脾肺两虚，水湿不利，水气上犯之候。故宜用上方开降肺气，提壶揭盖，健脾利水，用之获效。其中麻黄、杏仁、桑皮、葶苈子犹提壶揭盖，有助腹水消除。后见尿少，肿胀明显，气虚表现突出，加生黄芪30g效不明显，加至60g则尿多肿胀消。

5. 肝病的某些体征、化验检查和诊断

　　对肝病某些体征的辨别，对肝病化验检查的辨别，应建立在中西医结合，辨病辨证相结合的观点上。王老既尊重临床体征和化验检查，重视它的客观意义，又重视中医的辨病辨证特色，紧抓患者的主证特点，区别对待，具体治疗。比如部分患者出现皮肤瘀点或见有蜘蛛痣，多属中医热郁血分，热迫血溢或兼有脾虚证候，治疗当以清热凉血为主，常用药物如小蓟、生地黄、茅根、牡丹皮、茜草、白芍等。对于转氨酶升高者，根据其临床表现可知，肝炎急性期"酶"升高多因湿热内盛，而且偏于湿热蕴郁气分，故其治疗应当使用清热解毒、渗湿凉血药物，如茵陈、败酱草、金钱草、寒水石、龙胆草、板蓝根、蒲公英等。若值冬季，因寒气闭塞，也容易内热偏盛，应当重用清热凉血解毒药物。胆固醇偏高者，临床多表现为脾气虚、湿浊内盛之证等，故其治疗应以健脾祛湿为主。

6. 肝胃不和

急性肝炎和慢性肝炎皆可见肝胃不和的症状，但病机不尽相同。前者病处于急性过程，多见湿热较盛，邪阻三焦而肝胃不和，故治以清热利湿为主，疏肝理气和胃为辅，清利药用得多而理气和中药用得少。后者多处于慢性过程，湿热相对较轻，为脾虚气滞不运明显之肝胃不和，治以行气化滞、疏肝和胃为主，清利为辅，是故所用清热利湿药少而行气化滞、健脾和中药多。至于舒脾健脾药物，因为"气为血帅""气行则血行"，血随气运，为达到目的，加用理气药可以促进、加强活血化瘀通络的功效。肝病善怒，易于损伤脾胃。肝病常易见肝胃不和，食而不化，脘闷腹胀，食后加重，为肝郁脾虚证候。使用疏肝健脾药物，特别是理气药，不仅能清除胀满，健脾益胃，而且兼能去热，因为理气药能疏郁散火，即所谓"治火先行气，气顺火自降"。例如青皮入肝胆二经，为行气化滞必用之品。若气滞兼有气血两虚，法当益气养血为主，可少加青皮、木香等理气药，疗效较好。如有肝区疼痛，兼见体胖，病属气虚兼有气滞，除用人参、黄芪补气之外，酌加青皮、木香、砂仁等舒气化滞，可使补而不滞，相辅相成。王老常用的疏肝理气药物有青皮、陈皮、枳壳、郁金、香附、延胡索、川楝子、腹皮子、旋覆花、赭石、木香、乌药等，常用的健胃化湿药物有藿香、佩兰、炒莱菔子、砂仁、蔻仁、焦三仙、炒谷芽、炒稻芽等。

王老在世时，时常叮嘱我们："肝病病程久暂不一，虚实盛衰不定，治疗难易，各自有别，因此在治疗时，自当精心辨治，方可大效。"我等晚辈自当谨记。

（北京中医医院　王国玮）

王鸿士教授治疗肝硬化腹水的临床经验

王鸿士，行医50余年，善治各科疑难杂症。腹水是肝硬化失代偿期最常见的并发症之一，王老治疗肝硬化腹水疗效显著。现将该病证的临床经验系统总结如下，以飨同道。

一、关于病因、病机的认识

肝硬化腹水属于中医学"鼓胀""单腹胀"等范畴，《医门法律》记载："凡有癥瘕积块，即是胀病之根，日积月累，腹水如瓮，是名单腹胀。"王老认为，本病或因湿热外侵，或因情志不遂，或因寄生虫感染，损伤肝脾所致，其主要的病理机制在于气滞、血瘀、水湿内停。随病情发展可见气虚、肝肾阴虚等证候。

二、辨证论治

1. 湿热中阻型

主症：病程较短，形体如常，有或无黄疸，腹部及两胁胀满，纳食不消，午后更甚，肝脾肿大，舌苔白滑或黄，脉象弦滑。

辨证：湿热内蕴（水气不化）。

治法：清热利湿，行气除满。

方药：茵陈30g，云茯苓30g，猪苓12g，木通6g，防己12g，川厚朴10g，香附10g，郁金10g，青皮、陈皮各6g，大腹皮、生槟榔各12g，车前子15g（包）。

加减：见有黄疸者加大黄、栀子，脾大者可用穿山甲、牡蛎、马鞭草、王不留行、鳖甲等。还可根据病情需要选择木香槟榔丸、十枣汤等。

2. 气滞血瘀型

主症：四肢消瘦，腹满而胀，脘胁胀满，小溲短赤，腹壁青筋暴露，肝脾肿大，脉象弦滑，按之无力，舌质紫暗，苔薄白。

辨证：气滞血瘀，水湿不化。

治法：活血化瘀，行气散结，健脾利水。

方药：生黄芪25g，云茯苓30g，猪苓12g，川厚朴10g，泽泻12g，桂枝5g，防己12g，青皮、陈皮各10g，红花10g，三棱15g，冲天草30g，抽葫芦30g。

加减：血瘀明显者可加穿山甲、莪术等。

3. 阴虚血热型

主症：肢体倦怠，口渴思冷饮，手足心热，伴有低热或高热，午后加重，心烦失眠，小溲短赤，腹胀，肝掌，蜘蛛痣，或蟹爪，舌边尖赤，苔腻，脉濡滑或沉细弦稍数。

辨证：阴虚血热，脾失健运。

治法：滋阴清热，健脾利湿。

方药：鲜芦根、鲜茅根各30g，生石膏、生黄芪各25g，炒穿山甲10g，王不留行、鳖甲各15g，龟甲12g，青蒿15g，泽泻5g，车前子15g（包），地骨皮10g，茯苓30g，猪苓12g，通草6g，牡丹皮10g。

加减：有黄疸者加栀子、川柏、茵陈、天花粉，阴液不足者加沙参、麦冬、生地黄，血虚者可加阿胶、当归、黄芪类。

4. 水气犯肺型

主症：腹部膨隆，喘息不得平卧，咳喘气短，或见心悸，下肢浮肿或无，小溲短赤，脉弦滑稍数，沉取无力，舌苔白腻。

辨证：脾肺两虚，水气上犯。

治法：宣降肺气，健脾利水。

方药：麻黄 5g，炒葶苈子 10g，桑白皮 15g，防己 15g，茯苓 30g，木香 10g，桂枝 5g，冬瓜皮、冬瓜子各 15g，木瓜 12g，生黄芪 30g，大腹皮、生槟榔各 12g，党参 12g，杏仁 10g。

加减：脾肾阳虚者先以上方治疗后，再加炮姜、补骨脂、肉桂以温补脾肾。

上述 4 型在疾病发展的不同阶段，可因正邪虚实的变化而相互演变，故临床上常各型兼见，需辨证施治，灵活处理。

三、病后调整

腹水消退仅是标证解除，而湿热余邪未清，脏腑失调、气血虚弱的根本尚在，须继续治疗，疗效才能巩固。

1. 清除余邪

王老在临床中发现，腹水消退后，常常是肝胆脾胃湿热与血热之证并见，如腹胀纳少、二便不畅或有流涎、出血点与蜘蛛痣，此时湿热已入血分，湿热蕴毒尚盛，以清热利湿、凉血解毒为主，健脾益气为辅；若见气阴不足，或肝肾阴虚，治宜益气养阴，或滋补肝肾；脾肾阳虚需温补脾肾；血瘀明显加用活血化瘀药物，权衡虚实，随证加减收效良好。临床常用清热利湿、凉血解毒药物，如茵陈、龙胆草、栀子、金钱草、板蓝根、蒲公英、牡丹皮、茅根、小蓟、茜草、白芍等。

2. 调理肝脾

湿热缠绵、饮食伤胃、劳倦伤脾致脾胃损伤，肝气横逆，郁而化火，伤及脾胃。常见肝胃不和等证候，如善怒郁闷、胸胁胀满作痛、食欲不振、纳食不消、恶心嗳气、腹胀泄泻等。临床常以疏肝理气合祛湿健脾药物治疗，即所谓"气顺火自降"。常用祛湿健脾的药物有藿香、佩兰、苍术、白术、蔻仁、砂仁、焦三仙、云茯苓、谷芽、稻芽等。脾胃为后天之本，气血生化之源，脾胃久虚可导致气血两虚之候。患者可见有神疲倦怠，气短懒言，消瘦，皮肤干燥，或有浮肿，纳少胃呆，舌淡，脉细弱等，药用生黄芪、党参、焦白术、当归、阿胶、紫河车、女贞子、何首乌等，阴虚明显可加龟甲，阳虚明显可加鹿角胶。

3. 滋养肝肾

湿热久羁，肝阴耗伤，或脾胃虚弱，肝失所养皆可导致肝肾阴虚，阴虚内热及心肾不交等证，如劳则胁痛、心烦口渴、多梦失眠、目眩耳鸣、心悸气短、腰背酸楚、肝掌、蜘蛛痣。治疗应加滋补肝肾之品如女贞子、枸杞子、五味子等。肝脾肿大者可适当加强活血之品。

四、典型病例

田某，男，1970 年 5 月 27 日初诊。患肝硬化 1 年余，曾于北京某医院住院治疗，无效，故前往我院求治。症见神疲乏力，腹胀满，脐突，两胁痞满，小便短赤，腿肿，苔黄而薄，脉弦细。辨证属肝胆湿热内蕴，水气不化，兼见脾气虚弱。治以清热利湿，健脾益气。方药：茵陈 30g，云茯苓 30g，白术 15g，生黄芪 30g，川厚朴 10g，通草 6g，木瓜 15g，陈皮 10g，草豆蔻 6g，郁金 6g，车前子（包）、车前草各 10g，猪苓 15g，党参 20g。服药 7 剂后，腹胀减轻，腿肿消失，脉弦细，苔白腻。继服前方加泽泻 15g，服药 20 余剂而愈。

五、体会

王老认为，治疗肝硬化腹水绝非单纯使用利水药物所能奏效，临证应审证求因，分清虚实，针对腹水发生的病因、病机辨证论治。气化不行是本病发生、发展的病机，调整气机须以疏气为先，气疏则郁结自散，常用疏肝理气的药物：青皮、陈皮、香附、郁金、延胡索、枳壳、川楝子、大腹皮、生槟榔、香橼、木香、乌药等。气郁日久，血行不畅，必见气滞血瘀之症，治疗须以活血化瘀或软坚化瘀为主，利水为辅以消除腹水，临证可选用桃仁、鳖甲、炒山甲、生牡蛎、马鞭草、红花、三棱、莪术等药，三棱、莪术常需用至 15g 方可见效。肺为水之上源，如肺气闭塞，必须开降，肺气得以宣通，方可通调水道，下输膀胱。麻黄宣肺为主药，一般用量不超过5g，此药不可多用、久用，多用可引起高热。病程日久，可见气血亏虚的证候，治疗当以补益气血为主，临床选用党参、黄芪、白术等品，生黄芪补益气血，一般用量20 ～ 30g，但对湿热壅盛者不宜应用。王老还常少加青皮、陈皮、大腹皮、生槟榔、木香等理气药物以疏气化滞，使补而不滞。肝肾阴虚者可加用补骨脂、枸杞子等补虚之品。腹水伴有发热的应辨别内外之因，外感所致，宜先解表然后治里；倘系阴虚（或气阴两虚）所致则以养阴（或益气阴）清热，利水消胀并理。

（北京中医医院　王国玮）

杨艺农

一代名医杨艺农的学术思想和医德医风

一、医德医风

杨艺农（1900—1969）先生为人正直，重视医德、医风，诊病时检查全面，医嘱详细。带教师传时，无门户之见并诲人不倦，当年他虽无固定的徒弟和学生，但年轻医生求教时，他都来者不拒，耐心细致地结合实例，引用经典理论（遵古），并提出个人经验（不泥古）来进行讲解，这样的教学方法堪称是德艺兼备的良医。他认为，做一个好医生既要有理论，又要有实践经验（见多才能识广），更要有医德。他对我们说：当年京城中医行业中有两位出了名的"医一趟"，其中一位德艺双全，为减少患者多次就医的负担，细致诊断、处方，治病防病结合，一般的疾病准叫看一次痊愈，故被誉为"某一趟"；另一位纯属儒医，满腹经典理论，汤头背诵流畅，应试总是名列前茅，但由于缺乏实践经验，自己开业行医时，一边听患者主诉一边切脉，一边口中念念有词、默背汤头，迟迟开不出方子，好不容易开出个方子，患者观其状，又哪敢服其药，所以也被称为"某一趟"（意指：下次我可不来找你了）。他的这个举例，给人以深刻的印象，说明"中医的继承，既要有全面的中医理论，又要有多方面的临床实践经验"。杨老自学中医理论，临床上既从父习中医之业，又兼从师开业，学习西医诊治的学问。他还说要见多识广，就要多看病种。他对患者态度和蔼，贫富不分，一视同仁，治病救人，但在收费方面却说"旧社会，穷人吃药，富人付钱"，其意指到他那里看病的特别有钱的富人家，诊费收高一些，药费贵一些，而真没钱的则诊费免了，吃药白送。所以贫穷的病家多了，他也不拒绝、不慢待，不但免费诊病还免费给药，这样病种就多了，经验也多了，医术提高了，病家的宣传和扬誉也就多了。

二、学术思想

杨老治学严谨，理论联系实际，善于总结经验，提出个人的新见解。他重视中医理论学习，强调临床实践，遵古而不泥古。如治小儿脾胃病，遵《内经》所言"人以胃气为本"，在治疗外感病时也强调"存津液，保胃气"，并提出"人以胃气为本"包括先天禀赋不足的患者也应通过调摄后天脾胃加以补偿（这与西医学对早产儿要予特殊饮食喂养和护理的观点是一致的）。杨老还认为，《伤寒论》的辨证论治核心就是"存津液，保胃气"。理由是他找出《伤寒论》中大量论述"不可下、不可汗、不可吐"的条文，其中心思想是防止因汗、吐、下不当而造成"伤津液，损胃气"。他这种活学活用经典著作的学术思想和方法值得后人借鉴和学习。举其临床诊治特点如下。

1. 对小儿咳嗽、肺炎提出病因和辨证论治的独特见解

杨老根据《内经》"感于寒则受病，微则为咳"，说明咳嗽症多由风寒而起，风寒从皮毛入于肺则咳。虽然《内经》又有"五脏六腑皆令人咳，非独肺也"之说，他认为这是指引起咳嗽的内因，但小儿内因较少，外因较多，所以对小儿咳嗽的分类，杨老认为风寒、肺热、肺寒、食积皆为内伤脾胃而感受外邪诱发所致，说明预防咳嗽要调脾胃。对小儿肺炎的认识，其病因也是感受外邪所致，他引叶天士曰："春月暴暖忽冷，先受温邪，继为冷束，咳嗽痰喘最多。"这是由于杨老学过西医和参加过预防医学班，才能领会温病学家叶天士所言之道理，温邪同瘟邪是急性流行性传染病之一，而《伤寒论》所述是普通外感病。预防呼吸道流行性传染病要防着凉受寒。

2. 对瘟病，主张审因辨证

他举麻疹和百日咳为例，云：两者同是外邪引发，但麻疹为毒热，百日咳为痰火聚于肺络而成，所以尽管同属肺热，治疗用药大不相同。这说明杨老对病毒性感染的麻疹和细菌性感染的百日咳在中医辨证用药的区别早有卓识，这既有中医理论依据，又有个人独特的见解。

3. 治则、处方、用药特点

杨老诊治疾病主张审因、谨守病机、辨证，治则着重保护胃气、用药平和，甚至主张变食疗法。

如治小儿肺炎，他尊《医宗金鉴》的风寒、肺热、食积的分类法，而又反对《医宗金鉴》对食积咳嗽主用苏葶滚痰丸。杨老认为苏葶滚痰丸过于峻烈，用量不易掌握，而当前医者见咳嗽症不审因、不寻病邪客留的病位，滥用苏子、葶苈者不在少数。

对小儿体弱患肺炎，或病后复感者，杨老用参苏饮，或圣惠橘皮散。他指出，肺炎虽为实证、热证居多，但幼弱儿患病后常"正不胜邪"，以致病情加重，故治疗时应注意扶正。如见汗多、神疲、面灰暗或萎黄者，脉虽数而无力，可于方剂中加入党参、黄芪扶正以祛邪；对患病日久，肺阴虚者可加沙参、麦冬、阿胶。他十分明确地指出小儿肺炎用药必须注意：若患儿多汗，要少用或不用表散药味；燥痰或便秘者加瓜蒌或蒌仁，不能滥用大黄、芒硝；呕吐者可加生姜、薄荷、藿香、橘皮。以上无不说明：杨老对小儿"易虚易实"的体会较深，所以诊病要谨守病机，辨证要准，选药要精，用量要适宜。他通过数十年临床精细诊治大量患者，反对《医宗金鉴》对肺热、咳嗽主用凉膈散的观点，他认为凉膈散只清热泻下，缺乏理肺药味，故不采用。

杨老强调用药治病，不可损伤胃气。他认为无论何病，只要胃气不伤，食欲不损，病虽重也能逐渐自愈。他引用《内经》所云"大毒治病，十去其六；常毒治病，十去其七；小毒治病，十去其八；无毒治病，十去其九。谷肉果菜，食养尽之，无使过之，伤其正也"，以证明无论何病，用药祛邪不可伤胃气，用药治病，只要病邪已去十分之六，即可停药，然后用饮食疗法调理。杨老在处方用药时，不仅考虑不用苦寒、辛热之品，而且常在方中加入护养胃气之品。

杨氏根据《内经》"湿盛则濡泄"及陈修园"湿多成五泄"等理论，治疗小儿消化不良和腹泻多采用燥脾利湿为主。他认为幼儿消化不良和腹泻多由喂养不当，饮食伤脾，脾失健运所致，故在用五苓散、胃苓汤一类方药的同时，根据不同的病情，嘱咐改善喂养方法。如询问病因后，确因乳食不调而发病者，不用燥脾利湿的方药，而是调理脾胃改善运化功能，兼用变食疗法，即将喂养患儿的乳品（牛奶、奶粉）更换部分或全部。杨老如此重视治病和防病，如此重视小儿营养和喂养，作为一位20世纪上半个世纪的老中医，确实是难能可贵的，也是罕见的。足见杨老对中医预防保健和营养是早有建树的。

兹将用调脾胃和变食疗法治腹泻的病例介绍于下：

例1.赵某，女，11个月，1959年4月1日初诊。患儿：腹泻5日，大便日4～5次，有多量奶瓣和泡沫，尿不少，不黄，平素牛奶喂养，舌苔薄白，脉细数。

病机分析与辨证：大便有大量奶瓣，说明脾胃不运，牛奶不被消化而排出体外；脉数是有余热，尿不少，苔薄白是未伤阴之象。

立法：调脾胃，理气清热，改善喂养。

处方：白芍3g，橘皮3g，枳壳3g，砂仁1g，黄柏3g，木香1.5g，甘草1.5g，薄荷1.5g，茶叶少许，1剂。

4月2日二诊时，腹泻已止，精神好，尿量多，前方去甘草加藿香3g，2剂。2天后，大便正常，停服中药，继续改善喂养。

例2.于某，男，9.5个月，因腹泻1余月，于1959年7月14日初诊。患儿生后牛奶喂养，加辅食后，大便不化，日5~6次，腹泻上午轻，下午重，腹胀，舌淡白，咽微红，脉略数，体温37℃。

病机分析与辨证：因喂养不当、乳食杂乱以致腹胀腹泻；乳食不化是脾胃不运，消化失常的结果；脉略数，咽微红，体温37℃是有余热。故不用燥脾药品，只用理气调脾清热，变更喂养方法。

立法：调理脾胃，清热化滞。

处方：白芍5g，甘草3g，藿香3g，橘络3g，枳壳3g，槟榔1.5g，蔻仁1g，薄荷1g，茶叶少许，1剂。

7月15日复诊，诉药后腹胀、腹泻均减轻，大便转黄稠，日1次，苔薄白，脉沉。立法同前但去化滞药味，处方去槟榔改用青皮3g，其余药味同前，1剂。1日后诉诸症好转，大便成形，舌苔薄白，脉和缓。上方加山药10g，以资巩固。

（北京中医医院　温振英）

冯泉福

冯泉福（1902—1989），男，满族，北京市人。冯氏捏积法（即"捏积冯"）在京城已有百余年历史，可以说是妇孺皆知。冯先生师承其父冯沛成，为第四代传人。1940年独立开业行医，很快便誉满全城。

1959年冯先生调入北京中医医院儿科工作，任主任医师，历任北京市中医学会理事、顾问，北京市中医儿科学会理事、顾问等，1981年被评为北京市名老中医学术经验重点继承对象。

冯先生总结多年经验，撰写《冯氏捏积疗法概要》《捏积疗法的临床观察及对小肠吸收功能的影响》等论文，并撰写出版了《冯氏捏积法》一书，使这一简便有效的治疗方法得到了普及和推广。培养传人有吴栋、翟士翠等。

冯泉福"冯氏捏积疗法"学术思想

冯泉福先生对中医理论有很高的造诣和体会，特别是对"捏积疗法"治疗理论的丰富和完善有着特殊的贡献，他认为中医儿科的"捏积疗法"是中医儿科一大特色，并以中医阴阳五行、卫气营血、经络学说为理论，以中医的辨证施治为原则，通过捏拿小儿脊背，来达到治疗某些疾病的治疗方法，是中医学推拿疗法在儿科的具体运用。他还指出，把本疗法与中医体系隔离开来，仅仅认为是一种特殊的民间疗法的观点是十分错误的。冯泉福先生为提高捏积疗法的学术地位呕心沥血，奋斗了一生。

（一）丰富和完善了捏积疗法的中医治疗理论，提高了本疗法的学术地位

在浩瀚的古中医籍中，记载捏积疗法的文献并不多见。现存文献中，最早见于西晋·葛洪所著的《肘后备急方》，"拈取其脊骨皮，深取痛引之，从龟尾至顶乃止，未愈更为之"，用以治疗卒腹痛。这段文献记载，与捏积疗法的施术部位及手法十分相似。隋唐以后直至明清的某些文献，虽有一些记载但均不及上述文献详尽。

冯泉福老先生晚年根据中医的基本理论，结合自己几十年的临床经验，对捏积疗

法的治疗原理进行了详尽的论述，丰富和完善了本疗法的理论基础，提高了本疗法的学术地位。在他总结的《冯氏捏积法》一书中指出：按照中医的理论，人体在正常的生理活动中，作为人体营养物质与机能的两种阴阳属性应该保持着对立而又统一的协调关系，一旦这种相对的平衡状态由于种种致病因素的影响出现阴阳的偏盛或偏衰，疾病就会随之发生。中医的"阴平阳秘，精神乃治"的观点，讲的就是这个道理。此外，中医还应用阴阳对立的属性进一步说明人体营养物质之间相互依赖和相互资生的关系。例如就人体的气血来讲，气为阳，血为阴，因此阳气和阴血在体内就形成了一种相互依赖和相互资生的协调关系，即气为血之母，气行则血行，气滞则血瘀。

冯氏捏积疗法就是根据中医这些基本理论，通过捏拿小儿的脊背，振奋小儿全身的阳气，推动全身气血的运行，来达到治疗小儿疾病的目的。就人体的腹背来讲，腹为阴、背为阳，而脊又在背部的中央，督脉（十四经脉之一）循脊而过，督脉的特定循环路线就决定了它具有主统全身阳气的功能。同时从督脉的循行路线来讲，它的起始部与阴经任脉相连（十四经脉之一），自下而上，贯通脊背，络肾通脑，再加上人体经络本身罗网维络，无处不至的特点，使督脉可以沟通人体的表里、内外。因此通过，捏拿小儿的脊背，振奋督脉的阳气，就可以推动全身气血的运行，调整全身的阴阳之气，达到治疗疾病的目的。

除了上述督脉的治疗作用外，由于足太阳膀胱经的循行路线也位于督脉的两旁，因此在捏拿小儿脊背的时候，足太阳膀胱经也得到了相应的刺激。在这条经脉上分布着与人体内部脏腑解剖部位相邻近的脏腑俞穴，如肺俞（第3胸椎下凹窝，离脊柱正中线旁开一寸五分）；厥阴俞（在第4胸椎下凹窝，离脊柱正中线旁开一寸五分）；心俞（在第5胸椎下凹窝，离脊柱正中线旁开一寸五分）；膈俞（在第7胸椎下凹窝，离脊柱正中线旁开一寸五分）；肝俞（在第9胸椎下凹窝，离脊柱正中线旁开一寸五分）；胆俞（在第10胸椎下凹窝，离脊柱正中线旁开一寸五分）；脾俞（在第11胸椎下凹窝，离脊柱正中线旁开一寸五分）；胃俞（在第12胸椎下凹窝，离脊柱正中线旁开一寸五分）；三焦俞（在第1腰椎下凹窝，离脊柱正中线旁开一寸五分）；肾俞（在第2腰椎下凹窝，离脊柱正中线旁开一寸五分）；大肠俞（在第4腰椎下凹窝，离脊柱正中线旁开一寸五分）；小肠俞（在第1骶椎假棘突下，离脊柱正中线旁开一寸五分）；膀胱俞（平第2骶后孔，离脊柱正中线旁开一寸五分）等（以上分寸应以患儿食指中间指关节的横宽折作一寸为准）。这些俞穴通称背俞。通过对这些俞穴的良性刺激，不仅可以协调小儿脏腑之间的功能，促进机体的机能活动，而且还可以通过对小儿某些俞穴的重点捏拿来治疗某些脏腑的疾病。可以这样讲，冯氏捏积疗法对小儿机体调阴阳、理气血、和脏腑、通经络的治疗效果，是对督脉和足太阳膀胱经良性刺激的共同结果，在治疗作用上相辅相成，并蒂齐芳。

（二）规范了冯氏捏积疗法的手法操作特征

冯泉福先生把冯氏医家祖传四代的捏积手法，经过多年的潜研分解成七种手法为一体的治疗手段，并做了详尽的说明。

1. 推法

推法是捏积术中的第一个手法，具体的操作方法是术者用双手食指第二、三节的背侧紧贴着患儿施术部位的皮肤自下而上均匀而快速地向前一推。这个手法在运用时应注意的是，术者双侧食指在向前推动的瞬间，力量不可过猛，如果力量过猛，容易出现滑脱或划伤患儿的皮肤。

2. 捏法

捏法是捏积术中的第二个手法，具体的操作方法是术者在上述推法的基础上，双侧拇指与食指合作，将患儿施术部位的皮肤捏拿起来。这个手法在运用时应该注意的是术者捏拿皮肤的面积及力量都要适中，捏拿面积过大，力量过重，影响施术的速度，患儿也会感到过度的疼痛；捏拿面积过小，力量过轻，患儿的皮肤容易松脱，而且刺激性小，影响疗效。

3. 捻法

捻法是捏积术中的第三个手法，具体的操作方法是术者在捏拿患儿施术部位皮肤的基础上，拇指与食指合作，向前捻动患儿的皮肤，移动施术的部位，左右两手交替进行，如果手法娴熟，看上去就像海边的波涛向前滚动。这个手法在运用时应该注意的是左右两手配合要协调，向前捻动时不要偏离督脉，捻动的力量要始终均匀适中，中途不能停顿，也不要松脱，一鼓作气，从督脉的长强穴一直操作到大椎穴（或风府穴）。

4. 放法

放法是捏积术中的第四个手法，也就是上述推、捏、捻三个手法综合运用后，随着捏拿部位的向前推进，皮肤自然恢复到原状的一种必然结果。这个动作的瞬间掌握得当，就可以使整个捏拿过程出现明显的节奏感。

5. 提法

提法是捏积术中的第五个手法，具体的操作方法是术者从捏拿患儿脊背第二遍开始的任何一遍中，在患儿督脉两旁的脏腑俞穴处，用双手的拇指与食指合作分别将脏腑俞穴的皮肤，用较重的力量在捏拿的基础上，向后上方用力牵拉一下。目的是通过这个手法，加强对某些背部脏腑俞穴的刺激，用以调整小儿脏腑的功能。这个手法在运用时应该注意的是提拉力量要因人而异，一般来讲，年龄大、体质强者力量可重一点，年龄小、体质弱者力量可轻一点。这个手法如果运用得当，在重提的过程中可发出清脆的声响。

6. 揉法和按法

揉法和按法是捏积术中的第六、第七个手法，这两个手法在冯氏捏积疗法中是同时应用的。具体的操作方法是术者在捏拿小儿脊背结束后，用双手的拇指腹部在患儿腰部的肾俞穴处揉中有按，按中有揉。这两个手法在运用时应该注意的是拇指向下按压的力量不可过强，如力量过强，因施术面积仅有拇指腹部的大小，患儿会感到异常疼痛。

（三）制定了冯氏捏积疗法背部脏腑俞穴提法中的选穴原则，以及头面部疾病的治疗方法

厌食：大肠俞、胃俞、脾俞。

腹泻：大肠俞、脾俞、三焦俞。

呕吐：胃俞、肝俞、膈俞。

便秘：大肠俞、胃俞、肝俞。

烦躁：肝俞、厥阴俞、心俞。

夜啼：胃俞、肝俞、厥阴俞。

多汗：肾俞、厥阴俞、肺俞。

尿频：膀胱俞、肾俞、肺俞。

此外，在捏拿小儿脊背时，有时还可根据患儿的病情，将捏拿部位从大椎穴延至风府穴。这里所指的病情就是小儿如果头部五官症状比较明显时，如双眼红赤、痒涩羞明，鼻腔红赤、鼻周溃烂，牙齿松动、牙龈溃烂，面黄肌瘦、唇红烦渴，面红烦急、咬牙惊悸等，若患儿具有上述症状中一种或数种时均可在施术时捏至风府穴。

（四）根据中医理论和西医学知识对冯氏捏积疗法的饮食禁忌给予了科学的解释

冯泉福先生在长期治疗小儿疳积的过程中体验到，为了更好地达到满意的施术效果，某些影响或削弱施术效果的饮食或调料也应在施术中和施术后加以禁食。这些食品和调料主要是芸豆、醋和螃蟹。

芸豆是一种扁豆成熟后的种子，从现代科学来讲，其中含有较高的植物蛋白及钙、磷、铁等多种对人体有用的营养素，但是这种食品煮熟后，质地黏腻，不易消化、吸收，因此被列为疳积患儿的禁忌食品。特别是在施术期间是不能食用的。

醋是我们日常生活中所不可缺少的一种食品调料，同时中医也把它列入药物之中，按照中药气味的归属，醋具有酸、苦、温等性能。因此食入过量，对人体就会产生一些不利的影响，明·李时珍所著《本草纲目》中就曾记载过前人有关食醋过多对人体有不利影响的论述，如"多食损筋骨，亦损胃"，"多食损人肌脏"，以及"脾病毋多食酸，酸伤脾"等。根据前人的这些经验总结，冯泉福老先生在捏积疗法的施术过程中，也把本品列为疳积患儿的禁忌食品之一。

螃蟹是我们经常食用的一种美味佳肴，营养价值也比较高，它也曾作为药品之一列入《本草纲目》中。按照中医药物气味的归属，本品具有咸、寒的性能，因此，我们日常食用时，常与具有辛温性能的姜汁同食，这不仅是为了调味，同时也是为了抵御本品的寒性作用，而患有疳积的患儿，脾胃虚弱，最怕寒凉之物继续伤及脾胃，因此冯泉福先生认为疳积患儿在脾胃功能尚未恢复之前，应禁食本品。从西医学来讲，本品作为一种异性动物蛋白容易使小儿发生过敏反应，加重疳积患儿的病情。

（五）明确了冯氏捏积疗法的禁忌证

冯泉福老先生根据冯氏医家的四代临床经验，结合自己的临床体会，明确指出了本疗法的禁忌证及其原因。

冯氏捏积疗法的适应证比较广泛，效果也比较明显，但是由于本疗法是术者双手施术于小儿脊背，因此凡是影响施术于小儿脊背的某些疾患或小儿患有某些严重的疾病，或由于施术时小儿哭闹可能加重病情的某些病证，均应作为本疗法的禁忌证。常见的有以下几种情况。

1. 小儿的后背有疖肿、外伤或患有某些严重的皮肤病而出现背部皮肤破损的病情应为本法的禁忌证。

2. 小儿患有某些严重的心脏病，施术时由于小儿哭闹，可能加重病情甚或可能出现意外的险情，应视为本疗法的禁忌证。

3. 小儿患有某些先天性神经系统发育不全的疾患，或后天中枢神经系统因感染、外伤而出现明显的损伤，表现为智力明显低下的疾患，按照中医的理论，这类疾患因先天经络发育不健全，或因后天经络严重受到损伤，运用本疗法治疗效果不佳。因此上述疾患也视为本疗法的禁忌证。

4. 患儿患有某些出血性疾病，由于捏拿脊背或哭闹，可能会加重局部或全身的出血倾向。因此，这些疾患也视为本疗法的禁忌证。

5. 患儿正在患有某些急性热性病，也不宜同时进行捏积疗法。

（六）规范了冯氏口服消积散和冯氏化痞膏的用法、用量，强调药品的质量保证要从源头抓起。

冯泉福先生在几十年的临床工作中，对祖传的冯氏口服消积散和化痞膏的用法、用量摸索出一套与其捏积术相配合的使用方法和用量。

冯氏口服消积散主要由大黄、白丑、三棱等药味组成，具有消积化滞、通便行气之功，主治食滞积聚、胸满痞闷、腹胀便秘等功能。6个月以下的乳儿口服0.3g，半岁至1岁的乳儿口服0.5g，1～3岁的幼儿口服1.5g，3～7岁的学龄前儿童口服3g，7～13岁的儿童口服3.5g，12岁以上的儿童口服4g。本药于捏积第4天，当日清晨用红糖水或温开水一次送服。

冯氏化痞膏主要由黄柏、秦艽、生穿山甲、川贝母、木鳖子、山楂核、三棱、当归、肉桂等药味组成，具有消积化痞、散寒止痛之功，主治小儿停乳、停食、积聚痞块、腹胀、腹痛、大便秘结、面黄肌瘦等病证。于捏积第 5 天清晨用微火化开，贴于肚脐处。

冯泉福先生行医 60 余年，不仅把精湛的捏积术、冯氏口服消积散和化痞膏的验方无私地献给了国家和人民，而且历来重视药物的炮制质量。祖传四代，历经 150 多年的冯氏口服消积散和化痞膏制作的源头就是选料精良地道，所有的用药都是经过北京老字号的药店从驰名的产地购进，甚至连使用的芝麻油都不仅要求纯正，而且还要放置一年沉淀，取其上清油使用，制作工序严谨到位，由冯氏家族制作的化痞膏不老、不嫩，贴敷皮肤后不滑脱、不过敏。冯泉福老先生认为只有从源头把关，才能保证药物的质量，达到药到病除的目的。这些观点都给我们的后人留下深刻的启示。

（北京中医医院　佘继林）

张 世 杰

小儿肾炎的中医治疗

肾炎是儿童常见病、多发病，临床以水肿、少尿、血尿、蛋白尿及高血压为特征，有急性、慢性之分。中医学无"肾炎"病名，但依据"肾炎"的病因及症状分析，属于中医学"水肿""虚损"等范畴。

一、病因病机

肾炎是一个全身性变化的疾病，中医认为发生本病的原因主要是"内虚"，所谓"内虚"即脏腑功能不健。引起"内虚"的因素很多，在小儿不外脏腑成而未坚，气血不充，机能不健或后天饮食失节，损伤脾胃，运化失司，使水谷精气不能充分供养脏腑而致脏腑功能不健，形成"内虚"。在此基础上复感外邪，如风、寒、湿、热等致感冒、烂喉痧、皮肤疮疡等，如病后余邪不净，干扰"内虚"的脏腑，使脏腑功能失调发为水肿。所以中医学认为水肿是由于体内水液不能正常地运化、输布和排泄，水湿潴留于体内而致局部或周身浮肿的病证。正常的水液代谢过程，《素问·经脉别论》指出："饮入于胃，游溢精气，上输于脾，脾气散精，上归于肺，通调水道，下输膀胱。水精四布，五经并行。"这段文字概括地阐述了水液在体内输布排泄是需要通过脾、肺、肾、三焦、膀胱等脏气共同完成的，若任何一环功能失调都可导致水液潴留而生水肿。

脾主运化，为后天之本，生化之源，脾喜燥而恶湿，若素体湿盛或因外界寒湿，或湿热之邪内侵，阻遏中阳，脾失健运不能升清降浊，清阳既不能输布于上营养心肺，浊阴也不能下行，最终浮于肌肤而成水肿。脾虚则化源受阻，精气、血供养不足则相继出现气血亏损之证，脏腑失养，进一步使脏腑功能失调，促进水肿的恶化。

肺主宣发肃降，通调水道。肺内邪犯则宣降失司，不能通调水道下输膀胱，风水相搏流溢肌肤发为水肿，同时伴有咳嗽、喘息等症，若水气凌心又可见心悸、气急等症。

肾为先天之本，主水、司开阖、主气化，是人体真阴真阳之所在，五脏阴阳均荣于肾，所以肾具有阴阳水火两方面作用。肾火为阳，是人体元阳之根，具有煦养机体、激发脏腑的功能，主"升"为"用"；肾水为阴，是构成人体组织器官的基本物质，是元气之根、生命之本，主"阖"为"体"。肾水与肾火相辅相成，互相促进，互为依存，共同构成肾之生理功能——生殖、藏精与泄浊。若有任何一方偏盛偏衰都可导致肾的"开阖"失调出现病态，喻嘉言在《医门法律》说："肾司开阖，肾气以阳则开，以阴则阖，阴太盛则关门常阖，水道不通而为肿。"阴亏则当藏不藏，使精华（蛋白等物）漏出；阳衰则当泄不泄，致水浊（血中废物）留滞。如肾阳受损时不但肾本身不能温化水湿，失却了分清泌浊的功能，而且影响了脾的运化、肺的通调，致使湿浊潴留，发为水肿。阳衰严重必损及阴，阴虚则精气不能回收而漏泄致临床出现蛋白尿或血尿。肾阴不足肝阳上亢，临床可出现头晕、眼花、复视等高血压的症状。肾的阴阳俱虚，肾衰竭则生尿毒症危象。

综上所述，肾炎的病机以脾、肺、肾三脏功能不充（内虚）为本，而风、寒、湿、热外邪入侵是致病的外因。邪气盛，即时发病，则为急性肾炎；邪气微，虽暂不发病，但邪伏日久脾肾受损则形成慢性肾炎，此时若再感外邪触动伏邪形成慢性肾炎急性发作，急性肾炎延误治疗日久也可衍变成慢性肾炎。因此，中医认为急性肾炎是风湿、热毒初袭机体，正气虽为邪犯，但损伤不重，临床表现以火热阳证居多，谓之阳水，病位多在肺、脾，尤以肺气不宣为主。慢性肾炎则因邪犯日久，正气已损，临床表现多为虚寒阴证，谓之阴水，病位多在脾、肾，尤以肾失温化为主。所以水肿的病机有"其本在肾，其标在肺，其制在脾"之说。

二、辨证施治

（一）急性肾炎

1. 风寒犯肺，三焦气滞（风水型）

主症：水肿骤起，先眼睑、头囟继则波及全身，尿色黄赤，肢节酸重，咳嗽气粗，甚则喘促或伴有发热、头痛、恶风等症，舌苔薄白，脉浮。

辨证：风寒犯肺，三焦气滞。

治法：疏风散寒，宣肺利水。

方药：麻黄连翘赤小豆汤合五皮饮加减。麻黄、连翘、赤小豆、杏仁、桑白皮、茯苓皮、陈皮、生姜皮、泽泻、射干。

2. 湿热内蕴，复感风邪（风热型）

主症：水肿尿少，发热，头痛，恶风，咽红肿痛，咳嗽气促，口干而渴，苔薄黄，脉浮数或滑数。

辨证：湿热内蕴，复感风寒。

治法：散风清热，宣肺利水。

方药：银翘散合四苓散加减。金银花、芦茅根、连翘、射干、桔梗、牛蒡子、猪苓、泽泻、竹叶、板蓝根、薄荷。

3. 阴虚毒蕴，热迫血分（毒热型）

主症：咽峡红肿或有脓疱，或皮肤疮毒遍发，发热神烦，腹胀痞闷，肢体浮肿较轻，小便短赤或色如浓茶，舌质红，苔黄厚，脉滑沉数。

辨证：阴虚毒蕴，热迫血分。

治法：养阴清热，凉血解毒。

方药：小蓟饮子加减。生地黄、玄参、金银花、板蓝根、小蓟、射干、茅根、赤小豆、蒲公英、藕节、连翘、车前子、细木通。

4. 血分伏热，感风而发（血热感风型）

主症：紫癜反复不愈，方退骤起，紫癜起处发痒，尿如洗肉水，有时伴有腹痛，舌红略暗，脉滑数，尿检有蛋白和红细胞。

辨证：血分伏热，感寒而发。

治法：清热解毒，凉血祛风。

方药：大连翘散加减。防风、柴胡、金银花、连翘、生地黄、茅根、牡丹皮、栀子、白鲜皮、小蓟、车前子。

加减：以上各型有表证发热高者，可加荆芥穗、薄荷、葛根等药。若高血压头晕头痛、复视、脉弦者，可加钩藤、夏枯草、牛膝、草决明、珍珠母、苦丁茶等。若苔白腻或黄腻湿邪盛者，可加藿香、佩兰、腹皮、云茯苓、陈皮等芳化渗利之品。上半身肿甚而咳喘者，可重用麻黄、杏仁；下半身肿，口淡，神倦便溏，可重用车前子、茯苓、白术、泽泻、桂枝、腹皮等。若尿蛋白不减者，加苦参、土茯苓。各型在加用药味时可随症减去不适当的药味，医者可灵活掌握，此不赘述。

（二）慢性肾炎

1. 脾肾不足，肾气不固

主症：肾炎迁延不愈，面黄纳少，身倦无力，腰酸腿软，舌淡，脉细缓，查尿可见以蛋白为主。

辨证：脾肾不足，肾气不固。

治法：健脾固肾。

方药：四味汤合二至丸加减。党参、茯苓、白术、山药、陈皮、枸杞子、菟丝子、旱莲草、女贞子。

2. 真阴不足，阴虚内热

主症：久病不愈，面色暗黄，腰腿酸软，尿色暗红，舌质淡，脉沉细，查尿以红细胞为主。

辨证：真阴不足，阴虚内热。

治法：滋阴益肾，和血止血。

方药：四物汤合二至丸加减。生地黄、当归、白芍、川断炭、五味子、女贞子、旱莲草、生阿胶。

3. 脾肾阳虚，水湿浮溢

主症：全身高度浮肿，或腹满脐凸，气促胸闷，纳少恶心，尿少便稀，面色苍白，疲乏无力，四肢发凉，舌苔薄白，舌质胖淡，脉沉细无力。

辨证：脾肾阳虚，水湿浮溢。

治法：健脾益气，温肾利水。

方药：实脾饮加减。麻黄、云茯苓、猪苓、白术、生黄芪、干姜、淡附片、车前子、泽泻、厚朴。

4. 脾肾亏极，气血两虚

主症：面色苍白无华，疲乏无力，稍活动则心慌汗出，食欲不振或有浮肿，唇舌淡白，脉沉细无力，化验查可有严重贫血、肾功能低下和较重的蛋白尿。

辨证：脾肾亏极，气血两虚。

治法：补益气血，培中益肾。

方药：补中益气汤合河车丸加减。炙黄芪、党参、茯苓、白术、阿胶珠、鹿角胶、当归、紫河车、金樱子。

5. 肾阴亏耗，肝风内动

主症：头痛，头晕，头重脚轻，心烦易怒，手足抽搐，惊厥，面色晦暗，舌质红，脉弦大。

辨证：肾阴亏耗，肝风内动。

治法：滋阴潜阳，镇肝息风。

方药：建瓴汤加减。生赭石、白芍、生地黄、首乌藤、草决明、苦丁茶、夏枯草、珍珠母、生龙骨、生牡蛎、泽泻。

6. 阴阳耗损，气血两亏

主症：头晕，气短，视力模糊，神志恍惚，嗜睡，尿少尿闭，面色苍黄滞暗或伴有衄血、吐血、咳血、便血、贫血等，舌淡苔白或黑润，脉细弱或虚大。

辨证：阴阳耗损，气血两亏。

治法：滋阴助阳，养心益气。

方药：桂附地黄汤加减。熟地黄、五味子、山药、党参、麦冬、枸杞子、肉桂、远志、附片、肉苁蓉、石斛、云茯苓、泽泻，

三、临床体会

肾炎病为累及整体的疾病，病性复杂，因果交错，变化多端，临床必须详审病因，知犯何脏，辨明寒热虚实，抓住主要矛盾以应变，务求证法相符。如急性肾炎多属热毒炽盛，邪犯肺脾，治疗重点在于祛邪，标本同治，以透表清热解毒为主，宣肺扶脾利尿为辅；慢性肾炎邪伏日久，损在脾肾正气已衰，治则重点在于扶正，以温肾阳、滋肾阴、健脾益气补血，随证治之，力求恢复脾肾功能为主；在慢性肾炎发病的过程中，因感冒、扁桃体炎等引起急性发作时，又当以治标为主或标本同治，及时变法，但必须注意标证一去，立即恢复治本的原方。

小儿泄泻的辨证与治疗

泄泻一证，是小儿常见病和多发病，尤以婴幼儿多发。因为小儿脏腑娇嫩，形气未充。正如钱乙在《小儿药证直诀》一书中说小儿的生理特点为"五脏六腑成而未全，全而未壮"。正因于此，小儿肠胃无论是对食物的消化能力，还是对外界气候的适应耐力及抵御病邪的抗力都较成人差，但是由于小儿生长迅速，所需水谷之精气比成人相对多，这就形成了要以脆弱的脾胃负担较重的消化吸收任务，所以古人有小儿"脾常不足"之说。

古人认为，引起泄泻的根本在于脾、胃、大小肠及肾的功能失调所致。如张景岳说："泄泻之本，无不由于脾、胃，盖胃为水谷之海而脾主运化，使脾健胃和，则水谷腐熟而化气化血以行营卫。"何泄之有？小肠主泌别清浊，大肠主传导吸收水液，若功能失调，则清浊不分，并走大肠亦成泄泻。此外由于先天不足或久病消耗损及肾气，肾阳虚则脾失温煦，脾虚则运化无权，泄泻作矣；反过来因脾虚运化无权则肾失所养（后天），故临床上常见由于脾肾两虚造成的五更腹泻，但此型多见于成人。

中医学认为，引起脏腑功能失调的病因归纳起来，不外寒、热、湿、食几个方面。因致病因素不一样，虽然皆有泄泻症状，但临床表现各异，治疗原则也各具特点。现在根据不同的病因，就临床常见几种类型的辨证与治疗介绍于下。

一、伤食泻

《经》曰："饮食自倍，脾胃乃伤。"此段经文指出由辅食增加过多过早或过食肥甘生冷或食无定量定时，以致脾胃受伤，腐熟运化失调，水谷不分，并走大肠而成泄泻。又如张景岳所说："若饮食失节，起居不时，以致脾胃受伤，则水反化为湿，谷反化为滞，精华之气不能输化，乃致合污下降，而泻利作矣。"

症状：呃逆倒饱，恶心呕吐，不思饮食，腹胀拒按，烦急颊红，手足心热，泻下次数不多，大便嘈杂不化，气味酸臭，排气恶臭，喜伏卧，夜眠不安，苔白垢或黄腻，脉滑濡数，指纹紫滞。一派中焦滞热，运化无权之象。

治法：清热导滞，调中利湿止泻。

基本处方：焦三仙、茯苓、陈皮、车前子、莱菔子、黄连、荷叶。

方解：焦三仙、莱菔子消积化滞；茯苓健脾利湿；陈皮、荷叶理气和胃，激发胃气；车前子清热利尿；黄连清热解毒，厚肠胃。

加减：行外感者加薄荷、白芷，腹胀拒按者加厚朴、枳壳，热重者加黄芩。

按语： 泻下糟米不化，气味酸臭，乃伤食泻的大便特点；腹胀拒按，恶心颊红，喜伏卧，睡眠不安，苔垢腻，脉滑数，是中焦滞热之象。此为泻由食滞，化热化湿而起，故治宜消导清热为主，佐以调中祛湿，以达祛邪正安止泻的目的，也即"通因通用"之法。

若上方服后滞去泻止，仍腹胀纳差者，宜用下方调中开胃、健脾渗湿以善其后：佩兰、茯苓、白术、陈皮、泽泻、砂仁、扁豆、荷叶。

二、湿热泻

湿热泻多见于夏秋季节。本病之发，原因有二，有感受暑邪内犯脾胃而然者。有误食不洁损伤脾胃而然者，前者多由炎暑过亢，小儿脾胃之气本弱，复感暑热内犯，暑必夹湿，湿热蕴郁，升降失司，吐泻作矣，即《小儿药证直诀》所说："夏秋吐泻，多因伤热。"后者即在暑热之际，小儿本已暑遏热郁，脾胃之气机已受影响，更加饮食不洁，重伤脾胃，致生吐泻，也即《诸病源候论》所说："凡变坏之乳，儿若饮之即成吐泻。"

症状：起病急剧，烦扰不安，吐泻并作，肠鸣腹痛，泻下繁重，泻如水柱，便似蛋汤，色黄，有少许黏液，气味秽臭，小便短赤或无，身热面赤，口渴喜饮，舌质红，苔白厚或黄腻，脉象濡数。进一步可现显著消瘦，皮肤不泽，失去弹性，壮热神昏，四肢厥冷，额汗出，囟塌目陷，面色苍白，甚至抽搐不止，口张齿燥，呼吸气短，舌质干红少苔，脉细弱。一派津亏液竭，热犯营阴，脏腑失养，气血衰竭的危象。

治法：早期应用清热利湿，芳香祛秽之剂。

基本处方：藿香、茯苓、白术、陈皮、车前子、川黄连、木通。

方解：方中茯苓、白术健脾养心，渗湿利尿；黄连清热解毒，燥湿厚肠胃；车前子、木通清热利尿；陈皮健脾理气燥湿，激发胃气；藿香芳香祛秽，开胃止呕。综合诸药可使热除湿去，脾健胃和，秽清浊化，诸病自疗。

加减：有外感身热重者加香薷、葛根、薄荷，或保元丹；热重者则加安宫牛黄丸；吐甚，腹痛者加佩兰、竹茹、半夏或时疫止泻丹；暑湿盛者加滑石、甘草。

后期：症见显著消瘦、皮肤不泽、失去弹性、壮热神昏、时时抽搐、面白气短、额汗出等一系列津竭于内，热扰神明，气血两亏之证时，急用生脉散、清营汤加钩藤、天麻，敛气摄阴、清营除热，以平肝息风之剂挽救危机，待其神清搐止脉复时，再进健脾和胃之剂，如佩兰、沙参、茯苓、白术、扁豆、陈皮、黄连、车前子之类以调理之。

按语： 陈修园说："暑之熏蒸之气，湿乃重浊之邪，暑必夹湿，二者皆伤气分，湿热相搏夹热下利。"临床必须考虑到小儿乃稚阴稚阳之体，炎暑季节，湿热熏蒸，内犯肠胃，湿热相搏，蕴于胃肠，升降失调，水道闭涩，小便不利，吐泻并作。治疗时清热分利、芳化祛秽乃为首选之法。而后期吐泻不止，阴液过伤，病情转化，纯属阴竭于内，阳气欲脱，热扰营阴，肝风内动之危象，这时形气已衰，切忌分利，急用益气敛汗、养阴清热、柔肝息风之剂以挽危机，待其阴复阳回，再随证调理之。

本病整个过程，充分体现了中医辨证施治的重要性，也是同病异治的现身说法，更指出小儿多虚多实的转变过程。

三、脾湿泻

炎暑之季，儿多喜凉，昼则少衣取凉，夜则去被感寒，嗜食生冷，寒伤脾胃之阳，腐熟运化无能，水谷并走大肠，导致泄泻。

症状：泻下水样、水谷分离，臭味不大，色多黄绿，小便少，不烦不渴，食欲不振，倦怠无力，有时腹痛，舌质淡，苔白兼腻，脉滑缓。症系湿盛困脾，运化无权。

治法：健脾燥湿，温中止泻，即张景岳所说："因湿滞者，燥之利之。"

基本处方：苍术、白术、云茯苓、陈皮、炒薏苡仁、佩兰、大腹皮、干姜。

方解：方中苍术、白术、云茯苓、炒薏苡仁健脾燥湿；陈皮醒脾理气祛湿；大腹皮行气利水；佩兰芳香祛秽止呕，并能醒脾开胃；干姜温中祛寒。腹痛者加砂仁、木香。

按语： 症见水便分离，臭味不大，不烦不渴，倦怠乏力，苔白腻，脉滑缓，说明泻非因热，乃是寒湿伤脾，法用健脾燥湿、温中止泻使脾健胃和寒祛，诸症自疗。

四、脾虚泻

多因久病久泄或长期喂养不当，耗伤脾胃之气甚或累及肾阳致使脾肾两虚，中下焦虚寒，清阳不升，致使泄泻。

症状：便稀溏，水谷不化，食后作泄，脘闷不舒，不思饮食，面色萎黄，神疲倦怠，形体消瘦，舌淡，苔白或少，脉缓而弱，指纹淡。

治法：健脾养胃，益气调中。

基本处方：党参、白术、茯苓、莲子肉、山药、陈皮、扁豆、炒薏苡仁、桔梗。

方解：方中党参、白术、茯苓健脾养胃，补中益气，莲子肉、山药补脾止泻，陈皮、扁豆和胃理气，薏苡仁理脾渗湿。桔梗载药上行止泻。

加减：如果大便完谷不化，澄澈清冷，四肢发凉，脉沉细，乃属脾肾阳虚之泻，应在上方配加附子、干姜、肉蔻等温肾固涩之品。

若脾虚泻用上方效果不显著者，本人常用补肺气健脾、调元气之法，经临床实践收效较为理想。

常用药物：沙参、白术、茯苓、菟丝子、陈皮、鸡内金、荷叶、莲子肉。

方解：沙参补肺气，肺有通调水道的作用，肺气足，则水液代谢功能健旺，又肺与大肠相表里，肺气足助大肠功能健壮，功能健则失调自调；元气衰则脾失温煦，菟丝子为调元气良品，用之益肾助脾胃之阳以复腐熟运化之功，脾胃和泄泻自止。

按语：脾胃阳虚则清阳不升，水谷不化，故大便稀溏，食后作泻；运化无权，则不思饮食，脘闷不舒；脾胃为后天之本，虚则气血来源不足，故见面色萎黄，神疲倦怠，舌淡，苔白，脉缓弱等一派消化紊乱，气血两亏之虚象，故须用补法治之。

五、结语

泄泻在儿科较为多见，在此仅介绍临床常见之类型以供参考，在辨证时应据临床见症归纳分析属寒、属热、属虚、属食。一般规律：为寒者多虚，热者多实，风热、风寒者多属外感，食滞内结者多属内伤，又或寒或热或伤食或饮食不洁者多兼湿邪。治疗应采取寒则温之，热则清之，湿则燥之、利之，虚则补之，实则泻之，因证施治方无误矣。

（北京市中医医院　张世杰）

曹希平

曹希平（1930—1993），男，山西省平顺县人。曹希平先生自幼喜爱中医，15 岁拜师学徒求教于多位中医名家，研读中医经典医著，打下了坚实的中医基础。1950 年曹希平先生考取中医行医资格；1953 年到北京中医进修学校任教；1958 年再次到成都中医学院（现为成都中医药大学）进修 1 年，60 年代历任教员、工会主席、团支部书记、代理校长、党支部书记；1968 年调入北京中医医院，历任医师至主任医师、内科副主任；1983 年调北京市卫生局中医处任副处长；1984 年回北京中医医院任院长，曾任中华全国中医学会理事、中国民间中医药研究开发协会理事、北京中医学会常务理事及副秘书长、光明中医函授大学北京分校校长、兴华大学理事、《中国医药学报》特邀编委；1990 年被评定为北京市老中医药专家学术经验继承工作指导老师。

曹希平先生从事中医临床和教学 40 余年，积累了丰富的实践经验，擅治多种内科杂症，对支气管炎、哮喘、肺心病、男性病等病的治疗尤有独到之处，疗效显著，深受广大患者的赞誉。他总结经验撰写了十余篇专业论文，参加全国学术会议交流受到同业好评，他任教多年编写有约 80 万字的各种讲义、教材，为中医教学工作留下了宝贵财富。传人有苑惠清、王和天等。

医　案

一、过敏性鼻炎

本病早期单发时多有遇冷、热空气及刺激气味后打喷嚏（此可连续不断），流清涕，重者可伴头痛、头晕。如果早期初发不治疗，可迁延发作，而导致过敏性哮喘。此类患者的鼻黏膜及呼吸道黏膜一般处于高敏状态，其纤毛上皮功能（如湿化、加温、净化功能）减退，上皮细胞对理化刺激产生反射性通透性增加细胞液渗出，故而出现一系列刺激症状。西医治疗往往依靠抗敏药物及激素类药物，然其只暂时缓解症状，并不能避免复发，尤其是某些顽固病例，用中药治疗往往可以延长发作周期，优者尚可几年不发。

例1.王某，女，32岁，二三九厂工人，于1900年9月23日初诊。时觉鼻塞、鼻腔作痒已有5年，晨起遇冷空气即打喷嚏、流清涕，经西医院诊为"过敏性鼻炎"，服抗过敏药、理疗均未减轻。平素眠纳尚好，大便偏干，小溲时黄，舌苔薄白，脉象滑。经曹老诊脉辨证，认为此乃风邪束肺，肺窍不利，证属"鼻渊"，治宜疏风清热，宣肺通窍。

用药：苍耳子10g，荆芥穗12g，黄芩15g，杭白菊10g，藿香12g，炒防风10g，生甘草10g，乌梅6g，刺蒺藜10g，辛夷花6g，桃仁10g，茅根10g，柴胡10g，云茯苓15g，白术15g。

9月30日二诊：述服上药3剂后，鼻已通畅，清涕减少，但鼻腔作痒如故，喷嚏仍频。嘱其再进上方4剂，再来诊时鼻痒减轻，喷嚏时作。曹老认为，肺合皮毛，此患病程已久，表卫不固，易受风袭，久连于肺，肺以鼻为窍，故喷嚏不止，故进上药7剂后，祛邪之力已够，可于疏风宣肺之时，再拟用益气固表佐以扶正，以期达到远期疗效。

用药：防风10g，黄芪30g，白术12g，苍耳子10g，荆芥穗10g，黄芩10g，刺蒺藜10g，生甘草10g，茯苓15g，桑叶10g，辛夷10g，蝉蜕10g，大枣10枚，桃仁10g。

上方连服14剂，共服21剂诸症悉除，随后嘱其长服人参健脾丸以巩固疗效，追访年余未复。

按：中医认为，"鼻渊"多由风邪侵袭肺卫，郁而化热，治疗多用疏风清热、宣肺通气之剂，在此患的治疗过程中，由于考虑到固护卫气的一面，而脾气充足，后天之本对卫气营血来说是不可或缺的基础，因此初诊进以祛邪为重的4剂药后，患者仍觉鼻痒喷嚏，因患者表皮不固，风邪袭之留恋难去，故再拟药方时以玉屏风散益气固表以求固本，用荆芥穗、刺蒺藜散风祛邪以治其标，宣敛益气兼顾，后用健脾之剂补固，故可获远期疗效。

例2.刘某，女，30岁，国棉三厂干部，于1990年12月初诊。诉产后出现鼻痒、喷嚏、流浓涕3年，每遇冷空气及刺激性气味即发，有时喷嚏连发数十个，伴头痛、气短，发作不分冬夏，且平素极易感冒，舌苔薄白，脉滑数。辨之为肺脏气血不足，无以固护表阳，鼻窍失其所养。拟用补益气血，固摄表阳，宣通肺窍之剂。

用药：党参12g，生黄芪30g，当归15g，川芎12g，荆芥穗12g，防风12g，刺蒺藜12g，苍耳子10g，生甘草10g，菊花10g，白芷10g。

7日后复诊：诸症减轻，效不更方，嘱其复进原方7剂。再诊时诸症悉除，唯觉活动后仍气短。曹老认为患者为产后得病，本为气血亏虚，后期予益气养血之剂调理，必有疗效。

用药：党参12g，生黄芪30g，当归10g，川芎12g，白术15g，生甘草10g，云茯苓15g，熟地黄20g，炙甘草10g，大枣7枚，龙眼肉10g，杭菊10g。

按：本例患者于产后患此病，气血虚弱。"鼻渊"一病虽病证表现在鼻，但根源却不离脾肺。脾为后天之本，提供血的来源，肺朝百脉，其营养得助于脾血，况产后已致气血不足，更易患疾病，故治疗时必遵循"治病求其本"的原则。本例方中用党参、生黄芪、云茯苓、熟地黄、白术等益气补血健脾以治其本，当归、川芎既补血又活血，枢转气血，又用荆芥穗、刺蒺藜、苍耳子、防风等药疏风止痒，与西医学抗过敏治疗有异曲同工之效。

例3.董某，男性，42岁，建材局工人，于1982年2月初诊。患者经年交替性流清涕、浓涕，打喷嚏，伴鼻塞头重已十余年。曾在鼻科诊为"过敏性鼻炎、鼻息肉"，并予手术割除息肉，症有暂缓，但未经一年，又有新发，且有加重之势，并出现胸闷、气短。来诊时，舌苔薄白，脉沉滑，面色黧黑，唇甲色暗。辨证为脾虚痰盛，久蕴成结，毒邪壅盛，肺气失宣。治宜健脾益气，化痰散结，清热解毒，宣肺通窍。

用药：白术10g，土茯苓15g，陈皮12g，白芥子10g，菊花10g，荆芥穗10g，刺蒺藜10g，赤芍、白芍各10g，苍耳子10g，生黄芪30g，藿香10g。

复诊：上方进7剂后，涕止鼻通，但喷嚏不止，再拟方时重用补气活血、化痰散结之剂。

用药：生黄芪30g，当归15g，土茯苓15g，赤芍20g，白芍10g，刺蒺藜15g，苍耳子10g，菊花10g。

上方进7剂汤药后，嘱其再用上方7剂量共研细末为丸，慢效调服，可预防发作与病情加重。

按：过敏性鼻炎的患者，反复发作并感染时，可同时伴鼻窦炎，有相当一部分患者伴有鼻息肉，切除后复发率很高，这不但影响通气且有恶变之嫌，用中药治疗可使症状缓解，延缓息肉复发的速度，在临床上是可行的。中医认为，鼻息肉多是气滞痰凝血瘀，治疗时要重用化痰散结、行气活血之剂。另外，治疗时也不可忘记佐些祛风通窍的药物。

二、支气管哮喘

例1.孙某，34岁，公安部一局干部，于1990年9月1日初诊。反复咳喘十余年，以气短为主症，每年均在夏、秋、冬交界之季加重发作，曾做皮肤过敏试验证实多种天花粉过敏。来诊时症见气短、喘促，以吸气为难，伴咳嗽，痰白量多，鼻塞涕清，夜难平卧，舌苔白厚欠津，脉滑弱，大便偏干，4～6日一行。证属肺脾肾不足，痰热阻肺。拟先治其标宣肺化痰，佐以益气健脾。

用药：瓜蒌15g，法半夏12g，浙贝母12g，旋覆花15g，葶苈子15g，桃仁12g，茯苓15g，黄连12g，酒军2g，党参20g，熟地黄30g，白蔻6g。

9月17日二诊：服上药后痰量减少，清涕变浊，伴胸闷心慌，咳嗽纳差，大便干，2日一行，舌质偏红，苔白，脉滑细。治疗原则不变，加强宣肺化痰之功。

用药：荆芥穗12g，苦桔梗12g，前胡15g，紫菀15g，青皮、陈皮各10g，白蔻12g，锦灯笼10g，苍耳子15g，黄芩15g，大青叶15g，党参20g，熟地黄30g，酒军2g。

9月14日三诊：服上药后咳嗽，痰黏不爽，胸闷，流浓涕，大便2日一行偏干，苔白舌质红，脉沉弱。此乃肺气久闭不宣，应加强宣肺之功，亦利大便下行。

用药：桑叶30g，苦桔梗10g，大青叶15g，桃仁12g，荆芥穗12g，苍耳子15g，生甘草10g，熟地黄30g，锦灯笼10g，熟军3g，白蔻6g。

9月21日四诊：服上剂后症状大部分消失，仅觉鼻塞，大便已调，舌苔薄白，舌质暗红，脉沉弱。此乃余热蕴肺，肺气失宣，继续清肺化痰、宣肺通窍。

用药：桑叶30g，苦桔梗10g，大青叶15g，桃仁12g，生甘草10g，薄荷12g，芦根30g，苍耳子15g，刺蒺藜15g，白芷12g，川芎12g，羌活10g，黄芩12g。

10月12日五诊：服上药后诸症悉除，偶遇风寒时觉鼻塞流清涕，舌尖红，苔薄白，脉沉弱。因久病表阳已虚，不耐风寒，予下方。

用药：桑叶15g，苦桔梗10g，大青叶15g，生甘草10g，芦根15g，苍耳子15g，刺蒺藜15g，川芎12g，黄芩15g，金银花30g，防风12g，白术15g，牡丹皮12g。

上药为丸，调服月余，追访1年，季节交接期间未见复发。

按：纵观患者病史，因病史较长，体质虚弱迁延日久，既有痰湿阻肺，又有肾气虚，故症状复发时，要重剂宣肺，佐以温肾；待急症缓解后，以温肾为主，宣肺为佐。在各个治疗过程中，都不能忘记"宣肺"，肺气宣通则人体吸入大气转化为人体之"真气"，这样机体才得以营养，使气血津液输布全身，润泽皮毛，以抵御外邪，达到防治哮喘的作用。

例2.冀某，女，35岁，航天部干部，于1990年11月2日初诊。患者自幼患过敏性哮喘，皮肤过敏试验证实对"皮毛、天花粉"等过敏，秋冬交界多发，曾进行脱敏治疗，疗效不佳。近年有渐重趋势，每次发作时间延长，症状加重。来诊时咳嗽，喘促夜不得卧，活动后气喘加重，自服消炎、解痉平喘药，平素需用气喘气雾剂维持，舌苔薄白边尖红，脉沉滑，口唇紫绀，面色㿠白。辨证为痰热阻肺，肺脾肾皆虚。急则治标，先清热化痰，祛风解痉。

用药：桑叶 30g，苦桔梗 12g，黄芩 15g，黄连 10g，桃仁 12g，薄荷 10g，党参 15g，茯苓 15g，白术 15g，青皮、陈皮各 12g，熟地黄 30g，白蔻 12g。

11 月 9 日二诊：前投 7 剂，喘促小有平息，气喘气雾剂使用次数减少，舌脉同前，续进前方 7 剂。两周后再诊时，气喘气雾剂已可不用，仅觉咳嗽、少痰，每晚 6～7 时胸闷憋气较重，舌苔白腻，舌边尖红。辨证同前，治宜加强宣肺之功，健脾利肾，以归气纳。

用药：桑叶 30g，苦桔梗 12g，桃仁 12g，薄荷 10g，党参 15g，云茯苓 15g，青皮、陈皮各 12g，杭菊 10g，浙贝母 5g，熟地黄 30g，枸杞子 15g。

12 月 3 日四诊：患者喘促、咳嗽已平，唯觉晨起喉中痰阻，晚间气短，但可平卧。患者痰热基本清除，应振奋脾阳，温补肾阳。

用药：桑叶 30g，党参 20g，白术 15g，茯苓 15g，熟地黄 20g，白蔻 6g，青皮、陈皮各 10g，桃仁 12g，苦桔梗 12g，黄芩 15g。

上药共研细末，炼蜜为丸 9g 重，早晚各 1 丸，连服 2 个月。追访 1 年来，病情无反复，平时仅觉气短，嘱其可继服上方丸药。

按：哮喘一证，有虚有实，有痰饮、食积，又有气虚、阳虚等，而久病辄发者，往往虚实夹杂，尤为难辨，立法处方当辨清楚。叶天士"实则治肺，虚则治肾"，实为治喘之纲要。本案之哮喘自幼而得，素体脾阳虚，失去健运（过敏体质），肺为水之上源，少得滋助，伏痰中阻，每遇寒热等六淫之邪引动，渐责之肾，故治疗本例时，先以桑叶、荆芥穗、苦桔梗之类宣发肺气，佐以健脾温运的云茯苓、白蔻、党参，继以益肾涵水以治本。为巩固疗效，汤剂进后又配丸药。从西医学角度看，健脾温肾之品一般都有增强机体免疫力及降低气道高反应性作用，从而使变态反应难以发生，故后期丸药有预防再发之功效。

例 3. 庄某，女，28 岁，地毯研究所干部，1980 年 10 月 28 日初诊。诉反复咳喘 20 余年，每年秋末多发，对"蒿属天花粉"过敏，急性发作加重时需静点激素方可缓解。近两年患者病情有渐重趋势，频繁发作，一直服氨茶碱维持。来诊时鼻塞浓涕，咽痒咳嗽，气急痰多，胸中窒闷，不能平卧，纳呆，便干不畅，舌苔白厚，脉滑。此为痰湿阻肺，脾虚失健。治以化痰宣肺，健脾益气。

用药：陈皮 12g，半夏 15g，云茯苓 15g，荆芥穗 12g，黄芩 15g，生甘草 10g，苏子 10g，白术 15g，锦灯笼 10g，葶苈子 10g，竹茹 10g。

11 月 4 日二诊：咳嗽胸闷减轻，痰量减少，夜已能平卧。此阶段患者肺脾俱虚，运化失职，摄纳无权，导致痰湿阻肺。治疗宗上法，加强宣肺之功。

用药：荆芥穗 12g，苦桔梗 12g，葶苈子 10g，陈皮 12g，百部 12g，黄芩 15g，大青叶 15g，云茯苓 15g，党参 12g，瓜蒌 20g。

11月18日三诊：上方服14剂后，诉咳嗽、胸闷已基本消失，但遇天气变化仍觉喘憋气急。此阶段为肺气虚，表阳不固，宗上法，加强益肾之功。

用药：生黄芪30g，党参12g，陈皮12g，云茯苓15g，荆芥穗12g，苦桔梗12g，百部12g，黄芩15g，生甘草10g。

11月25日四诊：患者病情平稳，无咳嗽喘促，予人参健脾丸、金匮肾气丸交替服约两个月。追访3年，无大发作，偶遇感寒即刻用药可较快缓解。

按：支气管哮喘属I型变态反应，西医学认为主要是由于患者气道的高反应性、外源性过敏原或运动性刺激使处于气道高反应性的患者很快发生反应，肺的防御机能亢进，纤毛移动增加，细胞壁通透性增加，从而引起一系列症状，如气管痉挛、卡他期症状等。目前已经意识到健脾温肾的中药具有增强机体免疫力，降低气道高反应性的作用，如黄芪、生地黄、黄芩、云茯苓等。因此，哮喘缓解期的连续用药对哮喘有预防再发的作用。

例4.唐某，女，34岁，房修公司干部，于1990年10月18日初诊。诉咳嗽、喘憋8年，天气变化时加重，皮肤过敏试验示患者对室内尘土及多价霉菌I过敏，曾减敏治疗1年半，长期服氨茶碱、舒喘灵及使用气喘气雾剂。来诊时患者咳嗽，胸闷，痰多色白，吸气困难，不能平卧，纳呆，双下肢浮肿，夜寐欠安，舌边红，苔薄白，脉沉滑。辨证为痰热阻肺，肺脾气虚。治宜清肺化痰，益气健脾。

用药：桑叶30g，苦桔梗12g，大青叶15g，黄芩15g，桃仁12g，生甘草15g，薄荷12g，芦根30g，党参20g，熟地黄30g，白蔻9g，诃子12g。

10月25日二诊：患者进药7剂，咳喘减，胸闷减轻，双下肢浮肿如故，舌苔白粗糙少津，舌边有瘀斑，脉沉滑。予查BUN 15.5mmol/L，$CO_2-（P）$57.5mmol/L，血Na 150.8mmol/L，血K 4.15mmol/L，Cl 108.5mmol/L，TP:6.1g/L，A 4.51g/L，G 3.6g/L，尿常规（－）。从临床化验看，可以初步排除肾功不好引起的浮肿。从中医角度辨证属于肺脾气虚，继上方14剂，去诃子10g，加入木香15g。

11月8口三诊：咳喘止，下肢浮肿，晚间尤甚，舌边夹红，苔薄白浮黄。此为脾肾两虚，气化失职。治宜健脾益肾，泻肺利水。

用药：防己12g，葶苈子15g，川椒目12g，黄芪15g，桑叶15g，桃仁12g，炙甘草12g，泽兰12g，泽泻12g，党参15g，炒白术20g，山豆根12g，锦灯笼10g。

12月13日四诊：患者喘憋一直未复发，但觉下肢肿胀沉重。

按：脾主运化，脾气虚运化失常导致水湿上泛，肺气不利故作喘气促，痰多肢肿也为水湿作怪，下溢则肢肿，停蕴于肺则成痰。本例患者素体脾虚，后天之本匮乏，不耐外邪侵袭故咳喘反复发作，久病则先天之本失却濡养，肾阳不足，水气不化，下肢肿胀，不会仅通过利后天之本消失的，故在下一步的治疗中尚需继续温肾健脾。本案初始的治疗主以健脾助运为主，佐以宣肺利水，因此疗效尚可，浮肿一事尚待进一步调理治疗。

三、支气管扩张

例1. 白某，女，38岁，德昌厚店，于1988年9月15日初诊。诉反复咳嗽、咯血10余年，每每感冒诱发，血色鲜红夹痰，在安贞医院诊断为"支气管扩张"，每次发作经抗菌止咳治疗可以缓解。来诊时咳嗽半月，痰中带血，发热无汗，轻度恶寒，咳甚气喘，神疲乏力，大便偏干，小溲色黄，舌尖红，苔薄欠润，脉沉滑。辨证为痰热壅肺，肺络被伤。治宜清热化痰，兼补肺气。

用药：款冬花15g，黄芩15g，锦灯笼10g，百部10g，苦梗10g，白术30g，茯苓15g，防风12g，生黄芪20g，黄连6g，甘草12g，旋覆花15g。

9月22日二诊：药后咳喘略减，痰中血量减少，上方清热化痰益肺气，使肺络得以清宁，肺气得生，舌脉同前，宗前法原方加桑叶10g，以增强宣肺之功。

10月2日三诊：药后咳喘止，痰中带血已止，但眠时多梦，头枕部疼痛，口干渴。此为血去正伤，时观舌苔白尖红，脉滑弱，前剂获效，仍守原法，加补益脾胃之剂。

用药：桑叶15g，苦桔梗12g，黄芩15g，浙贝母12g，茜草12g，旋覆花15g，黄连6g，诃子12g，桃仁12g，党参15g，大青叶15g，瓜蒌15g。

11月10日四诊：病情比较平稳，此间虽经气候变化，寒热不均，但未引发咳喘咯血，故用前方成丸，嘱其连服。追访3年，患者偶发时服丸药即可止住。

按： 此例咳喘痰红之证屡经抗炎止血等药治疗，仍遇寒劳即发，究其原委，盖患者素体虚，肺病日久，上源告竭，子盗母气，累及脾脏，表现为脉沉滑数，面色㿠白乏力。患者舌质红显示肺中痰热蕴结，灼伤肺络，气阴两虚，故本案用药多为清肺化痰之剂，而凉血活血药仅用茜草一味。前几诊加入党参培补脾土，自能化生精微，上输于肺，肺金待养，行其清肃之令，故虽几经天气变化与劳累并未复发。

例2. 李某，女，30岁，北汽工人，于1990年9月30日初诊。诉4年前因受凉感寒开始咳嗽，因治不及时迁延日久，病情加重，并出现痰中带血。此后反复发作时好时坏，每次发作多因受凉诱发，外院诊为"双下肺炎气管扩张"，曾用抗生素及止血药治疗。来诊时已复发月余，咳吐黄痰带血块，量多易咯，发热（体温38～39℃），自汗，大便干，舌苔薄白，脉滑数。胸透：双下肺支气管扩张征。血白细胞12500/mm^3，N82%，L18%。辨证为风热袭肺，引动宿痰，肺络受损。治以疏风清热，化痰止血。

用药：防风10g，黄芩15g，茜草12g，薄荷10g，百部10g，苦梗12g，生石膏

40g，生黄芪 20g，白术 30g，黄连 6g，旋覆花 15g，款冬花 15g。

10 月 6 日二诊：服上药后热退汗止，大便调，但咳嗽黄痰仍夹血块，舌脉同前。上方去掉黄连、薄荷、生石膏，加法半夏 12g，桃仁 10g，瓜蒌 15g。

10 月 12 日三诊：服上药后咳嗽减轻，痰色转白，晨起痰多，二便调，舌苔薄白，脉沉滑。此时患者痰血已消拟下方调理。

用药：桑叶 30g，麦冬 15g，荆芥穗 12g，苦桔梗 12g，前胡 15g，紫菀 15g，陈皮 12g，百部 12g，锦灯笼 10g，黄芩 15g，大青叶 15g，党参 15g。

10 月 19 日四诊：患者来诊时病情已平稳，仅在晨起有少量白痰，咯出后咳即平，舌苔薄白，脉滑。晨起咳痰多为宿痰，故于上方中加入莱菔子清利宿痰。继服 7 剂后症平，随访 1 年无咯血。

按： 支气管扩张多因上呼吸道感染劳累而反复诱发。咯血期的治疗要因具体情况而酌用止血药。止血药不可滥用，尤其是在合并感染时，要以清热解毒、宣肺化痰之品为主，痰热清除，血亦自止。故此例治疗时从始至终仅用一味茜草止血，大队的药多用荆芥穗、前胡、黄芩等，以期达到止血目的。血止后，不要忽略后期调养，可选用党参、黄芪之类益气。总之，治疗支气管扩张的原则是以通为顺，如调理得当，可取长久不犯之效。

四、结核性胸膜炎结核病

李某，男，36 岁，民政部干部，1989 年 2 月 19 日初诊。诉 2 个月前感寒发热，体温 38.5℃，咳嗽胸痛，住院诊为"右侧胸腔积液"，抗痨治疗 40 天，胸水大部分吸收，出院后继续抗痨治疗，但胸痛不减，故来诊。查见舌体胖大，苔白腻，脉沉滑弱。辨证为脾虚湿滞，悬饮内停。治以健脾利湿，清热逐饮。

用药：旋覆花 15g，葶苈子 15g，党参 15g，云茯苓 15g，炒山药 15g，半夏 12g，大枣 12g，瓜蒌 15g，茜草 12g，青葱叶 3 截，黄连 12g，北柴胡 12g。

按： 结核性胸膜炎的胸腔积液吸收后一般多遗有胸痛等症，单纯西药止痛效不佳，抗痨治疗过程中又往往影响肝脏功能而出现胁肋不适，此时用中药调理效果很好。此例患者因胸膈水饮内停，影响肺气的宣发肃降，肺络不通，治疗以葶苈大枣汤泻肺行水；党参、云茯苓、炒山药等健脾益气化湿；茜草入血以配青葱叶、北柴胡活血行气；瓜蒌通胸阳兼顺气。全方合用具有活血行气通阳之效，则胸痛自止，服药 14 剂已有明显效果。

五、类风湿关节炎

杨某，女，27 岁，1990 年 10 月 18 日初诊。诉全身关节疼痛 1 年余，双手指变形僵直，此间曾反复高热，间断口服激素，平素恶风自汗。来诊时双膝关节疼痛加重1个月，局部红肿，屈伸困难，下肢沉重，腰骶部发凉，纳呆便溏，尿黄热。查血沉每小时60mm，X光片支持"类风湿关节炎"诊断。证属风湿袭络，肝肾不足，筋脉失养。立法为祛风胜湿，补益肝肾，荣养筋脉。

用药：桑枝30g，秦艽15g，木通10g，羌活12g，防风12g，络石藤20g，当归15g，川芎15g，赤芍15g，海桐皮15g，苍术15g，黄柏10g。

11月1日二诊：服上药14剂，双膝关节红肿消失，但关节疼痛不减，腰凉如前，下肢沉重，活动不利，舌脉同前，宗前法。

用药：桑枝30g，秦艽15g，木通12g，当归15g，赤芍15g，桂枝10g，杜仲12g，牛膝12g，菖蒲12g，白鲜皮15g，生甘草15g，葛根15g，薏苡仁30g，白蔻6g。

11月15日三诊：肢体沉重略减，舌脉同前，上方加苍术15g继服。

12月3日四诊：服上药后关节痛大减，活动较前轻松，仍自汗畏风，舌苔白腻，舌质淡，脉沉滑弱。宗前法，上方去木通、赤芍、杜仲、白鲜皮，加大枣15g，生黄芪15g，白芍15g，黄芩15g。

12月20日五诊：服上药后诸症消失，现仅觉背部发紧，舌质淡苔白腻，复查血沉每小时20mm，继服上方巩固疗效。

按：古有"风、寒、湿三气混杂合而为痹"之说，痹证分痛、行、着三痹，所盛邪气各有侧重。患者病史较久，曾反复出现风湿热、关节疼痛红肿、双关节及下肢沉重、屈伸活动不利等既有痛痹的特点，又有着痹的特点。因反复风湿侵袭，日久伤阴伤气，营卫不和及筋脉失养，邪着关节不去，致筋脉痹阻不通。一诊中用桑枝、秦艽、络石藤、海桐皮、羌活、防风疏风散寒、祛湿通络，赤芍、川芎、当归活血行血，川芎能行血中之气，黄柏清利湿热，苍术运脾燥湿，故关节红肿能消。二诊中加入杜仲、续断、牛膝等药以强筋健骨，加入薏苡仁、白蔻健脾醒脾，使脾气健运，湿化有路。肌肉有所养，故肢体沉重、屈伸不利症状有所改善，故三诊中守前法，加大苍术用量。四诊时关节痛大减，活动轻松，但自汗畏风不减，舌苔白腻如故，在加入大枣、生黄芪补益脾胃之气，以配合苍术、薏苡仁、蔻仁等药健脾益气、固护卫阳；而白芍、桂枝相配调和营卫，故自汗得止，表阳得固，恶风症状自减。

六、产后关节痛

邵某，女，30岁，于1983年5月26日初诊。患者本月12日行人流术，术后出现周身关节疼痛、双腿沉重，足跟酸痛，畏寒，双手麻木，腰酸头痛，乏力，大便干，3日一行。舌质淡，苔白腻，脉沉细滑。辨证为血虚受风，风湿痹痛。治法为祛风胜湿，养血宣痹止痛。

用药：怀牛膝10g，云茯苓10g，防风10g，秦艽10g，威灵仙10g，豨莶草10g，当归10g，川芎6g，木瓜10g，络石藤15g，白芷10g，桂枝3g。

5月30日二诊：服上药后自觉关节痛、头痛、腰痛明显减轻，唯足跟酸痛如故，并时感关节窜痛、双手麻木，大便偏干，日一行。舌苔白腻质淡，脉细滑。辨证同前。

用药：当归15g，防风10g，豨莶草10g，怀牛膝10g，云茯苓10g，白术10g，秦艽10g，羌活、独活各10g，络石藤15g，怀山药10g，威灵仙10g，桑寄生20g，桂枝5g。

6月3日三诊，药后腰及头痛止，上肢麻木不减，双下肢关节痛、足跟酸痛略减，倦怠乏力，口苦欲饮，大便干燥，小便黄，舌苔白略腻，质淡有齿痕，脉沉滑细。

用药：当归20g，防风20g，豨莶草10g，豆卷15g，怀牛膝10g，络石藤15g，桑枝20g，威灵仙20g，忍冬藤30g，黄芩20g，焦槟榔10g。

6月7日四诊：周身关节痛止，唯觉双手易麻木，足凉，舌脉同前。宗上法，上方加鸡血藤15g，继服3剂。

按：妇人产后多伤气耗血，此时不耐外邪的侵袭，遇风寒湿之邪易凝滞经脉，使阳气郁而不达四末，而致关节疼痛、足凉腰酸，此属痛痹范畴。治疗时，在用辛温祛邪药的同时，佐以和血行血之品，以期达到温经通络的目的。本例所用方药，当归、川芎活血行气通络，桂枝、秦艽、威灵仙、豨莶草、络石藤、豆卷祛湿活络，牛膝益肾健骨，并能引药力到达病所，云茯苓、白术等药健脾利湿可加强通络药的功效，使郁阳得舒而达四末，诸症悉除。

七、眩晕

李某，男，72岁，于1983年3月29日初诊。诉头目眩晕10余年，头顶轰响，耳鸣如蝉，有时恶心呕吐，站立尤甚。既往胃脘满闷20余年。常服寒凉药物方感痛快，伴嗳气、呃逆夜重，舌苔薄白少津有龟裂，舌质淡红，脉弦滑右沉。血压及肝功能多次复查无异常。辨证为肝肾不足，肝阳上亢。立法为疏肝潜阳通络。

用药：制香附15g，旋覆花10g，杭菊10g，青皮、陈皮各10g，苏子、苏梗各10g，白芍20g，生赭石20g，牛膝20g，延胡索10g，钩藤10g。

4月2日二诊：服上药3剂后，眩晕、耳鸣、恶心等症消失。腰痛如故，胃脘仍满闷不舒。宗前法，嘱其服上方继续调理。再诊时诸症皆消。

按：患者患脘闷病史20余年，经常自服寒凉药，日久伤及脾肾，虚火得凉则暂缓，但不能从根本上解除病痛。脾主运化，肝主疏泄，二者功能失常则枢机不利。肝火上炎，扰动清阳，则觉头目眩晕、头部轰响、耳鸣。脾失健运，水湿内停阻滞气机故觉脘闷不舒。治疗时既要泻肝火，又不能忘记柔肝、健脾益肾。方中香附散肝之滞气，青皮、陈皮疏肝解郁、行气除满，青皮尤对脾失健运之脘腹胀闷有奇效。旋覆花疏肝和胃降逆，配代赭石息肝火、止呕逆。杭菊清肝经之火，且药性轻清有清利头目之功，白芍柔肝敛阴，能于土中泻木，二药与钩藤相配，使肝火上炎之热渐缓向下，牛膝补益肾府并引诸药下行。诸药共使诸症消除。

八、甲状腺囊肿

黄某，女，45岁，于1983年2月1日初诊。患者颈部左侧肿物6月余，触摸觉疼痛，质地柔软，无硬结，可随吞咽上下移动。甲状腺扫描示左甲状腺有一2cm×3cm大小囊样改变，诊为甲状腺囊肿。患者平素性情急躁，胸闷善太息，口苦，呃逆，纳呆，二便调。舌苔薄白，脉弦细。辨证为肝气郁滞，痰凝阻络。治以疏肝化痰散结。

用药：炒川楝子10g，赤芍、白芍各20g，丹参30g，制香附10g，川芎10g，藿香10g，陈皮12g，云茯苓20g，白蒺藜20g，半夏10g，厚朴10g，昆布10g，板蓝根30g。

2月23日二诊：服上药20余剂，肿物缩小，触摸已不易找到，痛感消失。

按：甲状腺囊肿属中医"瘿瘤"范畴，多由情志内伤、饮食及水土失宜，以致气滞、痰凝血瘀结于颈前所引起，与体质因素有关。平素肝郁之体极易罹患此症，其消长与情志有关。治疗时往往从肝经入手调理，方中：半夏、厚朴、昆布、云茯苓、陈皮健脾化痰、软坚散结，藿香、川楝子、制香附行气解郁泻肝经之火，丹参、川芎、赤芍活血行血中之气、泻火凉血化瘀，与白芍相配柔肝止痛。上药共奏疏肝解郁、化痰散结之功。

九、月经不调

徐某，女，30岁，于1988年3月29日初诊。诉近2个月来月经前期，带经日长，淋漓不尽。末次月经3月2日，至今淋漓少量黑血。既往月经14（28～30）/7，伴气短乏力，面色白，舌苔薄黄舌质淡，脉沉细弱。辨证为素体气虚，脾不摄血。治以补益气血，健脾统血。

用药：生黄芪15g，玄参15g，麦冬15g，生地黄15g，茯苓15g，白术15g，当归10g，赤芍10g，五灵脂10g，干姜6g，官桂6g，黄柏12g，白芷15g，草豆蔻6g。

4月5日二诊：服上药4剂后，血止经停，但觉咽痛便干，此间曾鼻衄1次，舌苔白粗，脉沉滑。

用药：生地黄 30g，玄参 15g，麦冬 15g，熟地黄 6g，牡丹皮 12g，白芍 15g，生黄芪 15g，薄荷 10g，荆芥 10g，干姜炭 10g。

4月9日三诊：服上药后诸症尽消，嘱其停药。

按：此例属脾虚中气不足而血出不止。中气主升，有提挈之力，治疗时适当补益中气，即可起到止血作用，但也不宜补之太过。本例服一诊药后出现鼻衄，即是提挈太过，故二诊中改用凉血滋阴之品，奏效较快。整个治疗过程中并未用太多止血药，故只有辨证准确才能收到奇效。

十、阳痿与前列腺炎

例1. 王某，男，32岁，首钢公司干部，于1990年12月7日初诊。1年前自觉会阴部酸胀潮湿，腰酸，小腹胀痛，尿白浊不畅，自汗乏力。曾查前列腺液常规：白细胞 10～20 个 /HP，卵磷脂小体（＋）。诊为"前列腺炎"。经用抗生素治疗不效，渐重，左侧睾丸胀痛，阳痿不用半月，无尿急疼痛，但心中烦，尿黄，舌尖红，苔白厚浮黄，脉沉滑。证属肝经湿热，肾不化气。治宜清利下焦湿热，兼益肾气。

用药：北柴胡 12g，龙胆草 12g，炒栀子 12g，车前草 15g，建泽泻 12g，刘寄奴 30g，大川芎 15g，赤芍、白芍各 15g，生牡蛎 15g，延胡索 12g，五灵脂 12g，肉苁蓉 15g。

12月14日二诊：服上药后诸症均有减轻，阳具能勃不坚，舌苔白腻浮黄，上方去延胡索加远志 15g，川断 30g。

12月21日三诊：会阴部仍觉疼痛，左睾丸疼痛，腹痛寐不安，舌尖红苔白，脉弦沉细滑。宗上法，上方去刘寄奴，加王不留行 15g。

12月28日四诊：阳具勃起尚坚，能行房事，但觉少腹、会阴部疼痛，尿道不适，早泄，左侧睾丸痛略减，眠差少梦，乏力，大便不爽，舌苔白尖红，脉滑弱。

用药：北柴胡 12g，龙胆草 12g，炒栀子 12g，车前草 15g，泽泻 12g，王不留行 15g，川芎 15g，赤芍 15g，生牡蛎 15g，延胡索 12g，五灵脂 12g，芡实 30g。

1991年1月14日五诊，仍有早泄，少腹及左睾丸偶痛无规律，会阴胀，尿道不适，眠差易醒，大便不爽，舌边质暗苔白腻，脉沉滑。上方去王不留行、延胡索、五灵脂，加刘寄奴 30g，仙茅 15g，熟大黄 3g。

1月20日六诊：早泄偶作，少腹轻痛，会阴发胀，余无不适，舌苔白质红边有瘀斑，脉沉滑。服药有效，前方用清肝胆湿热之品，湿热去后，可配用补肾药。

用药：北柴胡 12g，龙胆草 12g，炒栀子 12g，车前草 15g，泽泻 15g，王不留行 6g，刘寄奴 30g，川芎 15g，赤芍 15g，生牡蛎 15g，延胡索 12g，五灵脂 12g，芡实 30g，远志 15g。

按：前列腺炎中医称之为白浊病，属中医学的精窍病。《证治汇补》谓："精浊者，因败精流于溺窍，滞而难出。"浊病病因多在心肾，如肾虚不能制水，则水道不利，易成湿热蓄于膀胱，膀胱气化失常故见尿痛不利等症。肝肾同源，病久则损及肝阳，寒滞肝脉，而成睾丸炎，久病不愈。肝肾内虚，精气亏损，可引起阳痿早泄。本例患者，患前列腺炎迁延1年经治未愈，而渐成阳痿、早泄。治疗时首先应清利湿热，不能妄投补肾壮阳之品，若壮阳之品用之过早，易发生变证，更为难治。本例方中先以龙胆泻肝汤加减以泻肝经湿热，解膀胱之毒，后再以五灵脂活血止痛，荔枝核理气散寒止痛，延胡索暖肝散寒止痛，远志走心经养心安神。因本病较难治，易变证，治疗要持久，待症状好转后可改用丸剂缓慢调服。

例2.陈某，男，22岁，江苏徐州，于1990年1月20日初诊。患者16岁时因尿痛、尿液白浊、腰酸及会阴部疼痛、阴囊潮湿在当地诊为前列腺炎。经抗菌消炎治疗后尿痛消失，但余症同前，且逐渐加重。近1月出现阳痿不举、眠差多梦、精神萎靡、尿后白浊渗液、睾丸抽痛，望面色萎黄不泽，舌苔白腻，脉滑。证属肾虚精亏，命门火衰，肝胆湿热。治宜补肾益精，温阳化气，清肝胆湿热。

用药：覆盆子15g，仙茅15g，天麻15g，山萸肉15g，生牡蛎20g，何首乌15g，刘寄奴30g，黑芝麻12g，白蒺藜15g，北柴胡12g，龙胆草12g，炒栀子12g，泽泻12g，车前草15g，全当归15g，赤芍15g。

2月4日二诊：服药14剂后，腰酸、会阴部坠痛减，余如故，因患者急于返乡，除让患者服上药外，又予下方熏洗外阴。

用药：蛇床子30g，地肤子15g，川椒15g，丁香12g。

上药置于1000mL水中汤煎，每日熏洗20分钟，分2次洗。

1991年1月24日再诊：诉服上药1年来，病情明显好转，阴茎已能勃起，唯时间短，觉腰酸发凉，余症消失，尿正常无白浊，舌苔白腻浮黄，质胖暗，脉沉弱。辨证同前，用去年所服汤药为方，制成9g重蜜丸，日服两丸。

按：此例病程长达20余年，按说患者正是肾气充盈旺盛之时，却患前列腺炎，虽经抗炎治疗但未效。湿邪久蕴中下焦，久则影响肾之气化，水湿不化滞于膀胱，故见尿后白浊溢液。病久伤肾，腰府失养，故可见腰酸肢软；肾气通于二阴，腰骶及会阴部疼痛、睾丸及小腹抽痛均为肾虚所致。治疗上首先辨明标本缓解，先标后本，在整个治疗过程中，既要清利湿浊，又要补益肾气。方中龙胆泻肝汤清利湿热，又用何首乌、生牡蛎、覆盆子、黑芝麻等滋肾壮阳补益肾气。这样湿浊清利，元气得以充盈，诸症得减。

例3.贾某，男，26岁，岭南饭店工作，于1990年8月16日初诊。诉1981年睾丸曾受外伤，左侧偏重，疼痛。之后尤以受凉及劳累后加重，尿频，尿意不尽，尿道疼痛，少腹拘急，会阴部酸胀，偶有尿道白浊溢出，双股内侧疼痛，足跟亦痛，腰酸。晨起眼睑浮肿，舌苔白腻，舌体胖大，脉沉滑。今年6月曾在某医院查前列腺常规：白细胞8～10个/HP，卵磷脂小体（++）。辨证为肝胆湿热，肾虚气化失司，瘀血阻滞。治法为清利肝胆湿热，佐以活血益肾。

用药：北柴胡12g，龙胆草12g，炒栀子12g，泽泻12g，车前草15g，当归15g，川芎15g，萆薢12g，天麻15g，炮山甲12g，炮姜5g，瞿麦15g。

8月23日二诊：服上药后尿频及尿痛消失，但余症如故，舌苔白厚腻，质略暗，脉滑。宗前法，上方去掉瞿麦，加入肉桂2g。

8月30日三诊：睾丸痛略减但遇寒仍加重，眼睑浮肿消失，余症如故，舌苔白腻，质暗体胖，脉滑弱。宗前法，上方加肉苁蓉15g。

9月6日四诊：症状无明显改善，舌苔白腻，脉沉滑。大法不变，加强活血行气止痛的力量。

用药：北柴胡12g，龙胆草12g，炒栀子12g，泽泻12g，车前草15g，当归15g，川芎15g，王不留行30g，延胡索12g，炮山甲12g，青皮12g，海藻12g。

9月13日五诊：近日尿频、尿意不尽之感反复，余症同前，舌脉同前。继前方去泽泻、车前草，加灯心草6g。

9月20日六诊：药后尿频基本消失，睾丸痛减轻，舌苔白腻，脉沉滑，宗前法继服上方7剂。

9月27日七诊：会阴部酸胀减轻，余症如故，舌苔白腻，舌体胖大，脉沉滑。宗前法，上方去前胡、锦灯笼，加萆薢12g，炒白术15g。

10月27日八诊：服上药30余剂，症状明显减轻，睾丸遇冷或用力时拘急不适，累及腹股沟及大腿内侧，苔白腻体胖大，脉沉滑弱。治疗大法不变，加强行气活血化瘀之功，并佐以补肾药。

用药：北柴胡12g，龙胆草12g，炒栀子12g，刘寄奴30g，车前草15g，泽泻10g，乳香、没药各10g，当归15g，狗脊30g，炮山甲12g，青皮12g，海藻12g，肉桂3g，炒薏苡仁20g。

11月10日九诊：睾丸痛消失，余症大减，现仅觉会阴部酸胀，腰酸，足跟痛，舌苔薄白质淡，脉细滑。复查前列腺液常规：白细胞0~1个/HP，红细胞（-），卵磷脂小体少量，精子（++）。

用药：北柴胡12g，龙胆草12g，炒栀子12g，刘寄奴30g，车前草15g，泽泻10g，乳香、没药各10g，当归15g，熟地黄30g，肉桂3g，白术30g。

12月1日十诊：病情无反复，仅觉会阴部及腰部酸胀，遇寒加重，舌苔白腻，质淡，脉滑弱。宗前法，上方去乳香、没药、炒山药、刘寄奴，加党参12g，王不留行

15g，石韦 15g。

1991年1月10日十一诊：诸症悉除，舌淡苔薄白脉滑。

用药：北柴胡 12g，龙胆草 12g，炒栀子 12g，党参 12g，王不留行 15g，石韦 15g，刘寄奴 30g，车前草 15g，泽泻 10g，熟地黄 30g，肉桂 3g，白术 30g，

上药共研细末，炼蜜为丸，每丸 9g，每日 2 次，每次 1 丸。

按： 会阴部血运系统丰富，表皮娇嫩，不耐创伤。患者睾丸外伤后局部血液瘀滞，血液不运则气滞不行，不通则致睾丸痛。郁久阳气不达，渐累及下焦，因而出现诸如睾丸痛、遇寒加重、尿后白浊、溢液等症。此属中医"淋浊"范畴。淋浊一病，自古叙因不明，但其病机却离不开湿与滞。阳气郁而不达，气化功能失常，聚水为湿，治疗时除清利中下焦之湿外，尚应活血行气、温肾利水。纵观整个疗程，北柴胡、龙胆草、炒栀子清利肝胆湿热，佐以车前草、泽泻、瞿麦清下焦湿热并有利水之功，更助脾肾化气行水。天麻升阳行气，海藻及王不留行化瘀散结；青皮主入肝经，行气止痛；狗脊、肉桂补肾气，温肾阳。后九诊中加入乳香、没药、当归、穿山甲等药，以活血凉血。因此病易反复迁延，故予丸药继续调服。

曹希平对过敏性哮喘的中药治疗及远期预防的尝试

过敏性哮喘是一种很常见的发作性肺部过敏性疾患，发病时由于细支气管平滑肌的痉挛伴不同程度的黏膜水肿、腺体分泌亢进，产生胸闷气急、哮鸣及咳痰等症状。目前西医只能针对发作期的症状进行治疗，如肾上腺皮质激素的应用、酮替芬与色甘酸钠的应用。另外，最常见的还有抗炎、解痉药的应用。虽然近期的减敏治疗期望达到根除或缓解的目的，但实际临床有效率偏低，且疗程慢而繁杂，使许多患者难以接受。而哮喘反复发作的结果，使得许多患者病情渐进，终将导致慢性阻塞性肺部疾患（COPD），从而并发心脑疾患，更加难治。因此，预防其发作与治疗其发作是同等重要的。

西医学认为，气道的高反应性是哮喘发作的重要病理基础。由于高反应性的存在，使得对过敏原过敏的患者受到特异性的过敏原刺激时即发生哮喘。另一方面，气道高反应性的患者有时对非特异性的刺激如运动或其他非抗原物质，也可以形成支气管痉挛。气道的高反应性从中医的角度看，与肾脾两脏有关，先天之本——肾决定了人类的体质禀赋，后天之本——脾关系着人体生长的物质基础。气管的痉挛与风邪有关。因此，在治疗过程中发作期侧重于宣肺解痉，缓解期侧重于健脾补肾，但两者又不可完全分开。通过临床验证，健脾温肾，调整阴阳，可使支气管哮喘的治疗获得远

期疗效，起到预防的作用；宣肺解痉可解除支气管平滑肌的痉挛，祛除过多的分泌物，从而使肺本身的防御机能得到恢复。

中药治疗过敏性哮喘分两个阶段：一是发作期用药，二是缓解期用药。如患者已应用激素，应在中药治疗的同时慢慢减停。

急性发作期用药分以下两型：

（一）肺络风痉

此为哮喘的急性期发作，不伴感染时可见。临床表现为喘憋突然发生，以呼气困难为主，如并发感染，可有咳嗽咳痰。肺部多可听到哮鸣音，心率偏快，口唇多无紫绀，舌脉的改变如同感冒。血气结果多提示高氧血症和低碳酸血症。此时的肺功能无异常改变，血液嗜酸细胞计数多升高，免疫球蛋白 IgE 升高。

孙某，女，34 岁。患过敏性哮喘 10 年，经年气短，每因感寒及季节交易时发作加重。曾经变态反应科证实为多价天花粉过敏。来诊时发作 1 周，喘促，夜不能平卧，咳嗽白痰，呈泡沫状，较黏，同时有鼻塞流涕、喷嚏频作，舌苔白厚欠津，脉滑。拟用方以期达到宣肺解痉平喘之效：

荆芥穗 12g，苦桔梗 12g，防风 10g，苍耳子 15g，前胡 15g，紫菀 15g，百部 12g，陈皮 12g，黄芩 15g，云茯苓 15g，桃仁 10g，党参 15g。

患者服 14 剂后症状基本消失，仅觉鼻塞、咽痒，遇寒喷嚏，故上方加刺蒺藜，以加强祛风解痉之功，再服 14 剂症平。

药后予人参健脾丸调服，追访 1 年无气短复发。纵观其病史，患者久病迁延，既有肺虚脾虚又易复感外邪，痰湿内阻为外邪引动作乱。故在治疗时首先应祛除外邪，在宣肺的同时不忘解除肺络风痉，后期调养侧重健肝，方中加入的血分药。又使气血津液充分调动，敷布全身以抗御内、外之邪，达到预防的目的。

（二）肺肾两虚

反复咳喘、胸憋气短以活动后尤甚，心慌不能平卧，咳嗽痰量多，面肢浮肿，唇甲紫绀，舌暗苔白水滑，脉沉弱。双肺不仅可闻及哮鸣音，且常可在下肺听到湿啰音。血气常提示 Ⅰ 型或 Ⅱ 型呼吸衰竭的指征。肺功能通常示阻塞性通气障碍。

冀某，男，40 岁。自幼患哮喘，至今已有 30 余年，对皮毛、天花粉过敏。曾于 5 年前施行减敏治疗 1 年无效，咳喘不断，常需喷"气喘气雾剂"方可行动。近 3 个月咳嗽痰多，夜不能平卧，呼吸困难，颜面晨起浮肿，舌苔薄白边尖红，脉沉滑。双肺可闻干湿啰音。胸透示肺气肿、慢性支气管炎的改变。此患病史较长，为素体不足，后天脾胃失养所致。故治疗除宣肺之外，尚佐以温补脾肾。方如下：

党参 20g，生黄芪 30g，生地黄、熟地黄各 20g，桑叶 30g，苦桔梗 15g，前胡 15g，黄芩 15g，葶苈子 15g，桃仁 15g。

服上方 7 剂后，诸症略平，晨起痰多咳嗽，已停喷气喘气雾剂，因前累进温运脾肾之剂，已有纳气归窟之意，故复诊时于前剂中加入白蔻振奋脾阳。此剂进服 17 剂后，患者已觉少有的轻松之感，夜能平卧，昼能自如活动，而不需靠气喘气雾剂的力量。为了巩固疗效，予人参归脾丸合金匮肾气丸调服半年余，病情无大反复。

从上述病例不难看出，过敏性哮喘急性期症状的缓解并不难，难的是如何阻止或减少其复发，亦即是治疗的远期效果。哮喘的辨证施治关键注意肺、脾、肾三脏，其中在调理肺脏的过程中，尚应重视祛风解痉，二者同样重要。宣者，所谓发泄疏通之意，宣肺可恢复其宣发功能，使肺气调畅，卫气达表，以御外邪。中医认为哮喘虽有五脏六腑之殊，但肺为要旨。肺为华盖，下通膀胱，外达皮毛，肺主气，能吸入大气，并把大气中的精华转为人体真气，这种真气对人体起着营养作用。肺的宣发使气血津液敷布、润泽全身，抵御外邪，此与西医学对肺的防御机能的认识是相当的。《灵枢·刺节真邪》曰："真气者所受于天，与谷气并而充身也。"如果肺窍阻塞或吸入大气的功能减弱，则肺所朝之百脉痉挛瘀血，营养不达难御外邪。故制方遣药时注意用桑叶等开宣肺气，使肺气郁闭之热得除。

机体的内分泌功能及免疫状态与中医古书所说的"夙根"有关，因此调补肾脏可改变内分泌及免疫状态。温补脾肾对内分泌免疫复合网统一进行调整，能达到提高机体免疫力、改善机体高敏状态的目的，从而预防天花粉等有害物质对哮喘的季节性诱发。

现代药理证明，白术的健脾温中有增强垂体 - 肾上腺皮质功能的作用。熟地黄补命门火，助肾阳可提高 T 淋巴细胞在体液中的含量，促进健康人淋巴母细胞的转化，参与细胞免疫。桃仁破血行瘀改善微循环，以利于炎症的吸收，并且桃仁与黄芩均有解支气管平滑肌痉挛的作用。另外，黄芩可破坏肥大细胞的酶激化系统，抑制过敏介质的释放，从而达到抗变态反应的目的。由此可见，中药能从根本上改善人体的免疫功能，从而起到预防疾病的作用。

吉良晨

吉良晨（1928—2010），字晓春，男，满族，北京市人。吉良晨先生出生于中医世家，自幼酷爱医学及武术、气功，40 年代从父学医，后拜北京市中医名家袁鹤侪、陈慎吾老先生为师学习中医，同时习武练气。吉良晨先生为买氏形意四代传人，露蝉门下五世弟子，20 世纪 50 年代初期在京开始行医。1959 年到北京中医医院工作，历任医师至主任医师、北京市药典委员会委员、中华中医学会内科副主任委员、北京医药总公司技术顾问，市政协委员，市武术协会委员等数十职，1990 年被确定为北京市老中医药专家学术经验继承工作指导老师，1997 年被评定为全国老中医药专家学术经验继承工作指导老师。

吉良晨先生行医数十年，临床治疗各种内科疑难杂病，尤为擅长各种男性病的治疗，积累了丰富的实践经验，疗效显著，深受患者欢迎和尊敬。他博览群书在中医养生与气功保健方面具有深厚的造诣。他强调有病治疗只是一方面，更重要的是日常锻炼和保养，他在临床治疗时总是边治疗边教患者养生及锻炼身体的方法，并在总结先辈经验的基础上结合自身多年实践体会撰写了《中医学谈气功》《健身十八法》等专著和科普读物，深受广大群众的欢迎和同业的好评。吉良晨先生中医功底深厚，撰有论文数十篇，多次应邀出访日本、美国、加拿大等国进行讲学，曾荣获世界传统医学国际最高荣誉金奖，为中医在世界上赢得了声誉，促进中医走向世界。其传人有郭忠良、金玫、常彪等。

从异病同治探讨吉良晨老师肝肾同源的经验

异病同治是中医学诊治疾病的指导原则之一，是辨证论治的精髓。跟随吉良晨老师学习 3 年，得到了数千人次的临床药方，进行了计算机录入后，对相关资料进行了统计，认为吉良晨老师学古而不拘泥于古人，将古人的经典方剂灵活运用，为现代人服务。在吉良晨老师的临床实践中涉及最多的脏腑是肝、肾、脾三脏，运用最频繁的治则是异病同治的法则，出现频率最高的古方是六味地黄丸和二至丸，占吉良晨老师门诊患者的 20%～40%，被广泛用于治疗内科各种疾病达 30 余种。今从"异病同治""肝肾同源"中，总结吉良晨老师的临床经验，进一步探讨异病同治的机理。

一、学术思想的渊源

吉良晨老师弱冠时便攻读中医经典，博览方书，随师学习《内经》《难经》《伤寒论》《金匮要略》《神农本草经》《药性赋》《医学三字经》《医宗金鉴》《温病条辨》等诸多医书，尤其对张仲景的《金匮要略》更是颇有研究。吉良晨老师在 50 余年的行医生涯中，摸索总结出：许多疾病尽管病因或性质完全不同，但在病程的某个特定环境，机体某些脏腑共同的物质基础发生障碍，内在病机一致就会发生相同的临床证候，即可呈现异病同证，则可选用同法治疗。异病同治是中医学治病的特色之一。

在我国最早的医书《内经》中，先师们就总结出了不同的疾病具有相同的致病因素。《素问·至真要大论》指出，"诸热瞀瘛，皆属于火"，"诸禁鼓栗，如丧神守，皆属于火"，"诸逆冲上，皆属于火"，"诸躁狂越，皆属于火"，"诸病胕肿，疼酸惊骇，皆属于火"。吉良晨老师指出上述所言均是由热病而发生的视物昏花、肢体抽搐，口噤不开、鼓寒战抖、啮叩击齿、气逆上冲、躁动不安、发狂而举动失常、浮肿、疼痛、酸楚、惊骇不安，其病机均与火有关，表明它们的病证虽不同，但病因是相同的。

在《伤寒杂病论》中可见到运用真武汤、猪苓汤、桂枝汤、大青龙汤、抵当汤、大承气汤、小柴胡汤及吴茱萸汤等治疗不同的疾病。例如吴茱萸汤证，伤寒论第 243 条"食谷欲呕者，属阳明也，吴茱萸汤主之"。第 309 条"少阴病，吐利，手足逆冷，烦躁欲死者，吴茱萸汤主之"。第 378 条"干呕，吐涎沫，头痛者，吴茱萸汤主之"。这 3 条分别谈论了阳明篇的阳明中寒，胃失和降，纳食更加气逆，可用吴茱萸汤；少阴篇的阴寒直中重证，下焦阴寒，上冲犯胃，可用吴茱萸汤；厥阴篇的病属阴寒，夹浊气上逆于胃，上犯清阳，致头痛，可用吴茱萸汤。阳明病、少阳病、厥阴病虽然病位不同，但其病变机制，总与中虚寒盛、浊气上逆有关，治以温中散寒、降逆止呕，均可同用吴茱萸汤主之。

《金匮要略》中关于异病同治的条文在全书有 208 条，方药条文就占了 56 条。如肾气丸等，有 21 首，此外还有小柴胡汤证、大承气汤证等。以大承气汤为例。《金匮要略·痉湿暍病脉证第二》云："痉为病，胸满口噤，卧不着席，脚挛急，必齘齿，可与大承气汤。"《金匮要略·呕吐哕下利病脉证治第十七》云："下利，三部脉皆平，按之心下坚者，急下之，宜大承气汤。"《金匮要略·腹满寒疝宿食病脉证治第十》云："脉数而滑者，实也，此有宿食，下之愈，宜大承气汤。""下利不欲食者，有宿食也，当下之，宜大承气汤。"《金匮要略·妇人产后病脉证治第二十一》云："病解能食，七八日更发热者，此为胃实，大承气主之。"又云："产后七八日，无太阳证，少腹坚痛，此恶露不尽；不大便，烦躁发热，切脉微实，再倍发热，日晡时烦躁者不食，食则谵语，至夜即愈，宜大承气汤主之。热在里，结在膀胱也。"以上诸条分别论述痉病、下利、宿食、食复发热、瘀血等不同疾病，其病性都属实热，它们在演变过程中的某一阶段都有相同的阳明腑实证候，主要矛盾相同，故均可用大承气汤攻其实热。

这些理论及医方的运用，启迪吉良晨老师在临床中不断地探讨及总结不同病因所产生的相同机制，运用相同的治疗原则。吉良晨老师指出：在临床上不论哪种病因所致何病，只要同证，病机一致，就能用同一方法治疗，此谓异病（同证）同治。"病"是"证"产生的基础。"证"是"病"的产物，是中医对于某一特定疾病状态的病理生理、临床表现和诊断意见的综合；它高度概括了发病机体内外环境各方面的条件和因素，以及对病因、病位、病机的分析。因而，证又是机体在病程各阶段病理生理变化的真实反应，它更接近于反映疾病的本质。

二、学术思想的特点

吉良晨老师由于受《内经》、仲景先师的影响，以及经过 50 余年的临床实践与研究，其学术特点之一是重视肝肾。

（一）肝肾同源

肝肾同源是指肝肾二脏在生理、病理上有很多相同和联系之处。吉良晨老师认为，肝肾在人体生理功能上，是二位一体的关系；在病理变化上，也是相互影响，不可分割之整体。肝藏血，肾藏精。肝主疏泄，肾主闭藏。肝肾同属下焦，而内寄相火。肾阴为各脏之阴的根本。肝肾的关系主要表现为精血互相资生，疏泄与闭藏相互制约、协同等方面。

1. 肾水肝木相生

《类证治裁》谓："大肝主木，肾主水，凡肝阴不足，必得肾水以滋之。"《素问·阴阳应象大论》曰："北方生寒，寒生水，水生咸，咸生肾，肾生骨髓，髓生肝。"在生理上，水能生木，故肾为肝之母脏，肝为肾之子脏。母实则子壮，水涵则木荣。在病理情况下，木衰水亏，指肝气不及累及肾脏，亦称子盗母气，或肝虚及肾。常见如肝阴虚导致肾阴亏损者，出现目眩眼涩或双目昏花、虚烦不眠、寐则多梦、脑转耳鸣等肝肾阴虚证候，脏气不及为虚，虚则补其母。此外还可见到水不生木，指肾气不及而导致肝脏发生变化，亦为肾病及肝。由于肝木赖于肾水滋养，才得生发条达。若肾水不足，可直接导致肝阴虚损，水亏则木旺，肝火偏亢，肝阳化风，肝风上扰，故可见头目眩晕、口苦咽干、头痛耳鸣及腰疼、不寐健忘、潮热自汗等阴虚阳亢之证。

脏气不及属虚，虚则补其母。治宜滋肾水以涵肝木。同时肝之疏泄与肾之封藏又存在着相互协调与制约之关系，若肝木疏泄太过，子盗母气，使肾水封藏失职，而出现梦遗、失精等病。肾水肝木，母子相生，本为一源，故生则俱生，病则俱病。

2. 肾精肝血同源

肾藏精，肝藏血，精血关系是乙癸同源的物质基础。《类经·藏象类》谓："天癸者……人之既生，则此气化于吾身，是为后天之元气。第气之初生，真阴甚微，及其既盛，精血乃旺，故男必二八、女必二七，而后天癸至，天癸既至，在女子则月事以时下，在男子则精气溢泻。盖必阴气足，而后精血化耳。"提出了天癸为男精女血，其源实出一处。《张氏医通》谓："气不耗，归精于肾而为精；精不泄，归精于肝而化精血。"肝肾同居下焦，肝主藏血，肾主藏精，精血相互资生，即肾精滋养于肝，使肝之阴充足，以制约肝阳；肾精又赖于肝血的不断补充而化生，使肾精充足，以维持肾的阴阳动态平衡。故肝肾同源又称为精血同源。此外，肾水滋养肝木，以使肝气疏泄条达，肝气正常疏泄亦能促进肾阴精的再生与贮藏。在病理上，二者亦相互影响，同盛同衰，肾精不足可导致肝血亏虚，肝血不足可导致肾精亏损，最终皆表现为肝肾阴亏，症见腰膝酸软，男子遗精滑泄、女子经少闭经、头眩、耳鸣、健忘、五心烦热、颧红盗汗。所以吉良晨老师精辟地道出：肾藏精，肝藏血，人之精血充和，则肾肝充实，上荣耳目，所以耳目听视不衰，若精血亏损，肝肾亏虚，则神水不清，瞻视乏力，令目昏暗。

3. 肾肝各为先天

吉良晨老师认为，肾为先天之本，主生殖，故阳痿、遗精、早泄、闭经、不孕等证皆多责之于肾。女子以肝为先天，妇女以血为本，经水乳汁为血所化，胎产孕育赖血以养。而肝为藏血之脏，司血海、主疏泄，肝职无失，气行血畅，血海充盈，月事按时而下，胎孕安然无恙，故肝在女性，又有特殊意义，所以先哲视肝为女子先天。《灵枢·五音五味》谓："任脉冲脉，皆起于胞中。"李时珍《奇经八脉考》补充指出："督脉起于肾下胞中。"冲、任、督脉三经出于一源，而胞中在男子为精室，在女子为胞宫，均为肝肾所在，故叶天士谓："八脉起于下，隶属于肝肾，足厥阴肝经、足少阴肾经都循行于身体内侧，并在三阴交等腧穴交会。肝肾内伤，则真阴衰、五液涸，亦必累及足经及奇经而致病。"

4. 肝肾同司相火

吉良晨老师认为，相火为肝肾两脏共同专司。朱丹溪谓相火"具于人者，寄于肝肾两部"。肝有此火，则血不寒，足以司气机之升，尽疏泄之职，任将军之官；肾有此火，输布一身之火，使水火俱济，以奉身上之本。相火宜潜，肾精肝血充沛，则相火得以制约，静而守位，若水不制火，则亢而为害，朱丹溪称妄动之相火为"邪火""元气之贼"。张景岳谓："夫相火者……炽而无制，则为龙雷之火，而涸泽燎原，无所不至。"古代医家认为龙火起于肾，雷火起子肝。龙雷之火，其名虽殊，实为一气。若肾之龙火得潜，则雷火不至于妄动；肝之雷火得伏，则龙火亦不会升腾。

5. 肝肾同居下焦

肝肾位处下焦，凡下焦发生之病变均与肝肾有关，如少腹痛、疝气、淋浊、崩带等病发于下焦，起源于肝肾。在温病演变中，按吴鞠通的三焦辨证，下焦病位最深，病期亦晚，病程较重。温邪最易伤阴，邪羁下焦，可致肾水劫烁，肝肾亏耗，必将虚风内动，以致循衣摸床、四肢拘挛等症。《温病条辨》谓："热邪深入，或在少阴，或在厥阴，均宜复脉。盖少阴藏精，厥阴必待少阴精足，而后能生。二经均可主以复脉者，乙癸同源也。"

（二）一脏（腑）多能

中医的"证"是结合藏象、经络学说，根据阴阳、表里、寒热、虚实而辨识的。中医学所指的脏腑不同于西医学解剖概念的脏器，其范畴往往包括了中枢神经系统、神经－体液系统、内分泌系统，也包含了泌尿生殖系统、呼吸系统及免疫系统的部分功能。吉良晨老师列举了中医肾的功能：主藏精，主生长、发育和生殖；主水，主命火，主纳气，生髓主骨；上开窍于耳，下开窍于二阴，与膀胱相表里，外应于腰。肾在五行中属水，通于冬气，在声为欠为呻，在志为恐，在液为唾，在味为咸，在色为黑，在变动为慄。足少阴肾经，起于足小趾，斜向足心，出舟骨粗隆，沿内踝后部，进入足跟，上行腿肚，经腘窝内侧，循股部后缘，通向脊柱，联络膀胱。正是由于这些生理功能的存在及经络走行的分布，使肾脏具有多种功能，此为中医理论的"一脏多能"的特性。

（三）一脏（证）多病

正是由于中医学的"一脏多能"，因此在临床上可出现多种病理表现。以肾脏为例可见到：男性阳痿，遗精滑泄，精冷稀少，女性无月经，宫寒不孕，滑胎小产，白带崩漏，小儿发育迟缓，肢体痿软，遗尿夜尿，小便失禁，癃闭，水肿，消渴，动则气喘，发脱花白，耳鸣耳聋，五更泄泻，面色黧黑，牙齿松动，骨病，髓病，脑病，足跟痛，少腹拘急，腰酸，腰痛，膝软，以及由上述病变继发的其他症状，如短气、少腹不仁、转胞不得溺等，皆属于中医的肾虚之证，但却包括不同病因、不同病位的多种疾病（即异病）。

（四）一因致多病

吉良晨老师告诫我们，不同的病因可导致不同的病证，但从中医而论，不同的病证又可由同一病因所引起．兹以病机十九条为例：同一热邪，其所致病证有四，《素问·至真要大论》指出，"诸胀腹大，皆属于热"，"诸病有声，鼓之如鼓，皆属于热"，"诸转反戾，水液浑浊，皆属于热"，"诸呕吐酸，暴注下迫，皆属于热"。吉良晨老师认为，上述诸因素虽同为热因，但因机体内在因素及与外在环境相关的特异性，而表现为腹实胀、鼓胀、痉挛抽搐和吐泻里急之不同病证。病虽错杂多变，然其病因则一，审因论治，施治亦同。

（五）一方治多病

清·徐灵胎在《兰台轨范》中说："专治一病为主方，如一方而所治之病甚多者，则为通治之方。"首次明确提出了通治法，辟通治门，并且列通治方 97 个。所谓"通治"，即"同治"之意。清·陈士铎《石室秘录》曰："同治者，同是一方而同治数病也。如四物汤，可治吐血，又可治下血。"一方为何能通治多病，吉良晨老师从中医角度来讲，是因其病机相同。以肾气丸为例。《金匮要略》云："治脚气上入，少腹不仁，肾气丸主之。""虚劳腰痛，少腹拘急，小便不利，肾气丸主之。""男子消渴，小便反多，以饮一斗，小便亦一斗，肾气丸主之。""妇人……转胞，不得溺也……肾气丸主之。"同一肾气丸，一主虚劳，二主痰饮，三主消渴，四主转胞。此乃一方通治多病之证。尤在泾《金匮要略心典》云："肾中有气，所以主气化，行津液，而润心肺者也。此气既虚，则不能上至；气不至，则水亦不至，而心肺失其润矣。盖水液属阴，非气不至，气虽属阳，中实含水。水之与气，未尝相离也。肾气丸中有附桂，所以斡旋肾中颓堕之气，而使上行心肺之分，故名曰肾气。"因此，吉良晨老师精辟地概括出：凡涉水液而由于肾气虚者，用肾气丸闭者能通，多者能约，积者能利，燥者能润。

由于中医具有一脏多能的特性，而导出一因致多病、一方多用的特点，因而出现了异病同治的治疗原则。也正是异病同治，使中医治疗学有律可循，呈现出中医药学治病的特色。吉良晨老师遵从这一规律，在临床实践中不断地探索和发展这一规律，总结出肝肾同治的具有中医特色的临床经验。

三、临床用药的特点

吉良晨老师临床用药的特点为药少而精、效专力著，处方用药处处体现了中医辨证施治的中医精髓。

（一）乙癸同源，肝肾同治

吉良晨老师正是根据乙癸同源，肝肾同病，采用异病同治的治疗原则，从调理肝肾的阴阳入手，主张"善补阳者，必阴中求阳，则阳得阴助生化无穷；善补阴者，必阳中求阴，则阴得阳助，而泉源不竭"，调理患者的阴阳、气血、脏腑功能，协调机体内稳机制，达到"阴平阳秘"的目的。在临床实践中，吉良晨老师灵活运用女贞子、旱莲草（占 37.64%）滋补肝肾，从阴补阳；枸杞子，为阴中之阳品，滋补肝肾，益精助阳；淫羊藿，为阳中阴药，温肾助阳，从阳补阴；盐知母、盐黄柏（占 13%）滋阴降火，泻肝肾妄动之相火；地黄（占 27%）、女贞子（占 40%）滋养肾阴。他善用的二至丸（占 47%）、知柏地黄丸（占 10%）等方剂所寓藏的泻肝火、滋肾水的制方旨义，大大促进了"肝肾同治"理论与方药的结合。

例 1. 水肿

侯某，男，74 岁。1997 年 5 月 5 日初诊。水肿 1 年。下肢水肿，晨轻夜重，按之凹陷，夜尿频作，性易急躁，纳可便溏。舌略白滑，脉沉细弦。

西医诊断：冠心病，充血性心力衰竭。

辨证：肝肾两虚，气化失司。

立法：补益肝肾，运化行水。

方药：大熟地黄 30g，山萸肉 12g，怀山药 30g，淡泽泻 10g，云茯苓 15g，粉牡丹皮 6g，女贞子 30g，旱莲草 10g，生白芍 10g，白茅根 30g。10 剂，水煎服，服 2 日停 1 日，早晚分服。

5 月 30 日二诊：药后症差，水肿减轻，头晕时作，夜寐不安，白昼困倦，纳可便调。舌薄白润，质显红，脉沉细滑。

方药：怀生地黄 30g，山萸肉 12g，云茯苓 12g，怀山药 30g，淡泽泻 10g，女贞子 30g，旱莲草 10g，赤芍、白芍各 10g，杭菊花 10g，怀牛膝 10g。10 剂，水煎服，服 2 日停 1 日，早晚分服。

6 月 20 日四诊：药后诸症均减，水肿大减，头晕消失，劳则气短，休息减轻，纳可便调。舌白略滑，左显瘀暗，脉微滑数。予以调补肝肾，清化养心。

方药：怀生地黄 30g，山萸肉 12g，怀山药 30g，淡泽泻 10g，云茯苓 15g，粉牡丹皮 10g，紫丹参 30g，珍珠母 40g，杭菊花 15g，怀牛膝 2g。10 剂，水煎服，服 2 日停 1 日，早晚分服。

上药服了 20 剂，水肿基本消失，临床治愈。

本案患者久病年迈，肾精亏损，肾气内戕，失去了气化行水的功用，膀胱开合气化失常，水液内停，形成水肿。肾阴不足，水不涵木，不能滋养肝阴，使肝失疏泄条达，肾失封藏而出现夜尿频作。阴虚不能制阳，导致肝阳上扰，可见性情急躁易怒。肝火亢盛，下劫肾阴，更加剧肾阴不足，导致肝肾阴阳失衡而加重病变。因此，治疗上吉良晨老师采用补益肝肾、运化行水的原则，选用六味地黄丸进行三补三泻，即生熟地黄滋阴补肾、生血生精，使精血相互资生，肝之阴血充足，肝阳得以制约；山茱萸酸涩主收，柔润益阴，调补阴阳，既补且敛，以补肝肾不足；山药补脾固肾；牡丹皮泻君相之伏火；茯苓渗脾中湿热，通肾交心；泽泻泄膀胱水邪。再加入二至丸的女贞子、旱莲草，加强补益肝肾之效，佐以菊花清泻肝热。独有白芍一味，入肝。敛肝之液，收肝之气，善滋阴血，令肝气不妄行，使肝气疏泄条达，促进肾精再生与贮藏。牛膝则引诸药下行。诸药合用，共奏补益肝肾之用，1年之疾，2个月治愈。

例2. 头痛

成某，男，61岁。1999年1月6日初诊。头痛2年，加重月余。间断头痛头晕，思虑过度则重，头木，似有蚁行，时有头热，性易急躁，双目视物模糊，耳聋，时有耳鸣，口干口苦，纳少便调，少寐，日寐2小时左右，寐则不安，多梦纷纭。舌微白黄，脉沉细稍有弦象。

辨证：肝肾不足，脑络失养。

立法：补益肝肾，养血活络，以安心神。

方药：女贞子30g，旱莲草10g，南百合30g，怀生地黄30g，川芎片6g，生白芍12g，炒酸枣仁30g（打），云茯苓15g，夜交藤30g，紫丹参30g。7剂，水煎服，早晚分服。

1月13日二诊：药后睡眠好转，夜寐2～4小时，寐安则头痛头晕减轻，寐差则重，头木亦减，时有胸闷，多有窜痛，口干而苦，喜欲热饮，视物模糊，纳可便调。舌白略黄腻，中有裂纹，脉沉细略弦。予以滋阴清化，和络安神。

方药：女贞子30g，旱莲草10g，夜交藤30g，炒酸枣仁30g（打），鸡血藤30g，淡竹茹15g，川黄连6g，炒神曲15g，云茯苓15g，南百合30g。10剂，水煎服，服2日停1日，早晚分服。

患者服药月余，头痛木感消失，睡眠明显好转。继以上方又服月余，每日睡眠6小时左右，病变基本痊愈。

此系肝肾不足，脑络失养所致。因此选用女贞子、旱莲草之二至丸补益肝肾为君药。辅以百合、生地黄之百合地黄汤滋阴清热以安神，酸枣仁、夜交藤益肝血、宁心神，为臣药，使阴血充足，肾精得以补充，从而维持肾的阴阳动态平衡、肝脏疏泄的功用。佐以白芍，敛肝之液，收肝之气，配以丹参活血养血，二药共用，加强养血柔肝的作用。川芎乃血中气药，活血行气，使补而不滞，直达病所，畅通血脉。诸药共用补益肝肾，养血活络，安神而治愈头痛顽疾。

（二）异病同治，一方多用

异病同治，一方多用是吉良晨老师临床上的又一大特色。

1. 滋补肝肾，兼以祛邪

例1. 癃闭，肾衰

宋某，男，92岁。1996年1月6日初诊。因腿部拉伤卧床月余后，出现小便失禁，每日小溲淋沥不断，渐现小溲量少，点滴而出，至就诊前1周尿闭不通，胫肿至腹，精神萎靡，语言短謇，口干舌燥，纳差便畅，溲少难出。既往患有胸痹、消渴、小便不利等病证。望之面色晦暗无华，精神不振，口干舌燥，手背紫斑散见，留置导尿，舌少津液，脉来沉细。

西医诊断：尿潴留，肾功能不全，泌尿系感染，慢性前列腺增生，冠心病，心绞痛。

辨证：气阴两虚，肝肾亏损，膀胱气化失司。

立法：补益气阴，调养肝肾，清化膀胱。

方药：生黄芪 30g，怀生地黄 30g，山萸肉 12g，怀山药 30g，云茯苓 15g，淡泽泻 10g，粉牡丹皮 10g，天花粉 30g，川瞿麦 20g，苦桔梗 10g。水煎服，每剂煎 3 次，每日分 3 次温服。

3 剂后患者口舌干燥明显减轻，5 剂后曾试图拔除尿管未能成功，服至 7 剂时拔除尿管后 3 小时患者即可自行排尿，肢肿大减，精神好转。

2 月 12 日二诊：患者小溲自调，精神好转，肢肿续减，口舌干燥消失。但时感乏力，下肢唯有轻肿，纳少便调。舌少苔，脉来沉细。予以补益气阴，调养肝肾，清化膀胱。

方药：生黄芪 30g，怀生地黄 30g，山萸肉 15g，怀山药 30g，淡泽泻 10g，云茯苓 15g，粉牡丹皮 10g，天花粉 50g，苦桔梗 12g，桑螵蛸 30g，覆盆子 20g。水煎服，每剂煎 2 次，每日 2 次，早晚分服，

安排 14 剂后复查肾功能已恢复正常，肢肿消失，小便通畅，行走自如。此后以六味地黄汤加生黄芪为主方，酌情选用天花粉、桑螵蛸、麦门冬、覆盆子、制黄精、制何首乌、炒白术等，服药 1 年余，诸病证均消失，健如壮年。

本案是老年男性，久病肾脏复损，膀胱气化不利，而出现癃闭、肾衰。吉良晨老师选择六味地黄加黄芪为主方治疗，利用六味地黄三补三泻的特性，再取黄芪补气升阳、利水消肿之用；独有桔梗一药，苦辛性平，既升且降，善于开提肺气，又间接疏通肠胃；天花粉既清胸胃之烦热，又善滋生阴液，益阴潜阳，从补药而治虚渴；川瞿麦通闭，以利小便。全方共同达到补益气阴，调养肝肾，清化膀胱之用。7 剂后小溲通畅，舌燥消失。吉老又根据患者肢肿乏力、纳少、夜尿多的特点，加入覆盆子、桑螵蛸补肾固精缩尿；麦门冬养阴润燥；黄精补脾益气；何首乌补肝肾，益精血；白术健脾益气，加强补肝肾、健脾益气之功。缓缓调补 1 年余，病证均消，身体康复。

例 2. 胸痹

邓某，女，54 岁。1997 年 9 月 16 日就诊。患者患冠心病、陈旧性下壁心肌梗死 2 年，症见胸痛阵作，加重半月，每日 1～3 次，且有胸闷，劳则加重，腰酸膝软，心悸气短，口干，夜寐欠安，多梦纷纭，纳可溲调，大便时干，舌尖略红苔少，脉象沉细。

西医诊断：冠心病，心绞痛。

辨证：肝肾阴虚，浮火内扰。

立法：补益肝肾，降火安神。

方药：女贞子 30g，旱莲草 10g，怀生地黄 15g，怀山药 10g，山萸肉 10g，粉牡丹皮 10g，盐知母、盐黄柏各 6g，淡泽泻 10g，炒酸枣仁 30g（打），夜交藤 30g，生龙骨、生牡蛎各 30g，炒桃仁 10g（打）。7 剂，水煎服。每剂煎 2 次，早晚分服。避免劳累及情绪波动。

9 月 23 日二诊：药后症减，胸痛、腰酸大瘥，夜寐转安，本周胸痛仅发作 2 次，大便调畅，但仍有腰膝酸软，心悸气短，劳则加剧，夜寐多梦。舌尖稍红少苔，脉象沉细。上方去桃仁，加制黄精 20g 补肝肾、生津益气，7 剂。7 剂药后，胸痛未作，予以滋补肝肾丸，缓缓调补。

治疗胸痹，一般多是理气活血，或益气活血，极少有从肝肾治疗的。此患者为中年女性，平素肝肾不足，劳累后胸痛加剧。肝藏血，肾藏精，精血亏虚，胸阳不振，则胸痛胸闷；心失所养，则心悸气短时作；劳则耗气，故遇劳则重；虚火上扰心神，则寐差多梦，口干便干，舌红。故给予二至丸滋补肝肾、从阴补阳，知柏地黄汤滋阴降火，同时佐以炒酸枣仁、夜交藤、生龙骨、生牡蛎养血安神，使肝肾阴阳、气血、脏腑功能调畅，则胸痹自愈。

例 3. 狐惑病

唐某，女，22 岁。1999 年 11 月 9 日再诊。口腔及外阴溃疡，身热时作，午后较显，口干口苦，四肢散在红斑，手足欠温，左肘、右膝关节疼痛，口腔、外阴溃疡反复发作，经期更甚，纳可便调，在武警总医院被诊为"白塞综合征"，间断服用芬必得等药物治疗，其效不显。自 1998 年 12 月 30 日始，在吉良晨老师处就诊，服用清化湿热、和血行瘀之品治疗，至 1999 年 8 月，因症状明显减轻而停药 2 月余。1999 年 11 月月经期症状又现，身热时作，体温 37.4℃，午后较显，关节疼痛，膝髋为主，口腔、外阴溃疡，白带较多，色黄质稠，口干不显，纳可便调，溲黄寐安。舌苔薄白，脉沉细稍数。

西医诊断：白塞综合征。

辨证：肝肾不足，湿郁化热。

立法：益肾清化。

方药：怀生地黄 30g，山萸肉 12g，怀山药 30g，盐泽泻 10g，云茯苓 10g，粉牡丹皮 10g，女贞子 30g，旱莲草 10g，椿根皮 15g。10 剂，水煎服，服 2 日停 1 日，早晚分服。

11 月 24 日二诊：药后症减，身热畏寒，体温 37.4～38.2℃，周身酸痛，咽干时痛，时欲饮水，膝关节痛，舌边、外阴溃疡肿痛，白带量多色黄，下肢结节色红，按之疼痛，纳可便调。舌少苔，脉沉细，稍有弦象。予以育阴清化，益肾生津。

方药：怀生地黄30g，山萸肉10g，怀山药30g，盐泽泻10g，粉牡丹皮10g，云茯苓10g，赤小豆（打）30g，大连翘10g，麦门冬30g，五味子（打）3g。7剂，水煎服，服2日停1日，早晚分服。

12月8日三诊：药后热退，膝关节疼痛肿胀，屈伸不利，外阴、口腔溃疡减少，白带量多色黄，纳可便调。舌苔薄白微黄，边有齿痕，舌尖稍红，脉沉细略弦滑。

方药：怀生地黄30g，山萸肉12g，怀山药30g，云茯苓12g，盐泽泻10g，粉牡丹皮10g，赤小豆（打）30g，大连翘12g，椿根皮20g，女贞子30g。10剂，水煎服，服2日停1日，早晚分服。

12月22日四诊：药后症差，口腔、外阴溃疡已消失。本月月经期无身热，口腔、外阴溃疡未作，膝关节肿痛较显，屈伸不利，面部痤疮时现，口干欲饮，白带色黄。现月经已净，膝关节痛减，纳可便调多梦。舌苔薄白，舌尖稍红，边有齿痕，脉沉细，左侧稍弦。

方药：怀生地黄30只，山萸肉12g，怀山药30g，盐泽泻10g，粉牡丹皮10g，云茯苓10g，女贞子30g，旱莲草12g，椿根皮20g，生甘草10g，大玄参20g。10剂，水煎服，服2日停1日，早晚分服。

2000年1月12日五诊：药后症差。本月月经期溃疡未作，膝痛减轻，口干欲饮，腰时酸痛，白带量少色黄，纳可便调。舌少苔，质显暗淡，脉沉细。予以滋肾和肝，育阴清化。方药以知柏地黄丸缓调。

狐惑病在临床上时常见到，多以清化湿热为主，但在疾病的不同阶段，应根据不同的"证"，适时更选不同的治法，即"法随证变"，方可巩固和提高疗效，以促早日康复。

上述3例虽病证不同，肾衰、癃闭、胸痹、狐惑病，但肝肾不足为其共同的病机，因而吉良晨老师选择了以六味地黄丸为主加减治疗。六味地黄丸出自钱乙的《小儿药证直诀》，由地黄、山茱萸、干山药、淡泽泻、白茯苓、牡丹皮组成。在50余年的临床实践中应用此方得心应手，广泛用于中医的阳痿、不育、腰痛、胸痹、虚劳、不寐、眩晕、癃闭、消渴等多种病证之中。吉良晨老师认为，地黄补肾滋阴，使肾阴得充，阴阳才能逐渐平衡，故为补肾滋阴主药。山茱萸固精敛气，收敛浮火，使肝不妄行疏泄，肾精才能固藏；山药补脾，使脾气健运，肾精来源才不匮乏；两药或兼治肝，或兼治脾，可为地黄辅弼。肾为水脏，单用滋补，须防水湿壅滞，柯韵伯曾谓："一阴一阳者，天地之道；一开一阖者，动静之机。精者属癸，阴水也，静而不走，为肾之体；溺者属壬，阳水也，动而不居，为阳之用，是以肾主五液。若阴水不守，则真水不足；阳水不流，则邪水逆行。故君地黄以护封蛰之本，佐泽泻以疏水道之滞。"用山药健脾固肾，佐茯苓淡渗脾湿。有山茱萸收敛浮火，佐牡丹皮凉泻虚热。如此成为三补三泻，补而不滞的配伍形式。配伍茯苓、泽泻，既可引阳下行，又可通调水道，防其补药滞邪。故本方的配伍特点为：①三补三泻：以补为主，以泻为辅，体现补中寓泻之法。②补肾为主，兼补肝脾：展示补肾之阴，勿忘补脾之阴；固肾之精，勿忘调理肝的疏泄。③养阴配阳之中，寓泻阳配阴之法：阴虚生热，自宜壮水制火，但于壮水之主以制阳光方中，配伍一味泄热的牡丹皮，大有泻阳和阴之意，与《灵枢·终始》所谓"阴虚而阳盛，先补其阴后泻其阳而和之"的治则若合符节。同时吉良晨老师还在临床中根据患者病证的侧重不同，应用药物的剂量亦有侧重，如肾阴不足的重用生地黄，精血亏虚的则易生地黄为熟地黄，偏于脾虚的重用山药，兼有肝虚遗精的重用山茱萸，伴有阴虚血热的重用牡丹皮，兼有气分之热的重用茯苓，偏于下焦之热的重用泽泻。六味药物，君臣佐使，孰重孰轻，灵活变通，临证之候，每每获效。

2. 补益肝肾，兼以扶正

由于二至丸药简效佳，因而也是吉良晨老师临床常用方剂之一。吉良晨老师根据患者的证候，在二至丸的基础上或是合用其他方剂，或是选药伍用，亦取得良效。

例1. 痹证

陈某，女，69岁。1994年10月28日初诊。腰髋关节疼痛2年余，久立劳累加重，午后劳累隐痛，咽中有痰色白，纳可便调。舌红苔厚腻略黄，脉细略滑。

西医诊断：老年骨性关节病。

辨证：湿热郁久，肝肾两虚，经络失畅。

立法：清化活络，补益肝肾。

方药：女贞子30g，旱莲草10g，豨莶草30g，追地风10g，海风藤15g，鸡血藤30g，淡竹茹15g，川黄连3g，粉牡丹皮10g，丝瓜络10g。水煎服，日2次，早晚分服。

11月21日二诊：药后痹痛减轻，畏寒肢冷，腰痛动甚。近日受凉劳累，指踝关节肿痛。舌白滑质稍红，脉沉细弦。以前方去粉牡丹皮，加千年健15g，炒川断15g，继服。

12月14日三诊：药后关节痛减，肿胀消失，但晨起手麻，右手更甚，舌微白略黄滑润，舌质稍红，脉象沉细，左侧略弦。予以补益肝肾，清化和络。

方药：女贞子30g，旱莲草10g，赤芍、白芍各10g，嫩桑枝30g，丝瓜络10g，淡竹茹10g，鸡血藤30g，千年健15g，追地风15g，怀牛膝10g。水煎服，日2次，早晚分服。

1995 年 2 月 10 日四诊：药后症减。现手足时胀，咽中有痰，不咳，左髋酸痛，踝部酸肿，右足为著。舌白略黄腻，脉沉细稍弦缓。以前方去追地风，加苦桔梗 12g，宣木瓜 20g，继服。

1995 年 3 月 29 日五诊：药后痹痛继续好转，自觉口干。舌质微黄，舌苔滑润，脉来沉细，略有弦象。予以补益肝肾，清化和络。

方药：女贞子 30g，旱莲草 10g，赤芍、白芍各 10g，嫩桑枝 30g，千年健 15g，宣木瓜 15g，丝瓜络 10g，苦桔梗 10g，怀牛膝 10g。水煎服，日 2 次，早晚分服。

痹证是因感受风寒湿热之邪引起的以肢体、关节疼痛、酸楚、麻木、重着，以及活动障碍为主要症状的病证，临床上具有渐进性或反复性发作的特点。其主要病机是气血痹阻不通，筋脉、关节失于濡养所致。因此治疗上应以补养通络为基本大法。吉良晨老师根据肝主筋、肾主骨的理论，认为本病的病位在肝肾，性质是虚实夹杂，虚为其本，夹风、夹寒、夹湿、夹热、夹瘀、夹痰为其标，因此治疗上补虚与攻邪兼顾，故以二至丸为基本方补腰膝、壮筋骨、强肾阴、补益肝肾，佐以海风藤、追地风、丝瓜络、鸡血藤活血通络，竹茹、黄连清热。故而 2 年的顽痹，半年治愈，获得奇效。

例 2. 盗汗

吴某，男，47 岁。1997 年 12 月 12 日初诊。盗汗 4 个月，伴有耳鸣，口干思饮，夜寐易寤，小溲清长，纳佳便调，不嗜烟酒。舌白滑腻，脉来沉细。

辨证：阴虚湿浊，心热浮火。

立法：滋肾清心，降逆化浊。

方药：女贞子 30g，旱莲草 10g，盐知母、盐黄柏各 10g，炒酸枣仁 30g（打），五味子（打）6g，云茯苓 15g，夜交藤 30g，煅牡蛎 40g，地骨皮 15g，怀牛膝 6g。7 剂，水煎服，日 2 次，早晚分服。

12 月 26 日二诊：药后诸症减轻，停药后诸症又作。现仍盗汗，耳鸣耳胀，口干略轻。平素易惊，惊则心悸，夜间尿频，小溲清长，纳佳便调，夜寐易寤。舌苔薄白，微黄根厚，脉沉细弦。

立法：滋肾清热。

方药：女贞子 30g，旱莲草 10g，怀生地黄 30g，山萸肉 12g，怀山药 30g，地骨皮 20g，炒酸枣仁 30g（打），煅牡蛎 40g，盐知母、盐黄柏各 10g。10 剂，水煎服，日 2 次，早晚分服。

1998 年 1 月 9 日三诊：药后盗汗、口干消失，仍有耳鸣耳胀，夜寐安和，夜间易惊，闻声则悸，夜间尿频减轻，纳佳便调。舌薄白，质稍红，脉沉细弦，左脉尤显。

方药：女贞子 30g，旱莲草 10g，怀生地黄 30g，山萸肉 12g，怀山药 30g，炒酸枣仁 30g（打），石菖蒲 10g，灵磁石 30g，盐知母、盐黄柏各 10g。10 剂，水煎服，日 2 次，早晚分服。

吉良晨老师认为，此证系心血不足，阴虚火旺。阴虚以肾阴为主，兼有肝阴不足；火旺以心火为主。因此在临床上应当以滋补肝肾之阴为主，佐以清热安神之品，取二至丸并加六味地黄汤中的三补（地黄、山药、山萸肉）补益肝肾，使阴阳平稳，收敛浮火，肝不妄泄，脾气健运，肾精来源不匮乏。以知柏、地骨皮清热，再佐滋肝安神之酸枣仁、收敛固涩之煅牡蛎等治疗盗汗，故临床获满意疗效。

例 3. 胁痛

陈某，男，34 岁。1997 年初诊。右胁疼痛 6 年，间断发作，多呈隐痛，周身乏力，腰酸不适，口干不显，略思饮水，纳可寐安，大便稀溏，小溲尚调。舌苔薄白，脉沉细缓。

辨证：肝肾不足，脉络失养。

立法：补益肝肾，育阴荣络。

方药：女贞子 30g，旱莲草 10g，生白芍 12g，五味子 6g（打），夜交藤 30g，麦门冬 15g，天门冬 15g，炙甘草 10g。10 剂，水煎服，早晚分服。

4 月 28 日二诊：药后乏力减轻，右胁痛减，纳可溲黄，大便溏稀，日 2 行。舌薄白，稍黄腻，脉沉细弦。

方药：女贞子 30g，旱莲草 10g，怀生地黄 30g，制黄精 30g，麦门冬 30g，生白芍 10g，川黄连 3g，五味子 3g（打），炙甘草 6g。10 剂，水煎服，早晚分服。

5 月 23 日三诊：服上药月余，胁痛基本消失，乏力大减，纳可，便溏，日 2 行。舌薄白，微黄腻，脉沉细弦。

方药：怀生地黄 30g，山萸肉 12g，怀山药 30g，云茯苓 10g，盐泽泻 10g，粉牡丹皮 10g，粉葛根 12g，麦门冬 20g，五味子 6g（打），生甘草 6g。10 剂，水煎服，服 2 日停 1 日，缓调其后。

胁痛症多由气机郁滞，脉络失和，疏泄不利所致。而此患者却以肝肾不足为主因，故选用补益肝肾、荣养脉络之品，恰中病机而获愈。

痹证、盗汗、胁痛，虽病证各异，但吉良晨老师抓住它们的共性：病机均为肝肾不足，以虚为主，临床上均选用补益肝肾兼以滋补扶正的二至丸治之。二至丸由女贞子、旱莲草等量组成，具有壮筋骨、强肾阴、乌髭发的作用。临证用于肝肾阴虚所致的口苦咽干，头昏眼花，失眠多梦，腰膝酸软，须发早白等症。其组方药味简单，药性平和，功效确切，收载于多版药典。近年来人们对二至丸及其处方组成进行了化学成分、药理等多方面的研究，证实二至丸及其处方组成在增加机体免疫、降脂、降糖、抗血栓形成、抗过氧化物及保肝降酶方面具有一定的作用，以此来揭示二至丸补肝肾养阴血、扶正固本的作用机理。

六味地黄丸与二至丸虽然治疗大法相同，但细细区分，还是略有不同，二至丸补益肝肾，六味地黄丸滋补肝肾。因此吉良晨老师虽然擅用二方，但对于阴虚为主者，选用六味地黄丸滋补肝肾，兼以祛邪；对于肝肾不足为主，选用二至丸，用于补益肝肾，兼以扶正。

（三）组方严谨，方精药少

自古兵家有"兵贵精而不贵多"之说，医家有"用药如用兵"之论，讲的是医家用药如同将帅用兵一样。吉良晨老师的用药特点是少而精，处方一般都由 10 味药组成。吉良晨老师认为这样用药的目的为：①药少而力专，直达病所，祛除病邪。②避免群药之间相互抵消，减损药力。③药效集中，价廉效高，既可达到治疗的目的，又可避免药材的浪费，同时也可减轻患者的负担。

（四）用药特点

吉良晨老师熟知中药的特性，在临床用药过程中针对中药的质地、用药部位、性质，采用不同的应用方法。

1. 重视药物的炮制

炮制是中医药临床用药的特点之一。由于炮制的方法不同，每种药物会有不同的作用。为此，在临证中吉良晨老师对药物的炮制高度重视，强调因病证不同，取不同的炮制品，达到不同的目的。

泽泻：淡泽泻具有利水之效，而盐泽泻具有利水、滋阴降火的功效。

半夏：姜半夏能降逆止呕、和胃，清半夏清化痰湿，法半夏则有温化痰饮的作用。

桃仁：炒桃仁活血化瘀，生桃仁破血行瘀，而桃仁泥则有润肠通便的作用。

麦芽：生麦芽助胃气上行、升发肝气、散结祛痰；炒麦芽具有健脾和胃的作用，焦麦芽则善能消食导滞、克化祛痰。

酸枣仁：生酸枣仁用于胆热之不寐，炒酸枣仁治疗肝（胆）虚之不寐，焦酸枣仁擅长治疗胃不和之不寐。

2. 重视中药饮片的形态

吉良晨老师强调药用为果实、种子的需打碎入药，方能充分发挥其治疗作用。例如：延胡索、炒川楝、炒桃仁、制香附、赤小豆、炒酸枣仁、广砂仁、炒莱菔子、炒小茴香、黑芝麻、生石膏等，用作汤剂时均需打碎入药。

3. 强调药物的主要用药部位，以发挥最佳作用

钩藤：其主要作用在钩上，故临床应取钩藤钩为宜。

通草：梗通草即是未加工的原通草，其作用最佳。

肉桂：紫色的肉桂油性高的药效最好，故应取紫油肉桂。

4. 重视药物的配伍协同作用，以增加疗效或互补

女贞子配旱莲草：滋补肝肾，乙癸同治。

枸杞子配淫羊藿：滋补肝肾，阴中助阳。

淡竹茹配川黄连：清热化湿，和不伤中。

紫油肉桂配川黄连：一热一寒，交通心肾。

五味子配生甘草：酸甘化阴，补而不腻。

制香附配台乌药：疏肝气，理肾气。

炒白术配鸡内金：补消兼施，健脾开胃。

炒谷芽、炒麦芽配炒神曲：生发胃气，启脾运化。

5. 讲究道地药材

中药由于产地不同，其临床疗效亦有差别。因此在临证中吉良晨老师很讲究道地药材的使用，多取怀生地黄、怀牛膝、怀山药、川黄连、川瞿麦、川桂枝、广砂仁、广陈皮、广橘核、广郁金、南红花、杭菊花等。

6. 注重药物的剂量

视其药性、方中地位，酌其药量。

五味子：一般用 3g，多用则有壅气之弊。

川芎片：一般用 3g，多用久用。有耗气伤阴之害。

全瓜蒌：一般剂量 10～15g；治疗胸痹心痛证时用量少则 30g，多至 60～90g。

旱莲草：一般用至 10g，但如果虚热较显时，则用 30g，加强清热凉血之用。

7. 强调药物的服法

尤其是补肝肾的中成药，必须用淡盐水送服，以达引经之目的。香薷饮治疗暑湿感冒，以冷服为佳。

四、吉良晨老师独到见解

吉良晨老师临证对不少中医理论有发挥作用，其中最有代表性的是对阳痿、不育的见解。

（一）阳痿之证，补肾之时勿忘肝脾

吉良晨老师治疗阳痿时在总结古人经验的基础上，博览群书，创造了自己的一套行之有效的治疗方法。其特点如下：

1. 从肝肾论治

阳痿的病因病机历来认为与肾脏关系极为密切。《内经》认为，"肾主藏精，主生殖发育，主骨生髓"，"肾者作强之官，伎巧出焉"，"肾开窍于二阴"。《灵枢·刺节真

邪》指出："茎垂者，身中之机，阴精之候，津液之道也。"近年来随着医学的发展，人们越来越重视肝脏对阳痿的影响。吉良晨老师从50年的临床实践中，总结出阳痿一证不能单纯从肾治疗，应当从肝治。从生理的角度看，足厥阴肝经循阴股入毛中，过阴器，抵少腹。足厥阴经筋上结于阴器。中医认为，阴茎以筋为体，属肝所主；以气血为运，得气血充养方能作强。肝主藏血，指肝有贮藏血液和调节血液的功能。性交时，血聚于阴部。西医学也已证明，阴茎的勃起是通过神经作用使阴部内动脉到阴茎动脉的血管扩张，流入血量增加，阴茎海绵体内的平滑肌松弛，血液充盈后的现象。同时肝又主疏泄，疏通气机，有利血流的畅通，得气血以充养。可见，阴茎之作强功能正是通过肝之藏血与疏泄的协同作用来完成的。从中医五脏相关学说看，乙癸同源，木水相济。从五脏功能方面，肝肾同属下焦，共寄相火，精血互生。所以，不论从经络的走行、脏腑生理功能及作强之生理现象，都表明与肝肾二脏关系密切。

2. 阴中求阳

吉良晨老师在临床实践中发现，阳痿一证病情虽然变化多端，但终归损阴伤阳，阴精过耗，阳气不振是其主要病机，病位在肝肾。因此，在治疗上不可一味应用壮阳之品，应当阴中求阳，阴阳双调。朱丹溪认为，人不能避世而无物欲，物欲所感，则心为之动，心动则相火亦动，动则精自走，即"阳常有余，阴常不足"，故提出维护阴气，强调滋阴降火。张景岳根据《内经》中阴阳互根的关系，认为人体的阴与阳，既不可须臾相离，更不可相失，而是相互资生，不可偏颇的，故力主"善补阳者必阴中求阳，则阳得阴助而生化无穷；善补阴者，必阳中求阴，则阴得阳助而源泉不竭"。

因此，在临床上吉良晨老师多选用女贞子、旱莲草、淫羊藿、枸杞子、怀生地黄、山萸肉、怀山药、菟丝子、覆盆子、五味子等作为基本用药，随证加减。老年人多加养血之品，如白芍药、全当归等；肝郁气结，加广郁金、醋柴胡等疏肝理气；伴有湿热下注，加盐知柏、川萆薢清利湿热；伴早泄者，加煅牡蛎、金樱子等固涩。吉良晨老师多取补益肝肾的二至丸，平补肝肾的五子衍宗丸，滋补肝肾的六味地黄丸，加减而成，并自创启阳丸，临证应用30年，取得良好的疗效。

3. 调理心脾

肝肾两虚是产生阳痿的主要原因，但与心神不调也有着密切的关系。心主血、藏神、主神明，主宰人身的精神活动，对人性功能与性行为的产生有控制与调节作用。清·喻嘉言谓："心者情欲之府。"张景岳也指出："精之藏制虽在肾，而主宰则在心。"心为君火，肾为相火，心火一动，相火亦随之而动，即所谓火动乎中，必摇其精。故人有所感，必先动其心，心火动则欲念起，方有阴茎勃起、交媾等行为。肝主疏泄，可调节情志，情志活动是"心神"的体现。《景岳全书》指出，"凡思虑、焦劳、忧郁太过者，多致阳痿"，"凡惊恐不释者亦致阳痿"。因此，在对阳痿患者进行药物治疗的同时，更注重心理治疗。通过说理开导、转移注意、解释疑惑、疏导解郁等心理治疗方法，解除患者的精神压力，恢复心理平衡。同时在基本方剂中加少量的五味子，一则调理心神，二则补不足，强阴以益精；另外，佐以炒酸枣仁、夜交藤之类养血安神之品，以畅心神，保证寐安；并帮助患者找出病因，去掉不良习惯，培养良好的生活情趣，以利康复。

4. 重视脾胃

《灵枢·经筋》曰："足太阴之筋……上循阴股，结于阴器、络诸筋。""足阳明之筋……其直者，上结于髀聚于阴器。"脾胃为后天之本，具有运化水谷精微以充养全身，调节体内水湿代谢，促进药物吸收的作用。因此，吉良晨老师强调调中兴阳，在临证诊治中非常重视患者的舌、脉、二便。他发现阳痿的患者大都有便溏的症状，究其缘由，一是脾虚运差，水谷难化，导致便溏；二是阴损及阳，命门火衰，火不生土，脾虚运差，导致便溏。针对这些见症、病因病机，吉良晨老师强调要呵护脾胃，在临床辨证中多伍用炒白术、炒山药或配合服用加味保和丸等调理脾胃之品。对于那些无明显便溏的阳痿患者，吉良晨老师也尽可能选用补肾健脾之品，如怀山药、制黄精、菟丝子、益智仁等，或在补肾的同时伍用广砂仁、广陈皮、炒神曲等理气开胃醒脾之品，以助脾运，促进补肾药物的吸收，而不囿于补肾一途，有是证用是药，在临床上每获良效。

例案．金某，男，30 岁。新婚后房事紧张，阳事举而不坚、坚而不久 1 年有余，且有早泄，腰府酸软，口干不甚，夜寐难入，纳可便溏，小溲次频。舌苔薄白，脉象沉细。

辨证：肝肾两虚，阴损及阳，精气不足，宗筋失养。

立法：补益肝肾，充养固摄。

方药：女贞子 30g，旱莲草 10g，怀生地黄 30g，山萸肉 10g，怀山药 30g，覆盆子 10g，五味子 3g（打），夜交藤 30g，炒酸枣仁 30g（打）。水煎服，日 1 剂，并嘱患者起居有常、饮食有节、精神放松、节制性欲。

上药服 7 剂后，患者的精神状态明显好转，心情舒畅，二便基本畅调，阳痿减轻，舌脉同前，改换自制启阳丸缓调，月余阳痿消失。

（二）男子不育，多责于肝肾

吉良晨老师认为男子不育多由于肝和肾，因肾主藏精，主生殖发育；肝主藏血，主疏泄。男子不育的主要病机是肝肾不足，导致精液清冷，精子稀少。因此在临床上应当采用补益肝肾，兼以清热、化瘀之品。如见阴寒，则又当以温暖下元为主，充养精室。吉良晨老师根据中医学理论及 50 余年的临床经验自创了十子育春丸，用于临证治疗男性不育，取得了满意的疗效。

动物实验证明：十子育春丸对于肝肾阴虚型模拟大鼠的病理状态具有改善作用，对去势雄性大鼠的性腺功能及蛋白的同化功能具有一定的促进作用。证实了十子育春丸具有补益肝肾的临床作用。药物毒理实验表明，十子育春丸无明显毒副作用，临床用药安全。

例案．史某，男性，25 岁。1997 年 7 月 10 日初诊。患者婚后 2 年未育。性生活正常，无早泄阳痿。平素时感腰酸疼痛，阴囊潮湿，易疲倦，纳可便调，寐时欠安。舌薄白，根厚，脉沉细。精液检查：精液 20mL，精子存活率 40％。

诊断：不育。

辨证：肝肾不足，阴精失濡。

立法：滋补肝肾，强阴益精。

方药：十子育春丸 120 丸，每次 1 丸，早晚分服，淡盐水送下。

11 月 14 日二诊：患者一直坚持服药，药后症差，腰酸减轻，阴囊潮湿消失，体力增强，纳可便调。舌苔薄白，脉沉细。精液检查：精液 20mL，精子存活率 28.9％。再予十子育春丸 120 丸，每次 1 丸，早晚分服，淡盐水送下。

1998 年 1 月 6 日三诊：药后诸症消失，无明显腰酸疼痛，纳可便调，寐安。舌少苔，脉沉细。精液检查：精子存活率 95％。后患者告之，其爱人已于 1997 年 12 月怀孕。

《素问·上古天真论》曰："丈夫八岁，肾气实，发长齿更；二八肾气盛，天癸至，精气溢泻，阴阳和，故能有子。"精液来自先天之精，靠后天之精不断濡养。先天之精是禀受于父母的生殖之精。后天之精是来源于食物，通过脾胃运化功能而生成的水谷之精。生殖之精贮藏于精室之中，精室的功能靠肾阳的充足、肾气的旺盛、肝气的正常疏泄来维持。如果肾阳不足或命门火衰，使肾阴亏虚，肾精不足，精室化生精子能力减弱，则会出现精冷、精清、少精等症。肝血不足，也会使精的化生不足；肾衰精少，同样能导致不育。正是根据肝肾精血同源的关系，吉良晨老师组创了十子育春丸。十子育春丸由女贞子、枸杞子、菟丝子、覆盆子、益智子、金樱子、五味子、楮实子、制何首乌、蛇床子、车前子、川续断等组成。女贞子补益肝肾，强健腰膝，滋阴清热；制何首乌补养肝血，固精益肾；二药相伍为君药，具有补益肝肾、滋阴固精的作用。枸杞子、菟丝子温肾阳，补肾精；覆盆子、五味子益肾固精，缩泉；车前子利水泄浊；取其五子衍宗丸方义，加强补肾益精、固精之作用。金樱子涩精止遗；益智子温肾助阳，以生肾气，缩尿固精；楮实子滋补肾阴，清肝热；蛇床子温肾壮阳，散寒祛湿；四子合用，达到温肾助阳、滋阴清热的作用，并辅佐君臣之药补肾固精，肾之精充足，维系肾的阴阳动态平衡，肾水滋养肝木，使肝气条达，正常疏泄，同时又促进肾阴精的再生与贮藏。炒川断味辛而甘，入肝肾二经，为引经之品，引诸药直入肝肾之经，在加强补益肝肾的同时，具有辛散之用，使补而能宣、行而不泄、补而不滞。诸药合用，补益肝肾、强腰固精，使肾阳充足，肾气盛而精自强，肾中阴阳和谐，则精子化生充旺，精气足，而使男女生殖之精相合，必会孕育新的生命。

总之，吉良晨老师的学术思想之一是肝肾同源。由于中医学一脏多能、一脏多病、一因致多病、一方多用的特性，体现了异病同治的特有的治疗原则。在此原则指导下，吉良晨老师灵活地运用六味地黄丸、二至丸，以及自创的启阳丸、十子育春丸等肝肾同治的方药，治疗中医的阳痿、不育、腰痛、胸痹、虚劳、不寐、眩晕、癃闭、消渴等 30 余种病证，用药精湛，药少而精，充分反映了吉良晨老师具有深厚的中医学理论基础和丰富的临床经验，并且善于在错综复杂的临床实践中，寻找共性的东西，探知特性的难点，寻找主要矛盾，不断总结、发展、提高，使自己的学术水平不断提高，学术思想不断升华。由于跟师学习只有 3 年，这里仅仅反映了吉师部分的学术思想及临床经验。吉良晨老师临证锐意进取，师古而不拘泥于古，兼收并取，博采众长的辨证思维，尤其是对疑难杂病辨证施治的临床思维，深深地感染着我，教育着我，永远值得我学习，更激发我进一步深入探讨，补充完善，不断地强化自己、激发自己，更好地理论联系实际，为中医药学的事业做出应有的贡献。

（北京中医医院　金玫）

吉良晨老师治疗脾胃病的学术思想和经验

著名老中医吉良晨老师长期从事中医教学、临床工作，擅长治疗中医内科疑难杂症，对养生保健、延缓衰老之术颇有研究。他从医 50 年来，汇通诸家，博采众长，师古而不泥古，对中医学理论及前人的经验，在理解和运用上多有独到之处。在长期的临床实践中形成了独特的、讲究实效的、有创见的学术思想和医疗风格。吉良晨老师治疗脾胃病的学术思想和经验，可概括为以下几个方面：①纳化升降，首当其要。②脾胃用药，升降和合。③对药组合，注意灵动。④辨证准确，方小药精。⑤调理脾胃，重视先天。⑥固护胃气，保存津液。笔者有幸跟师学习，下面就把吉良晨老师治疗脾胃病的学术思想和经验及我在学习中的一些体会总结如下。

一、纳化升降，首当其要

吉良晨老师认为：中焦脾胃的生理功能，最重要的首先是纳化升降的功能。"纳"

是指胃的受纳功能。"化"是指脾的运化功能。"升"是指脾的升清功能。"降"是指胃的降浊功能。治疗脾胃病的要点，在于同时调节中焦脾胃的纳化升降四个方面，使纳化升降协调平衡，以恢复和保证人体健康。

自从胎儿断了脐带离开母体先天祖气以后，就开始了靠脾胃吸收水谷营养而延续生命的过程。五脏之中，脾胃居于中央为后天之本，在人体有"中州"之称。脾主运化，胃主受纳，一纳一化，完成后天应有的纳化作用。脾主升，以上升为顺；胃主降，以下降为和。脾为足太阴经，属阴为脏主里，络在足阳明胃经；胃为足阳明经，属阳为腑主表，络在足太阴脾经。脾胃的一脏一腑，一阴一阳，一升一降，一纳一化，一表一里，形成了制约、互用、协调、和合的密切平衡关系，共同完成后天的受纳、运化、培育、濡养的功能。只有脾胃纳化健运功能正常，后天之气才能不断地充养先天，以维持机体生命活动所需的养料。由于脾胃居于中焦，是精气升降运动的枢纽，升则上输于心肺，降则下归于肝肾。因而脾胃健运，才能维持"清阳出上窍，浊阴出下窍；清阳发腠理，浊阴走五脏；清阳实四肢，浊阴归六腑"的正常升降运动，这就是经常所说的"升清降浊"。如果脾胃受病，升降失常，则内而五脏六腑，外而四肢九窍，都会发生种种病证。因此，脾胃纳化升降功能的正常与否，小而言之是脾胃的生理功能。大而言之则可联系诸脏诸腑，关系着人体的健康与否和生命的存亡。这就是吉良晨老师所倡导的"纳化升降，首当其要"学术思想的基本内容。

在跟师学习的过程中，我体会到：从阴阳对立统一的关系上来看，在纳化升降这四个要素之间，有两层阴阳对立统一的关系，其一，"纳"与"化""升"与"降"分别是两组对立统一体。"纳"与"化"是对五谷及其精微物质而言，即生理上胃主受纳五谷，脾主运化精微，两者是互相依存对立统一的。病理二者互相影响。若脾虚运化失职，可影响胃的受纳，出现食少、恶心、呕吐、脘腹胀痛等症。"升"与"降"是对气机而言，生理上脾主升而胃主降，两者相互协调，气机方能正常。病理上也同样是互相影响。若胃气不降，亦可影响脾的升清，出现腹胀、泄泻等症。其二是指"纳化"（有形之物的代谢）与"升降"（无形之气的运动），这两种运动形式也是阴阳互根互用的关系，即五谷及其精微物质的纳化与气机的升降，也是互相配合，互相依赖的。生理上，脾胃的纳化升降四个方面除了要保持各自的正常功能外，还要维持相互之间的协调平衡关系，才能保障中焦脾胃乃至全身各个脏腑机能的正常运转。病理上，纳化升降之间往往有联动的关系，即其中某一方面的失常，常常会同时引起其他各个方面的异常。因此，吉良晨老师在脾胃病的治疗上常用升降和合之法，对纳化升降诸方面同时进行调节。用药上，吉良晨老师常常消补并投、升降同用，取得了良好疗效。

例案．田某，男，36岁，1999年8月25日来诊。初诊症见胃脘胀满1月有余，进食稍多则显，喜按畏寒，伴有呃逆，胸背不适，夜寐多梦，纳呆溲黄，大便初硬后溏，隔日一行。舌质暗苔白略黄厚腻，边有齿痕，中有裂纹，脉沉细弦。

中医诊断：痞满。

西医诊断：胃炎。

辨证：脾运失健，胃气不降。

治法：健运脾胃，清化和中。

方药：炒白术 15g，鸡内金 15g，广陈皮 10g，淡竹茹 15g，制厚朴 10g，川黄连 6g，炒神曲 15g，炒谷芽、炒麦芽各 15g，香橼皮 10g。10 剂，水煎，每日 1 剂，早晚分服。每服药 2 天，停药 1 天。

9 月 8 日二诊：药后脘胀减轻，但进食稍多尤显，伴有呃逆，胃脘畏寒，夜寐多梦，纳可溲调，大便初硬后溏，隔日一行。舌质暗苔白黄腻，尖边有齿痕，中有裂纹，脉沉细稍弦。以前方加减继服。

方药：炒白术 15g，鸡内金 15g，广陈皮 10g，淡竹茹 15g，制厚朴 10g，川黄连 6g，云茯苓 15g，焦三仙各 10g，香橼皮 10g，广砂仁 3g（打）。10 剂，水煎，每日 1 剂，早晚分服。每服药 2 天，停药 1 天。

9 月 22 日三诊：药后脘胀减轻，呃逆减少，胃脘畏寒亦轻。纳食转佳，大便初头硬，后成形。舌质暗，苔白微黄腻，中有裂纹，脉沉细。仍以前方加减继服。

方药：炒白术 30g，鸡内金 15g，炒神曲 15g，炒谷芽、炒麦芽各 15g，姜半夏 6g，川黄连 3g，老苏梗 10g，广砂仁 6g（打），熟大黄 12g。10 剂，水煎，每日 1 剂，早晚分服。每服药 2 天，停药 1 天。

患者经服前药后胃脘胀满基本消失，呃逆未再发作。

纵观吉良晨老师三次诊治过程，其用药重点在健运脾胃、清化降逆，以达到中焦气机升降出入正常之目的。方中用鸡内金以开脾之化，白术以助脾之运，两药调节脾胃的受纳和运化之功能，为消补同用之法。陈皮平降脾胃逆气，竹茹清热和胃，陈皮与竹茹相伍，为温清之法，使气得顺清，胃得和降，则呃逆自止。黄连苦寒降泄，用之清除中焦滞热；半夏辛开，温燥脾湿，并可降逆；黄连配半夏，辛开苦降以调升降。更用焦三仙、香橼皮、老苏梗、熟大黄等分别佐使，以促脾胃运化之能，协调寒热相杂之变，加强升清降浊之力，针对中焦脾胃的纳化升降四个方面，同时进行调节，使脾气得以健运，胃气得以和降，则胃脘胀满和呃逆得以治疗。

二、脾胃用药，升降和合

升降和合是治疗脾胃病的方法，由医圣张仲景所创。其方最早见于《伤寒论》中的五泻心汤。"泻心"之名，源自《内经》，《素问·阴阳应象大论》云："中满者，泻之于内。"中满指中焦气机不畅，引起胃脘胀满痞塞的病证，当调畅气机以消除痞满。仲景据此原则，按痞满之虚实寒热的不同性质，制诸泻心汤。方名为"泻"者，正取《内经》"泻之于内"的"泻"；"心"者，即指"心下"而言，心下亦即胃脘，属于中焦。仲景谓"心下痞满"，就是《内经》所云"中满"之意。因经言"中满者，泻之于内"，故名曰"泻心汤"。泻心汤为辛开苦降之法，又是寒热并用之剂，而《内经》论治未明确提出寒热并用，故从治法而言，张仲景通过临证实践充实了《内经》的理论。

在《伤寒论》中，心下痞是指胃脘部感觉堵塞胀满的一种病证。其病因为本无实邪反下或本为太阳伤寒而误下，均可导致里气不和而邪陷，气机痞塞而成痞。心下即胃之上脘，地处中州，在胸之下，腹之上，为上下交界，气机升降的交通要道。气机上下升降失常，痞塞于中，则致心下痞。根据临床所见，饮食所伤、气郁不舒，以致脾胃失调，也可形成心下痞。西医学中的慢性胃炎、胃及十二指肠溃疡等病常见此症状。从病机上讲，心下痞证主要是中焦气机不畅，胃气不得和降，并非痰、水、食等有形物质的结聚，所以不能应用泻下攻邪的方法，故以辛开苦降之法调畅中焦气机。在《伤寒论》中，半夏泻心汤为治疗心下痞的主方，也是升降和合之法治疗脾胃病的主要方剂，属和解剂之一，其方由小柴胡汤去柴胡、生姜，加黄连、干姜而成。方中以半夏降逆散结为君药；黄芩、黄连苦寒清降以除其热，干姜辛热温中以散其寒，共为臣药；人（党）参、甘草、大枣甘温益气和中，为佐使。诸药配伍，寒热并用，辛升苦降，益气和中，共奏调畅中焦气机之功效，使气机调，则痞满自除。这是用升降和合之法治疗脾胃病的开端，其后历代医家对升降和合之法都有所发展，虽不一定选用泻心汤原方，但用药组方则师张仲景升降寒热并用之法。

至宋金元时期，易水学派的代表人物张元素对药物的升降浮沉理论做了很大的发挥。而创立了内伤脾胃学说的李东垣，在病理变化方面，则非常重视气机升降失常，论述了阳升阴降的一面，重视升发脾胃阳气。继李东垣之后，朱丹溪接受了李东垣的观点，又以"阴阳比和"为出发点，阐明了阴升阳降的问题，在治疗上极其重视脾土而助其转输。这个时期的医家创立了许多用升降和合之法治疗脾胃病的有效方剂，为后世所沿用。例如张元素所制之枳术丸，方中白术甘温，健脾燥湿，以助脾脏运化；枳实味苦微寒，行气散结，化滞消痞；白术用量为枳实的两倍，可见本方乃以补为宅，补中寓消；用荷叶烧饭为丸，取其升养脾胃清气，以助白术健脾和胃；与枳实配伍，一升一降，使脾胃气机调畅，则痞满自行消除。该方由《金匮要略》枳术汤衍化而来。枳术汤重用枳实，且作汤剂，是以消为主，用于气滞水停所致之证。而枳术丸重用白术，且为丸剂，意在以补为主，用于脾胃虚弱，消化无力而致饮食停聚，心下痞闷之证，这是两者的区别点。细审枳术丸原方，药味虽简，却可分为白术－枳实，荷叶–枳实两组药对，一纳一化，一升一降，针对纳化升降四个方面同时治疗，这也是升降和合之法的用药特点。

近代张锡纯所创立的鸡胵汤，也是升降和合之法治疗脾胃病的典型方剂。鸡胵汤出自《医学衷中参西录》，原系治气郁鼓胀，兼治脾胃虚弱且郁，饮食不能运化之方。原方由鸡内金、白术、白芍、柴胡、陈皮、生姜共六味药组成。张锡纯认为，气郁鼓胀多因脾有瘀滞所致。《内经》说："诸湿肿满，皆属于脾。"故治疗当以调理脾胃为主。方中用鸡内金健胃消食，白术健脾燥湿，二药伍用，补消兼施，以使纳化正常；柴胡、陈皮以升降脾气，使气机正常；白芍以利小便，防有蓄水；生姜以通窍络兼和营卫。方中鸡内金—白术、柴胡—陈皮两组药对，也是针对纳化升降四个方面同时治疗。

吉良晨老师在临证之时，遵从古训，注重使用升降和合，不伤中气的法则，在治疗脾胃病时，针对纳化升降四个方面进行调节，达到不仅纳化升降正常，并且纳与化、升与降之间相互协调，以及纳化（有形的五谷及其精微物质的代谢）与升降（无形之气的运动）之间互相协调配合，从而维持中焦脾胃功能乃至五脏机能正常，使人体保持健康之目的。吉良晨老师常常教导我们，中医之特色在于整体观念和辨证论治，临证治疗应做到理法方药环环相合，丝丝入扣，药证吻合，方能取得良好疗效。就脾胃病而言，病理上，纳化升降之间有联动的关系，临床上往往寒热虚实错杂并见，辨证属纯寒、纯热、纯虚、纯气滞者较少，故而脾胃用药，贵在升降和合，以不伤中气为要。这就是吉良晨老师在治疗脾胃病时，强调升降和合，以不伤中气为要的学术思想的基本内容。

三、对药组合，注意灵动

对药，又称药对，是临床上常用的、相对固定的两味药物的配伍形式。古方中有许多起关键作用的药物往往成对出现，或相互协同、相互促进以增强疗效，或相互制约、相互拮抗以消除其副作用，或相互依赖、相互转化以抑其短而扬其长。对药是中药配伍中的最小单位，许多医家都喜欢使用对药。吉良晨老师亦精于此道，在治疗脾胃病选药组方之时，也常常应用对药。现择其治疗脾胃病的常用对药，阐释如下：

1. 白术与鸡内金

白术健脾燥湿，益气生血，和中消滞，固表止汗，兼能安胎。鸡内金健胃消食，善消食积，为强有力的消导之品，还可固摄缩尿，能消结石。白术、鸡内金伍用，出自《医学衷中参西录》的鸡胵汤，为张锡纯所创立。二药伍用，白术偏于补，鸡内金善于消。白术多服久服有壅滞之弊，与鸡内金为伍，其弊可除，使补不壅滞，消不伤正，正合中焦纳化之机。二药一补一消，消补合用健脾开胃之效甚佳，主治脾胃虚弱、食滞不化所致脘腹胀满痞闷、纳谷不馨、食谷难消之症。白术与鸡内金是补消合用的典型药物组合，也是吉良晨老师治疗脾胃病常用的药对，常常二药并书，置于群药之首，可见其在方剂中的地位。若临床症见脾虚湿盛而大便溏泄，且无食滞者，则换用茯苓与白术组成药对（详见"茯苓与白术"条）治疗。不用鸡内金的原因，是因其可以致泻，故张锡纯在《医学衷中参西录》中诫之曰："鸡内金虽有助脾胃消食之力，而究与泻者不宜也。"

2. 枳实与白术

枳实破气消积，导滞除痞，下气通便。白术功用见前。枳实、白术伍用，出自《金匮要略》的枳术汤。白术升补，健脾燥湿。枳实降泄，导滞消痞。降中有升，泻中有补，二药伍用，正合中焦气机升降之宜。枳实以走为主，白术以守为要，合而用之，一补一消、一走一守、一急一缓，相互制约，相互为用，助脾胃升清降浊之枢机，使气机升降自复，主治脾胃虚弱之饮食停滞、脘腹胀满、大便不爽等症。

3. 枳实与厚朴

枳实功用见前。厚朴下气除满，燥湿消胀。枳实、厚朴伍用，始见于《伤寒论》的大承气汤。枳实性苦而微寒，以破气消痞为主，偏于消积滞、除痞硬，兼能泻火。厚朴苦温，以下气为专，用于消腹胀、除胃满，兼能燥湿。二药伍用，一寒一热，相辅相成，枳实消痞，厚朴除满，相得益彰，主治胸腹胀满、脘腹痞闷或呕逆嗳气，或便结不通等。

4. 谷芽、麦芽与神曲

谷芽为稻的颖果（南方称稻，北方称谷，稻脱皮后为大米，谷脱皮后为小米，南方用药多用稻芽，北方用药多用谷芽），经发芽后，低温干燥而得。麦芽为大麦的成熟种子经发芽后，低温干燥而得。谷芽与麦芽的功效类似，均有鼓舞胃气、启脾消食、宽中开胃之功，故二药常相伍而用，以增强疗效。谷芽消米食，麦芽消面食，二者均有升发之气，相伍而用，可升发胃气、启脾消食、宽中开胃，合用相得益彰。神曲辛而不甚散，甘而不壅滞，温而不燥，开胃健脾，化食消积，行气调中。谷芽、麦芽与神曲相伍而用，加强健胃醒脾、消积化滞，具有升发胃气的作用，是吉良晨老师治疗脾胃病时最常用的药物组合。

5. 陈皮与砂仁

陈皮理气开胃，消胀止呕，并能燥湿化痰，是常用的理气要药。砂仁行气调中，醒脾开胃，兼有温肾化湿的作用。陈皮与砂仁，同具辛香温燥之性，皆可行气调中。然砂仁偏于化湿醒脾，陈皮偏于燥湿健脾，二药用量不大，相伍而用，一燥一化，使湿祛而脾运；在理气的同时，具有较好的除湿作用，由于脾性喜燥恶湿，少少佐之有助脾之运化。此外，二药芳香理气，同时加入或将其中任意一味加入补益药中，可除补益药壅滞之弊，使补而不滞、补而不腻，有利于药效的发挥。

6. 陈皮与枳实

陈皮辛散苦泄，功能燥湿化痰，行气健脾，其气善于通达。枳实辛散苦降，破气消积。陈皮升多降少，以升为主；枳实降多升少，以降为要。二药同用，一升一降，直通上下，相互为伍，行气和中、消胀止痛之力增强，用于脾胃不健，气机失调之脘腹胀满疼痛。

7. 黄连与吴茱萸

黄连味苦，性寒，主要有清泻心胃火热、凉肝胆、解热毒的作用，并能燥湿，以四川产者效力较好，故又名川黄连。吴茱萸味辛苦，性热，有温胃散寒、疏肝燥脾暖肾治疝的作用，并能引热下行。黄连、吴茱萸配用，出自《丹溪心法》的左金丸。方中用黄连之苦寒，泻肝经横逆之火，和胃降逆，佐吴茱萸之辛热，同类相求，引热下行。二药并用，有辛开苦降，反佐之妙，共奏清肝和胃制酸之效，可治寒热错杂之证。左金丸原方中黄连、吴茱萸按照6∶1的比例组成。吉良晨老师在治疗脾胃病时，凡见有寒热错杂，吞吐酸水者，常用黄连、吴茱萸治疗，但不拘于6∶1的比例用药，两药相配之比随寒热的变化而增减，偏热者则多用黄连、少用吴茱萸，偏寒者则多用吴茱萸、少用黄连，方能取得良好疗效，如此可见辨证用药之妙。

8. 白术与茯苓

茯苓利水渗湿，宁心安神，健脾止泻。白术功用见前。白术和茯苓配伍，是治疗脾虚湿停的常用药对。白术以健脾燥湿为主，茯苓以利水渗湿为要。两药配伍，一燥一渗，运利结合，使水湿除而脾气健，适用于脾虚湿盛之脘腹胀闷、四肢困倦、食欲不振、泄泻便溏而无食滞者。

9. 苍术与白术

苍术味辛主散，性温而燥，可燥湿健脾，通治内外湿邪。白术功用见前。白术、苍术伍用，一散一补。吉良晨老师在评价四君子汤与平胃散中运用苍术、白术时曰："白术、苍术同是健脾燥湿之品，然白术健脾燥湿，苍术燥湿健脾，因之四君子汤主治脾胃虚弱，运化无权引起的少气纳呆，是补益中气、健运脾胃之剂，用白术是以健脾为主，为扶正之品；平胃散用苍术而不用白术，是因为平胃散主治湿郁脾胃，不能运化引起的中满腹胀，是燥湿醒脾，运化中焦之剂，用苍术是以燥湿为主，为祛邪之药。四君子汤、平胃散均出自《局方》，验之临床甚效，然应辨证确切、主次分清、正邪审明，用药才不致有误，如系脾虚邪实（湿重），有时白术、苍术并用（二术），扶正祛邪，抑或祛邪扶正，审证权衡，用药定量，当然病除。"

10. 陈皮与竹茹

陈皮苦辛性温，平降脾胃逆气，调理气机。竹茹味甘，性微寒，有清热除烦、化痰止呕的作用。二药伍用，一温一寒，温清相济，和胃降逆，可除胃中寒热。陈皮、竹茹伍用最早出自《金匮要略》橘皮竹茹汤，治疗久病体虚，或胃有虚热，气逆不降而致呃逆或干呕等症。其后由橘皮竹茹汤加小半夏汤化裁而出的温胆汤，亦将陈皮与竹茹相配而用。

11. 半夏与生姜

半夏味辛，性温，有毒，入脾、胃、肺经，有燥湿化痰、健脾和中、降逆止呕的作用。生姜味辛，性微温，有散寒解表、温胃止呕、化痰行水的功能，还可解毒。半夏、生姜配伍见于《金匮要略》小半夏汤。半夏与生姜性味相同，均有降逆止呕、和胃化痰之功，二药伍用有明显和胃止呕的作用，另外，半夏为有毒之品，生姜可解半夏之毒，自属相畏配对，制其所短，扬其所长，更好地发挥和胃降逆的作用。二药合用用于脾胃虚寒所致的呕吐。

12. 黄连与半夏

黄连苦寒降泄，清泄胃热而燥湿。半夏辛开，温燥脾湿，祛痰降逆。二药伍用，寒热互用以和其阴阳，辛开苦降以调其升降，且清热无碍祛湿，燥湿又无妨清热，有相辅相成之妙用。黄连、半夏配用见于《伤寒论》中半夏泻心汤，是典型的辛开苦降之药物组合。这种既用辛温之半夏，也用苦寒之黄连的配伍形式，符合脾喜温、胃喜凉的特点，是调胃肠、理气机、和阴阳的常用药对。

13. 黄连与肉桂

黄连苦寒，泻心火，驱心中之阳下降至肾而不独盛于上。肉桂辛甘大热，温肾阳，引火归原，使肾中之阴得以气化而上济于心。二药一寒一热，一阴一阳，相反相成，可使肾水和心火升降协调，彼此交通。黄连与肉桂伍用出自《韩氏医通》，后名交泰丸。李时珍曰："一冷一热，一阴一阳，阴阳相济，最得制方之妙，所以有成功而无偏胜之害也。"

14. 生姜与大枣

生姜辛温，功专散寒解表、温中和胃；大枣甘温，长于补脾益气、养血安神、缓和药性。二药伍用，辛甘配对，阳表阴里，刚柔相济。大枣甘守力多，得生姜则守而不滞；生姜辛散力强，得大枣则散而不过，具有调和营卫、健运脾胃的双重功效，还可增加食欲，促进药力吸收。

另外，治疗脾胃病常需用补益之品，然易生壅滞之弊。吉良晨老师强调用药时注意"灵动"二字，这有两点意义：其一是指治疗脾胃病时，在辨证准确的基础上，按照升降和合的法则，合理配伍组成对药用于治疗。其药对往往由一纳一化或一升一降配合而成，组对时灵活选用寒热同用（如黄连与半夏）、升降同用（如陈皮与枳实）、补消合用（如白术与鸡内金）的药对，采用辛开苦降、温清相济之法，使中焦脾胃得以升降运化，给人以"灵动"而不呆滞的感觉。其二表现在对陈皮和砂仁的使用上，《本草备要》说陈皮"辛能散，苦能燥、能泻，温能补、能和，同补药则补、泻药则泻、升药则升、降药则降"，有"调中快膈，导滞消痰"之功。砂仁为"和胃醒脾，快气调中，通行结滞"之品。在治疗脾胃病时，吉良晨老师每于健运中州之品中加入砂仁、陈皮少许，以促脾胃运化，升发中焦之气机，达到"补而不滞"的效果，也使处方用药显得灵活、生动。吉良晨老师经常强调用药应"灵动"，即指此两点而言。

四、辨证准确，方小药精

兵家古有"兵在精而不在多"之说，而医家又有"用药如用兵"之论，是说用药的原则和用兵的原则是相同的。吉良晨老师在组方用药时反对盲目堆砌药物，要求用药少而精，强调只有临证深入探求、辨证准确、制方严谨、遣药得当、主次分明，才能取得良好的疗效。治疗脾胃病时，吉良晨老师常用的药物为白术、鸡内金、枳实、厚朴、谷芽、麦芽、神曲、陈皮、砂仁、黄连、紫油桂、吴茱萸、茯苓、苍术、竹茹、半夏、姜、枣等。处方用药一般为 7～8 味，多则 9～11 味，极少见用药超过12 味的处方，且多为常见、价廉之品，以期减轻患者的经济负担，但组方选药之时，却严格讲究配伍用药，往往可见一方之中有多个药对，或方中某味药可以灵活地与其他药组成多个药对，共同达到使脾胃纳化升降恢复正常的目的。

例 . 崔某，女，24 岁，1999 年 6 月 23 日来诊。胃脘灼痛 3 年，加重半月。患者有胃脘烧灼疼痛病史 3 年，平素胃脘怕凉，经常在空腹时发作胃脘疼痛。曾有上消化道出血，在外地医院被诊断为"十二指肠球部溃疡合并出血"。半月前因情志不遂，生活不规律引起症状加重，出现胃脘烧灼疼痛，严重时疼痛难忍，伴有呃逆吞酸，恶心时作，脘部畏寒，疼痛喜按，大便色黑。在某医院就诊，使用甲氰咪胍等药输液治疗，症状不见缓解。近 2 日仅进流食，未见头晕心悸，解下黑色大便 1 次，舌淡，苔薄白微黄，脉沉细。

中医诊断：胃痛、远血。

西医诊断：溃疡病合并出血。

辨证：脾胃虚寒，统血无权。

治法：健运温中，兼以降逆止血。

方药：炒白术 15g，姜半夏 6g，炮黑姜 6g，煅瓦楞子 30g，伏龙肝 30g（先下），广砂仁 1.5g（打），炒萸连 6g，炒谷芽、炒麦芽各 15g。14 剂，水煎，每日 1 剂，早晚分服。

医嘱：慎起居，勿过劳，进流食。

7 月 7 日二诊：药后诸症减轻，唯时感胃脘及少腹隐痛，遇凉加重，呃逆吞酸，恶心，但未呕吐，夜寐安和，食欲增加，大便通畅。舌淡苔薄白，脉沉细。治疗仍主健运温中，佐以降逆之品。

方药：炒白术 15g，鸡内金 15g，姜半夏 6g，煅瓦楞子 30g，炮黑姜 6g，广砂仁 6g（打），炒神曲 15g，炒谷芽、炒麦芽各 15g，川黄连 3g，伏龙肝 30g（先下）。10 剂，水煎，每日 1 剂，早晚分服。每服药 2 天，停药 1 天。

7 月 21 日三诊：药后胃脘烧灼消失，进食增加，偶有空腹胃脘不适，纳后可得缓解，胃脘部畏寒亦有减轻，纳可，便调。舌淡红苔薄白微黄。以前方加减服。

方药：炒白术 15g，鸡内金 15g，川黄连 3g，煅瓦楞子 30g，炮黑姜 6g，广砂仁 1.5g（打），炒神曲 15g，炒谷芽、炒麦芽各 15g，广陈皮 6g，淡竹茹 12g。10 剂，水煎，每日 1 剂，早晚分服。每服药 2 天，停药 1 天。

药后患者症状明显减轻。

综观 3 次治疗过程，患者以脾胃虚寒为本，治疗均以温中健脾为法，但并非纯用温补之品。方中可见黄连（宜少量）与炮姜的组合，为辛开苦降之用法，除寒积、清郁热、止呕逆、制吐酸、和胃泻痞开结甚妙。初诊时患者仅能进流食，故用白术健脾，待胃纳增加后，即加用鸡内金与白术配伍，为补消同用之法。而砂仁、神曲、炒谷芽、炒麦芽和胃醒脾，调畅中焦气机。从用药可看出，本案也属于纳化升降同时并治之法。

五、调理脾胃，重视先天

中医学认为，人身根本有二：一是先天之本，一是后天之本。先天之本在肾，后天之本在脾。故脾与肾之间的关系，是后天与先天相互资生、相互促进的关系。脾之健运，化生精微，需要借助于肾阳的温煦作用，故有"脾阳根于肾阳"之说。肾中精气亦有赖于脾所化生的水谷精微的培育和充养，才能不断充盈和成熟、施泻。

吉良晨老师认为：先天之本肝肾与后天之本脾胃在生理上有互相依存的关系，在病理上，二者亦常相互影响，互为因果。若肾阳不足不能温煦脾阳，可出现腹部冷痛、下利清谷或五更泄泻、水肿等脾肾阳虚的病证。若脾气久虚，不能运化水谷精微补充肾精，进而可出现肾阴不足的病证。因此，在辨证治疗时应该特别注意先天与后天的关系，如治疗脾胃病时，兼以补肾之药，可使后天之本得到先天之精的活力资助，使脾胃能不断地摄入和化生，以充分发挥其生理作用。以下举例说明。

例 1. 刘某，男，41 岁，1998 年 11 月 18 日来诊。胃脘胀满加重 1 个月。患者有十二指肠球部溃疡已多年，近 1 个月来加重。现症：胃脘畏寒，饮水喝汤则胃脘不适，神疲形寒，纳食尚可，小便通畅，大便略干。舌质暗，苔薄白，脉沉细。

中医诊断：痞满。

西医诊断：十二指肠球部溃疡。

辨证：脾运失健，胃中虚寒。

治法：健脾益气，温中运化，兼以温肾。

方药：炒白术15g，鸡内金12g，炒神曲15g，炒谷芽、炒麦芽各15g，紫油桂3g，制厚朴10g，云茯苓15g，广陈皮6g，广砂仁6g（打），肉苁蓉30g。10剂，水煎，每日1剂，早晚分服。

二诊：药后症减，自觉天冷后脘腹胀痛，呃逆时作，腹中畏寒，肠鸣辘辘，口中嗅味，易烦急，夜寐安。纳可便干，小溲通畅。舌尖边略暗，苔薄白腻，脉沉细稍弦滑。仍主前方化裁服。

方药：炒白术20g，鸡内金15g，炒神曲15g，炒谷芽、炒麦芽各15g，制厚朴10g，云茯苓15g，广陈皮10g，广砂仁6g（打），肉苁蓉30g，熟大黄3g。10剂，水煎，每日1剂，早晚分服。嘱若呃逆明显可加生姜3片。

以上是为健运脾胃方中配合使用温补肾阳药之病案。在跟师学习过程中还见到吉良晨老师同时使用温补肾阳药和滋补肾阴药以治疗泄泻证，举例如下。

例2.吴某，男，28岁，1997年7月7日来诊。症见每日泄泻，日二三行，所下清冷，伴有畏寒肢怠，汗出发凉，夜寐欠安，纳食尚可，小溲可。舌淡苔薄白，脉沉细。

中医诊断：泄泻。

西医诊断：腹泻待查。

辨证：脾肾阳虚，下焦阴寒，火不生土。

治法：温肾益火，以消阴寒，补益肝肾，充养精气。

方药：附子理中丸和五子衍宗丸各60丸。早晚各服1丸，淡盐水送下。

1个月后复诊，患者泄泻消失，诸症减轻，无不良反应。

理中丸是温中祛寒的代表方剂，主治太阴脾胃虚寒证，加入附子名附子理中丸，温阳祛寒之力更大，主治太阴脾胃阳虚之阴寒重证。附子通行十二经，生用回阳救逆，熟用补火助阳、温经散寒。本证为命火衰微，下焦阴寒，火不生土，运化无权，肾虚泄泻，故用附子理中丸温补脾肾，益火以消阴寒，燠火生土，火生土化，则泄泻自止。理中丸是一首温补方剂，加入附子后辛温燥热之力更强，易于伤阴，故在临床应用时，首先应辨清寒热之真假，对真热假寒者绝对禁用。一般医者因附子理中丸燥热伤阴之弊，多不愿在夏季时使用，而吉良晨老师在辨证准确的基础上，果断地在暑热之季使用附子理中丸，且守方连服1个月，取得了很好的疗效，而未见副作用。要点在于辨证准确。此外，吉良晨老师还提醒我们在使用温补肾阳药时，随时注意患者有无口干、尿赤、心烦、眩晕、舌红、脉数等征象，如有阳热之征，则当减量或停用，不可用之太过，以防阳盛伤阴或生他变。总以阳复为准，用之应谨慎。在本案中，特别之点还在于服用附子理中丸的同时，配合使用五子衍宗丸以补益肝肾，充养精气。这一点十分符合吉良晨老师的一贯思想，即根据乙癸同源理论，强调肝肾同治，采用"阴中求阳"的方法，通过滋补肝肾之阴，达到补阴助阳之目的。这与吉良晨老师在治疗阳痿时，不采用单纯强阳之法，而通过滋补肝肾之阴，达到治疗阳痿（补阳）之目的，原则上是一致的。当脾胃病患者伴有肾虚而阴寒之象不明显时，吉良晨老师常在汤剂中加入女贞子和旱莲草，即用二至丸补肾以助运化。另外，本案在服法上要求用淡盐水送下，系因淡盐水可以滋肾阴，但盐不可多，多则反而伤阴而致口渴。

以上所举的两个在治疗脾胃病的同时滋补肝肾的病例，说明了吉良晨老师临证强调整体观念，在辨治脾胃病时，十分注意脏腑之间的关系，特别是协调好先天肝肾与后天脾胃之间的关系。

六、固护胃气，保存津液

"胃气"之名，首见于《素问·不人气象论》，其曰："平人之常气禀于胃，胃者平人之常气也。人无胃气曰逆，逆者死。"随后在《素问·玉机真脏论》中又说："五脏者，皆禀气于胃；胃者，五脏之本也。"这些论述都说明了胃气的重要作用。至张仲景时提出了"固护胃气、保存津液"的法则。"固护胃气、保存津液"的精神，是说治病时要将人、病、药三方面的关系处理好。这其中的"人"是主要的，因为服药治病的目的是为了保持人体的健康，应时刻注意不要损伤正气。

吉良晨老师认为，生姜"解郁调中，畅胃口，而开痰下食"，盖脾为生痰之源，脾运不健则不能为胃行其津液，化液为痰上贮于肺，故善治痰者治肺为标，治脾乃其本也，因而有二陈汤之设，此时用生姜少许佐使群药殊有奇功；大枣乃脾经血分之药，诸多果实干者均少津液，唯有大枣置之多年而不枯，以手揉之软而不硬。姜、枣同用，健运脾胃、温中生津、协调营卫，有异曲同工之妙。视之平淡姜枣无奇，但对调运中州甚有妙处。有的医生多不知此义，总认为几个大枣有何用处？三五片生姜又有何妨！正如仲景先师在《伤寒论·序》中所云："怪当今居世之士，曾不留神医药，精究方术……观今之医，不念思求经旨，以演其所知……所谓窥管而已。"终不能得医道之真谛。而仲景前贤治病，处处注意固护正气、保存胃中津液。观仲景先辈之方，可见其多用姜枣辛甘配对，以收保胃气、存津液之功。姜、枣具有调和营卫、调理脾胃的双重功效，还可增加食欲，促进药力吸收，在《伤寒论》《金匮要略》这两部书中就有许多方剂用姜枣配伍，或生姜重用，或大枣多用，或去大枣，或加生姜，根据病情需要随时调整取舍药量。众所周知的名方如桂枝汤、葛根汤、大小柴胡汤、大青龙汤、小建中汤、三泻心汤、旋覆代赭汤、炙甘草汤、吴茱萸汤、麻黄连翘赤小豆汤、黄芪桂枝五物汤、桂枝龙骨牡蛎汤、射干麻黄汤、橘枳姜汤（重用生姜半斤）、薯蓣丸（多用大枣百枚为膏），还有葶苈大枣泻肺汤用大枣以保胃之津液，又防葶苈辛苦大寒泻气行水太过，是祛邪而不伤正之名方。又如十枣汤，完全是以枣来命名的，都是考虑祛邪而不伤正的"整体观念"，只有"固护胃气，保存津液"才能更好地祛其邪。由此可见古人制方严谨，药味精练，时刻考虑邪正的密切关系，但以不伤胃气为临证指导原则。吉良晨老师在治疗脾胃病时，强调要以胃气为本，用姜枣健运脾胃、温中生津、协调营卫，以保胃气存津液。

综上所述，吉良晨老师认为："脾胃广而言之，关乎诸脏，狭而言之，至关中焦，纳化升降，首当其要。"在治疗脾胃疾病时，注重使用升降和合之法，调理脾胃功能。由于脾胃为后天之本，既是气血生化之源，又是气机升降出入之枢，脾胃有病可影响全身，而全身病变亦可影响脾胃。在治疗中对于脾胃方面的用药与调节，也经常成为治愈顽疾的关键所在，例如"五脏俱虚，独取中州"的治疗方法即是如此。因而在临证之时要辨证准确，分清主次，选方遣药得当，以"保胃气，存津液"为原则，以药量多少、相配协调为准绳，经常关注脾胃运化，方能取得良好疗效。

（北京中医医院　常彪）

柴松岩

柴松岩（1929—），女，辽宁省沈阳市人。柴松岩自幼喜爱中医，拜中医名家陈慎吾为师学习，1950年考取中医师资格，1952年又考入北京医学院医疗系学习，1957年毕业后到北京中医医院妇科工作，历任医师至主任医师、中国优生优育协会顾问、卫生部药品评审委员会委员、北京中医学会常务理事、北京中医学会妇科委员会主任委员、《北京中医》杂志编委等职。1990年被定为北京市名老中医学重点承继对象，1997年被评为全国老中医药专家学术经验继承工作指导老师。

柴松岩主任从事中医妇科临床医疗工作数十年，并跟随著名中医妇科名家刘奉五、祁振华学习多年，积累了丰富的实践经验，拥有深厚扎实的中西医理论功底，擅治各类妇科疾患，尤对不孕症、闭经、更年期综合征等病证的医治造诣更加深厚。她辨证准确，用药精专，配伍灵活，疗效显著，治愈了大量的疑难重症，深受广大患者的爱戴和欢迎。她总结经验发表了有关妇科病治疗的论文数十篇，曾获各种科研奖十余次。她非常重视"天人合一"的整体观念，动态、发展地认识与治疗疾病，在实践中创立了独特的学术思想和用药风格，如肾的"三最"观，"二阳"病对月经、生殖的影响，补肺金、启肾水的疗法等，对中医妇科学的研究和发展做出了突出的贡献。柴松岩主任培养了许多接班人，如吴玉宁、付杰、许昕、华苓、张巨明、濮凌云、滕秀香等。

学习柴松岩妇科临床经验一得

柴松岩老师为全国名老中医，悬壶济世几十载，善治妇科、内科及儿科疾病，特别是在中医妇科方面造诣颇深，有丰富的临床经验，擅长治疗闭经、不孕症、子宫肌瘤、卵巢囊肿、面部黄褐斑及妊娠病和产后病等，对妇科常见病及疑难疾病的治疗多有奇效。柴老治病以辨证准确、用药精练、疗效显著为特点，同时注重整体观念与妇科疾病的特点结合，除注意全身症状外，还注意面部的形态、色泽、舌脉，甚至患者说话的神态、声音及语调，头发的多少、光泽、颜色等都仔细观察，无一遗漏，综合分析而辨证用药，在实践中形成了独特的学术思想。

本人有幸投师其门下，得其厚教，但由于资浅识薄，只学其点滴。现将柴老师的学术思想及临证特点进行粗略的整理，以供同仁参阅。

一、学术思想特点

1."肾的三最"观点

肾主生殖，为先天之本，在女性的生殖生理方面起着重要作用。柴老根据中医学的传统理论及数十年的临床积累，提出了"肾的三最"观点，即将女性肾的盛衰分为三个阶段，以此作为其辨证施治的理论依据，指导临床用药。

（1）肾生最先：《灵枢·本神》说："两精相搏谓之神。"《灵枢·决气》进而指出："两神相搏，合而成形，常先身生是谓精。"《灵枢·经脉》又指出："人始生，先成精。"说明肾所藏之先天之精。源于父母，是生命的基础。《素问·上古天真论》云："女子七岁，肾气盛，齿更发长；二七而天癸至，任脉通，太冲脉盛，月事以时下，故能有子。"说明女子在儿童至少年时期，肾的功能居于主导地位，但是，此期处于人生长发育初期，肾气尚未充实，肾的功能尚不稳定。因此，从生理的角度看，应注意保护肾精，使之成熟，否则，容易在初潮之后发生月经紊乱。如在此期不注意养生，刻意进补，特别是食用有助肾阳作用的食物，如羊肉、海米、鸽子或鹌鹑蛋等助热动阳之品，则会扰乱其正常的阴平阳秘的平衡状态，出现肾阴不足，阴不维阳，相火妄动之证，可表现为不足10岁的幼女出现外阴、乳房的过早发育，或月经过早来潮等，即西医诊断的"小儿性早熟"。柴老认为本病的主要病机为肾阴不足，浮阳外越，治疗应以补肾益阴为大法，兼用清泻虚火、收敛浮阳、固摄冲任的药物，如寒水石、生牡蛎、黄柏、地骨皮、白芍、莲须、椿根皮、旱莲草等。上述药物的选用原则是：患儿年龄越小，用量越大；如其年龄接近青春期，则须以小量、短时、中病即止为原则。

（2）肾足最迟：女子胞脉系于肾，冲任之本在肾，因此，肾的功能充实与否与人之生老病死息息相关。《沈氏女科辑要笺正》曾指出孩提时期能悲、能喜、能思、能忧，而唯无欲念。说明主生殖功能的肾气与其他脏腑功能相比，充实得较晚。一般以青春期第二性征发育为标志，需到"三七""四七"之时，方能充实，故能承担繁衍后代的责任。然而，自月经初潮始，屡经经、孕、产、乳，数伤阴血，损耗肾气，故柴老在治疗生育期妇女时，以补养阴血、顾护肾气为主，补肾填精之法贯彻治疗之始终。在治疗疾病时，柴老常选用首乌、桑寄生、杜仲、菟丝子、女贞子、枸杞子等既能滋阴补肾，又能养血柔肝的药物，肝肾兼顾，意在精血相互资生。

（3）肾衰最早：肾气充实之后，很快又进入逐渐衰退的阶段，因此，人之生殖功能在其生命终止前数十年即已丧失。故《内经》云："五七，阳明脉衰，面始焦，发始堕……七七，肾气衰，天癸竭，地道不通，故形坏而无子也。"在治疗围绝经期妇女的疾病时，柴老注意以下几点：①维持功能与延缓衰老的关系。女性的生理特点是"阴常不足"，临床用药以滋阴、补肾与养血为主，对年龄处于围绝经早期且有生育要求者，柴老常在滋阴补肾、养血柔肝的药物中，适时应用适量的补肾阳之品，使一些因种种原因希望在40岁左右生育的妇女的愿望得以实现。②交通心肾，滋阴泻火。对于绝经期妇女经常出现潮热汗出、心烦、失眠、眩晕等因肾水亏虚，不能上济心火的症状，选用女贞子、枸杞子、首乌藤、浮小麦、百合、莲子心、白芍、地骨皮、天冬、黄柏等药，慎用行血破血、苦寒泻下或辛温耗散之品。对老年期妇女用药时兼顾先天及后天，脾肾双补，以达脾肾互养、延年益寿的目的。

2."二阳之病"与妇科疾病的关系

在20世纪60年代柴老即发现许多妇科疾病常常同时伴有阳明经的症状，参考舌苔和脉象，认为胃肠的虚实与妇科疾病的发生与发展密切相关。《素问·阴阳别论》云："二阳之病发心脾，有不得隐曲，女子不月。"二阳是指手阳明经胃与足阳明经大肠。阳明为多气多血之经，主受纳与传导，冲脉隶属阳明，故其功能的正常与否直接或间接地影响女性的月经与生殖。古人认为"二阳之病"发于"心"和"脾"，即情志不舒，心不生脾，心脾不足，阴血亏虚导致妇科疾病。而柴老则认为，由于今人的环境、身体状况、饮食结构不同于古人，阳明经本身的功能异常即可导致多种妇科疾病。虚则气血俱虚，无有余之血下注血海；实则浊热积聚，日久溢入血分，血海伏热，或耗伤阴血，血海空虚；或热扰血海，血海沸动不安而出现闭经、不孕、崩漏等。若症见纳呆口臭，便结腹胀，舌红，苔黄厚或不洁，脉滑数或沉滑者，常用熟大黄、茵陈、半夏、竹茹、土茯苓等药清胃化浊，泄热通腑；若见大便数日不解，口干唇红，舌红，苔白而干或舌心无苔，脉细数，则常用瓜蒌、石斛、玉竹、玄参、芦根等养胃阴，清胃热；若见食少便溏，畏寒乏力，舌肥嫩，脉沉细无力者，可选茯苓、白术、薏苡仁、高良姜等健脾化湿。兼湿热者配以川黄连、白头翁、土茯苓，血瘀者配桃仁、当归，虚者配女贞子、肉苁蓉等。总之，柴老将"二阳之病"直接影响妇女的月经与生殖功能作为理论指导临床，常常取得事半功倍的效果。

3.妇科疾病治疗中的整体观念

经曰："五脏六腑皆可令人咳。"柴老提出五脏六腑皆令人不孕，产生月经病。柴老强调脏腑功能与疾病的关系，指导临床用药。肾藏精，主生殖，既藏先天生殖之精，又藏后天水谷之精气。妇科疾病的发生首先责之于肾，肾的功能正常依赖于五脏六腑各司其职，将有余之精微汇聚于肾。反之，则会出现各种病理现象。因此，在治疗上，肾与其他诸脏的关系密切。

（1）补肺启肾：肺主一身之气，月经的正常宣行，需要气的推动使之宣畅。柴老认为肺属金，是产生天癸的脏器，与肾为母子关系，主张在补肾的同时，从肺入手，取其金水相生之意。如治疗肾阴不足之血枯闭经时，常重用沙参、配以百合益肺养阴，通过补母济子而达到启动肾水、填充血海的作用；治疗多囊卵巢综合征、高雄激素血症等以体毛浓密、分布异常，皮肤粗糙油腻，痤疮为特点的疾病常用沙参、百合、百部、金银花、杏仁、川贝母等清肺热、行肺气的药物获得明显的疗效。

（2）脾肾同治：脾为后天之本，在肾阳的温煦之下，完成其运化转输、奉心化赤为血的功能；反之，肾功能正常，又有待于脾之运化精微来充养。故临床致病多互为因果。脾肾阳虚，水湿不化，久生痰湿，流注冲任，阻滞胞络。临床常见肥胖闭经、围绝经期综合征、面部黄褐斑等阳虚湿阻，气机阻滞的病证常在温肾通阳的基础上随证加用如薏苡仁、冬瓜皮、茯苓、半夏、夏枯草、贝母等健脾化湿、软坚散结之品，而得殊效。

（3）交通心肾：心为君主之官，主神明。《素问·评热病论》曰："胞脉者属心而络于胞中，今气上迫肺，心气不得下通，故月事衰少不来也。"心主神明，即包括了西医学的中枢神经系统的功能。西医学认为大脑皮层的功能可影响下丘脑、垂体的内分泌功能，进一步作用于卵巢，会引起一系列的生殖内分泌疾病。这正合"心气通下"之意。柴老意识到此点的重要性，因此，治疗时，于补肾水的同时，选用莲子心、竹叶、远志、百合、首乌藤、丹参等清心宁神之品交通心肾，使水火既济，阴阳平衡。

（4）肝肾同治：肝肾同居下焦，肝藏血，肾藏精。肝肾同源，精血互生，肝肾协调是女性生殖内分泌功能的基础，故柴老用药多选用同入肝肾二经，益精养血之品，且多选用药性平和、不腻不燥之品。如对柴胡剂量的应用，锱铢权衡，对青春期前及绝经期后的患者尽量不用，防其兴阳动相火；对青春期的患者，用量宜小，既能促进其发育，又不使其过早出现性要求；对生育期的患者，伴有性功能减退或功能低下者，用量宜大。此外，柴老提出对"小儿性早熟"的患者禁用柴胡制剂，包括柴胡注射液及含柴胡成分的中药制剂。

二、提出舌脉在妇科疾病中的诊断规律

1. 滑脉的意义

柴老对滑脉在妇科疾病中的出现有其独到的见解，并以此指导临床用药。从生理上看，柴老认为滑脉为女性之正常脉象，标志着血海的充盈程度。血海充实的脉象应是沉滑有力，但由于不同的年龄阶段气血的充实程度有所差异，因此，处于青春期前

女性的正常脉象是沉滑有力，青春期乃至生育期女性为沉细滑有力，围绝经期女性则为弦滑之脉。从病理上看，脉沉细滑，说明血海不足，阴血亏虚；脉沉细无滑象，说明血海损伤严重，治疗周期要长，恢复较慢。从疾病治疗过程上看，滑脉对疾病的转归有预测作用。如崩漏患者，若脉滑数有力，说明阳气有余，虽然有心慌、头晕等气血不足的症状，也不能使用参、芪等辛热之品，否则会进一步动血而加重出血，应采用清热敛阴、凉血固冲之法。若早期妊娠的患者出现细滑无力的脉象，说明胎气不旺，虽然无先兆流产的征兆，也应十分警惕流产的发生而需固肾安胎；若出现先兆流产的症状，脉象逐渐转为沉滑或沉滑有力者，说明胎气转旺，宜用清热安胎之法，反之，则易发生流产。对闭经的患者，若出现脉滑有力，说明血海充实，可用通利活血之法引经下行；若脉沉细无滑象，或细滑无力，说明血海不足，不可妄投活血通经之品、图见血为快。因虚者复通之，虚者愈虚之，阴血愈伤，而致"竭泽而渔"之弊。应虚者补之，选用养血填精之品，待血海满盈之时，有余之血自当溢泻而下。

2. 舌质与舌苔的意义

柴老认为，舌质反映病态的本质，且不受情绪及其他因素的影响。如舌绛红而体瘦，表明肾阴不足，内有伏热；舌绛红而体肥，表明热盛兼有湿邪；舌淡红，表明气血虚弱；舌淡暗，多脾肾阳虚；对舌之瘀斑，则仅供参考，不能一概以瘀血而论。

柴老以苔象的变化作为补益药的应用指示。如出现薄苔，可用补药。腻苔，应在用补药的同时加用理气化浊之品，偏阳虚者，佐砂仁、枳壳、大腹皮等；偏阴虚者，佐荷叶、佩兰。如厚腻苔，则暂不用补益之品。

三、灵活精专的用药特点

1. 根据月经周期规律用药

中医学倡导"天人相应"，自然界有四季更迭，月有圆缺，海有潮汐变化，周而复始，循环不止。女子月经的周期变化，正如《本草纲目》卷五十二中说："女子……以血为主。其血上应太阴，下应海潮，月有盈亏，潮有朝夕，月事一月一行，与之相符……经者常也，有常轨也。"任何因素干扰了这种周期性变化，均会引起疾病的发生。因此，柴老针对女性这种特殊的生理现象，在治疗时，顺应周期，变化用药。

例如在月经病的治疗中，尤其体现动静结合、阴阳转换的特点。原则上，对有出血倾向者，经后补益不宜用温燥动血伤阴之品，以免加重出血；于月经将至之时，不宜用酸涩收敛之品，以免留瘀。如月经量多，但周期正常者，于月经周期第二天晚上服用固冲止血的方药，即可调整经血量，又不干扰周期，常用生牡蛎、益母草、阿胶珠、地骨皮、侧柏炭达到止血不留瘀的目的。若因瘀而致月经量少，而周期正常者，宜于经前5天用养血活血之药至月经周期第二天，使经血畅通，而不致过分鼓动造成经期延长。若周期正常，而带经日久者，如先淋漓数日后有正常月经者，应于出血前五天即开始服用固冲敛阴的方药；若经后淋漓，应于月经周期第三天晚服用养血固冲止血的方药。

治疗闭经、不孕等因排卵障碍引起的病时，首先，应补肾健脾、养血调肝，促使卵泡发育成熟；然后，于排卵期将至时，加用淫羊藿、巴戟天、三棱、夏枯草、川芎、萆薢等温肾助阳、降泻通利之品，促使周期由阴转阳而排卵；继之，应用养血补肾固冲之品，如覆盆子、菟丝子、枸杞子、山药、椿根皮等维持黄体期的稳定。若无生育要求，则可于月经将至之时配以杜仲、萆薢、川芎、当归、香附等促使月经顺畅来潮。

2. 遣方用药灵活、完善、精练

柴老临证用药除考虑各药的四气五味、升降沉浮与归经外，还尽可能精练其配方，常常一药多用，在功能主治上相辅相成，在性味上相制相佐，以达增效防毒、降低副作用的目的。此外，柴老还根据季节、气候等四时的变化选择药味。例如：用肉桂、淫羊藿、巴戟天温肾通阳时，常佐以地骨皮、川椒目防止过热动血；用蛇床子、良姜、杜仲温肾补脾时，佐以白芍、莲须抑制其温动之性；白芍佐茜草、桃仁防其敛邪留邪；丹参、益母草佐柴胡化瘀而不加重出血；生牡蛎固冲，常佐以香附防止月经后错。柴老于春秋二季尽量不用肉桂、巴戟天等温燥之品，如必须使用也多用或代以较其温和的淫羊藿或佐以椿根皮固涩清热而无敛性的药物；于隆冬之季，则可大量使用肉桂、巴戟天等辛温之品。

此外柴老还擅用对药。如柴胡、玫瑰花，一升一降，清热疏肝，并可行血调经；枸杞子、菊花，一补一清，滋阴清肝，适用于围绝经期之高血压症；阿胶珠、益母草，养血化瘀，可用于人工流产或药物流产后之排瘀。其他如杜仲与椿根皮，白芍与丹参，陈皮与石斛，熟地黄与桃仁，旋覆花与桔梗等寒温共用，补泻兼施，表里上下兼顾，变化灵活，不胜枚举。

四、擅治疑难，勇于创新

柴老善于积累资料，不断总结经验，探索新事物。对于疑难重症，她敢在于运用中医学理论及学术观点的同时，参照西医学知识抢救和医治了大量危重、疑难患者。柴老通过几十年的思考和探讨，发现了新规律，形成了其独特的治疗方法。试将其概要叙述如下：

1. 青春期功能失调性子宫出血（功血）的止血治疗

柴老通过长期临证发现，青春期功血中有80％以上属血热型，治疗以清热、安冲、止血为主。柴老提出以下观点：①脉象对病情进展的预测作用。脉滑大不安，一则说明阳气有余，血分有热，一则为病进之中，出血仍会继续，治疗以清热为主，不能用补药；脉细滑，表示病情稳定，出血之势趋于渐缓。②寒水石的应用。注意病情与患者年龄，年龄小、病情重者，用量宜大；年龄大者，不用或少用，中病即止，以防影响患者的性发育。

2. 子宫肌瘤的周期疗法

子宫肌瘤，属"癥"范畴，中医多从气血论治。对本症的治疗，中医目前多采用治疗癥瘕积聚的方法——活血化瘀、散结消瘤，西医则以手术治疗为主。柴老认为子宫肌瘤的发生，包括"虚"与"滞"两个方面，提出依月经周期的变化而周期用药。治疗原则为：①维护正常的月经周期的基础上加用化瘀消瘤的药物。②经期以减少月经血量为主，注意养血调经，佐以补肾。平时（非经期）用药常选用生牡蛎、茜草炭、夏枯草、川断、杜仲、白芍等。如月经量多者，于月经周期第七天始用药，连续应用 12 天；月经量中者，于周期第七天始用药，连用 15 ～ 18 天。经期用药（当归、益母草、柴胡、三七粉、阿胶珠、仙鹤草、覆盆子等）于月经周期第二天始，连服 5 天。既治本消瘤，又兼以治疗阴道出血的症状，临床取得良好的疗效，总有效率为 91.2%，肌瘤缩小率为 48.4%。

3. 围绝经期综合征的治疗

柴老认为，围绝经期综合征的发生是天癸将竭，血海空虚，肾气衰竭的表现。临床表现多样化，但主要表现为心肾不交，肝肾不足及阴不敛阳的症状。治疗常采用滋阴补肾，养血清心，交通心肾为法。其目的是延缓肾的衰退，保护围绝经期的性功能。用药不采用如柴胡等温燥助阳、启相火的药物，临床上常常选用大量沙参以养阴补肺气、益肾气；与莲子心配伍，固心肺、交通心肾；百合、白芍、绿萼梅平肝、缓急迫；枸杞子、女贞子滋阴补肾。对性欲低下者，用淫羊藿补肾，在于阴中求阳。对相火妄动，性欲亢进者，用乌梅、地骨皮、川柏敛阴泻相火。

4. 排卵功能障碍的治疗

柴老对排卵功能障碍性疾病，如月经稀发、闭经、不孕等的治疗中，通过观察基础体温（BBT）及西医学的检查和对中医证型的分析，发现如下规律：BBT 基线低于 $36.2\,℃$，血清雌激素 E_2 偏低者，多为肾阴不足，阴血亏虚型，采用补肾养血法治疗；血清 E_2 偏低，BBT 基线高于 $36.5\,℃$者，以气虚、阳虚型多见，常以益气温阳为法，常选用熟地黄、桃仁、淫羊藿等药。BBT 基线高于 $36.5\,℃$，血清睾酮（T）、泌乳素（PRL）偏高，中医证型多为肝肾阴虚型，常采用滋阴降火为法，经常在补肾清肝的方剂之中加用寒水石、黄柏等泻相火的药物。

多囊卵巢综合征（PCOS），属妇科临床常见、疑难之证，主要表现为月经稀发、多毛、不孕与肥胖。因其病因不清，牵涉多种内分泌腺功能失调，因此治疗十分困难。柴老通过多年的潜心研究，发现 PCOS 的病机以脾肾阳虚，痰湿阻滞为主。除以温阳益气、养血通利为主要治疗大法外，还注意从肺论治，一方面，取金水相生、补肺启肾之意，另一方面，从气化论治，取得了较好的疗效。

卵巢早衰（POF），是指妇女在 40 岁以前，出现以闭经、血清 E_2 水平降低，促卵泡生成激素升高（FSH ≥ 40mIU/mL）等卵巢功能衰退为主要特征的综合征。西医主要以激素替代疗法治之，否则，将提前衰老，进入绝经期，给妇女的健康及生活质量造成极大的危害。柴老治本病以补肾养血为主，常选用女贞子、枸杞子、淫羊藿、蛇床子、桃仁、益母草、熟地黄等药，效果甚佳。

5. 子宫内膜异位症

本病为妇科之疑难病证。目前西医尚无有效的治疗方法且治疗费用高，副作用大，停药复发，即使手术也无法解决其复发问题。因此，许多患者转而求助中医治疗。柴老治疗卵巢、子宫内膜囊肿，缓解痛经及本症引起的异常出血均有很好的效果。柴老提出经期用药的重点以止血为主，佐以养血调经，此期不用"散"药，平时用药以活血化瘀、软坚散结为主，同时，兼顾月经周期的变化，特别对月经周期短于 25 天者，用药应消中有固。

6. 慢性盆腔炎疼痛

本症为临床常见症状，病程迁延经久不愈，给妇女身心造成极大的痛苦。本症多由慢性炎症引起，临床常表现为腹痛、带下多和异常子宫出血，脉象多为细弦滑之脉。其主要病机为湿浊或寒湿凝滞。遵常法，治以清热解毒、活血化瘀往往不效。柴老常在应用清热解毒的基础上，加温经助阳、软坚散结之品，如淫羊藿、肉桂、桂枝等。对由子宫内膜炎造成的子宫异常出血量多者，常于经前加用血分药，促进感染的子宫内膜完整脱落及新生内膜的修复；对有排卵者，一般在 BBT 上升 7～8 天时加用固涩药，如覆盆子、莲须、白芍、旱莲草等，预防经前淋漓；对经后淋漓者，常于 BBT 下降时加用通利之品，如萆薢、川芎等；对伴有经前后淋漓者，多采用阶段性用药，于非月经期，重用理气化瘀之品，如茜草炭、三七粉、香附等，既不改变月经周期，又能达到有效治疗的目的。

7. 其他

柴老治病以患者的需要为目的，对一些临床罕见病证，只要患者需要，柴老均潜心研究，均取得了很好的疗效。

对黄褐斑的治疗，柴老发现此种患者常合并月经量少及大便异常，故治疗强调内服与外用相结合。治疗常用活血调经、利湿消斑之法，并配合自己研制的外用药，疗效显著。几十年来，柴老免费提供外用药品，从未间断。

对面部痤疮的治疗，柴老除采用清热解毒、凉血清心之法外，还充分考虑女性月经周期的特点，一般于经后开始用药，接近月经期时则以清解药为主，少用血分药，不用酸敛、固涩之品。

对急性羊水过多的治疗，柴老更有独到之处。羊水过多，以高龄产妇多见，畸胎的发生率高。因此，柴老在治疗中，始终抱着一种科学的态度，一定在除外畸胎后方开始治疗。柴老常常教导我们，做学问要有严谨科学的态度，中医中药不能纠正畸胎，只能调整羊水量，如已发生畸胎，应劝说患者引产，于下次妊娠前开始治疗以防畸胎的发生。柴老认为羊水过多的病机关键为虚热上扰，多因屡伤阴血，热邪内伏，加重耗伤阴血，不能交通心肾，心火亢盛，不养脾阴，脾阴不足，中焦格拒，运化失常，胎元失养，湿浊内聚，浸渍胞胎，而生胎水。治以交通心肾，健脾利水。用药还要注意"气化"的问题，重视肺肾之金水相生。

柴老对疾病现象观察入微。如对巨乳症的治疗，西医多用整形外科手术治疗，费用高，风险大。有些患者希望以中医治疗。此症属罕见病证，古医籍中亦无涉及，近代亦无文献报道。从何而治？柴老考虑到，妊娠妇女之乳房较非妊娠期增大，从生理上看，西医学认为是孕酮引起乳房发育，中医学认为孕后肾气聚于下养胎，肾之阳气相对不足，乳房属脾，故考虑从肝脾论治。结合患者情况，其舌根部有钱币大小的无苔处，舌根属肾。因此，推论本症是由于肾阳不足所致，治以温肾养血、健脾清肝。常选用淫羊藿、熟地黄、菟丝子、泽泻。取得良好的效果。

对绝经后异常子宫出血的治疗，柴老也有其独特的见解。一般对此种患者行诊断性刮宫术，以除外子宫内膜病变。但有些患者由于点滴出血而不愿意接受这种检查。柴老每接诊这类患者，先做 B 超了解子宫内膜的厚度，如果小于 4mm 者，又非子宫内膜癌的高危人群（年龄大于 70 岁、糖尿病、高血压、未产、癌症家族史），可考虑为卵巢反馈性出血（指绝经后由于卵泡活动引起的子宫出血），给予中医中药治疗。以安冲、清热、止血为法，常用五味子、乌梅、地骨皮、川柏、莲子心、竹叶等，同样取得佳效。对这种患者，柴老强调：①禁用柴胡。②不用补肾药。

柴老对疑难杂病的治疗还包括诸如胎儿病毒性心肌炎、血小板减少、溃疡性结肠炎、急性肾衰竭、盆腔脓肿合并血栓性静脉炎等，体现了其善于思考，不断探索，勤于总结，发现规律，勇于创新的特点。

五、妙手佛心，严师慈母

柴老不但医术高明，而且人格高尚，严于律己，宽以待人。她的处事原则是"宁可自己吃亏，不能叫他人吃亏"，她对患者充满了同情心，对经济特别困难的患者，经常免予挂号或利用上班前及下班后的时间看病。对来信来访寻医问药均认真回信，一一详细解答。例如，柴老治疗一位来自保定农村的小患者，因青春期功能失调性子宫出血、重度贫血、贫血性脑病，造成肢体活动障碍，不能行走，且经济困难。柴老不但为她精心治疗，还从经济上帮助她，直至她行动自如。患者痊愈后，给柴老寄来1000元钱，以作报答，柴老原物奉还。患者又亲自来京请柴老做客，柴老又婉言谢绝。

柴老对工作极端认真负责，只要患者需要，随叫随到。例如，妇科病房曾经收治几例重症"青春期功血"的患者，均为经中西药治疗无效的病例。柴老从来不顾年老体弱，随叫随到。给我印象最深的是，治疗一位章姓小患者，当时，柴老因高血压住院治疗，而患者病情危重，出血不止，多方治疗不效，已下病重通知。当柴老知道这种情况后，不顾自己的安危，毅然来会诊，两剂药后，出血明显好转。此后，柴老还多次询问患者情况，直至患者痊愈出院。这种精神是值得我们永远学习的。

柴老对国家下达的师带徒工作十分认真，在临证中对我们反复讲解，不厌其烦。对我们提出的问题，也总是有问必答，耐心解疑，毫无保留。她还经常利用自己的休息时间讲课答疑。

柴老作为中医妇科的学科带头人，曾先后多次出国讲学，受到国内外同道的赞扬，为中医走向世界做了许多的贡献。她虽已名扬海内外，却十分谦虚，常常告诫我们"学习是无止境的，在每天的临证中常会有新的发现和新的想法，要不断总结新的东西以提高疗效"。柴老不但这样说，而且身体力行，不断接受新知识，如经常要我们将与妇科学相关的西医学新知识、新进展写成综述，以便参考学习、更新知识。这种"活到老，学到老"的精神是柴老成为名医的关键。

（北京中医医院妇科　华苓）

柴松岩运用解毒化浊、祛瘀散结法治疗子宫内膜异位症的经验

子宫内膜异位症（EMT）是指具有生长功能的子宫内膜组织出现在子宫被覆黏膜以外的身体其他部位所引起的一种疾病。由于其具有进行性、种植性、播散性、复发性等特点，更有文献称之为是一种具有良性病变恶性行为的疑难性疾病。

子宫内膜异位症的发病率近年明显增高，已成为妇科常见病，引起世界范围内广大妇科医师高度重视。据文献报道EMT的发病率范围差异甚大，为1%～50%。国内有资料显示：人群中大约15%的妇女患有子宫内膜异位症。在笔者跟师门诊患者中内异症约占20%。据北京大学第一医院统计，子宫内膜异位症在该院妇科病房中，已达15%～20%，约占同期腹部手术总数的25%。此病多见于30～40岁生育年龄的

妇女，绝经后异位内膜组织逐渐萎缩吸收，症状消失。

中医学古文献中无子宫内膜异位症之病名记载，但据内异症的主要临床表现，可归属在"痛经""癥瘕""月经不调""不孕"等范畴中。如《诸病源候论》曰："月水未绝，以合阴阳，精气入内，令月水不节，内生积聚，令绝子。"指经期、产后余血未净合阴阳，可致月经失调，内异症，导致不孕。又论"妇人病积，经久令无子，亦令月水不调"。亦指内异症可致不孕和月经不调。如《景岳全书·妇人规》云："经行腹痛，证有虚实。实者或因寒滞，或因血滞，或因气滞，或因热滞。"所述与内异症致痛经相类。又云："总由血动之时，余血未净，而一有所逆，则留滞日积，而渐以成癥矣。"此论述与内异症的发病与临床特点非常相似。

目前，中医妇科对内异症病因病机的认识基本上局限于"瘀血阻滞胞宫、冲任"，治疗更是大多坚持以"活血化瘀"为主要方法。柴老根据多年临床实践和对本病的潜心研究，首先提出用"解毒化浊、祛瘀散结法"治疗本病的学术观点，临床疗效显著，屡见奇效，挽救了无数身陷困境的患者和家庭。

一、病因病机

子宫内膜异位症（简称"内异症"）是生育期妇女的常见病、多发病，虽非恶性肿瘤，却是一种持续性生长活跃的疾病。关于子宫内膜异位症发病机制的研究，西医学目前主要围绕免疫学、遗传学、内分泌和化学因素等方面进行，并已进入基因研究阶段，但总体来说仍在研究中。从中医学理论认识本病，柴老根据子宫内膜异位症的以下特性，即疼痛呈进行性加剧，盆腔或体内病灶持续存在并不断增长，具有较高的复发率等，认为内异症从本质上来说乃是一种阳证、热证、实证，是湿热毒邪侵袭冲任血海，与血搏结引起以下病机转变：

1.扰动血海、冲任，以致冲任受损，发为月经失调。

2.阻遏冲任、胞脉，不通则痛，发为痛经（痛证）。

3.瘀阻胞宫、胞脉，日久结聚，发为癥瘕。

4.阻滞胞宫、胞络，不能授精成孕，发为不孕。

二、诊断

目前子宫内膜异位症尚缺乏一种明确、有效、无创性的诊断方法。腹腔镜属于微创手术，是公认的除开腹手术以外诊断内异症的金指标，但受医疗资源及病患经济条件限制，临床尚未普及。柴老临床接诊病患中约占64%是经腹腔镜及开腹手术确诊者，其中72%是经腹腔镜确诊的，28%是经手术确诊的；尚有36%是经B超、妇检、病史、症状等获得临床诊断的。

三、临床表现

本病在临床具有四大病证——月经失调、疼痛（痛经）、不孕、癥瘕。

1. 月经失调

约15%的患者有经量增多或经期延长，少数出现经前点滴出血，血色深红或紫红、尿黄便结，或伴见小腹疼痛，经期加重，舌红苔黄，脉滑数。此类患者病史中往往有人流史、宫腔手术史、经期不洁性交史，多为湿热毒邪侵袭冲任血海，与血搏结，扰动血海、冲任所致。

2. 疼痛

本病主诉为疼痛症状的占70%～80%。①痛经：是子宫内膜异位症的主要症状，约2/3患者有痛经，多为继发性痛经，呈进行性加重。疼痛多位于下腹部，可放射至阴道、会阴、肛门或大腿。②非经期下腹痛：约1/3患者有月经期以外的盆腔疼痛。③深部性交痛：20%～30%患者有此症状。④急腹症：由卵巢子宫内膜异位囊肿破裂所致。⑤盆腔外疼痛：身体其他任何部位有内膜异位种植和生长时，均可在病变部位出现周期性疼痛、出血，或肿物增大。虽然患者疼痛症状、部位不同，但内异症患者的痛证多为："阳证"——疼痛呈进行性加重，说明病情活跃；"热证"——疼痛有灼热感，伴素常带下量多，色黄质稠有臭味或伴低热起伏，小便黄赤，舌质红绛，苔黄腻，脉滑数或弦数；"实证"——检查多有异位之病灶存在，如触痛结节、输卵管粘连等。此为湿热毒邪侵袭冲任、血海，与血搏结，阻遏冲任、胞脉，不通则痛所致。

3. 不孕

内异症合并不孕者可达40%，子宫内膜异位症人群中，不孕症的发病率是非子宫内膜异位症的20倍。柴老通过大量临证观察发现，内异症合并不孕者，其BBT虽多有双相，但基线抬高是其典型特点；同时大多数患者经腹腔镜及开腹手术证实，其盆腔多有炎症及粘连存在，输卵管或不通或形态异常，患者主诉常有人流、宫腔手术、经期不洁性交史，提示有外邪侵入留驻冲任、血海致瘀滞形成，依患者体质或为热结，或为血瘀，或为痰凝，患者舌质红绛或暗红，苔厚或腻，脉弦数或细数。此为湿热毒邪侵袭冲任、血海，与血搏结，阻滞胞宫、胞络不能摄精成孕。

4. 癥瘕

内异症的确诊根据是子宫内膜异位巧克力囊肿的存在，此即癥瘕，是湿热毒邪侵袭冲任血海，与血搏结，瘀阻胞宫、胞脉，日久结聚所致。而癥瘕形成后，在患者体内不断增长、播散，或复发，由于病灶长期存在，柴老认为亦有局部感染的可能，因此不能单纯运用活血化瘀治疗。

四、辨证施治

中医理论讲求审证求因，湿热毒邪与血搏结于血海、冲任是本病的主要病因、病机。因此柴老提出了"解毒热、化湿浊、祛瘀滞、散结聚"的治疗子宫内膜异位症之基本法则；同时亦指出中医临证个性化的特点，以及本病临床病患的复杂性，更毫无保留地提出自己具体的治疗思路与用药。

1."解毒热、化湿浊、祛瘀滞、散结聚"是治疗子宫内膜异位症的最基本法则。

（1）解毒热：如金银花、野菊花、萹蓄、鱼腥草等。

（2）化湿浊：如土茯苓、川贝母、茵陈、冬瓜皮等。

（3）祛瘀滞：如茜草炭、益母草、赤芍、三七面等。

（4）散结聚：如生牡蛎、夏枯草、连翘、穿山甲等。

2.辨病与辨证相结合。

月经失调——要考虑月经周期的生理特点，临证时注意监测患者的 BBT，据此周期性用药。

痛经——经前或经期可针对痛证用药。

不孕——对有生育要求的患者，原则上以先治主病主证（内异症）为主，兼顾补虚，而后助孕。

癥瘕——属实证，针对内异症病灶的治疗以攻为主，临床注意患者的生理周期，分阶段用药，或可避开经期用药。

3.辨证施治需根据病患个体年龄段用药。对于青春期患者，由于其处于生长发育期，切不可攻伐太过，要攻补兼施。对于生育期患者，注意维护其正常的生理周期及生育功能。对于临近更年期或更年期患者，遣方用药注意顾护肝肾。

4.对于久病、术后、激素治疗后、复发、肝功异常的病患，要注意虚实夹杂的问题。柴老认为本病是阳证、热证、实证，即便有虚亦是虚实夹杂，仍不可温补，可扶正祛邪。

五、典型病例

张某，女性，40 岁，2004 年 2 月 13 日初诊。

主诉：继发不孕 8 年。

现病史：患者已婚 14 年，G_1P_0，1996 年患宫外孕保守治疗，此后未避孕未孕。2003 年 10 月行腹腔镜手术，确诊为子宫内膜异位症，盆腔粘连，双侧输卵管通畅。以往月经 3～4 天 /25 天，量中，痛经（+），LMP 2 月 8 日，带下量多色黄，大便不爽，舌绛，苔腻，脉弦细滑。

辨证：湿热毒邪侵袭冲任血海，与血搏结，阻滞胞宫、胞络不能摄精成孕。

立法：解毒化浊，祛瘀散结。

方药：野菊花 20g，土茯苓 20g，马齿苋 15g，茜草炭 10g，生牡蛎 20g，川贝母 10g，桑寄生 20g，杜仲 10g，阿胶珠 12g，川芎 5g，川楝子 6g，香附 10g，20 剂。

另：三七面 3g×3 瓶 /1.5g，冲服，日 2 次，于月经期服用。

3 月 12 日复诊：患者 LMP 3 月 5 日，行经 4 天，腹痛未作，前 BBT 不典型双相基线偏高，纳可，二便调，带下正常，舌绛，苔白，脉细滑。效不更方，继以前法，前方减土茯苓 20g，马齿苋 15g，加川草薢 10g，车前子 10g，20 剂。

4 月 11 日三诊：患者 LMP 4 月 1 日，行经 4 天，腹痛未作，前 BBT 近典型双相基线正常，纳可，二便调，带下正常，舌绛，苔白，脉细滑。经两个月治疗，患者体内湿热毒邪已解，此时予以益肾养血助孕治疗。

方药：桑寄生 20g，杜仲 10g，枸杞子 15g，川断 15g，阿胶珠 12g，川芎 5g，白芍 12g，丹参 12g，北沙参 20g，茜草炭 10g，金银花 12g，香附 10g。每于经净后服 20 剂。

6 月 1 日四诊：患者 LMP 4 月 27 日，现 BBT 上升 19 天，查尿 HCG（＋），纳可，二便调，舌暗红，苔白，脉细滑。此时患者已孕，予以益肾固胎治疗。

方药：菟丝子 20g，覆盆子 10g，椿根皮 15g，黄芩 15g，北沙参 20g，藕节 5g，白芍 12g，百合 12g，旱莲草 15g，金银花 12g。20 剂。

此病案疗程三个多月，第一步针对主病——内异症"解毒、化浊、祛瘀、散结"进行治疗；第二步患者体内湿热毒邪已解，此时予以益肾养血助孕治疗。第三步患者已孕，予以益肾固胎治疗。分层次施治，辨证准确，治疗思路清晰，乃是老师临证之特点。

六、跟师体会

随着西医学诊疗技术的发展，内异症的临床确诊率不断提高，但针对内异症的治疗仍然滞后，柴老根据多年临床实践总结的"解毒化浊、祛瘀散结法"开创了治疗此顽症的新思路，为我们从中医学角度认识此病打开了一扇新的大门，同时也为我们继承人提出更高的要求，如何总结继承老师的学术思想，真正领会老师学术真谛，是我们今后加倍努力的方向。

（北京中医医院　濮凌云　张巨明　许昕）

柴松岩妇科临床用药选析

柴松岩老师乃我国著名中医妇科专家，其年逾七旬，从医 50 余载，学验俱丰。柴松岩老师深谙药物的性味归经，注重药物间之配伍，临床组方用药精良，笔者师从老师多年，受益匪浅。现将其在妇科临床的部分用药经验选析归纳如下：

一、车前子

车前子味甘，性寒，入肝、肾、小肠、肺经。《本经》云其"主气癃、止痛、利水道小便"。《别录》曰其"养肺强阴益精，令人有子"。本品甘寒滑利，既清热利尿、渗湿止泻，又补益肝肾、清肝明目，并具止咳化痰之功效，主治淋病尿闭、暑湿泄泻、目赤昏花、痰热咳嗽等症。西医学实验证明，车前子确有显著利尿作用，不仅增加水分的排泄，且同时增加尿酸、尿素、氯化钠的排泄，并有一定降低血压的作用。

柴松岩老师往往将车前子"甘寒滑利之性、滋补肝肾之功"用于妇科疾病治疗。

1. 利水消肿

对于羊水过多、妊娠水肿、输卵管积水及其他不明原因的水肿，辨为湿热证者，柴松岩老师常用车前子配合冬瓜皮、茯苓皮、泽泻、瞿麦、萹蓄等健脾渗湿、清热利水。

2. 引血下行

对于肾虚、血虚，冲任血海不足之不孕、闭经等证，在补养阴血的同时，常用车前子作为使药引血下行，引药入血海。柴松岩老师认为，调经过程中，车前子较牛膝作引经药更为稳妥。车前子不仅引血下行，又补肝肾之阴。牛膝引经同时尚有活血之性，对阴血足、有瘀滞者可用，而于血海不足者用之欠妥。

3. 促排卵

《本草汇言》曰："车前子，行肝疏肾，畅郁和阳，同补肾药同用，令阴强有子。"对于排卵功能障碍的患者，老师因其滑利走下之性，喜用车前子配合细辛、三棱、蛇床子、巴戟天等同用。

4. 补肝肾、明眼目

对于卵巢早衰、更年期综合征的患者，车前子不仅滋补肝肾之阴，还能清肝明目。柴松岩老师常配女贞子、旱莲草、菊花等治疗阴血不足之头晕目涩。

5. 清热利湿

《雷公炮制药性解》云车前子"主淋漓癃闭，湿疮，泄泻，赤白带浊"。车前子甘淡微滑，善于清利湿热。对于湿热下注所致之小便淋漓涩痛、下腹痛、带下量多等症，柴松岩老师常配合土茯苓、泽泻、瞿麦、萹蓄、黄柏、马齿苋等使用。

二、生牡蛎

牡蛎味咸、涩，性微寒，归肾、肝、心经。其性寒质重，故能益阴潜阳、镇惊安神；其味咸、涩，又有软坚收敛固涩之效。《药性论》曰生牡蛎"主治女子崩中，止盗汗，除风热，止痛"。《药性切用》说生牡蛎可"涩精敛汗，潜热益阴，为虚热上浮专药"。本品用治热病伤阴，虚风内动或肝阴不足、肝阳上亢者，可益阴潜阳；用治惊狂烦躁、心悸失眠者，可镇惊安神；用治自汗、盗汗、遗精崩带、久泻不止者，可收敛固涩；用治瘰疬痰核者，可软坚散结。此外，生牡蛎用治胃痛吐酸时，又有止痛止酸之功效。

1. 固涩止血

柴松岩老师在妇科临床应诊时善用生牡蛎治疗各种出血性疾病，临诊常与生地黄同用，效果甚佳。

生牡蛎益阴潜阳、收敛固涩，生地黄滋阴凉血。两药合用既补充了出血所耗之阴，又能清热凉血、固涩止血。二者药量比例应掌握在2∶1，出血量多，药量增加；出血量少，药量可减少，但总体比例不变。

同时，对生牡蛎在方中的使用，柴松岩老师强调应因人、因证、因病、因不同月经时期而不同。

（1）无卵泡、不排卵的患者一般不宜用生牡蛎等固涩药。若遇不规则出血需用生牡蛎止血，也应同时配合香附使用，使其固而不滞。

（2）对于月经周期短的患者，经血刚净，可加大剂量使用生牡蛎，取其收敛固涩之性以期推迟排卵，延长月经周期。

（3）带经日久者可用生牡蛎止血，但须注意用药时机，应选择在月经第五天开始，以免留滞应排出的脱落内膜。

（4）淋漓出血者，近月经期不可用生牡蛎，防其干扰正常的月经周期。

2. 软坚散结

在治疗子宫肌瘤、卵巢囊肿等癥瘕积聚之证时，老师常用本品配合夏枯草、三七粉等软坚散结、销蚀包块。

三、浮小麦

浮小麦为禾本科植物小麦未成熟的瘦小麦粒，以能浮在水面者为好。本品味甘、淡，性凉。甘能益气，凉以除热。《本草纲目》说浮小麦可"益气除热，止自汗、盗汗、骨蒸虚热、妇人劳热"。

柴松岩老师妇科临床应用浮小麦主要在以下两方面：

1. 取《金匮要略》"甘麦大枣汤"治疗脏躁证之方义，用其养心除烦止汗以治更年期综合征，改善潮热、汗出、烦躁、心慌、失眠等病证。

2. 因浮小麦有养心阴、除烦热之功能，故可达到缓急迫之效用。现代女性生活工作压力大，如患不孕、闭经等病证，久治不愈，常出现精神紧张、抑郁、烦躁等情况，故在临床辨证治疗组方时，要特别注意佐用适当的药物以缓急迫。此时柴老喜用浮小麦、合欢皮、百合、炒白芍等药，并兼顾月经周期的情况。例如：因炒白芍有收敛之性，恐其影响排卵，故排卵前之病患不宜用炒白芍。

四、桂枝

桂枝味辛、甘，性温，归心、肺、膀胱经。本品辛温发散，甘温助阳，可行里达表，有温通一身之阳气、流畅血脉之功效。桂枝向上向外，透达营卫，解肌发行而散风寒，温通胸阳而解胸痹，温通心、脾、肾之阳气而消除痰饮水湿，温通经络而除痹，温通血脉用以调经，温中散寒而治中焦虚寒证。因其能温通阳气、血脉、经络，温化水湿，柴松岩老师在妇科临床中常用之配伍治疗多种疾病。

1. 多囊卵巢综合征患者多有排卵障碍。造成不排卵的原因有二，其一为囊壁厚，坚韧，卵排不出；其二为卵泡不成熟或呈闭锁状态，无排卵功能。柴松岩老师治疗本病以降泻通利补肾为原则，方中常配伍少量桂枝。取其温通之功性，又祛多囊之水湿。

2. 不孕症患者中有一部分是由盆腔炎症引起的输卵管不通造成的。柴松岩老师有时用桂枝配伍治疗该症，是考虑这类患者输卵管不通系局部炎性粘连所致，属中医湿浊凝滞胞脉不通的病理改变。此时用桂枝，一则取其温通、走而不守之性，二则取其温化水湿、气化之性，改善局部气血运行，使湿浊去则脉道通。

3. 子宫内膜异位症是子宫内膜异位到子宫内膜以外的其他部位而引起的以痛经为主的症候群。异位的内膜随着月经周期的改变也在周期性出血，所出之血无路可循，积聚于内而成结节或包块。柴松岩老师据其发病机理，常配伍桂枝治疗该病。桂枝既可温通血脉，又能化水湿，经后用之可收到两全之效，达到散瘀血、去湿邪、解经痛、化包块之功。

柴松岩老师强调在使用桂枝治疗月经病时还应注意：对出血性疾病，月经量多不可用，排卵后不可用。排卵后应以固为主，若病情需要使用桂枝，亦应配伍白芍佐制其动性。

五、柴胡

柴胡，性味苦辛，微寒，入肝胆二经，微香升散，有和解退热、疏肝解郁、升举阳气之功，用治寒热往来、疟疾、黄疸、胸胁胀痛、口苦、头痛、目赤、月经不调等症。

虽柴胡在临床中应用广泛，但也有人因其具"升散"之弊而弃之不用。女子多气血为患，《本草从新》用柴胡"宣畅气血，散结调经"。柴松岩老师根据柴胡具生发阳气、调达气机之用，进而可疏肝解郁、疏气调经，在临床中灵活运用，使之在不同的方剂配伍中起到不同的作用。

1. 对于排卵期后 BBT 已上升者，柴老善用柴胡。柴胡升阳举陷，理气调经。柴老以排卵后 BBT 升高为阳证，此时用柴胡可使下陷之阳气上升，保持 BBT 持续在高温相，维持黄体功能。

2. 育龄妇女生活、工作压力较大，所患妇科疾病如月经不调、不孕等多与情致因素有关。此时用柴胡能够顺其条达之性，发其抑遏之气，调理气机，气行血畅则经自调。

3. 柴松岩老师有时也用柴胡为引经药。柴胡入足厥阴肝经。肝经络阴器，若感阴部抽痛不适，可用之引经为使药。

4. 柴胡有升散之性，还可通过升腾脾胃之阳气，使之运化正常，将湿邪化为阳气，转为津液起到升散化湿之功。对于长期失血的患者，若辨为脾虚证，柴松岩老师常在使用黄芪、太子参补气的同时，佐以柴胡升阳益气，加强补气药的作用。

5. 对幼女，柴老不主张使用柴胡，以免过早引动相火。

总之，柴松岩老师临诊组方用药强调患者不同个体、不同时期之不同特性，既遵循传统医学之用药理论，又因证制宜、因人制宜，忌不论个性、用药千篇一律。以上寥寥数语，仅为笔者跟师数年心得之疏浅体会，笔墨成章，以飨同道。

（北京中医医院　滕秀香　张巨明　濮凌云）

陈彤云

陈彤云（1921—），女，北京市人。陈大夫出生于中医世家，其父陈树人先生为擅长治疗温病的京城名医。考入辅仁大学后，她对中医情有独钟，每遇闲暇假日，总随父亲临证抄方，积累了不少临床经验。她的公公哈锐川先生医道超群，其皮外科医术享誉京津，独成一派。丈夫哈玉民也是京城外科名医，每日哈翁父子应诊，她必伺其左右，力学数载，尽得真传，不仅全面掌握了皮外科的辨证论治和用药特点，还学到了不少秘方的制备技术。

1950年陈大夫开始独立行医，1952年投入到中医教育工作中，她与丈夫哈玉民先生一道参与筹建北京市中医进修学校，并担任教务主任，负责组织教学和编写教材。1956年，她又在北京市中医进修学校的基础上，创建了北京中医学校，并参与了北京中医学院（现今的北京中医药大学）的组建，为中医的教育事业做出了重大贡献，为国家培养了大批中医人才。1966年陈大夫来到北京中医医院外科，从事皮外科临床和科研工作，期间又得到了著名中医皮外科专家赵炳南先生指点，成为深得哈赵两家学术精髓的医家，医技更加精湛。1973年北京中医医院成立皮科，从此，陈大夫专心致志从事中医皮肤病的诊疗、研究工作。陈大夫历任主治医师至主任医师，2003年被定为全国老中医药专家学术经验继承工作指导老师。

陈大夫发扬了哈家、赵家在中医皮外科领域的丰富经验，对各种皮肤病的治疗颇具效验。中医的整体观和辨证论治是其学术思想中最显著的特征。在损容性皮肤病的治疗中，她创制了"痤疮面膜"等多种新制剂，形成了自己的用药特色。陈大夫师古而不泥古。她发表论文数十篇，主编了《燕山医话》和《常见皮肤病性病的中西医防治》等医著，并参与编写了《简明中医皮肤病学》和《中西医结合皮肤性病学》，为中医皮肤学科的发展和中医教育事业做出了重要贡献。其传人有陈勇、曲剑华等。

陈彤云辨证论治黄褐斑的经验

黄褐斑是一种常见的严重影响美容的色素性皮肤病，中医称为"肝斑"或"黧黑斑"，好发于面部，多见于中、青年女性。全国老中医药专家学术经验继承工作指导老师陈彤云以擅长治疗损容性皮肤病闻名，其辨证论治黄褐斑的经验独到，疗效显著。我们随陈老抄方学习，遂将她的经验总结报告如下。

一、黄褐斑的病因病机

陈老根据中医五色归五脏的藏象理论，脾主黄，肾主黑，肝主青，认为黄褐斑的发生与肝、脾、肾三脏的关系密切。肝藏血，主疏泄条达，若肝郁不疏，则气血郁结。脾统血，主运化升清，乃后天之本，若脾虚失摄，则血不循常道而下溢亡失；若脾失健运，则水谷精微不能上输，气血生化乏源。肾为先天之本，精、血、津之源，若肾阴不足，则虚火上炎，肝失肾水滋养而肝失条达；若肾阳不足则阴寒内盛，气血不得温煦而滞涩不畅，脾失温煦水谷不得气化而生化乏源。因此肝、脾、肾三脏的功能失常，均会导致气血悖逆、气血瘀滞，或气虚血亏、运行滞涩的病理表现。气血不能上荣于面，颜面失于荣养是发生本病的病机关键。

二、黄褐斑的临床特点

陈老根据自己多年治疗黄褐斑的临床经验，认为除皮损特点外，黄褐斑还有如下临床特点。

1. 女性患者多伴有月经失调

陈老认为，月经主要成分是血，来源于血海，并定期疏泄。肾阴阳平衡、脾气健旺、肝柔顺条达才能保持血海按时满溢和疏泄，月经才能正常。而黄褐斑患者主要是肝、脾、肾三脏功能失调，故多伴有月经的失调。

2. 有特定的好发人群

临床上姊妹、母女同患此病者很常见。陈老认为，先天禀赋的缺陷及生活环境和习惯造成的后天失养，导致本病有家族性的好发人群。

3. 情志因素成为诱发本病的重要内因

陈老认为，情志的抑郁会导致和加重气机的逆乱，从而引起气血悖逆、气血瘀滞而诱发或加重黄褐斑。

4. 光毒是最严重的外界诱发因素

陈老认为，无论病因病机如何，光毒都是诱发黄褐斑最严重的外界因素，即使是坐在窗前或车内不经意地很少的日晒，也会诱发或加重黄褐斑。

5. 化妆品诱发的黄褐斑近年有增多的趋势

陈老认为，化妆品诱发的黄褐斑主要是其中含有的重金属、香料导致，也有刺激皮肤产生炎症导致的继发性色素沉着。

6. 妊娠和口服避孕药引起的黄褐斑

在分娩后和停服避孕药物后，虽然一部分患者的皮损可以自行消退，但停服避孕药后皮损的消退往往很慢，而且治疗上也比较困难。

三、黄褐斑的辨证论治

1. 治疗的总体特点

陈老在治疗上根据中医脏腑辨证的理论，将黄褐斑分为五个证型加以辨证论治。在此基础上她强调"有斑必有瘀，无瘀不成斑"，同时根据"久患入络"的中医理论认为"久病必瘀"，重视针对病机的关键，即对气血瘀滞加以治疗，无论病在何脏，都注意运用活血化瘀的方法治疗，强调"治斑不离血"。在辨证论治的基础上，常用当归、川芎、红花、桃仁、赤芍、泽兰、益母草、莪术、香附、郁金等行气活血、化瘀消斑的中药。

2. 针对各证型的处方用药经验

（1）肝郁气滞证

主症：面部斑色呈浅褐色或青褐色，常主诉烦躁、易怒；情志不遂，精神抑郁；月经前后不定期（月经提前错后均在 7 天以上，且连续 3 ～ 4 个月），经前常伴有双乳胀痛。舌质暗红，舌苔薄白或薄黄，脉弦或弦细。

肝藏血、主疏泄、司血海。肝为将军之官，性刚强故欲疏泄条达，以柔和为顺。该证型患者由于肝气郁结，情志抑郁，肝气失于调达，如疏泄不畅，则血海难以按时满溢，气血失调则月经后期；如肝郁气滞，郁而化火，肝火旺盛，迫血妄行则月经先期而至。情志不遂，气机不畅，气机紊乱、气血运行不畅而生斑。正如《医宗金鉴》所说："（本病）由忧思抑郁，血弱不华，火燥结滞而生于面上，妇女多有之。"

辨证：肝郁气滞血瘀。

治法：疏肝理气调经。

方药：逍遥散加减。

基本方：柴胡、白术、茯苓、当归、白芍、甘草、薄荷。

方解及加减：该证型主要的病机在于肝气郁结，疏泄不畅，气血失于调节，导致血海满溢失常，因此方药重在疏肝解郁。以柴胡疏肝解郁，当归、白芍养血调经。同时根据中医五行理论中"木"与"土"的关系，"见肝之病，当先实脾"，而以茯苓、白术、甘草和中健脾。肝气得疏，脾气健旺，则月经自调。月经不调可加川芎、益母草；痛经者加乌药、延胡索或者蒲黄；如月经先期、淋漓不尽可加白头翁、椿根皮、秦皮；月经量多、色红质稠加牡丹皮、栀子；脘闷加厚朴、陈皮、木香。

（2）脾失统摄证

主症：斑呈黄褐色，面色苍白，头晕，倦怠，乏力，少气，懒言。月经先期、量多，白带多。舌质淡胖有齿痕，脉滑缓细弱。

脾为后天之本，气血生化之源，脾主中气而统血。脾气健运，气血充盛，则血循常道；脾气虚弱，失去统摄之权，则运化不利，水湿内停，血不循常道而下溢。正如《诸病源候论》所说："面黑皯者，或脏腑有痰饮，或肤受风邪，皆令血气不调，致生黑皯。"

辨证：脾虚失摄，冲任不调。

治法：补中益气，摄血调经。

方药：补中益气汤加减。

基本方：人参、黄芪、当归、炙甘草、升麻、陈皮、白术、茯苓。

方解及加减：全方重在益气健脾，补中摄血归经。月经量少，可去升麻；如血虚加白芍、熟地黄、山药、川芎。

（3）脾失健运证

主症：斑呈黄褐色，面色萎黄，头晕心悸，神疲嗜睡或失眠多梦，倦怠乏力，纳谷不香。月经一般为后期，量少、色淡，点滴即停，或闭经。舌淡苔白，脉细。

由于劳倦过度，思虑伤脾，或饮食失节，损伤脾胃。脾为后天之本，脾失健运，不能正常受纳腐熟水谷，而纳食不香；气血生化乏源，肌肤失养而面黄神疲；脾虚气弱故神疲嗜睡，倦怠乏力；营血衰少，血海不得满溢，故月经后期，量少；血不养心而失眠多梦；气虚无以推动血行，血虚不能上荣于面，而瘀涩生斑。

辨证：脾虚不运，气血两虚。

治法：健脾益气，养血调经。

方药：归脾汤加减。

基本方：黄芪、人参、茯苓、白术、当归、桂圆肉、山药、远志、甘草、大枣、木香。

方解及加减：全方益气补血，健脾调经。历代医家都十分重视妇女月经量过少，如点滴即净或不足两天。经血量少，除气血瘀滞外，主要是脾失健运，气血生化不足。同时还应该注意另外两方面的问题，一是血虚，由于大病或久病消耗，致使营血亏虚，则常伴有眼花、头晕、心悸、脉细、舌淡等，用药时应加白芍、熟地黄、阿胶等。二是肾虚，禀赋素弱或多产（包括多次人工流产）以致肾气不足，精亏血少，则常伴腰酸乏力。用药时应加山萸肉、枸杞子、杜仲等；脾、肾气虚，阳气不足，还要注意温阳散寒。

（4）肾阴虚证

主症：斑色深暗，月经量少，月经先期，手足心热，虚烦不得眠，目涩便干。舌质红，脉细数。

此证多因过劳或久病消耗，致肾水亏耗，阴虚火旺，虚火上炎，水不制火，阴血日耗，血虚不能华面，面络瘀滞所致。由于肾阴亏虚，精亏血少则月经量少；肾水不足，水亏不能制火，虚火上炎，故虚烦不得眠、手足心热；热迫血行而往往月经先期；肝肾同源，肾阴不足，肝血亏虚，故双目干涩；虚火上结，颜面失荣则生斑。正如《外科正宗》所说："黧黑斑者，水亏不能制火、血弱不能华肉，以致火燥结成斑黑，色枯不泽。"

辨证：肾阴亏虚，精亏血少。

治法：补肾养血，填精益髓。

方药：归肾丸、六味地黄丸加减。

基本方：菟丝子、杜仲、枸杞子、山萸肉、当归、川芎、熟地黄、山药、茯苓。

方解及加减：本方重在益精养血。熟地黄、山药、山萸肉、枸杞子滋肾养肝；菟丝子、杜仲填精益肾；茯苓健脾和中；当归、川芎养血调经，治肾而兼顾肝脾，使冲任得养，经水自调。阴虚火旺者去杜仲、菟丝子加牡丹皮、知母。

（5）肾阳虚证

主症：斑色黑褐、灰暗，经血暗黑，小腹冷痛，腰脊酸痛，畏寒、肢冷，夜尿频，带下清稀。舌质淡暗，脉沉迟。

肾元阳亏虚，阳气不足，致阴寒内盛，使气血生化不足，运行无力；且气血不得温煦而滞涩不畅，出现瘀滞，而结成斑。

辨证：肾阳不足，阴寒内盛。

治法：温肾助阳，化瘀消斑。

方药：金匮肾气丸加减。

基本方：熟地黄、山药、山萸肉、菟丝子、茯苓、丹参、淡附片、仙茅、淫羊藿、巴戟天、补骨脂、益智仁、细辛。

方解及加减：全方在金匮肾气丸的基础上使用二仙汤、巴戟天、细辛等温肾助阳。但对于阴阳俱虚，同时伴有阴虚火旺表现的应该慎用细辛、菟丝子等。

四、治疗黄褐斑的临诊经验

陈老治疗黄褐斑，临诊时十分重视问诊，强调医者要做到耐心、细心。黄褐斑病因复杂，详细地问诊，了解患者的工作及生活环境、日常化妆饮食习惯、人际关系、性格、情绪、妇女的月经及带下情况、以往的病史和用药情况，尤其是妇科病史、妊娠生产（包括人工流产）史和避孕方法（戴环、避孕药等），对于寻找病因，对症治疗，是十分重要的，也是取得疗效的基础。细致地问询病史，耐心地倾听患者的倾诉，使患者感到医生对其病情的重视，心理上对医生产生信赖，就可以争取患者的配合。陈老常说，耐心的疏导、细致的关怀、温暖体贴的态度胜似良药。

例1.汪某，女，39岁。主诉：颜面起斑3年。3年前妊娠时始发面部褐斑，生育后有所减轻，但未全部消退。近1年明显加重，伴月经前双乳胀疼，月经后期，色暗、血块多，睡眠不实，纳可，二便调。舌质暗有瘀斑，苔薄白，脉弦细。患者平素情绪烦躁、易生气。现双颧、鼻背可见黄褐色斑片，边界清楚，形若蝴蝶。辨证：肝郁化火，气滞血瘀。治法：疏肝解郁，活血化瘀。

方药：柴胡10g，当归10g，川芎10g，白芍20g，熟地黄10g，桃仁10g，牡丹皮10g，红花10g，栀子10g，泽兰10g，郁金10g，茯苓15g，薄荷5g（后下），僵蚕15g。上方21剂水煎服，早晚饭后分温服。

二诊：斑色变浅，经前乳胀疼减轻，月经色暗，舌暗苔白脉弦。前方加益母草15g，继服3周。

三诊：褐斑范围明显缩小、颜色变浅，月经血块减少，舌脉同前。上方去薄荷，再服3周。

四诊：面部黄褐斑消退90%以上，双颧、鼻背散在数个豆粒大小浅褐色斑点。继用上方巩固疗效。3个月左右，黄褐斑基本消退。

按语：该患者情急易怒，经前乳胀，月经后期，色暗、血块多，舌暗有瘀斑，苔白，脉弦细。证属肝郁化火、气滞血瘀。肝藏血、主疏泄、司血海。由于情志抑郁，肝气郁结，使肝气失于条达，疏泄不畅，或肝郁化火，迫血妄行，致气血悖逆、运行滞涩上结于面而生斑。正如《医宗金鉴》所说："（本病）由忧思抑郁，血弱不华，火燥结滞而生于面上，妇女多有之。"陈老根据肝为将军之官，以柔和为顺的特点，以养血活血为法，养血以柔肝，配合行气解郁，使肝疏泄条畅而有利于调经活血。处方以丹栀逍遥散为基础，以柴胡、郁金、薄荷疏肝解郁；牡丹皮、栀子清热除烦；熟地黄、当归、白芍养血柔肝；桃仁、红花、泽兰、川芎活血化瘀、调经消斑。桃仁、红花乃活血化瘀要药，常配以川芎，川芎乃血中气药，善走头面，引药上行。泽兰、益母草活血调经，陈老惯常用于治疗妇女血瘀气滞、行经不利。茯苓实脾，僵蚕本为祛风通络药,《神农本草经》说本药有灭黑䵟的作用,陈老常将二药成对使用,认为有美白祛斑的功效。

例2.陈某,女,40岁。主诉:颜面起斑2年。近2年发现面部起斑,伴纳食不香,困倦乏力,夜寐欠安,大便时溏,月经先期、量多、色暗有血块。舌淡嫩有齿痕,苔黄,脉缓。现面颊、双颧可见地图状黄褐色斑片。既往史:近7~8年因失眠经常服用镇静药(安定2~3片/周)。辨证:脾虚失摄,气血瘀阻。治法:健脾益气,摄血调经。

方药:黄芪15g,太子参15g,茯苓15g,白术10g,当归10g,川芎10g,郁金10g,泽兰10g,山药15g,升麻10g,大枣7枚,生谷芽、生稻芽各10g。上方21剂水煎服,早晚饭后分温服。

二诊:褐斑颜色变淡,睡眠稍好,疲乏减轻,月经量多但较前减少,舌淡苔白脉缓。前方减白术,加枣仁15g,继服3周。

三诊:斑色变浅且范围明显缩小,月经量及血块减少,夜寐好转,舌脉同前。上方加陈皮10g,再服3周。

四诊:面部黄褐斑消退60%以上,皮肤润泽。临床好转,继用上方21剂巩固疗效。

按语:本例患者困倦乏力、大便溏泄的症状突出,同时伴有纳呆、失眠、月经先期且血量多、舌淡嫩有齿痕、脉缓等一派脾气虚,统摄失职的证候;而经血色暗伴有血块,说明因气虚统帅无力,血行滞涩而有瘀滞。陈老在治疗中,以健脾益气为主,黄芪、太子参、茯苓、焦白术、山药补中健脾、益气摄血;升麻升阳止泄,与太子参、黄芪、白术、茯苓配伍升脾止泄;生谷芽、生稻芽、大枣健脾和胃、养血安神,水谷得以受纳,脾气得以健运,则气血生化有源;当归、川芎、泽兰养血活血,郁金行气解郁,使气血运行顺畅。患者困倦乏力而又夜寐不实,看似矛盾,实为脾气不足而困倦,气血不充、心神失养而夜寐不实。因此在复诊治疗时,在原方基础上加酸枣仁,既可宁心安神,又有醒脾之功。全方温中健脾、养血活血,使脾气健旺,生化有源,统摄有权,血循常道,气充血旺,循行顺畅,气血充盛,颜面荣润。

例3.赵某,女,38岁。主诉:颜面起斑4~5年。患者近4~5年来,自觉精神疲惫,倦怠乏力,手足不温,面色萎黄不华,伴褐斑逐年加重,嗜睡,大便溏软,月经量少,有血块。舌质淡嫩有齿痕,苔薄白,脉滑缓。现面部双颊、上唇可见浅黄褐色斑。辨证:脾虚不运,气血瘀滞。治法:健脾益气,养血活血。

方药:黄芪10g,党参10g,白术10g,茯苓15g,僵蚕10g,泽兰10g,红花10g,丹参20g,当归10g,川芎10g,白芍20g,熟地黄10g,白附子6g,细辛3g。上方21剂水煎服,早晚饭后分温服。

二诊：面部褐斑颜色变淡，精神状态稍好，嗜睡减轻。舌淡苔白，脉滑缓。前方加枸杞子 15g，菟丝子 15g，继服 3 周。

三诊：斑色浅且范围明显缩小、边界不清，月经量有所增加，大便成形，手足不温减轻。舌脉同前。上方黄芪、党参加至 15g，再服 3 周。

四诊：面部黄褐斑全部消退，皮肤有光泽。继用上方 21 剂巩固疗效。

按语： 该患者神疲嗜睡，倦怠乏力，面色萎黄，大便溏软为脾气虚，脾不健运的典型证候；脾阳不振不能温煦四末，故手足不温；脾虚失运，血失推动，加之阳气不足，阴寒内盛，血遇寒凝，致使血行艰涩，故月经量少而有血块。舌质淡嫩有齿痕，苔薄白，脉滑缓为脾阳不振，脾虚失运之象。以黄芪、党参、白术、茯苓健脾益气，生化气血；熟地黄、白芍、当归、丹参滋阴补血，养血活血；泽兰、红花、川芎活血祛瘀，通畅血络；辅以白附子、细辛、僵蚕温阳通络，宣郁散寒。全方温阳健脾、益气养血、化瘀通经，使脾阳得振，脾气健运，经脉温通，气血充盈，血行通畅。按《本草纲目》，丹参既能破宿血，又能补新血，调经脉，其功类四物，但较四物补血力弱，而活血力强。二诊患者精神好转，气虚得到缓解，而月经仍少，故加枸杞子、菟丝子补益肾精、温肾助阳，进一步加强气血的生化。

陈老认为五脏是人体生命活动的中心，其中肾、脾二脏作为先天和后天之本，对保持人体健康和皮肤荣润尤其重要。脾主运化，是气血化生之源，尤其对面部气血起着决定性作用，故中医素有阳明胃脉荣于面的论述。肾精秉承于父母，又需要脾运化的水谷精微地不断化生和滋养；脾运化水谷精微又需要肾中阳气的温煦。所以脾与肾在生理、病理上相互影响、相互为用，治疗上注意健脾助运以促进气血生化，填补肾阳以温煦脾的运化。

例 4. 张某，女性，34 岁。主诉：颜面起斑 5～6 年。5～6 年前，因工作紧张劳累，面部起褐色斑，逐渐加深、扩大。时感腰膝酸软，月经后期且量少，经前乳房胀痛，口干喜饮，失眠多梦，大便干燥。舌红少苔有裂纹，脉沉细。有乳腺增生病史 4 年，平素常感心烦。现两颧、前额可见淡黑褐色斑，边界不整，界限清晰。辨证：肝肾阴虚，气血瘀滞。治法：滋补肝肾，养血活血。

方药：熟地黄 10g，当归 10g，川芎 10g，白芍 30g，桃仁 10g，红花 10g，泽兰 15g，柴胡 10g，益母草 15g，山萸肉 15g，枸杞子 15g，山药 10g，黄精 10g，女贞子 15g，旱莲草 15g，郁李仁 10g，枳壳 10g。上方 21 剂水煎服，早晚饭后分温服。

二诊：因"非典"流行而两个月未就诊，自诉在家坚持服用上方，面部色斑基本消退，皮肤有光泽，双颧部尚可见残留的绿豆大小数块浅黑色斑。月经后期 3～5 天，经量增加，但经期仍感乳房胀痛。睡眠转安，情绪稳定，大便正常。舌红少苔有裂纹，脉沉细。前方去枳壳加阿胶 10g，再进 14 剂，嘱患者服用后如继续见效，可照方再服用 14 剂。

两个月后患者带他人到皮肤科就诊时告知其病患基本治愈。

按语：该患者工作劳累紧张、夜不能寐，日久肾阴耗伤而腰膝酸软；肾水不足，不能上济心火，故失眠多梦；肾阴亏虚，精血不足，故月经后期且量少；肾水不足，水不涵木，阴虚肝旺，故性情急躁、行经乳胀；口干、喜饮、便干，舌红少苔有裂纹，脉沉细等，一派阴虚内热之象。治疗上，陈老用熟地黄、山药、山萸肉，取六味地黄丸之义，加黄精平补肾、脾、肝三脏之阴；以女贞子、旱莲草取二至丸之义滋肝肾、养阴血；枸杞子益肾填精；当归、川芎、白芍、桃仁、红花配熟地黄取桃红四物之义养血活血，化瘀消斑；柴胡、枳壳理气解郁，益母草、泽兰活血通经，协同使用使气机调畅，冲任调和；元阴不足，阴液亏少，无以行舟，故以郁李仁润肠通下。全方以滋补肝肾之阴为主，兼以养血活血，化瘀消斑。二诊月经基本如期而至，唯血量偏少，故减理气的枳壳加补血的阿胶，以加强养血。

陈老认为肾贮藏着秉承于父母的先天之精和水谷精微的后天之精，故肾阴又称元阴，是人体阴液的根本，是生长、发育和生殖的物质基础，肾的阴阳既要充盛，又要相对平衡、协调。如果肾阴亏损，使精不化血、精不化气，则精血、肾气都会不足，月经的异常就会随之而来；精血亏虚，头面失荣，或阴不制阳，虚火上炎，熏灼面部，血热滞结则发生黄褐斑。因此陈老在治疗用药时，以滋阴补肾为主，辅以养血活血，达到精血充盛、阴平阳秘、冲任调畅、化瘀消斑的功效。同时又根据肾为水火之脏，肾之阴阳互根互生的理论，在滋补肾阴时又常常用菟丝子、杜仲等温补肾阳，以阳中求阴。但如果患者阴虚火旺的证候明显，则慎用之，否则常常加重虚火的上炎，致使颜面生疮长痘。

例 5. 郦某，女，36 岁。主诉：颜面褐斑 3 年。3 年前产后约 1 年开始面部起褐斑，逐渐增多，分布于双颊及太阳穴，颜色暗黑无泽。平素手足不温，月经期时感腰膝酸冷，月经量少色暗，畏寒纳呆，大便时溏，夜寐欠安。舌淡胖质暗，苔白，脉沉。有家族史。辨证：脾肾阳虚，气血瘀滞。治法：温肾健脾，活血化瘀。

方药：仙茅 6g，淫羊藿 10g，鹿角霜 15g，枸杞子 10g，杜仲 10g，党参 10g，菟丝子 15g，黄芪 10g，当归 10g，川芎 10g，白芍 20g，熟地黄 10g，泽兰 10g，红花 10g，茯苓 15g，僵蚕 15g。上方 28 剂水煎服，每日 1 剂，早晚饭后温服。

二诊：颜面色斑变浅，但面积无明显缩小。月经量增加，颜色转红，且经期腰膝酸冷消失。大便成形。舌淡质暗，苔白，脉沉。前方加丹参 20g，嘱患者再服 28 剂。

三诊：颜面色斑呈浅褐色，面积缩小约 50%，边界模糊不清。畏寒纳呆消失。舌淡红，苔白，脉沉。嘱继服前方月余巩固疗效。

按语：患者平素手足不温，形寒畏冷，腰膝酸冷，纳呆便溏，舌淡胖质暗，苔白，脉沉，为脾肾阳虚之象。治疗以仙茅、淫羊藿合菟丝子、杜仲、鹿角霜温脾肾助阳；黄芪、党参、茯苓健脾益气，助脾之运化；熟地黄、枸杞子益肾填精；当归、川芎、白芍、红花、泽兰养血活血，祛瘀生新；僵蚕清热祛风通络，善搜络邪而走头面，以散虚火上炎而致血热滞结。全方温肾健脾，使脾得肾阳温煦，肾得水谷之精充养，同时益精养血，祛瘀生新。经过治疗，二诊时患者形寒肢冷消失，月经增加，大便成形，脾肾阳虚初步缓解，气血渐旺，在此基础上再加丹参加强养血活血之力，终使色斑消退。

肾藏精，主精气之生发，肾中之阳乃一般阳气之根本。黑色内应于肾，肾阳不足，命门火衰，不能鼓动精血周流上承，面颊不得精血荣养，血滞为瘀而生黑斑，外显肾脏本色。陈老认为，本病其本在肾亏阳虚，其标在气郁血瘀，因此治疗上采取补益元阳、和血养营之法，令阳气渐壮，生发鼓动有力，阳生阴长，精血充沛，血脉流畅，自然瘀祛新生，颊面皮肤得养，色斑逐渐消退。

从以上验案中看出，陈老认为肝藏血，主疏泄，其色主青；脾统血，为气血生化之源，其色主黄；肾藏精，为精、血、津之源，其色主黑。肝、脾、肾三脏的功能失常，均会导致气血悖逆、气血瘀滞，或气虚血亏、运行滞涩的病理变化。黄褐斑的病机在脏乃肝、脾、肾三脏功能失调，在气血则为气血瘀滞、运行滞涩。因此陈老临诊治疗黄褐斑总是以脏腑辨证的理论进行辨证论治；同时强调气血瘀滞、运行滞涩不能上荣于面，颜面失于荣养是发生本病的病机关键。她提出"有斑必有瘀，无瘀不成斑"，并根据"久患者络"的中医理论认为"久病必瘀"。遣方用药在辨证论治的基础上，无论病在何脏，她都强调"治斑不离血"。常用当归、川芎、红花、桃仁、赤芍、泽兰、益母草、莪术、香附、郁金等行气活血、化瘀消斑的中药，是陈老临证用药的突出特色。

（北京中医医院　陈勇　曲剑华）

何 汝 翰

何汝翰（1918—），男，回族，北京通州区人。何先生幼年家贫失学，1931年拜中医外科名家赵炳南先生为师，从学徒做起，刻苦学习，制药读书，数年努力打下了良好的基础，1938年经考试，取得了中医师资格，在北京回族协会普慈施诊所任外科医师。

中华人民共和国成立后，1954年到北京市第二门诊部工作，1963年调入北京中医医院，任主任医师，1981年被定为北京市名老中医学术经验重点继承对象。

何大夫擅长皮外科的中医治疗工作，临证注重调理脾胃，主张强内以护外，在治疗皮科多种疑难重症上，取得显著的疗效，受到了患者的欢迎和赞誉。

何大夫注重临床经验总结和教学，积数十年的行医经验撰写有《皮肤病证治体会》《总结荨麻疹70例临证治疗体会》《带状疱疹20例临证治疗体会》等多篇论文，并积极参与了《简明中医皮肤病学》的编写，受到同行的好评。其传人有刘桂学等。

接触性皮炎临证治疗的体会

例.李某，35岁。

主症：面部灼热潮红，肿胀起疱已3天。3天前因皮肤痒外擦清凉油后，局部皮肤发红刺痒，翌日面部皮肤红、肿胀、起水疱、自觉痒甚。曾在某医院治疗，内服药及外用药后，面部仍肿胀，头晕，心烦躁，影响睡眠，饮食不香，大便干燥，小便溲黄。

检查：颜面部潮红肿胀，有大小不等水疱，有的密集成片，双眼睑红肿明显，两目紧闭难睁，皮损灼热感，舌苔薄黄，脉弦滑数。

辨证：湿热内蕴，外受药物刺激。

治法：清热凉血，祛湿解毒。

方药：金银花15g，大青叶12g，菊花10g，茯苓皮10g，炒山栀6g，黄芩10g，竹叶 6g，大黄 6g。

外用：马齿苋 30g，煎水湿敷后以甘草油、祛湿散调匀外敷患处一层，每日 2 次。

二诊：服上方药 3 剂后，颜面部红肿渐消，水疱有的缩小，自觉灼热胀感减轻，头晕、心烦已除，睡眠较好，大便不干，舌苔薄黄，脉弦滑稍数。再以前方减大黄，继服 3 剂。外用药同前。

三诊：服药后，颜面肿胀显著见消，皮损淡红色，轻度痒，两眼已能睁开，纳食不香，大便正常，舌苔黄退，脉弦缓。再以清热祛湿佐以和胃法。

方药：金银花 10g，白鲜皮 10g，菊花 6g，茯苓皮 10g，地肤子 10g，白芍 10g，炒谷芽 10g，橘皮 6g，砂仁 5g（后下），生甘草 3g。

外用：普连软膏。

四诊：服上方药 3 剂后，颜面部红肿均消退，有少许轻度脱屑，微痒，胃纳较好，二便如常。拟以调理，用生薏苡仁 60g，金银花 60g，分 5 次煎水代茶饮，共服汤剂 9 剂，配合外治法，临床治愈。

湿疹的临床治疗体会

例 1.顾某，男，69 岁。

主症：皮肤起小疙瘩瘙痒流水已 10 多天。10 天前两手两腿部发生丘疹水疱刺痒渗水，近来蔓延至臀部，流黄水较多，自觉发热口渴，大便干，小溲赤少。

检查：两手两侧腿部臀部散在针尖至米粒大的红色丘疹水疱，部分融合成片，有糜烂面渗水较多，舌苔黄腻，脉象弦滑数。

辨证：内蕴湿热兼感风邪，属湿热性湿疹。

治法：清热疏风祛湿，佐以通便。

方药：生石膏 15g，金银花 15g，杭菊花 10g，车前草 10g，白茅根 20g，黄芩 10g，赤芍药 10g，全瓜蒌 15g，枳实 6g，地肤子 10g，宣木瓜 10g。

外用：马齿苋 120g，分 7 次煎水湿敷，每日 2 次。甘草油、祛湿散调匀外敷，每日 2 次。

二诊：服上方药 3 剂后皮损红斑糜烂面渗水减少，自觉热势减轻，口不渴，大便稍干，尿赤减，舌腻稍化仍黄，脉弦滑。再以前方减生石膏、白茅根、瓜蒌、枳实，加茯苓皮 12g，生薏苡仁 12g，竹茹 10g，继服 5 剂。外用药同前。

三诊：服上方药后各部皮疹逐渐消退，渗出止，糜烂面平复，未见新生皮疹，痒减轻，胃纳较好，大便软，小溲淡黄，舌腻已化，脉缓，拟以健脾燥湿法。

方药：炒苍术 10g，白鲜皮 10g，炒薏苡仁 12g，茯苓皮 10g，土扁豆 12g，金银藤 10g，宣木瓜 10g，杭白芍 10g，陈皮 6g。

四诊：服上方药 6 剂后各部皮损处均干，留有轻度粗糙，偶有微痒，余如常。症近愈，拟以薏苡仁 120g，分 7 次水煎服，用普连软膏、六一散外扑巩固疗效。

例 2. 周某，男，7 岁。

七症：四肢躯干皮肤起红疙瘩流水瘙痒已 1 年。1 年前全身起红色皮疹、刺痒，搔抓后流水结痂，以后逐渐加重，在当地医院诊断为"慢性湿疹"，经过多次治疗未愈，胃纳欠佳，大便溏。

检查：四肢屈侧及躯干部有散在性如铜圆大小的斑块状皮肤损害成片，有部分皮损融合成片，表面轻度渗水，有色素沉着斑，境界清楚，舌苔白，脉滑。

辨证：内蕴湿热，伤阴化燥，属于慢性湿疹。

治法：清热祛湿止痒。

方药：忍冬藤 10g，白鲜皮 10g，茯苓皮 10g，生薏苡仁 10g，地肤子 6g，黄芩 6g，赤芍药 6g，宣木瓜 6g，陈皮 3g。

外用：普连软膏，云茯苓粉外扑。

二诊：服上方药 7 剂后皮损减轻，渗水减少，自觉痒感轻，舌脉同前，再以前方继服 6 剂。

三诊：服上方药后各部皮损显著消退，渗水止，未见新生皮疹，轻度痒，胃纳欠佳，大便软，舌苔薄白，脉缓。

治法：健脾除湿，佐以和胃。

方药：云茯苓 10g，炒薏苡仁 10g，白鲜皮 10g，炒苍术 6g，地肤子 6g，土扁豆 10g，生谷芽 10g，鸡内金 6g，宣木瓜 6g，陈皮 3g。

外用药同前。

四诊：服前方药 12 剂后各部皮损均已消退，留有色素沉着斑，大部分皮损光滑，胃纳正常，大便正常，基本治愈。

（北京中医医院　何汝翰）

张志礼

张志礼（1934—2000），男，山西省崞县人。张志礼先生 1955 年毕业于西安医科大学医疗系，毕业后到北京第三医院、同仁医院皮科任医师、主治医师；1959 年由市卫生局抽调参加了北京市第一届西医离职学习中医班，系统学习中医 2 年零 10 个月，学习成绩优异，后调入北京中医医院。张志礼先生师从著名老中医皮外科专家赵老学习，历任主治医师至主任医师、科主任、赵炳南皮肤病治疗研究中心主任、中华医学会皮科分会理事、《中华皮肤科杂志》《医学文摘·皮科分册》等杂志编委。1997 年被定为国家级老中医药专家学术经验继承工作指导老师。

张志礼先生在临床上运用中西医结合的方法治疗皮科疾病，积累了丰富的经验，特别是在治疗系统性红斑狼疮、天疱疮、剥脱性皮炎等危重皮肤病工作中，疗效显著，取得了较好的成绩，受到患者的好评。他协助赵炳南教授整理出版了《赵炳南临床经验集》，1975 年获全国科学大会奖，在整理继承赵炳南教授经验工作中做出了较大贡献。他主编出版了《简明中医皮肤病学》《实用皮肤科学》《中医性病学》《张志礼皮肤病医案选萃》《中西医结合老年皮肤病防治》等专著，并先后撰写《200 例银屑病的辨证论治》等论文百余篇，其中《剥脱性皮炎 44 例临床及实验室分析报告》等多次获北京市及国家科技成果奖。其传人有王萍、周磊、娄卫海等。

张志礼中医辨证治疗银屑病的方法及临床研究

银屑病是困扰全球的顽疾，估计我国患者数超过 250 万，欧美国家患病率较高，因此本病的发病机制和治疗是医务工作者重点研究的课题。银屑病中医称为"白疕""松皮癣"，我国著名的皮科专家张志礼教授一生致力于对银屑病中医、中西医结合的临床及实验研究，成绩卓著。我们曾有幸跟随张志礼先生学习，受益匪浅，兹将其治疗该病的经验介绍予同道。

一、临床症状的中医病机分析

红斑——热壅血络；层层白屑，作痒——血热风燥，肌肤失养；红皮——血热炽盛，毒邪外袭，气血两燔，蒸灼皮肤；密集脓疱——湿热蕴久，兼感毒邪；关节肿痛变形——风湿毒热或寒邪痹阻经络。

二、中医辨证分型

重视中医辨证，不是学一方一药，而是学思路、学方法。张志礼教授推崇八纲辨证，重视舌诊及皮损辨证。

（一）临床论治

张志礼教授对本病的临床论治一般分为9个证型。

1. 血热证

多见于进行期，皮疹发生及发展迅速。

辨证：血分蕴热，发于肌肤。

治法：清热凉血，活血解毒。

方药：凉血活血汤（白疕一号）加减。紫草根、茜草根、大青叶、板蓝根、白茅根、土茯苓、槐花、山豆根、生地黄、牡丹皮、丹参、赤芍。

2. 血燥证

多见于静止期，病程较长，皮疹色变淡，明显浸润者。

辨证：阴血不足，肌肤失养。

治法：养血滋阴，润肤解毒。

方药：养血解毒汤（白疕二号）加减。当归、鸡血藤、丹参、川芎、麦冬、天冬、生地黄、白鲜皮、土茯苓、草河车、板蓝根。

3. 血瘀证

多见于静止期，年龄偏大，久治不愈，皮损肥厚者。

辨证：气血瘀滞，肌肤失养。

治法：活血化瘀行气。

方药：活血散瘀汤（白疕三号）加减。桃仁、红花、三棱、莪术、丹参、鸡血藤、鬼箭羽、土茯苓、三七粉。

4. 湿热证

多见于渗出型银屑病。皮损多发于腋窝、乳房下、会阴、股根部等皱折部位，鳞屑较薄，呈污褐黏腻状，痒较重。可伴胸腹胀满、口苦咽干、食少纳呆，大便干或先干后溏，溲赤，女子白带量多色黄，舌质红苔黄腻，脉弦滑数。

辨证：湿热内蕴，郁久化火。

治法：清热利湿，凉血解毒。

方药：生白术、生枳壳、生薏苡仁、生芡实、川萆薢、车前子、泽泻、牡丹皮、生地黄、草河车、土茯苓。

5. 热毒证

多见于伴发上呼吸道感染者，特别多见于儿童和青年。皮损呈泛发性点滴状或融合成片。

辨证：内有蕴热，外感毒邪。

治法：清热解毒，凉血除斑。

方药：金银花、连翘、蒲公英、败酱草、锦灯笼、山豆根、板蓝根、大青叶、白茅根、紫草根、茜草根、玄参。

6. 寒湿证

多见于关节病型银屑病，关节红肿不明显，遇寒加重。

辨证：风寒湿邪，痹阻经络。

治法：温经通络，除湿解毒。

药物：独活寄生汤加减。秦艽、乌蛇、鸡血藤、青风藤、海风藤、桂枝、羌活、独活、木瓜、桑枝、土茯苓。阳虚明显者加制川乌、制草乌。

7. 风湿毒热证

多见于关节病型银屑病急性期，关节红肿疼痛者。

辨证：风湿毒热，痹阻经络。

治法：清热除湿，疏风通络。

药物：羚羊角粉或生玳瑁面、生地黄、牡丹皮、紫草根、茜草根、白茅根、板蓝根、秦艽、木瓜、防己、赤芍、桑枝。

8. 脓毒证

相当于脓疱性银屑病，皮肤潮红，脓疱密集，伴发热。

辨证：湿热蕴结，兼感毒邪。

治法：清热凉血，解毒除湿。

方药：解毒凉血汤加减。羚羊角粉、生地黄炭、金银花炭、白茅根、牡丹皮、紫草、板蓝根、土茯苓、连翘、生薏苡仁、苦参、生石膏。

9. 毒热入营证

相当于红皮病型银屑病。

辨证：毒热炽盛，入于营血。

治法：清营凉血，解毒护阴，佐以利水。

方药：解毒清营汤加减。羚羊角粉或生玳瑁面、生栀子、黄连、金银花、连翘、蒲公英、败酱草、生地黄、冬瓜皮、桑白皮、牡丹皮、白茅根、车前子、生石膏。

10. 加减用药

风盛痒甚者加白鲜皮、刺蒺藜、苦参、首乌藤。合并扁桃体炎、上呼吸道感染者，常加用金银花、连翘、锦灯笼、牛蒡子、鱼腥草。大便燥结者可加大黄、生栀子。脾虚夹湿者加生薏苡仁、白术、茯苓、扁豆。湿热盛者加龙胆草、黄芩、车前草。月经量少或有血块者加益母草、当归。合并肝郁气滞者加柴胡、枳壳、香附。若伴有肝肾阴虚证者加熟地黄、桑寄生、枸杞子。若阳虚明显，夹寒邪者加制川乌、制草乌、桂枝。伴水肿明显者用冬瓜皮、桑白皮、大腹皮、车前子、泽泻等消肿利水之品。久病伤阴者用麦冬、天花粉、生地黄、玄参、地骨皮、牡丹皮、太子参等。气血虚者加黄芪、白术、当归。

（二）用药领悟

1. 解毒贯穿始终。

2. 强调对小儿患者的治疗应注意健脾消导法，不能一味清热解毒。

3. 乌蛇、全蝎等虫类药对缓解关节疼痛有效，但热证明显时不宜使用，否则可使皮损加重。

4. 发病初期患者出现一派毒热标象，故重用清热解毒之剂；后期出现耗伤阴血征象，宜注意凉血护阴。

三、用药特点及常用对药配伍

1. 用药特点

（1）若按药物功效分类，使用最多的是清热解毒类药，其他依次为清热凉血类、凉血止血类、清热泻火类、养血活血祛瘀类、利水渗湿类、疏风通络类及健脾益气类药。

（2）按药物在处方中使用频率的高低统计，使用次数多（90％以上）的药物是板蓝根、大青叶、土茯苓、北豆根、紫草根、茜草根、槐花、玄参，其他依次为天花粉、生薏苡仁、羚羊角粉、白鲜皮、生地黄、锦灯笼、丹参、苦参、赤芍、金银花、连翘、莪术、熟大黄、全瓜蒌、白茅根、三七粉、红花、青风藤、海风藤、草河车等。

（3）按中医证型分类，血热证最常用的药物是紫草根、茜草根、板蓝根、大青叶、玄参、山豆根、羚羊角粉、白茅根、生地黄、牡丹皮；血瘀证常用的药物是桃仁、红花、三棱、莪术、丹参、三七粉；风湿痹阻证常用的药物是青风藤、海风藤、络石藤、羌活、独活、秦艽、乌蛇；毒热入营证多见于红皮病型银屑病急进期，多用羚羊角粉或生玳瑁、生地黄炭、金银花炭等清热解毒、清营凉血之品，同时重用白茅根 30 ～ 60g。

2. 常用对药配伍

（1）紫草根、茜草根。

功用：清热凉血、活血解毒。

常用量：紫草根 10 ～ 15g，茜草根 10 ～ 15g。

按语： 紫草根具有凉血活血、解毒透疹之功效。茜草根具有活血行血，化瘀通经之功效。两药合用，凉血活血之功更强，并可化瘀消斑。

（2）大青叶、板蓝根。

功用：清热解毒、凉血消斑。

常用量：板蓝根 15 ～ 30g，大青叶 15 ～ 30g。

按语： 大青叶清热解毒，凉血消斑，作用偏于全身。板蓝根清热凉血、解毒利咽，作用偏于局部。两药配伍，则全身毒热能解。张志礼教授在凉血五根汤的基础上加入苦参组成六根煎，治疗进行期银屑病效果更佳。

（3）山豆根、玄参。

功用：清热解毒，清利咽喉，滋阴降火。

常用量：山豆根 6 ～ 10g，玄参 10 ～ 15g。

按语： 山豆根大苦大寒，清热解毒，消肿止痛，专利咽喉。玄参质润性寒，滋阴泻火，善除头面浮游之火，又能解毒散结。两药配伍一清一滋，清热利咽作用加强，对阴虚蕴毒之咽喉肿痛有效，治疗因咽炎、扁桃体炎诱发的银屑病患者效果好。

（4）金银花、连翘。

功用：清热解毒。

常用量：金银花 10 ～ 30g，连翘 10 ～ 15g。

按语： 金银花性寒味甘，气味芳香，既可清风温之热，又可解血中之毒，偏于透上半身之热。连翘味苦性凉，轻清而浮，善清心而去上焦诸热，为治疮之要药，散结消肿，偏于透达全身体表之热。两药配伍清热解毒力强，为治温病之要药。皮科配蒲公英、赤芍用于毒热过盛之痈、疖、疮、丹毒、脓疱疮等一切化脓感染性疾患，用连翘心可清心火，用于胶原病邪入心包、烦热神昏等症。临床常用于治疗进行期银屑病伴咽喉肿痛患者。

（5）生地黄、白茅根。

功用：清热凉血，透邪消斑。

常用量：生地黄 10 ～ 30g，白茅根 15 ～ 30g，鲜品 30 ～ 60g。以鲜品为佳。

按语： 生地黄属清热凉血类药物，鲜生地黄清热凉血，生地黄炭能止血，干生地黄有滋阴凉血的效用。白茅根甘寒入血分，凉血透邪，功擅凉血止血。两药合用，凉而不滞。清热凉血，透邪外出。对热入营血诸证用之适宜。

（6）羚羊角粉、牡丹皮。

功用：清肝火解热毒，清营凉血活血。

常用量：羚羊角粉 0.3 ~ 0.6g，牡丹皮 10 ~ 15g。

按语：羚羊角粉咸、寒，入肝、心经，平肝息风，清热解毒。牡丹皮泻血分郁热，凉血活血，使血流畅而不留瘀。两药配伍，清营凉血，用于血热入营、毒热炽盛所致之进行期银屑病、红皮病型银屑病、脓疱型银屑病。

（7）桃仁、红花。

功用：活血化瘀，养血润肤。

常用量：桃仁 10g，红花 10g。

按语：桃仁少用养血，多用破血，功用破血散瘀，润燥滑肠，治瘀血偏于局部有形，或在下腹部者。红花走而不守，迅速四达，活瘀血，生新血，治瘀血偏于散在全身无定处者。两药合用，活血化瘀作用增强。此外，藏红花性寒，除活血外尚有凉血解毒之功，尤宜于斑疹大热、疹色不鲜活及温病热入营血之证。张老常用于经络阻隔、气血凝滞所引起的皮肤病，如血瘀型银屑病。

（8）三棱、莪术。

功用：破血行气，活血化瘀。

常用量：三棱 10g，莪术 10g。

按语：三棱苦平，破血中之气，破血作用强，适用于血瘀而气滞之证、莪术苦辛温，破气中之血，破气作用强，适用于气滞而后血瘀之证。两药配伍，破血行气作用增强。皮肤科用于气血瘀滞引起的肿物、一些浸润较深、颜色紫暗的斑块。

（9）土茯苓、槐花。

功用：除湿，清热解毒，消斑。

常用量：土茯苓 15 ~ 30g，槐花 15 ~ 30g。

按语：土茯苓甘淡性平，为利湿解毒要药，生槐花泻热凉血，其凉血之功独在大肠，大肠与肺相表里，所以能疏皮肤风热。槐花生用清热解毒力强，尤以槐花蕊效力更强。炒用力虽缓，但易于保存。两药配伍，除湿解毒，清热凉血作用强。佐以生甘草，组成土槐饮，可以煎煮服用，也可以泡水代茶饮。可以单独使用也可与其他方剂加减配伍，张老常用此两药与凉血活血汤配伍使用。

（10）丹参、三七粉。

功用：活血化瘀，通络止痛。

常用量：丹参 10 ~ 15g，三七粉 3 ~ 6g。

按语： 丹参活血凉血，祛瘀甚佳，兼有养血。三七粉祛瘀活血，通络止疼。两药配伍，养血活血，化瘀止痛作用增强。张老用于血瘀型、关节病型银屑病。

（11）青风藤、海风藤。

功用：祛风寒湿，活血止痛。

常用量：青风藤 10 ～ 15g，海风藤 10 ～ 15g。

按语： 青风藤辛苦温，能通经络，善治风疾。海风藤通络利水，又有清热解毒作用，配清风藤可治风寒湿痹，肢节酸痛，关节不利，筋脉拘挛。如对血虚风湿入络，肩臂疼痛，可配当归、二芍、黄芪、鸡血藤、桂枝等同用。张老常用于治疗关节病型银屑病。

（12）羌活、独活。

功用：疏风胜湿，通络止痛。

常用量：羌活 10g，独活 10g。

按语： 羌活辛温雄烈，散肌表之风邪，喜治上半身之痛。独活性缓，偏于下部风湿，长于治疗筋骨之间风湿痹痛，喜治下半身痛。两药合用，一上一下，可治风寒湿痹型银屑病。

（13）当归、赤芍。

功用：养血活血，凉血和营。

常用量：当归 10g，赤芍 10 ～ 15g。

按语： 当归有养血活血之功，治一切血虚诸证。血以通为补，因其具有活血之力，故能显示补血之效。赤芍凉血清热，活血破血，消散血中之浮热。两药合用，能养血活血，凉血和营，治疗血虚血瘀所致之皮肤病有效。

（北京中医医院　王萍　邓丙戌　王禾　孙丽蕴，

北京崇文中医医院　张苊）

张志礼教授治疗硬皮病经验

已故张志礼教授具有丰富的中西医结合临床治疗经验，笔者通过张志礼教授治疗硬皮病的案例，将其经验整理如下。硬皮病在中医学中归入"痹证"范畴。《素问·痹论》云："痹在于骨则重，在于脉则血凝而不流，在于筋则屈不伸，在于肉则不仁，在于皮则寒。"《诸病源候论》云："痹者……其状肌肉顽厚……由血气虚则受风湿而成此病，日久不愈，入于经络，搏于阳经，亦变全身手足不随。"即因脾肾阳虚，气血不足，导致卫外不固、腠理不密，再加上风寒湿之邪乘隙而侵，阻于皮肉之间，久之耗伤阴血，使脏腑失调而导致的疾患，称之为"皮痹"。张教授认为，该病以肺脾肾阳气不足为本，以风寒湿三气杂至为标，将硬皮病分为脾肺不足、脾肾两虚两大证型。治疗时，抓住健脾益肾、活血化瘀两大法则，标本兼顾，有时适当配合小剂量西药综合治疗。

1. 脾肺不足

本型主要表现为皮肤斑块或条索状变硬，中心或呈象牙白色，表面蜡样光泽，萎缩变薄如羊皮纸样或成板状，可伴四肢痿倦，舌淡苔薄或白，脉沉缓，此证多见于局限性硬皮病。辨证为肺脾气虚，经络阻隔，气血瘀滞。治疗以健脾益肺、温经通络、活血软坚为主。常用药为黄芪、白术、茯苓、党参、山药、天冬、桂枝、白芥子、伸筋草、丹参、红花、夏枯草、僵蚕等。

验案举隅：肖某，女，50岁，病史2年。2年前左大腿根外上侧时发痒、发红，未引起注意。2个月前该部位出现大片淡紫红色斑，边界清楚，看不清皮纹，触之略硬。某医院诊为"局限性硬皮病"，给予局部封闭，外用红花油，效不明显。患者诉患处缺乏自觉症状，平素乏力肢倦、腹胀易躁，经期后错，量少有块。诊查：左髂部可见一9cm×5cm大小的片状萎缩硬化斑，中央有散在小片象牙白色斑，周围皮肤正常，境界清楚。舌质暗苔白，脉弦细。

西医诊断：局限性硬皮病。

中医诊断：皮痹。

辨证：脾气不足，经络阻隔，气血瘀滞。

治法：健脾益气，温通经络，活血软坚。

药用：黄芪15g，党参15g，白术10g，茯苓15g，丹参15g，赤芍15g，红花10g，川芎10g，熟地黄15g，鸡血藤30g，白芥子10g，桂枝10g，夏枯草15g，木香10g，枳壳10g。

二诊：服上方14剂，中心象牙白色皮损转变较为明显。继服前方。

三诊：服上方28剂，局部皮损颜色变至淡粉，且皮肤变软，已明显可以提起。前方去夏枯草，加女贞子15g，旱莲草15g。此方连服2月余，局部皮损肤色正常，触之柔软，已见到皮纹，基本恢复正常。

按： 张志礼教授治疗局限性硬皮病多从脾肺入手，一般病史较短者，邪多稽留于肺；随着病期的延长，脾气不足的证候表现逐渐突出，一是皮损本身的变化，一是伴随症状的出现。本例患者初期症状持续了20多个月，病势已从表皮入里，转为皮损硬化、萎缩，伴乏力、肢倦等脾气不足的症状，进而影响肝之条达，气血为此失于调畅而致经脉阻滞。张志礼教授临床抓住健脾益气之关键，配合使用活血温经药物，达到软坚通络、消除硬化的目的。

2. 脾肾两虚

本型主要表现为皮肤浮肿、硬化、萎缩累及面积大，可见典型面容，指尖变硬及伴有内脏损害。常见症状有畏寒怕冷，神疲乏力，四肢不温，关节疼痛或屈伸不利，大便溏泻，妇女月经涩滞或闭经，舌质淡，舌体胖边有齿痕，脉沉或紧，或迟缓，多见于系统性硬皮病。辨证为脾肾阳虚，气不化水，气血凝滞。治疗以健脾益肾，温阳化水，活血软坚为主。常用药为黄芪、党参、白术、茯苓、制附子、肉桂、鹿角胶、白芥子、麻黄、熟地黄、丹参、赤芍、鸡血藤、僵蚕、木香等。

验案举隅：邸某，女，40 岁，病史 2 年。2 年前患者因淋雨后双手指足趾发凉、遇冷加重，逐渐发展至全身大小关节及肌肉疼痛。曾在当地医院按"风湿"治疗，给予强的松每日 20mg 及中药内服，疗效不理想。4 个月前患者出现面部、两前臂皮肤发紧变硬及吞咽困难等症状，近 1 个月行动不利，在当地虽经静脉滴注可的松类药物等治疗，但病情仍未得到控制，并伴喉中痰鸣、胸憋气短、烦躁不宁、张口吞咽困难、饥不得食、夜寐欠安、大便 4～5 日未解，皮肤紫硬微痒，双手指足趾发凉，遇冷加重发麻变白，全身大小关节肌肉疼痛，行走困难。故以"系统性硬皮病"收入院。诊查：表情淡漠，面如土色，抬头纹消失，鼻尖细小，口唇变薄，张口最大唇间距 1.5cm，伸舌仅见舌边，右上臂不能抬起，外展 45，左上臂上举 20°，外展 60°，两前臂、手背及腹部皮肤硬化，失去弹性，呈黄褐色，表面光滑，蜡样光泽，感觉迟钝，手指僵硬，活动受限，舌边尖红，脉沉细。实验室检查：血沉加快，血红蛋白偏低，血白细胞总数偏高，肝功能异常，抗 DNA 抗体 27%，抗核抗体（ANA）1∶640 膜型斑点型。

西医诊断：系统性硬皮病合并肺部感染。

中医诊断：皮痹。

辨证：脾肾阳虚，寒湿痹阻，复感风热之邪郁于肺。

治法：温经散寒，益气活血化瘀，清热宣肺化痰。

药用：桂枝 10g，僵蚕 10g，当归 10g，鸡血藤 30g，红花 10g，黄芪 10g，白术 10g，车前子 15g（包），黄芩 10g，前胡 10g，全瓜蒌 15g，桑白皮 15g；配合强的松每日 30mg 和保肝药等，静脉滴注红霉素每日 1.2g。

10 天后患者咳痰量多、胸憋气短症状已明显好转，停用抗生素，改以温经助阳、益气活血化瘀、滋阴行气之方。

药用：桂枝 10g，白芥子 15g，红花 10g，鸡血藤 30g，僵蚕 10g，黄芪 10g，茯苓 10g，白术 10g，天花粉 15g，制附子 10g，肉桂 6g，当归 10g。

服药 39 剂，激素量递减至强的松每日 10mg，患者已能独立行走，两上肢活动自如，面部表情恢复，张口最大唇间距 3.5cm，伸舌可见舌面，前臂及腹部皮肤可捏起。患者诸症状明显好转而出院。

按：本例患者素体偏弱，遭雨淋后受寒湿之袭，日久阻于经络，因近期复感风热之邪而诸症并发。张教授治疗时先以"急则治标"入手，用药以求在散寒的基础上不致助热，在清热的过程中不致使寒更盛。待病情控制后，投以健脾温肾、活血温经之品，激素用量递减至维持量，达到临床较理想的效果。

张志礼教授在硬皮病的治疗中，一方面提出要运用综合治疗，根据病程、病情、病势选择中药熏洗、浸泡、外搽，中成药配合内服，合并有内脏损害者必要时选用西药；另一方面指出，中医的优势在局限性硬皮病的治疗上，如皮损面积广泛、合并内脏损害、伴发症状重的系统性硬皮病患者，还应先用西药治疗，待病情控制后再配合中药，方能取得满意的疗效。

（北京中医医院　蔡念宁）

危北海

危北海（1931—），男，江西省南昌市人。危北海主任 1954 年毕业于中国人民解放军第七军医大学，1959 ～ 1962 年被选派参加第一届西医离职学习中医班，系统学习中医理论，结业后到北京中医医院工作，任主任医师，历任北京中医医院副院长、北京中医研究所所长、脾胃重点学科负责人、中国中西医结合消化专业委员会主任委员、中国中西医结合学会常务理事及秘书长、北京中西医结合学会会长。危北海主任为国家级有突出贡献专家，享受国务院特殊津贴，1997 年被定为国家级重点继承名医。

危北海主任献身中西医结合事业，数十年研究、治疗脾胃及肝胆疾患，工作成绩显著，是中医脾胃学说的开创人之一。他主持了北京市"七五""八五""九五"科研课题的攻关，建立了国内最大的脾胃理论知识库，提出了融中西医理论于一炉的新见解和新观点，得到了国内该领域同行的公认和好评。他还主持研制了治疗多种脾胃病的特色制剂，撰写并发表专业论文 200 余篇、专著多部，获得部、市、局各级科研奖 20 余项，多次走上国际讲坛，为提高中医的国际声望做出了巨大贡献。危北海主任耕耘医学讲坛数十年，培养造就了一大批专门人才，为中医脾胃学科的建设和发展打下了坚实的基础。危老北海主任的人有苑惠清、孔令彪、刘薇、马丽红、王芳等。

危北海脾胃病学术思想探讨

危北海先生治学勤奋，学贯中西，在 50 年的临床和科研工作中博采众长，独树一帜，尤擅治疗脾胃疾患。他认为脾胃病中脾胃虚证的发病率最高，对此进行了许多开拓性的探讨。

一、危北海脾胃学说的学术渊源

从历史的角度看问题，危北海先生的脾胃学说之所以能够在脾胃学说中占有重要的一席之地，主要缘于以下三个方面：首先危北海先生学习中医的年代正是中华人民共和国昂首站起来的年代，他响应毛主席"西医离职学习中医"的号召积极加入西医学习中医的行列，与中医结下了不解之缘，并影响了他今后的人生历程，这可谓是一种机遇，注定非自己始能料及。再者危先生没有辜负历史，他把"路漫漫其修远兮，吾将上下而求索"作为自己的座右铭，深信中西医结合的前途是光明的，而作为这一事业的开拓者和献身者，正是党付与我们的任务和时代赋予的使命。危北海先生作为中西医结合的奠基人之一，毕生为之奋斗的愿望就是想努力为创建中西医结合的新脾胃学尽自己的一份力量。他以一个哲人的眼光看待历史：中医药学的发展，历经数千年的漫长过程，到了社会主义新时期的今天，必然要经历一次现代化的变革，因此应该广泛吸收现代科学包括西医学的知识和方法来丰富和充实自己，以提高到一个更高的科学境界。这是对其固有特色和精华的最好继承，也是最大的发扬。正是由于历史的原因加上一代学者执着勤奋的追求，我们的事业才能如此兴旺发达。

近年来，在危先生的倡导下，北京市中医研究所对历代文献进行了全面系统的整理、分析和归纳，并从中得出了新的论点。

1.《内经》为脾胃学说奠定了理论基础。不论从脾胃的解剖、生理、病理，还是诊断、治疗和预防，《内经》中都做了颇具规模的详尽论述。后世脾胃学说的发展，都是以此为出发点。

2.《伤寒论》和《金匮要略》奠定了脾胃学说的临床证治基础。《伤寒杂病论》这部不朽的著作是我国第一部理论和实践相结合，理法方药俱全的中医经典之作。张仲景不仅提出了"四季脾旺不受邪"理论，而且在六经论治中，还指定了一系列脾胃病的辨证纲要和治法方药，为脾胃理论的临床应用开辟了广阔的前景。

3.唐宋金元时期，脾胃学说得以全面的发展，李东垣独树一帜，开脾胃论之先河，法《内经》"土者生万物"的理论，认为脾胃之病多由于虚损造成，临床惯用补中、升阳、益气、益胃之法，成为补土学派的鼻祖。

4.明清时期，脾胃学说进一步充实完善，尤以叶天士对阐发脾胃之阴的论治有卓越的贡献，使脾胃学说逐步发展成为一个完整的理论体系。

以古鉴今，从分析研究其整个发展过程可以看出，有重要贡献的人物主要有三家：一是张仲景着重阐述了脾胃病的临床证治，二是李东垣着重阐述了脾胃阳气虚的证治，三是叶天士着重阐述了脾胃阴病的证治。

对古籍文献的整理和研究是探讨脾胃学说的必由之路，是打开人们思路和视野的钥匙。从学术的角度看危北海先生在脾胃病方面的学术思想，也无不打上历史的烙印。脾虚证是危北海先生研究的一贯主题，研究脾虚证就要探讨脾虚证的源流。《内经》认为，脾"治中央，常以四时长四藏，各以十八日寄治，不独主于时也"(《素问·太阴阳明论》)。仲景得《内经》真传提出"见肝之病，知肝传脾，当先实脾"，所谓"四季脾旺不受邪"的理论，并将其称为"上工治未病"，坚持和胃固本达邪不遗扶正，开李东垣脾胃学说之先河，东垣在张元素以脏腑寒热的论点分析疾病的发生、演变及辨证治疗原则启导下，别开蹊径，阐发《素问》"土者生万物"的理论，创立脾胃论。认为脾胃之病多由于虚损，临床惯用补中、升阳、益气、益胃诸法，成补土派之鼻祖。危先生继承和发展了上述医家的学术衣钵，对脾虚证进行了长期的研究，积累了丰富的经验。这不是无水之源，也不是无本之木，是有深厚历史渊源和理论依据的。

二、探索脾胃疾病的辨证论治规律为脾胃学说发展奠定了可靠的基础

危先生竭毕生精力致力于脾胃学说的研究，为此从不同角度和不同层次对脾胃病的本质进行全方位、大视野的探讨，做了许多开拓性的工作，对脾胃疾病的辨证论治规律的探讨为脾胃学说的发展奠定了可靠的基础。其关键主要体现在如下几个方面：

（一）脾胃理论指导临床

脾胃系统是中医藏象理论的一个重要组成部分，是指导临床辨证论治的理论基础。

危先生认为人体疾病，尤其是脾胃疾病的基本发病机制是脾胃内伤所致，即李东垣所说："脾胃内伤，百病由生。"为此，危先生从脾脏本脏及脾脏与他脏的相互关系等方面探讨了脾胃虚弱在慢性胃肠病发病机制和诊治中的意义。

1. 脾主运化方面

危先生认为脾胃为后天之本，气血生化之源，从生理功能上看，"脾为之使，胃为之市"，脾主运化，胃主受纳，二者一运一纳，互相配合，协调统一，共同完成食物的消化吸收、运输等功能。脾气主升，为胃行其水谷精微及津液水湿之化，胃气主降，为脾行其受纳腐熟之功，胃气降则水谷下行而无停滞积聚之患。脾升胃降，共同完成腐熟水谷，升清降浊以化生气血。在病理变化上，倘若脾胃虚弱，失其健运之力，则脾胃不能升清降浊，饮食不化，中焦阻滞，可以产生脘腹胀满，纳食不佳，呃逆反胃，嗳气早饱，大便失调等症。在治疗上，危先生常用健脾理气方治之，方用党参、枳实、茯苓、半夏、木香、焦四仙、厚朴、郁金、鸡内金、大腹皮。方中党参，健脾胃之气为君药；茯苓助党参健脾，且可祛湿；枳实、厚朴行气和中，除胀消满；木香、郁金亦可助枳实、厚朴行脾胃之气；半夏消痞除胀；焦四仙、鸡内金健脾消食，使食积得消，积滞自除。危先生常用上方治疗功能性消化不良，取得良好疗效。

2. 脾为之卫方面

危先生认为，中国理论所讲的"脾为之卫"，是指脾有卫外的功能，正如李东垣所说："脾胃内伤，百病由生。""百病皆由脾胃衰而生也。"脾胃内在损伤是机体发病

的一个主要因素，尤其对脾胃病而言，脾胃虚损是发病的基本内因，脾胃病，则水谷不化，气血不足，外邪入侵。

危先生把中医的脾胃内伤、正虚邪实的发病机制与胃黏膜之防护因子和攻击因子两者失衡而发病的学术观点结合起来分析，用来阐明幽门螺杆菌（Hp）相关胃病的病因病机，他认为 Hp 作为外邪，造成胃黏膜防护因子的减弱，同样具有重要的发病作用。正是由于正虚邪实，即胃黏膜保护作用的降低和攻击因子的增强，才导致 Hp 感染和胃病的发生。

危先生治疗上述脾胃病，多采用四味调黄汤，方中选用黄芪、党参、白术、黄连、黄芩、黄柏、槟榔、厚朴、丹参、白及、三七粉、甘草。黄芪、党参健脾益气，取其扶正之意。白术健脾燥湿，助脾胃之气健运；黄芩、黄连、黄柏清热祛湿，且经药理实验证实具有明显的杀灭 Hp 之效，攻邪之力较强；槟榔、厚朴行气导滞，使脾胃之气不至呆滞，即所谓通则不痛之意；白及制酸止痛。丹参、三七粉活血化瘀缓急止痛。共成健脾清热除湿止痛之功。若兼有肝郁气滞之胁痛，可以加郁金。赤白芍疏肝解郁，缓急止痛；兼腹胀纳食佳，可选用大腹皮、焦四仙健脾消食，行气导滞；若反酸，胃脘部喜暖怕凉，可加吴茱萸、木香。

3. 肝木克土方面

中医理论认为，肝主疏泄，若肝气郁滞，疏泄失常，就会影响脾的运化，出现呃逆反酸，两胁胀痛，食欲不振，腹胀等证候，即中医所谓木郁克土。反之，如果脾失健运，也会引起肝之疏泄异常，引起腹胀腹痛、大便失调等证候，导致"土壅木郁"。危先生认为中医的肝不仅包括解剖学的肝，也包括精神情志的失调，肝气郁结可以克伐脾土。从西医学的观点来看，自主神经功能失调和幽门括约肌舒缩功能障碍可引起胆汁反流和胃肠功能障碍，并可导致胃黏膜屏障功能损伤和炎症反应。由此认为肝郁脾虚与自主神经功能失调所致胆汁反流和胃肠功能障碍的表现相似。基于上述观点，危先生长于用健脾疏肝和胃之胃胆汤治疗属于肝木克土之反流性胃炎，疗效颇佳，常用苍术、茯苓、黄芩、黄连、干姜、木香、吴茱萸、枳实、柴胡。方中苍术、茯苓健脾和胃鼓舞脾胃之气；柴胡、枳实、木香疏肝理气，调畅肝之疏泄；黄连、吴茱萸则取左金丸之意。诸药相合，共成疏肝健脾之方。

4. 培土生金方面

危先生认为脾主运化，肺司呼吸，脾转输的饮食水谷之精气，上输于肺，与肺吸入之气结合，变化而成宗气，两者相辅相成，彼此影响，这就是脾助肺益气的作用。另一方面，脾运化水湿的功能，又需借助肺气的肃降，如果脾气虚弱，运化失常，就会导致肺气不足，而引起气短、喘息、咳嗽，甚至水肿等证候，此即所谓土不生金，因此在治疗上就应当采取培土生金的方法。西医学慢性阻塞性肺部疾患如慢性支气管炎及慢性阻塞性肺气肿，在急性发作或病情加重时，常会伴有消化道继发性损害而出现纳差、腹胀等证候，也容易发生消化性溃疡，其发病率高达24%，是非慢性支气管炎的3倍，可见消化系统疾病和肺部疾患有非常密切的关系。健壮胃肠道的功能或治愈消化道疾病为治疗肺部疾患提供了一个有效的途径。这就是中医培土生金之本义。

危先生在治疗属于脾虚证之慢性阻塞性肺部疾患时常常用健脾益气宣化汤治疗，方中选用生黄芪、党参、白术、金银藤、前胡、生赭石、黄芩、沙参、桑白皮、陈皮、半夏。生黄芪、党参、白术健脾益气扶正祛邪，即取其培土之意，余药则功在宣肺化痰，降逆止咳，使金得生，咳喘自除。若腹胀甚者，先生多加入枳实、厚朴；食滞不化，选用焦三仙、鸡内金；大便干者，加焦槟榔。

（二）脾胃虚证的辨析

脾胃病中脾胃虚证的发病率最高，临床上对不同证型应详加辨析，辨证和辨病相结合，根据我们随危先生临床体会，兹分述如下。

1. 脾阴虚与胃阴虚有别

脾胃同居中焦，互为表里，一阴一阳，一升一降，其阴虚之证，亦当详辨。一般可将脾阴不足分为两类，一为脾阴虚证，一为脾约证。

脾阴虚证多由于饮食不足，劳倦过度，久病虚损，或邪热内陷，消灼津液，或过用吐泻及利尿之品所致。病机主要是水谷不化，津液不充，营气不足，不能敷布营润周身。临床症见：形体消瘦，倦怠乏力，不思饮食，食少腹胀，食后胃脘痞满不舒而喜按，体无膏泽，毛发憔悴，大便稀溏或干结，唇红或绛，脉虚细数。治疗可采取补脾滋阴法，危先生擅长用药如人参、怀山药、白扁豆、薏苡仁、莲子肉等，或慎柔养真汤（四君子汤加山药、莲肉、白芍、五味子、麦冬、黄芪）和六神散等（四君子汤加山药、扁豆），取甘平，甘凉，质地濡润之品，意在补而不燥，滋而不腻。

例1. 程某，女，54岁，劳动局干部。患者半年前因劳累紧张，出现纳呆，食后胃脘胀满，喜按，烦渴引饮，饮后腹胀更甚，大便干稀不调以稀为多，面色萎黄，唇红，舌苔白剥，质红，脉细。危先生采用党参、怀山药、白扁豆、薏苡仁、莲子肉、麦冬、五味子、黄芪、白芍、郁金、甘草。用药一周后，症状大减，能正常进食，纳后腹胀减轻，大便成形，饮水量减少，继服上方7剂，巩固疗效。

脾约一词源于《伤寒论》和《金匮要略》麻仁丸证之"其为脾约"一语。其病机是胃强脾弱，胃气强则胃热伤津，制约于脾，水谷精微不能输布，脾亦失常而造成脾阴内亏，其临床证候可见大便干涩，不思饮食，纳少肌瘦，口干消渴，皮肤干燥。危先生认为，脾约与脾阴虚均有大便干硬难解之症及津液不足表现，但脾约证以便硬为主症，其津液不足为胃热的主要表现，并非属于单纯之脾阴虚证；脾阴虚之便干乃是兼症，其津液不足是病之本因，两者不尽相同。从治疗上看，危先生常用麻子仁丸治之，选用麻仁、杏仁、白芍、白蜜、郁李仁等具有润燥通便的药，与一般滋润脾阴之治则迥异。

例2.陈某，女，32岁，公司职员。诉近半年无明显原因纳食减少，大便干结难解，每次需用润肠之品和泻药，3～4日一行，矢气少，腹胀，口干，皮肤干燥，饮水口干不解，眠差心烦。危先生认为此患者为典型脾约证，用火麻仁、桃仁、杏仁、郁李仁、白芍、白蜜、炒酸枣仁、生地黄治之。患者服药7剂后，大便规律易解，但停药后症状有反复，遂予麻仁滋脾丸继服巩固疗效。

胃阴虚证的主要表现为口舌干燥，口渴喜饮，胃脘灼热疼痛，或嘈杂易饥，大便秘结，舌苔少，或干裂无苔，舌质红，脉细。治宜养阴润胃，生津止渴。危先生常用益胃汤之类加减，药如沙参、玉竹、石斛、麦冬、天花粉之类。

例3.王某，男性，62岁，胃脘灼热疼痛两年余，反酸嘈杂易饥，口干口苦，大便秘结2日一行，夜寐多梦，舌红少苔，脉细。危先生认为病史偏长，日久已伤及胃阴，拟用沙参、玉竹、石斛、麦冬、天花粉、山药、白芍、郁金、柴胡养阴润胃，生津止渴。用药14剂后症状明显减轻，但时有饥饿及胃脘灼痛感，继服7剂巩固疗效。

危先生认为脾阴虚与胃阴虚的区别主要表现在升降、运纳方面。胃阴主濡润食物，腐熟水谷，故胃阴虚则胃纳不佳，或纳而不化，又有阴虚之象者多表现为饥不欲食，食不知味，或消谷善饥，口渴欲饮，干呕呃逆，胃脘灼热，便干溲少，多见于外感热病后期及内伤消渴等证。脾阴虚则脾失运化或脾气不升，又有阴虚之象者，多表现为腹胀纳呆，皮肤干燥，肌肉消瘦，唇红燥裂。脾阴虚多见于内伤杂病，久泻久吐之后。

2. 胃气虚与脾气虚不同

胃气虚与脾气虚不同，胃主受纳，脾主运化，胃气虚弱则受纳障碍，脾气虚弱则运化不健。胃气虚弱的临床表现主要为胃脘痞闷，嗳气呃逆，不思饮食，或食不消化而致大便不实，舌淡少苔，脉弱，治之以小半夏汤。胃气虚弱进一步发展，可形成胃气虚寒，五脏虚得胃气虚寒，耳目口鼻俱为之病。胃病则十二经之气皆显不足，气少则津液不行，津液不行则血亏，故筋、骨、皮、肉、血、脉皆弱。危先生喜用丁香吴茱萸汤作为治疗胃气虚寒之主方，用药如干姜、黄柏、丁香、炙甘草、柴胡、橘皮、吴茱萸、升麻、半夏、黄芪、人参、当归、苍术等。

例4.叶某，女，48岁。胃脘痞闷3年余，纳呆食少，纳后脘闷加重，喜热饮恶寒凉、嗳气呃逆，胃脘嘈杂，便溏多伴不化之谷，舌淡少苔，脉细弱，证属胃气虚寒，危先生用药有干姜、黄芪、当归、人参、苍白术、丁香、吴茱萸、升麻、焦三仙、炙甘草，服药7剂来诊，脘闷减轻，食量增加，依次为基本方加减，服用近月，诸症渐平。

《脾胃论》云："食入则困倦，谨慎昏冒而欲睡者，脾亏弱也。"脾气虚则运化失司，清者不升，浊者不降，以致出现饮食不化，脘腹胀满，大便溏薄，四肢乏力，倦怠嗜卧，面色萎黄，下肢浮肿，便血崩漏，舌苔薄，舌质淡，脉虚缓等症状，治法以健脾益气为主，危先生用四君子汤为基本方治之。

例5.桑某，女，39岁。患者平素月经量多，每次月经后均明显乏力，四肢倦怠，神疲嗜卧，面色萎黄，纳呆食少，腹胀便溏，血红蛋白在行经后多为7g左右。来诊时经期刚过，舌质淡，苔白滑，脉沉缓乏力。辨证脾气虚弱，气血不足，方用党参、云茯苓、白术、炙甘草、鸡内金、焦三仙、白芍、生地黄。服7剂后诸症减轻，嘱其于行经前服用上方，症状得到明显改善。危先生认为胃气虚弱与脾气虚弱的区别，在于胃气虚弱多因外感引起，只要外感一除，胃气自健。脾气虚弱多因内伤引起，只有内伤渐愈，脾气才能自运。胃气虚弱的治疗，宜在培补胃气的基础上，佐用芳香开胃，如丁香、橘皮、苍术、藿香之类。脾气虚弱的治疗宜在温补脾气的基础上，佐用运脾化湿之品，脾之健壮，不在补而贵在运，不在补脾，旨在运脾，所谓运脾，即促脾运化、动而不息之意，危先生惯用麦芽、山楂、鸡内金、神曲等。

3. 脾病宜细分

脾气虚弱与脾阳不足俱是脾病，但两者亦有程度上的差别。脾气虚弱可以发展为脾阳不足，脾阳不足除具有脾气虚弱的临床表现外，主要为有寒象，症见腹痛绵绵，泄泻清冷，或腹胀有冷感。食纳不佳，食后不易消化，四肢不温，小便不利，身觉困重，其则周身浮肿，舌质胖嫩且淡，脉沉迟，宜用理中汤温中健脾，若兼肾阳不足，当用附子理中汤。如土虚寒木侮，用黄连理中汤，依据危先生的临床经验，一般脾阳虚多用干姜，胃阳虚宜用生姜。危先生主张在临证时亦应对脾阳不足与脾阴不足做鉴别，其关键在于，脾阳不足多表现为下利，甚至完谷不化，可有停痰积饮，治宜温补脾阳。脾阴不足主要体现在大便干结难通，皮肤干燥而粗糙，或有消渴，治宜滋养脾阴。

4. 胃病当详审

危先生在临床上对胃气虚弱与胃气虚寒的辨别是非常重视的，他认为二者俱是胃病，但存在程度上的差异，应区别对待。

胃气虚寒是胃气虚弱的进一步发展，胃气虚弱是胃气虚寒的初级阶段。胃气虚弱主要指胃之受纳功能虚弱，出现胃脘痞闷，嗳气，不思饮食，或食不消化而致大便不实。胃气虚寒则不仅胃之受纳功能失调，而且会出现功能失调所导致的精微亏乏，治疗时可用小半夏汤或橘枳姜汤，甚者可用黄芪建中汤或丁香吴茱萸汤，胃气亦称胃阳，胃气虚寒即胃阳不足，轻则气虚，重则阳虚，虽属同一范畴，但有轻重之别，气虚者未必有寒象，而气虚者则否。

胃阴不足与胃阳不足亦是危先生临床辨证的重点，胃阳不足主要表现为口淡，不思饮食，或虽食而不能转化，胃脘满闷而痛，或朝食暮吐，治以温补胃气。胃阴不足主要表现在口干、食难下咽，或饥而欲食，胸中嘈杂，或胃脘灼热而痛，大便燥结难通，治以滋养胃阴。

（三）中西医结合诊治脾胃疾病前景广阔

近年来危先生对脾胃病进行了一系列的临床和实验研究工作，融中西医理论于一体，取得了不少开拓性的成果，为阐明脾虚证的实质提供了科学依据使我们对脾胃病在理论认识上有了一个新的飞跃。

三、中西医结合脾胃病研究前景广阔

危先生学贯中西，是中西医结合脾胃病研究的大家之一。他高屋建瓴，对中西医结合脾胃病研究的方向为我们做了美好的描述。

1. 在"疑难病"治疗中发挥中西医结合的优势，例如中医或中西医结合治疗慢性萎缩性胃炎虽有一定疗效，但其确切效果仍需进一步扩大验证，其重点应放在癌前病变防治上。

2. 加强对慢性非感染性胃肠道疾病和胃肠道功能性疾病的防治，千方百计提高疗效，创新理论，取得突破。

3. 以高标准、严要求进行临床和实验相结合的研究，拿出过硬的实验结果。

4. 开拓进取，开发出治疗常见胃肠道疾病的高效、速效而简便的系列药物。在中医药方面从《内经》至明清历代著名医家对胃肠疾病多有系统而全面的阐述和极其丰富的临床诊治经验，形成了一个系统的理论联系实践的完整的理论学说——脾胃学说。因此，历史发展到今天，作为现阶段从事消化系统疾病研究防治工作的医务工作人员，义不容辞，责无旁贷地把西医学与中医学的理论知识和诊治经验有机地结合起来，各取所长，融会贯通。

危先生认为新的中西医结合消化病学标志是：

（1）在理论研究中有众多的闪光的新结合点，能熔中西医理论于一炉，有新的论点、新的发现，既不同于中医，也不同于西医。

（2）在临床诊断中，辨病和辨证相结合，宏观和微观相结合，定因、定位、定性和定量相结合，建立一个中西医结合的诊断模式。

（3）在临床疗效上，能取得更高的、更确切的和经得起重复验证的疗效，既高于西医，也高于中医。

（4）在高疗效的基础上，对医、理、药等各个方面进行系统而综合的研究，在整体、细胞、分子、基因等各个不同层次上，阐明其疗效机制，开发出治疗常见多发病

和疑难重症的系列方药，立足于国内，面向国际。

总的来看，中西医结合消化病学的发展和形成是一个漫长而复杂的过程，需要付出不懈的努力，然而，我们深信，其前途是光明的，因为在我国特定的历史条件下，既然存在着两种医学体系，又都是为了一个共同的目标，观察研究同一事物，那么，根据科学发展的客观规律，两者必然会互相渗透、互相补充。在临床诊治实践和学术领域里达到融会贯通，这是不以人们的意志为转移的，是历史发展的必然规律，也许需要数十年或上百年，然而，"世上本无路，路是人走出来的"，"千里之行，始于足下"，只要我们为了人民的健康，有一个明确的目标，有雄心壮志和坚强的毅力，有科学的思路方法和严谨的工作态度，我们的事业就一定会成功，我们的目标就迟早会达到。

对于危先生的经验，三年之学习，仅仅是学到一些皮毛而已，其精华也不是我能够用笔墨所能够描述完美的。但事是不讲不明的，理是不讲不清的，"路漫漫其修远兮，吾将上下而求索"。中西医结合脾胃病研究的形成和发展是一个相当长的历史时期，需要几代人，几十年甚至上百年的努力，方能达到日臻完美的境界，我们相信，只要勤于思考，勇于开拓进取，明天会更加美好。今年是危先生从医 50 年之际，特撰此文聊表敬意，以飨同仁。

危先生在中医临床及教学科研工作中辛勤耕耘几十年，取得了丰硕的成果，对中医脾胃学说有着很深的造诣。他运用现代科技方法对脾胃和肝胆疾患进行了大量的临床观察，他擅长治疗内科脾胃疾患，如慢性胃炎、消化性溃疡、慢性结肠炎、胆道疾患，疗效显著，并且研制出以"四黄调胃胶囊"为代表的治 Hp 感染相关性胃炎的新药。危先生对慢性肝炎、肝硬化亦有深入研究，临床疗效亦较好；对一些内科疑难杂症在诊断治疗上亦有许多独到之处，运用中西医结合的方法常取得了满意的效果。

（北京中医医院　孔令彪）

危北海脾虚学术理论的研究及应用

验案举例

例 1. 田某，女，59 岁，患者于 1997 年 4 月 3 日初诊。诉 3 年前因情绪激动出现胃脘痛，春季多发。近一周因生气胃痛发作，伴两胁胀痛走窜，嘈杂反酸，呃逆，纳食不馨，便不畅二日一行，眠差易醒。既往否认肝炎、结核病史。舌质红，苔白根黄，脉弦滑。胃镜示复合性溃疡（活动期），Hp（＋），B 超示脂肪肝。

辨证：肝气郁结，肝脾不调。

立法：疏肝解郁，调和肝脾。

主药：郁金 20g，厚朴 15g，吴茱萸 6g，黄连 15g，白及 15g，鸡内金 15g，赤芍 15g，白芍各 15g，枳壳 15g，焦三仙 30g，柴胡 20g，薄荷 10g，黄芩 15g，木香 10g，香附 15g，三七粉 3g（冲）。7 剂，水煎服，日 1 剂，分温 2 服。

1997 年 4 月 9 日二诊：患者口服上药后，胃脘胁痛减轻，嘈杂感消失，但觉口苦夜寐欠安，大便时干时稀，日一行，舌红苔白，脉沉弦。危老认为主症减轻，效不更方，上方去掉白及、香附，加入菖蒲、首乌藤各 30g，继服 7 剂，服法同上。

1997 年 4 月 16 日三诊，服上药 7 剂后，除失眠时有反复外，余症基本消失。此患者病起于情绪激动，肝为刚脏，若忧思恼怒，则致气郁伤肝，肝木失于疏泄，横逆犯胃，郁火克土，脾虚失健致气机阻滞，故而胃脘胀满，脘胁疼痛，嘈杂饱满，口苦，且多发于春季，加之患者年事偏高，久病脾胃受伤，脾气不足，运化失职，应用疏肝行气药之后出现大便干结与稀溏交替，腹胀反复。因此危老治疗时待主症减轻后，加入健脾利湿之品，方中芍药、吴茱萸、炙甘草和里缓急酸甘化阴入肝；焦三仙、鸡内金消食导滞，木香、香附疏肝理气；苍白术、茯苓、太子参健脾、运脾益气，钩藤、菖蒲平肝，诸药共奏疏肝健脾、和胃行气之功。

例 2. 钟某，男，63 岁，初诊日期 1997 年 3 月 11 日。主诉胃脘反复疼痛十余年，纳后及食后疼痛加重，喜按、反酸，少呃逆，先后三次胃镜均示胃及十二指肠球部溃疡，3 月份复查胃镜 Hp（＋）。此次来诊三天前饮酒后，呕吐胃内容物，胃脘疼痛，反酸，大便稀溏，便前腹痛日 2～3 次，舌苔白厚，脉弦滑。

辨证：饮食不节，毒邪内侵。

立法：和胃止痛，解毒导滞。

方药：黄芩 15g，黄连 15g，白及 15g，吴茱萸 6g，蒲公英 15g，鸡内金 15g，甘草 10g，赤芍 15g，白芍 15g，郁金 15g，木香 10g，煅瓦楞 15g，黄柏 15g，白头翁 30g，秦皮 15g，苍白术各 15g，半夏 10g。7 剂，水煎服，日 1 剂，分温 2 服。

1997 年 3 月 18 日二诊：服上药 7 剂后胃脘疼痛基本消失，大便成形每日一次，便前腹痛消失，但反酸不减，有时觉胃脘轻度胀痛尤以饭后为重。舌红苔白，脉弦滑。危老考虑患者病程较长，又是 Hp 阳性相关的消化性溃疡病，故将汤药改为自拟"胃幽冲剂"。胃幽冲剂的主要药物组成为黄连、黄芩、黄柏，其中黄连苦寒归肝胃大肠经，具清热燥湿、泻火解毒之功；黄芩苦寒归肺、胆、胃、大肠经，具清热燥湿、泻火解毒之功；黄柏苦寒归肾经、膀胱经和大肠经，具有清热燥湿，泻火解毒，退虚热之功。现代药理研究，三药对 Hp 有高度抑制作用，在抗 Hp 方面大有作为，其最低抑菌浓度 MIC 为 1：300～1：640，因此用中药替代西药治疗 Hp 阳性相关消化系疾病比较经济，且副作用少。此患者用药一个半月后于 4 月 19 日三诊时复查 ^{13}C 呼气试验，其阳性比率明显下降。

例 3.患者王某，女，41 岁。于 1997 年 8 月 26 日初诊。近一年来因情绪及劳累因素出现两胁胀痛，走窜且牵及脘腹胀满疼痛，在协和医院查胃镜示十二指肠球部溃疡，Hp（＋）。予德诺及氨苄青霉素等治疗症状略有缓解。现症：两胁胀痛、走窜，脘腹胀痛，少呃逆，无反酸，纳可，大便成形，每日一次，眠时易醒不安。舌质红苔白厚，脉沉弦。

辨证：肝胃不和，肝郁气滞。

立法：疏肝和胃，行气止痛。

方药：郁金 20g，延胡索 15g，焦槟榔 15g，当归 15g，赤芍 15g，白芍 15g，浮小麦 30g，吴茱萸 15g，黄连 15g，钩藤 30g，菖蒲 20g，丹参 20g，黄芩 15g，枳壳 15g，木香 10g，蒲公英 15g，甘草 10g。14 剂，并配合危老"清胃冲剂"专门针对 Hp（＋）进行中药治疗。

1997 年 9 月 9 日二诊。服上药后胁痛减轻，脘腹时有胀满、纳后为甚。舌质红苔白，脉沉弦。危老认为 Hp 阳性相关胃酸及溃疡病治疗上需要一定的疗程，应充分用药，以免反复。用纯中药暂代西药抗生素观察对 Hp（＋）的疗效，是临床较重要的科研课题。效不更方，辨证如前。

方药：郁金 20g，陈皮 15g，太子参 25g，苍术 12g，白术 12g，茯苓 20g，香附 25g，鸡内金 15g，焦三仙 30g，丹参 30g，当归 15g，赤芍 15g，白芍 15g，钩藤 30g，菖蒲 20g，远志 15g，生龙骨 30g，酸枣仁 30g。14 剂，清胃冲剂 6g，日 2 次口服。

1997 年 9 月 23 日三诊：服药一个月后症状明显减轻，复查 Hp 为阴性，用 ^{13}C 呼气试验复查。舌淡红苔薄白、脉沉弦。继服清胃冲剂 6g，日 2 次。

分析：患者为中年女性，因心情所伤，导致肝失疏泄、脾失健运，心神失常，脏腑阴阳失调，故而出现胸胁胀痛，厥阴肝经循少腹，夹胃、布于胸胁。因肝气郁滞，气机不畅，气滞血瘀，肝络失和，故见脘腹胀满，胁疼，肝气犯胃，胃失和降故纳后腹胀，苔白厚，脉有肝胃不和之象。

例 4.江某，女，35 岁。1997 年 7 月 24 日初诊。患者于 3 年前出现胃脘胀痛，痛无规律，饱食与饥饿皆可诱发。伴反酸，呃逆。每次发作多因过食油腻或饮食不节。两天前因进食油腻过多出现胃脘胀痛、拒按、畏凉、反酸，大便成形日一行、眠尚安。月经先期有血块。舌质红，苔薄白，脉沉滑。胃镜示慢性胃炎、胆汁反流，Hp（＋）。

诊断：胃脘痛。

辨证：脾胃虚弱，肝胃不和。

立法：健脾养胃，疏肝止痛。

方药：郁金 15g，陈皮 15g，鸡内金 20g，焦三仙 30g，砂仁 6g，当归 15g，赤芍 15g，白芍 15g，香附 15g，白术 15g，茯苓 15g，丹参 15g，川芎 15g，甘草 6g。7 剂。

1997 年 7 月 31 日二诊：服上药 7 剂后胃脘胀痛减轻，但反酸呃逆不减，纳食量比以前增加，便调寐安。舌质红，苔薄白，脉沉滑。危老认为患者为年轻女性，病史 3 年，时间较长，月经有血块，有瘀血的表现，仅用轻微的活血药效力不够，上方中加入三七粉 3g，再服 7 剂观察。

1997 年 8 月 26 日三诊：服上药后疼痛基本消失，仍觉餐后不适，腹胀反酸，有时烧心。便调，眠可。舌质红苔白，脉沉滑。辨证如前。

方药：郁金 15g，陈皮 15g，鸡内金 20g，焦三仙 30g，砂仁 6g，当归 15g，赤芍 15g，白芍 15g，香附 15g，白及 15g，黄连 15g，吴茱萸 5g，甘草 10g，三七粉 3g（冲）。14 剂。

1997 年 9 月 9 日四诊：患者诉服药后胃胀腹痛消失，但纳食稍有不甚即觉反酸烧心，余如常。舌脉同前。危老认为患者为消化道反流性疾病，需长期治疗。故予危老协定成药：清胃冲剂治疗。嘱患者择期复查胃镜及 Hp。

分析：胆汁反流性胃炎是一种原发的动力紊乱，西医治疗有手术及促进食管、胃及十二指肠生理性转运特性的药物，才能纠正食管及胃的压力不足，需终身治疗，复发率高，现危老试图使用纯中药制剂治疗胃、食管反流性疾病，以辨证论治为原则，汤剂与成药相结合，以使治疗方法患者能够接受。胃食管反流性疾病属中医的胁痛、胃痛、呕吐、噎膈、反胃、呃逆等范畴，临床以肝胃不和、肝郁气滞及肝脾不调等证型多见，治疗服药可很快缓解，但易反复，因此危老旨在观察用疏肝健脾和胃的汤剂制成成药，以期被大多数患者所接受。

赵荣莱

赵荣莱（1929—），男，浙江省诸暨市人。毕业于浙江大学医学院，曾在东德、日本研修。1964—1966 年参加了北京市第二期西医学习中医班，此后又随多位中医名家在门诊学习。历任北京中医医院内科主任医师、中国中西医结合学会消化专业委员会委员、北京中西医结合学会理事、中国老年学会中医学术委员会顾问、中国肥胖病学会理事、中国胃病研究会副会长等职。主编了《中医脾胃学说临床应用》《临床中药学研究进展》，先后在各种刊物上发表学术论文 170 多篇。共获卫生部、北京市及北京市卫生局奖励 28 项。培养硕士研究生 6 人。1992 年获国家有突出贡献证书，享受政府特殊津贴。

赵荣莱主任长期从事中西结合消化系统疾病的临床治疗和科研工作，对胃肠动力学从中医理论方面做了深入全面的研究。他术源《内经》，延于易水，洞彻经典，更有发扬，提出了对不同证型、症状表现、治疗大法的独特见解，应用于临床治疗效果显著，受到患者好评。提出的"调畅气机，调养情志"，与当代世界医学研究结论不谋而合，并著有两部医学专著，受到医学界高度评价，他先后获得卫生部、北京市科委、北京市卫生局各级科研成果奖、科技进步奖 28 项。他耕耘杏林数十年为中医事业培养了大批优秀人才，为中医脾胃学科建设和发展做出了突出的贡献。赵老在院传人有董子亮、王和天、翟兴红、张声生、任金刚等。

学宗易水重视脾胃的赵荣莱

赵老从医近 50 年，不仅治学有方，学术造诣精深，而且临床经验十分丰富，他博览群书，师古而不泥古，在总结历代医家学术经验的基础上，结合实际，独立思考，创立新说，对中医脾胃学说有很深的造诣，尤其是对于易水学派（以下简称易水）的理论和临床用药更是经过潜心研究，在继承和研究前人学说的基础上，在理论上提出了自己的独到见解，经过大量的临床实践和研究，在用药方面形成了自己的特色，取得了良好的临床疗效。下面就赵老的学术思想以及临床用药特点与易水学派的关系介绍一二，虽为管窥，亦可见一斑。

一、赵老学术思想的渊源

赵老受过系统的医学教育，一直从事中西医结合的临床和研究，然而这并没有影响赵老对中医学的酷爱。由于易水鼻祖张元素的理论本《内经》、师《伤寒》、效《中藏经》，创立了脏腑证候的辨证及治疗用药的系统理论，对中医学有很大的贡献，所以赵老除对《内经》《伤寒论》《中脏经》《神农本草经》等经典著作认真研习外，对易水学派的著作如张元素的《医学启源》和《脏腑标本寒热虚实用药式》、李杲的《脾胃论》和《内外伤辨惑论》、王好古的《此事难知》、李中梓的《医宗必读》等更是做到了融会贯通，尤其是对于张氏的临床用药式更是颇有研究。

易水学派开山鼻祖张元素生于金代易州（今河北省易县），其后代代相传，自成一派。主要学者还有李杲、王好古、张介宾、李中梓、薛立斋、赵献可、张璐、尤在泾等。赵老非常推崇易水鼻祖张元素。赵老认为关于脏腑证候辨证用药，在前贤的著作中虽都有论述，但还未形成系统。如《素问·至真要大论》提出"诸风掉眩，皆属于肝；诸寒收引，皆属于肾……诸湿肿满，皆属于脾……"等十九条五脏病变的证候特点，但无相应方药。及张仲景《伤寒杂病论》，提出脏腑病变成因、传变和治则，为中医的辨证论治奠定了理论基础，但也是详论六经而疏于脏腑。《中藏经》论述各个脏腑虚、实、寒、热、生、死、顺、逆，对易水学派有较大影响，但也是方药不详。唐代《备急千金要方》对内科病提倡以脏腑虚实辨证，但其疾病分类杂乱。到宋代《小儿药证直诀》，钱氏据脏腑虚实、寒热论述五脏所主、五脏所病，并创立了相应的方剂，但其重在儿科。张氏在研究前世医家的基础上，认为"运气不齐，古今异轨，古方新病，不相能也"。他继承诸家之长，通过自己的实践，熔铸古今，把脏腑辨证和药物的使用直接联系起来，他将常用的 300 多种药物以脏腑为纲介绍，以虚实、标本、寒热为目，创立了较为完备的临床辨证用药体系，《医学启源》和《脏腑标本寒热虚实用药式》是其代表作。他的这些学术受到了后世的高度重视，易水学派自不必说，《本草纲目》也收录了他的《脏腑标本寒热虚实用药式》。

由于赵老原本对西医学也相当精通，并长期从事中西医结合的有关研究，对现代有关中医中药的研究也了如指掌，所以赵老对疾病的认识、治疗以及选方用药，都能体现出将中西医巧妙结合的独到之处。

总之，赵老的学术思想是在精通西医学的基础上，深谙《黄帝内经》《神农本草经》《伤寒》《金匮要略》等经典著作以及易水诸家学说，吸收西医学的研究成果形成的。

二、赵老学术思想的特点

由于受易水学术思想的影响，也由于长期从事消化系疾病的临床与研究，赵老学术思想的特点是重视脾胃。赵老认为脾居中宫，为后天之本，旁灌五脏六腑、四肢百骸。脾胃失于健运，则游溢精气障碍、通调水道失畅，水津不能四布，五经不得并行，机体失于滋养而变生他病。另一方面，其他脏腑的病变也会使脾胃气机失调。

脾之为病，以脾虚最为多见，脾虚证是反映机体脾胃生理机能不足的一组综合征。脾虚的症状可在很多疾病中表现出来，或与其他病证伴随出现，或在某种疾病的某个阶段出现。脾虚是慢性胃肠病的病理基础，慢性胃肠病可归纳为脾胃气（阳）虚和脾胃（气）阴虚两大类。在脾虚的基础上，或气机失畅而滞，或土虚木乘或木旺克土而肝脾（胃）不和，或脾虚湿蕴，或气湿交阻而痹阻气机，或脾虚中寒而中阳不运，或病久而络脉瘀阻等不同病机而形成脾虚夹实之复杂证候。

脾虚则多有吸收输布功能障碍。临床常见胃气不和之痞证、脾虚肝郁证、膈胃气滞证等。此外，脉络瘀阻在慢性胃病中也较为常见，故在腹泻、便秘的治疗中常佐活血通络之品。正常情况下脾胃升降，相互协调。当脾胃失调的情况下，即脾失升运，胃失和降，则出现西医学所谓的胃肠动力障碍性疾病。

治疗胃肠疾病应从健脾入手，兼顾气阴。温中和胃、理气畅中、化湿祛痰等方法则是调理脾胃的常用方法。赵老于1993年率先提出从脾胃升降理论探讨开发胃动力中药的设想，在中医界具有较大影响，多次被中医界人士引用。

总之赵老认为脾胃为病，有虚有实，有寒有热，也有阴阳，但多数情况下脾虚是基础，其中脾胃失和、脾虚湿阻、肝脾失和、脾肾两虚、脾气阴两虚等最为常见。临床症状各有特点，处方用药各有不同。下面简要介绍赵老的这些学术观点。

（一）脾胃失和

胃主受纳，其气主降；胃为六腑之首，六腑传化物而不藏，以通为用。《灵枢·平人绝谷》说："胃满则肠虚，肠满则胃虚，更虚更满，故气得上下，五脏安定，血脉和利，精神乃居。"水谷得胃之腐熟后降入小肠，通过其泌别清浊后，清者由脾运化传输至五脏六腑、四肢百骸而营养周身，浊者下移大肠而排出体外，并且"咽门、贲门、幽门、阑门、魄门皆胃气所行也"，所以胃气贵在和顺下行。胃气通降则生化有源，出入有序，否则传化无由，壅滞为病。

由于脾胃同居中焦，胃纳脾运，一脏一腑，经脉相连，互为表里；脾升胃降，为人身阴阳、气机升降之枢纽。脾胃的气机升降关系到整个人体气机的升降出入，脾升胃降不仅关系脾胃病证本身，并且关乎其他脏腑功能活动的协调统一。诚如《素问·六微旨大论》指出："气之升降，天地之更用也……出入废则神机化灭，升降息则气立孤危。故非出入则无以生长壮老已，非升降则无以生长化收藏。是以升降出入，无器不有。故器者生化之宇，器散则分之，生化息矣。故无不出入，无不升降。化有小大，期有近远。四者之有，而贵常守，反常则灾害至矣。"脾升胃降相对相因，协调平衡是维持人体脏腑相对恒定的重要因素，故脾胃失和主要为脾胃之升降失常。

调理脾胃气机，合乎生理规律是治疗脾胃失和之关键。叶天士云："脾宜升则健，胃宜降则和。"赵老每用陈皮、木香、枳实、枳壳、厚朴、佛手等疏理脾胃气机。

赵老认为胃病也有阴阳偏甚之不同。胃为阳土，为水谷之海，主受纳腐熟水谷。水谷入胃，在胃阳与胃阴的作用下得以化为精微，荣养五脏六腑，故五脏六腑皆禀气于胃。饮食失节，寒温不适，喜怒劳倦皆可伤及胃阳。脾胃失和主要表现为胃强脾弱，即能食不化。主要症状为食后脘腹痞满，嗳腐噫气，咽顶胸塞，肢软乏力，失眠健忘，四末清冷，舌质淡胖，舌苔白、滑、厚腻，或黄厚等。治疗用健脾和胃法。赵老常用以下方药：苍术、白术、茯苓、鸡内金、焦三仙、焦槟榔、陈皮、苏梗、厚朴等。对于脾胃失和之证，一般健脾之药多用苓、术之类。赵老认为此类药物补而不腻，无蕴滞之弊。和胃的药物常用理气消导之品，这些药物和胃降气、消导化食。对于气机壅滞较重者加用木香、佛手；对于脾气阳皆虚者酌加党参、桂枝等；而对于胃中积热者，则加黄连、连翘等药。

《素问·至真要大论》说："阳之动，始于温。"胃阳不足则见胃寒、胃痛，轻者冷痛绵绵不已，重则拘急剧痛，遇寒加重，得温则减，胃脘胀满，食少纳呆，泛吐清水，或食后作吐，肠鸣辘辘，大便稀溏，甚则完谷不化。胃失和降，胃气上逆则见恶心、呕吐等症，胃气不和则见疼痛痞满之症。常见之胃脘痛，其病位在胃，病机为气滞不通，病因或因寒，或因热，或因气虚，或因阴虚，或因血瘀，或因食滞。因寒热者，寒居十之七八。故在用药上赵老每多用以下温胃散寒，和胃降逆之品：干姜、吴茱萸、苍术、防风、白芷、丁香、柿蒂、草豆蔻等。

在慢性胃病中，属虚者有阳气不足和阴液亏损之分，属实者则有湿阻、气滞、食积、郁热、络瘀之不通，故治疗上有温、燥、消、补之别，但总要着眼于通调气机，因气顺则中和、胃气通降、胃方能受纳。赵老常用以下药物理气和胃：陈皮、青皮、厚朴、甘松、沉香、木香、香附、川楝子等。

以上药物赵老既考虑中药的性味，又结合了现代药理的研究结果，这些药物均有降低胃肠平滑肌紧张性、抗乙酰胆碱的作用，具有解痉止痛的功效。

对于胃脘痞满之功能性消化不良，赵老喜用枳实、枳壳、槟榔、生姜等具有促进胃肠运动的药物。辛开苦降乃调理脾胃的重要方法，辛味之生姜可刺激胃黏膜，促进消化液分泌，抑制肠内异常发酵，促进排气，所以赵老常用于治疗脾胃不和。

在治疗胃阴不足时，赵老善用沙参、麦冬、生地黄、天花粉、石斛等滋养胃阴，同时还酌加佛手、香橼等理气药，使气机灵动而不滋腻碍胃。

对虚中夹实、寒热互结、痞满难开者，则辛开苦降，轻者苏叶、连翘，重者吴茱萸、黄连或干姜、芩、连。

赵老认为胃气上逆是胃失和降的进一步发展。所用降逆药物可分为温凉两类：前者如干姜、生姜、高良姜、丁香、柿蒂、吴茱萸、肉桂、小茴香、半夏、苏梗、沉香、降香、厚朴，后者如竹茹、栀子、连翘、代赭石、黄连、柿蒂、枇杷叶等。对胃气上逆之轻者，和胃畅中，疏导气机；重者则重镇降逆。若胃气上逆，嗳气频频，倒饱噫气，胸膈满闷，咽顶喉塞者，则加瓜蒌、青皮，降气开胸，通利腑气。

（二）脾虚湿阻

脾为阴土，主运化水谷精微及水湿。水谷入胃，经胃之腐熟，小肠的泌别清浊，清者由脾运化传输至五脏六腑，四肢百骸而营养周身，所谓"脾主为胃行其津液"，"脾气散精也"。《素问·经脉别论》中说："饮入于胃，游溢精气，上输于脾，脾气散精，上归于肺，通调水道，下输膀胱，水精四布，五经并行。"在这一过程中脾气是通过升清而完成的。脾的升清功能正常，水谷精微才能得以吸收和输布，由于脾气的升发，才能使机体内脏不致下垂。若脾气不能升清，则水谷精微不能运化，气血生化无源，则可出现神疲乏力、倦怠、头目眩晕、食欲不振、腹胀、泄泻、消瘦等症。

脾喜燥恶湿，若脾虚运化无权，水湿不化，聚而成痰，脾为湿困，则清阳不升；或郁而化热，或从寒而化，形成虚实夹杂之病证。赵老在临床上每用柴胡、黄芪、升麻、葛根等升提脾气。用苍术、茯苓、半夏、砂仁、草豆蔻等健脾燥湿，用藿香、佩兰、苏叶等芳化湿浊，用大腹皮、六一散、车前草等利湿醒脾，或用黄连、黄芩、大黄等清热燥湿。湿兼热者赵老每用黄芩、黄连、栀子等药苦寒坚阴，清热燥湿；湿兼寒者每用苍术、干姜、半夏、陈皮、藿香等药燥湿化痰，运脾和胃。

脾虚湿阻常伴有饮食积滞，故赵老常常加用焦三仙、焦槟榔、鸡内金、白梅花等开胃消食。

（三）肝脾不和

肝脾不和包括肝胃不和，但二者又有所区别。肝胃不和时以肝气郁滞、传化失常为主。而肝脾不和则在此基础上更见脾虚失运、思虑异常等症。人体脏腑经络、气血阴阳各种功能活动均依赖于气机的不断升降出入，在气机的运化过程中与脾胃关联最密切的是肝。

肝属木，秉春升之气，主疏泄，喜条达而恶抑郁。肝居下焦，其气主升，肝之升发可助脾之升清，所谓"土得木而达"。正常生理情况下，肝随脾升，胆随胃降，肝木疏土，助其运化之功；脾土营木，成其疏泄之用；肝郁气滞，则可乘克脾胃，"郁者，结聚而不得发越也，当升不得升，当降不得降也"。脾胃不健，则肝气也可趁虚横犯脾胃。临床常见乏力气短、失眠健忘、四末清冷、胃脘胀痛、腹痛肠鸣、口干口苦、两胁胀满等症。赵老临床常用柴胡、香附、佛手、木香、郁金、青皮等疏肝解郁；用苍术、白术、茯苓等补益脾胃；脾虚甚者加党参、黄芪；失眠健忘者加炒酸枣仁、合欢皮、远志、珍珠母等。

肝体阴而用阳，主藏血，主疏泄，或久病损耗，或脾胃虚弱，气血化源不足，均可导致阴血不足，肝无所用，气机运行不畅。对此赵老常用地黄、当归、芍药、沙参等柔肝养肝，平衡肝之阴阳，而使肝气舒畅条达。

（四）脾肾两虚

脾为后天之本，肾为先天之本，脾的健运有赖于肾气的温煦，而肾气的充足又有赖于脾的不断补充。当先天肾气不足，或脾病日久肾失滋养，皆可见脾肾两虚之证。对于脾肾两虚之证，赵老采用健脾温肾的治疗方法。常用药物如下：补骨脂、肉桂、淫羊藿、肉苁蓉、熟地黄、枸杞子、菟丝子、女贞子、党参、白术、苍术、茯苓、山药、甘草、干姜等。

对于温肾药的使用，便秘者用肉苁蓉、肉桂、熟地黄、菟丝子、女贞子，腹泻者用补骨脂、淫羊藿、枸杞子、肉桂。在健脾时除用以上药物外，处方时赵老常根据病情选加理气药等。如便秘者加枳实、厚朴、郁李仁，腹泻者加木香、乌药，腹痛者加白芍、吴茱萸、香附，腹胀者加枳壳、佛手、青皮，失眠健忘者加合欢皮、炒酸枣仁、夜交藤、珍珠母等。

（五）脾气阴两虚

赵老临床不仅重视脾胃之阳气，而且对于脾阴也很重视。赵老认为李东垣根据"劳者温之，损者益之"的原则，提出脾胃论，认为脾胃为元气之本，制出补中、升阳、调气散火、甘寒泻阴火等一系列方剂，无疑是对脾胃理论的重大发展，但东垣"详于治脾，略于治胃，详于升脾，略于降胃，详于温补，略于清滋"，为不足之处。

朱丹溪说"脾具坤静之德，而有乾健之运，故能使心肺之阳降，肾肝之阴升，而成天地之交泰，是为无病"。这段话一是说脾有阴阳之分，二是说脾阴脾阳相互协调，共同完成调和阴阳的作用，使阴平阳秘，保持健康。可见对脾阴的确认和研究，关系到藏象学说的完整性。当然，除朱丹溪重视脾阴脾阳，提出"脾土之阴受伤，转输之官失职，胃虽受谷不能运化"，指出运化不仅是脾阳脾气的功用，也是脾阴的功用，明清两代其他医家也多有论述。如缪仲淳在《先醒斋医学广笔记》中说："世人徒知香燥温补为治脾虚之法，而不知甘寒滋润益阴之有益于脾也"。吴澄所著《不居集》中设专门章节论述脾阴，指出"古方理脾健胃多补脾之阳，而不及脾之阴"。赵老很是赞同前人的这些论述，认为脾虚日久则阴益亏，阴火销铄，脾之营阴耗伤，宜清补润养，虽曰补阴，其实扶阳，脾阴一复，虚热有敛，健运复司，诸症渐减。这一认识，不仅与张景岳"阳中求阴，阴中求阳"的认识一致，也与唐容川"调治脾胃，须分阴阳……脾阳不足，水谷固不化，脾阴不足水谷仍不化"的论述一脉相承。

五脏均分阴阳，无一例外。对脾阴的认识，晚近李太炎提出有广义、狭义之分，认为狭义之脾阴为脾中之"营"，系血之前身，包括水谷津液营养物质和产生脾功能活动的特殊物质。这一提法，与前贤论述是一致的。脾阴脾阳关系十分密切，脾阴赖脾阳以化，脾阳赖脾阴以生，相互协调共同完成脾的功能。脾主运化实际上包括运送、转输和消化、吸收、生物转化等体内精微物质的变化；《内经》称"脾气散精"，精就是精微物质，是气血化生的物质基础，即所谓"脾为气血化生之源"，"脾藏营"，通过脾气的作用，将其所藏之营（脾阴），输布各处，发生一系列生物转化。赵老认为脾分气血，脾气又可分为（气）阴和气（阳），一般所说"脾阴"即指前者，而"脾气"习指后者。前者为脾气中之精微物质，后者指脾气的温煦功能。

五脏皆受气于脾，故凡补益，无不以脾为主，重视脾和胃的调补。脾阴虚常和脾气虚同时存在，稍不注意，往往被脾气虚证所掩盖，即使出现某些阴虚表现，也每以胃阴虚论治，而不及脾阴。又以脾喜燥恶湿，片面顾虑其脾虚湿蕴而药偏温燥，则益虚其阴，过用清滋，又恐助湿伤中。脾喜清润，清肺则碍胃；甘寒滋肾，恐碍脾胃；辛温扶脾，恐耗肾水。凡此种种，均说明调理脾胃的重要性，而在调理脾胃时，应同时考虑到脾阴脾阳（气）。

总之，赵老学术思想的特点是重视脾胃，其中不仅重视脾胃之阳气及其气机的升降，也重视脾阴。不仅重视脾胃自身的受纳运化，升清降浊，同时更重视脾胃与其他脏腑间的相互关系。临床可依此处方用药。

三、赵老临床用药的特点

由于受易水学派的影响，赵老临床用药的特点是少而效全，精而效专力著，处方用药既体现了辨证施治的中医特色，又不失对现代科研成果的重视。

（一）本于易水

赵老对张元素的《脏腑标本寒热虚实用药式》颇有研究。赵老认为张元素的《脏腑标本寒热虚实用药式》不仅对易水学派影响深远，而且对后世的临床用药也是功不可没；张元素的《脏腑标本寒热虚实用药式》所介绍的脏腑诸病用药心法，虽不乏值得商榷之处，但他这种提纲挈领、删繁就简的创举真可谓举世无双。

如对张元素述脾胃病概括如下。脾本病：诸湿肿胀，痞满噫气，大小便闭，黄疸痰饮，吐泻霍乱，心腹痛，饮食不化。脾标病：身体胕肿，困重嗜卧，四肢不举，舌本强痛，足大趾不用，九窍不通，诸痉项强。胃本病：噎膈反胃，中满肿胀，呕吐泻痢，霍乱腹痛，消中善饥，不消食，伤饮食，胃管当心痛，支两胁。胃标病：发热蒸蒸，身前热，发狂谵语，咽痹，上齿痛，口眼㖞斜，鼻痛衄䘐赤瘰。治法为脾土实泻之（泻子－诃子，吐－豆豉，下－大黄等），土虚补之（补母－桂心，补气－人参，补血－白术等），本湿除之（燥中宫－苍术，洁净府－木通等），标湿渗之（开鬼门－葛根等），胃实泻之（泄湿热－芒硝，化饮食－神曲等），胃虚补之（化湿热－茯苓，散寒湿－干姜等），本热泄之（降火－石膏等），标热解之（解肌－升麻等）。五脏六腑、每一治法都详列所用药物。"夫人有五脏六腑，虚实寒热，生死逆顺，皆见形证脉气，若非诊切，无由识也。虚则补之，实则泻之，寒则温之，热则凉之，不虚不实以经调之，此乃良医之大法也"。

赵老在推崇这种将药物按脏腑虚实寒热条目类归的方法的同时，对张山雷的《脏腑药式补正》也多有赞赏。该书在深入研究洁古老人的《脏腑标本寒热虚实用药式》的基础上，依据周学海丛书之注疏而成书。赵老认为《脏腑药式补正》将《脏腑标本寒热虚实用药式》中言之不详者，或注或疏；或有衍误者，则纠正之；其偶有脱落者，则补缀之；一类中所列各药之性情分量、各自专长、功效所趋，一一指示其同中之异，对后学裨益不鲜。

赵老临床用药既重视传统理论、汲取各家之长的基础，对现代有关的研究成果也很重视，常常结合西医药学的研究成果处方用药，表现出不泥古人的独到之处。他认为："易水用药可谓独树一帜，药物气味有厚薄，性有升降浮沉，脾胃为中焦枢纽之处，非若肾虚唯补，肺热唯清。唯其处于枢纽之地，故可斡旋，上下升降气机，不独同气相求，异气相反，亦可相成。故用药之道，务求配伍得宜，本人学易水用药之法于临床，深感易水药学之博大精深。"

如赵老治疗胃之本病——胃脘痛，既效元素"胃实泻之"的治法，而又不拘于元素所言之药：大黄、芒硝、巴豆、神曲、山楂、阿魏、硇砂、郁金、三棱、轻粉等。赵老认为：元素之义乃胃主容受，以通为用，太实则中焦阻塞，上下不通，故用泻、下之法。然所用药物多过于峻猛，有的还有剧毒，宜慎用。况且正像山雷所言："胃之所以实者，痰饮食积，湿阻气结皆是病源，此宜分别治之。温和所以化饮，流通所以消食；芳香振动即以燥湿，开泄窒滞即以行气。其所以实者，本自不同，则泻胃之实固不仅洁古之湿热饮食二者。"赵老认为胃实之证，当今之世主要由七情郁结、饮食不节、寒温不调等多种原因，导致气机郁滞，湿邪阻滞，或食积于中焦，引起中焦壅滞，胃失和降，故宜分而论治。结合西医学的观点，胃实之证，多是各种原因所致胃动力障碍，胃肠蠕动与排空缓慢的表现。治疗时赵老在辨证施治的基础上往往酌加经研究证实具有促胃动力作用的中药一二，很是有效。现举例以证之。

例1.某女，45岁。1个月前因饮食失节而致胃脘胀痛，恶心嗳腐，不思饮食，大便秘结，经自服气滞胃痛冲剂、香砂养胃丸、加味保和丸、牛黄清胃丸等药，便秘有所好转，而余症不减。来诊时舌红，苔白厚，脉沉滑。赵老认为此乃伤食所致饮食停滞之胃实证。所谓"饮食自倍，肠胃乃伤"，"饮食伤胃，劳倦伤脾"是也。治宜消食导滞，理气化浊。药用如下：

焦槟榔 10g，木香 15g，枳壳 10g，焦三仙（焦山楂、焦神曲、焦麦芽）各 10g，苍术 15g，厚朴 10g，藿香 15g，黄芩 10g，瓜蒌 30g，炒莱菔子 15g。

上方水煎分温早晚各 1 服。连服一周诸症悉除。

赵老组方之义：焦槟、焦三仙消导化食，木香、枳壳理气和胃，厚朴降气通腑，苍术健脾燥湿，乃见胃病而知健脾，藿香芳化湿浊，莱菔子消食除胀，瓜蒌顺气润肠，黄芩泻肝清肠，有见脾胃之病而抑肝防传之义，既防止肝木乘虚来犯脾土，也防脾胃之病传于肺金，亦寓实则泻其子之义。方中焦槟配木香源于元素用法，元素认为：槟榔味厚气轻，沉而降，阴中阳也。苦以破滞，辛以散邪泄胸中至高之气，使之下行，性如铁石之沉重，能坠诸药至于下极，故治诸气、后重如神也。木香辛温无毒，气热味辛、苦，气味具厚，沉而降，阴也。可除肺中滞气，以槟榔为使治中下二焦气结滞失于转运。其弟子李杲认为木香苦、甘、辛，微温，降也，阴也。王好古则认为木香辛、苦、热，味厚于气，阴中阳也。尤其是对于木香一药，赵老用量较一般为大。对此赵老认为，正如前人所言，木香能通利三焦之气，上可治膈上气滞，中可行脾胃气机，下可通肝经气郁，可谓一切气滞之圣药。它辛香而性降，味厚于气，故不甚燥，再据病情、季节灵活加减，适当配伍石斛、全瓜蒌等，是不必虑其燥烈伤阴的。"消化系疾病在门诊上，气滞于上、中、下三焦者，或三焦均气滞者甚多，宜理气化滞，使气有出路，木香泄胸腹冷气如神，观东垣木香流气饮，即为三焦气滞之方，余宗前贤，用于临床，辄见良效。"现代研究证实二药有很强的促胃肠运动作用，与枳壳、厚朴同用可促进胃的排空和肠的节段性推进运动。槟榔的主要成分为槟榔碱和槟榔油，槟榔碱对 M- 胆碱受体有兴奋作用，可增加胃肠平滑肌的张力，增加肠蠕动，促进消化液的分泌，增加食欲。木香的主要成分为挥发性成分、内酯类等，对于消化系平滑肌有轻度兴奋作用，使其紧张性、节律性明显降低，增强肌张力及肠蠕动幅度，对抗乙酰胆碱、组织胺、氧化钡所致肠痉挛，扩张胃肠血管。

赵老认为："胃实等证，现认为部分属功能性消化不良，多由胃肠功能紊乱所引起。该病脾虚为本，气滞为标，标病较重，先治其标，先解除患者痛苦，而后方言扶脾，否则补气之药每可加重气滞，反令患者不快，此临证时不可不知之理。"

例 2，某女，56 岁。胃痛阵作十余年，伴嗳气频频，烧心吞酸，饥则痛甚，饱则胀满，口苦胸闷，大便干燥，舌淡红，苔白，脉弦。曾做胃镜检查示食道炎、慢性浅表性胃炎、十二指肠球部溃疡。赵老认为该病证属肝胃不和，治以疏肝和胃为法。药用如下：

苍术 15g，木香 15g，枳壳 10g，厚朴 10g，苏梗 15g，瓜蒌 30g，黄芩 10g，吴茱萸 5g，浙贝母 10g，乌贼骨 15g，香附 15g。

赵老组方之义：方中苍术为赵老善用之药。术之为用，古人未分苍、白，自陶隐居言术有两种而分为苍、白。苍术气味辛烈，白术微辛苦而不烈。张元素认为苍术比白术气重而体沉，腹中狭窄者须用之。李杲对苍术的评价是别有雄壮之气，能除湿，下安太阴，使邪气不传入脾。朱震亨则认为，苍术治湿，上中下皆有可用，与川芎伍用能总解诸郁。痰、火、湿、食、气、血六郁，皆因传化失常，不得升降，病在中焦，故药必兼升降。将欲升之，必先降之；将欲降之，必先升之。苍术为足阳明经药，气味辛烈，强胃强脾，发谷之气，能径入诸经，疏泄阳明之湿，通行郁涩；配阴中快气之药、下气最速之香附，一升一降，故郁散而平。赵老正是汲取前贤经验，结合自己体会，在治脾胃之疾如脾失健运、肝胃失和时，常以苍术为君，健脾行气，解诸郁所致胸脘胀闷、两胁胀满、嗳气呃逆等症。方中木香、香附、枳壳、苏梗、厚朴、黄芩等药，行散升降同用，辛开苦降并进。其中香附含有多种糖类、挥发油、倍半萜及其氧化物，其中 α－香附酮等可抑制肠道平滑肌的收缩，有类似于钙拮抗剂的作用。瓜蒌宽胸利气，润肠通便。吴茱萸、浙贝母、乌贼骨缓肝止痛，制酸和胃。全方共奏疏肝和胃之效。

可见赵老师古而不泥古，精于继承，善于发扬的治学精神。

（二）重视五脏苦欲和药物气味补泻学说

五脏苦欲的论述首见于《素问·脏气法时论》，但有法而无药。洁古老人充实了《内经》五脏苦欲和药物气味补泻学说。张氏据《内经》而创脏器法时补泻法："肝苦急，急食甘以缓之，甘草。心苦缓，急食酸以收之，五味子。脾苦湿，急食苦以燥之，黄芩。肾苦燥，急食辛以润之，黄柏、知母……肝欲散，急食辛以散之，川芎。以辛补之，细辛。以酸泻之，白芍药。"这不仅是对《内经》的补充和完善，也是对中医临床的一大贡献。

《素问·阴阳应象大论》曰："味厚者为阴，薄者为阴中之阳；气厚者为阳，薄者为阳中之阴。"据此，他列出了"气味厚薄寒热阴阳升降之图"，巧妙地将阴阳、五行、运气、脏腑和药物的性味、归经联系起来，使人一目了然。此非谙熟《内经》《伤寒论》《神农本草经》是办不到的！他说："夫药有寒、热、温、凉之性，有酸、苦、辛、咸、甘、淡之味，各有所能，不可不通也。"在《医学启·源药类法象》中他将 100 余种常用药物分成风升生、热浮长、湿化成、燥降收、寒沉藏五类，逐一详述其性味、功能、制法，以益后学。"若用其味，必明其味之可否；若用其气，必明其气之所宜。识其病之标本脏腑，寒热虚实，微甚缓急，而用其药之气味，随其证而制其方也。"

赵老在治疗脾胃病证时每每据此而处方用药，"辛开苦降"即常用之法。辛乃干姜、木香、吴茱萸、苏梗、小茴香等药，苦乃黄连、黄芩、大黄、枳壳、青皮、厚朴之属。

辛味药中干姜最为常用。张元素对干姜的评价是气味厚，半沉半浮，可升可降，大辛大热，用其有四：通心助阳，去脏腑沉寒痼冷，发诸经之寒气，治感寒腹痛。而王好古认为干姜辛温无毒，为心脾二经气分药。赵老秉承易水诸家之说，每于感寒食冷而胃脘胀痛之方中酌加 3～5g 干姜，取其辛能泄能散之功，温运寒气。赵老教曰："胃脘痛十有九寒，故宜用温中散寒之药，干姜当为首选，与甘草伍用，取辛甘化阳之义，但消化科门诊所治病中以胃肠功能性疾病为多，病情不重，病位不深，用量不宜太大。我院已故名医许公岩对干姜颇有研究，其用量甚大，可以参考。"颇有教益。

苦味药中最具代表性的当属黄连。赵老认为黄连苦寒，气味俱厚，可升可降，阴中阳也，元素对黄连归纳的六个作用之一即为可去中焦湿热。东垣也曾说宿食不消，心下痞满者，须用黄连、枳实。张仲景治九种心下痞的五个泻心汤中都用黄连，可见黄连在脾胃之功用主要为其味而非其性。

辛苦同用之方仅《本草纲目》黄连一药下就列举了香连丸、姜连散、变通丸、姜黄散、黄连配细辛等方，正如李时珍所言："……制方一冷一热，一阴一阳，寒因热用，热因寒用，君臣相佐，阴阳相济，最得制方之妙，所以有成功而无偏胜之害也。"如常用之左金丸，为《丹溪心法》所载名方，前人用于吞酸等症。赵老认为："苦味之黄连配辛味之吴茱萸，温清并用，辛开苦降。吴茱萸辛温，也为气味俱厚之品，浮而降，为阳中之阴，能散能温，能燥能坚，元素将其作用归纳为三：一为去胸中逆气满塞，二为止心腹感寒绞痛，三为消宿食，为白蔻之使。黄连之苦与吴茱萸之辛，一开一降，相得益彰，黄连之寒能去热邪而制吴茱萸之燥，吴茱萸之温则能去湿浊而抑黄连之寒，黄连苦能开胃，吴茱萸治膈中寒气如神，辛苦并用，寒热共进，此制方之妙也。脾胃病多涉及脾、胃、肝三脏，有时又与肺有关。临床将此二药加入方中，治疗脾失健运、胃失和降、肝木克土等证，皆有良效。此外，据现代药理研究黄连对多种细菌有抑杀作用，吴茱萸则有抑酸解痉等功效，故用于胃炎、食道炎、消化性溃疡、肠炎等有较好疗效。"

（三）用药少而精

赵老临床用药显著的特点是少而精，每个处方一般都在 8～10 味药。古人形容处方之精有加一味则多，减一味嫌少的赞誉，赵老处方用药正是如此。《素问·至真要大论》说："君一臣二，制之小也；君一臣二佐五，制之中也；君一臣三佐九，制之大也。"依此来看赵老多用方居中，然较之今人，却为精为少。

赵老认为，因易水学派始于洁古，受其《脏腑标本虚实寒热用药式》的影响，用药的特点大多是少而精。这样做的优点首先是药少力专，药物可直达病所，除痼疾；其二是药效集中，避免群药中有的相互抵消，减损药力。其三是可节约药材，此外还可减轻患者负担及医疗经费的支出。

（四）重视组方用药

赵老临证组方用药不仅重视药物气味的补泻，对药物炮制及不同用法也有自己的看法。他认为：药物的不同部位所含有效成分有所不同，同一药物经不同炮制其功效也有很大区别。

此外对《医学启源》中的"药性生熟用法""药用根梢法""用药各定分量""制方法"等论述多有借鉴，如用三黄知母，咽以上头面之病，酒炒，借酒力上升；咽以下，脐以上者，须酒洗之；在下者，生用，熟升生降也。但对诸如病在中焦用药身，上焦用根，下焦用梢，根升梢降；对方之奇偶如"去咽喉之病，近者奇之；治肝肾之病，远者偶之。汗者不可以奇，下者不可以偶"等原则，赵老认为此乃前人经验，值得验证和研究。

赵老认为，由于历史条件所限，张氏用药也有一些值得探讨的地方。如在《脏腑标本寒热虚实用药式》中，有20余处用金石类药物，其中不少是含有重金属的剧毒物，当今切不可滥用。赵老对现今药物的质量和炮制的不够规范也不无感叹。

四、独到的见解

赵老临证有不少对中医理论的发挥之处，可谓见解独到。其中最具代表性的当属膈中积气论和慢性泄泻两治法。

1. 膈中积气论

所谓膈中积气论，乃赵老经过多年的临床实践和中西医结合研究而提出的见解，他认为："但凡嗳气与胸闷、咽中不利并见者，与呃逆不同，其气积滞于膈上食管之中，而非积于胃中也。此时嗳出之气是由食管而出，而非自胃中而出。"

赵老的这一认识是在临床中逐渐形成的。嗳气、咽中不利、胸闷三症每每同见，且多见于胃食管反流病，传统的认识多诊为嗳气、梅核气、气噎、食噎，以胃气上逆论治。赵老认为："胃食管反流病，胃内容物流至食管，气滞胸膈为必有之症状，患者感到气塞胸咽，嗳气频作，咽中不利。若有湿阻，往往气湿阻于胸臆，满闷不舒。若胸阳不足，阳郁不运，甚者胸背胀满，患者颇觉难受，上消化道检查往往无何发现。眼下相当一部分医者尚未能认识此病，尤其中医界对本病之病因病机见仁见智，认识不一，急宜统一认识。"对此赵老曾先后撰文4～5篇加以论述和宣传。

基于以上认识，临床当遇此证，赵老即用疏泄升降气机之法给予治疗。常用方药如下：

苍术 15g，瓜蒌 15g，苏梗 15g，厚朴 10g，竹茹 6g，木香 15g，黄连 6g，佛手 15g。

对于此证，根据伴随症状、舌脉等灵活加减应用。如嗳腐、脘痞甚者加焦三仙、焦槟榔，恶心呕吐者加丁香、半夏、生姜，两胁胀满者加郁金，舌红苔少者加石斛、天花粉。该方临床应用甚是灵验，即便久治不愈者也有良效。现举一例如下：

某女，56 岁。久患胸脘痞闷，嗳气频频，咽中不利，时有泛酸，纳食不甘，烦躁易怒，失眠多梦，大便干燥。曾服多种中西药效果不显。近查胃镜示慢性胃炎，反流性食道炎。来诊时舌红，苔白，脉弦。诊为肝胃失和之膈中积气证。治以疏肝和胃，调畅气机。上方加吴茱萸 5g，乌贼骨 15g。7 剂症轻，14 剂诸症大减，连服一月诸症悉除，继服 14 剂善后。

2. 慢性泄泻两治法

慢性泄泻的病因很多，历代对其论述繁多，方药更是数不胜数。《素问》《灵枢》《难经》对泄泻的病因病机都有详细的论述。现今虽说各种腹泻都能遇到，但在内科门诊所见慢性泄泻者却以肝脾失调、脾肾两虚二型最为常见。即便是其他证型，其病机也与二者密切相关。对此，赵老经过长期的临床研究和实践，提出了以调肝运脾和健脾温肾为主的慢性腹泻两治法。

赵老认为："慢性腹泻包括西医学及中医学的一系列病证，如肠易激综合征、肠吸收不良综合征、溃疡性结肠炎等，治疗上从脾下手是正治，但泄泻常涉及肝、肾二脏，临床常见肝脾失调、脾肾不足，用调肝运脾法和健脾温肾法可解决绝大部分病证。当然，虚中夹实、寒热互结、气湿交阻，或瘀，或食积者，另当别论。"

（1）调肝运脾法：调肝运脾法为赵老治疗慢性腹泻两治法之一，本法适用于肝脾失调之证。临床症见：腹泻、腹痛、腹胀、便前腹中绞痛、便后痛减，或食后欲厕，或兼见烦躁易怒、胸胁胀满、失眠多梦等症，舌淡或红，脉细或弦。方用赵老自拟调肝运脾汤，主要药物如下：

木香 15g，苍术 15g，防风 10g，吴茱萸 5g，乌药 10g，白芍 15g，乌梅 10g，珍珠母 15g，干姜 3g，黄连 6g。

此方乃赵老遵痛泻要方之义，参照乌梅丸自拟经验方。方中苍术健脾燥湿，升运脾气。赵老认为："苍术为健脾要药，古代曾作为养生药应用，其性味辛、苦、温而烈，运脾祛湿，且含有挥发油，能雄壮上行之气。余用此药一以运脾，二以升脾胃之阳，使脾气得升，脾运复常，再配行散和胃之品，能使脾胃气机和畅，疾病向愈。"苍术所含挥发油为 5%～9%，主要为苍术醇、茅术醇、β-桉叶醇等，具有抗溃疡、调节胃肠运动等功效。该方中佐干姜之辛温，使脾阳得充；合木香之香窜，使三焦通利，脾气得运。防风甘温，祛风渗湿，为风药渗湿之仙药，风药中之润剂也，若补脾胃非此引用不能行，并有土中泻木之功效，配吴茱萸缓肝急而止腹痛。乌药辛温，能通少阴、阳明之气，所谓治一切气，除一切冷，可治霍乱反胃吐食泻痢。乌药含有直链脂肪酸、单萜等，对消化道迷走神经、平滑肌有调节作用，能增加消化液分泌，有消除腹胀和抑菌作用。干姜温中散寒，治脘腹冷痛，虚寒吐泻。张山雷在《脏腑药式补正》中对干姜的评价是"虽不专主一脏一腑，然黄中通理，守而不行，实是温养中土之正将，此温脾胃以止大肠之滑泄者"。白芍、乌梅养肝阴而敛肝气，缓肝急而止腹痛，且有涩肠止泻之功效。乌梅含有挥发性成分、简单酸性成分、氨基酸脂类化合物等，具有抗过敏、抗菌作用。珍珠母咸寒，入足厥阴肝经，能平肝安神。珍珠母含碳酸钙90%以上，并含有磷脂酰乙醇胺、半乳糖神经酰胺等，可抑制肠管的过敏性收缩，降低过氧化脂质。方中黄连苦寒，既可涩肠止泻，平肝泻心，配吴茱萸、干姜之辛温，又有辛开苦降之义。全方共奏调肝运脾之功，以达止泄泻、消胀痛之效。现举例如下：

某女，36岁。腹泻2年，晨起及进食后多作，紧张时尤甚，便稀，每日3～5次，偶有黏液，便前脐腹痛，以左侧为显，便后痛消，伴烦躁易怒，两胁胀痛，失眠多梦等症。舌淡红，苔薄白，脉细弦。曾多次便常规检查未见明显异常，纤维结肠镜检查示肠易激惹，未见器质性病变。诊为肝脾失和之泄泻。予上方7剂，症状明显减轻，腹痛若失，大便次数减少为2次，继用7剂大便成形，大便日1～2次，再服半月诸症悉除。

（2）健脾温肾法：健脾温肾法是赵老治疗慢性腹泻的又一常用方法，该法适用于脾肾两虚证。临床常见症状为久泻不愈，五更泄泻，腰膝酸软，肢冷畏寒，少腹冷痛，小便淋漓，耳鸣耳聋，失眠健忘等，舌淡胖，苔白，脉细等。方用赵老自拟健脾温肾丸。主要药物如下：

党参15g，补骨脂15g，茯苓15g，肉桂3g，诃子10g，炒白芍15g，木香15g，乌药10g，红藤15g。

此方是赵老通过长期临床观察并经科学研究（包括动物实验）而总结出来的经验方。该研究曾获北京市中医管理局科技进步奖。方中补骨脂味辛苦、性大温，入肾经。具补肾助阳、温脾止泻之功效。赵老认为："脾虚病久，久病及肾，肾中又以肾气虚弱首当其冲，补骨脂补肾助阳，不仅用于肾虚泄泻，且可助振奋脾阳，恢复脾运，脾胃药中佐补骨脂有增强温里、调整脾胃气机之功效。久泻脾肾两虚，治宜脾肾双补。补脾以调顺为主，苍术、茯苓、山药之类；补肾以温为要，补骨脂、肉桂、黄精等常用。对于肾虚久泻不愈者，以补骨脂为最常用，量常用15g，与他药共煎，并佐以肉桂、乌药、吴茱萸等缓肝而温暖下元，理气止痛。"该方用党参、茯苓健脾渗湿；诃子、炒白芍收涩固肠、缓急止痛；木香、乌药调理三焦之气；红藤燥湿止泻。经研究证实，该药不仅对脾肾两虚之慢性泄泻患者有良好疗效，而且对实验动物模型也有明显的止泻作用。

附验案一例于后。

某男，63 岁。腹泻 1 年余，久治不愈，晨起既泄，日 3 ～ 4 次，时有黏液，小便淋漓，腰膝酸软，肢冷畏寒，腹胀纳呆。舌淡胖，苔白，脉细。曾查纤维结肠镜示慢性结肠炎。此为脾肾两虚之泄泻，治以健脾温肾为法，予健脾温肾丸，每次 6g，每日早晚各一次。服药一周症减，两周后大便减为 2 次，连服 1 个月大便成形，日 1 次，继服 1 个月泄泻告愈。

总之，赵老不仅精通西医学，而且对中医学也有极深的造诣。他的学术思想源于《内经》，延于易水，洞彻经典而更有发扬。其学术特点是重视脾胃。用药特点是本于易水，但他师古而不泥古，能正确地汲取现代科学的研究成果，理法有所光大，方药得以创新，真乃当代易水学派一传人也。

以上所及仅为皮毛，远不能完全、正确地反映赵老学术思想的博大精深，有待今后深入理解，斫谬补缺。

（北京中医医院　董子亮）

善用升降学说的赵荣莱

赵荣莱主任医师遵从孙思邈之"兼收博览，推陈出新，用夏变夷，恪守《内经》"的精神，其学术思想以易水为宗，然不偏执，知常达变，圆机活法，常变并举。从而形成了自己的独特诊疗风格。

赵老从医近 50 年，他对胃肠病和中医脾胃系统疾病的研究探求，既从事前瞻性研究，又不放松临床资料的系统回顾，因而取得了很大的成绩。赵老博览群书，师古而不泥古，学术造诣精深，临床经验丰富。他潜心学习《内经》《难经》《伤寒论》《金匮要略》《中藏经》《神农本草经》等历代医家之经典著作。尤于脾胃学说有精深的造诣和独到的见解，他在临床上非常注重和擅长升降学说的应用。

一、升降学说的基础理论

升降学说是中医药理论的重要组成部分，是中医认识人体生理、病理，阐述用药规律，指导临床实践的理论。《素问·六微旨大论》中说："气之升降，天地之更用也……出入废则神机化灭，升降息则气立孤危，故非出入，则无以生长壮老已，非升降，则无以生长化收藏。是以升降出入，无器不有，故器者生化之宇，器散则分之，生化息矣，故不无出入，不无升降，化有大小，期有近远，四者之有，而贵常守，反常则灾害至矣。"李中梓说："明乎脏腑阴阳升降之理，凡病皆得其要领。"东垣有"藏气法时升降浮沉之图"和"天地阴阳生杀之理在升降浮沉之间论"，洁古有"气味厚薄寒热阴阳升降之图"和"用药升降浮沉补泻法"。赵老认为，升降学说是继承了历代医学家的学术理论与医疗经验，并结合现代临床实践中所取得的新经验、新认识，系统地阐述人体生理、病理过程中脏腑气血阴阳的变化和趋向、辨证论治及理法方药的一门学科。升降学说虽历代都有论述及应用，近代尤为重视，但尚未系统化、规范化。升降学说是基于脏腑辨证、气血阴阳特性、经络循行走向；药物的气味薄厚、性味归经、升降浮沉等而产生的。其对于临床上审证求因、选方遣药都有具体的指导意义。深入地探求升降规律，亦有助于完善中医药理论。

赵老在临证中十分重视气机的升降出入，认为人体之疾病是其气血脏腑经络正常的生理功能受到破坏的表现。在疾病的诊察辨证中，诊察其病因、症状和体征，辨求其病机，论证其因果是否相符，探求脏腑气血阴阳的升降出入变化。再有针对性地选方遣药。或正治，或反治，或上治，或下治。赵老认为：升降学说的主要内容有二，一是脏腑经络气血阴阳的升降出入，二是方药性味的趋向和药性的升降沉浮。

脾胃位居中焦，属土，为气机升降之枢纽。脾主升（清阳），胃主降（浊阴），胃纳脾运，燥湿相济。脾不升清，则水谷精微不能上输心肺而滋养脏腑四肢肌肉百骸；气陷于下则脘腹胀满重坠，久泻脱肛，便意频频。胃气不降则胃脘痞满，胃气上逆则嗳气、呃逆、恶心、呕吐、反胃。故叶天士说："脾胃之病，当详辨其升降二字。"脾胃为气血生化之源，后天之本。故在慢性疾病中，尤当重视脾胃的生理功能变化，人体的气机升降以脾胃为枢纽，故不仅在脾胃系统的疾病中需注重它，在其他系统的疾病中，脾胃的升降功能亦占有非常重要的地位。

肝胆为气机升降之枢机，肝胆属木，禀春生之气，主升发，主疏泄。赵老认为，既往论肝之于气机升降的论述甚多，但过于笼统。因每一对相合之脏腑都是阴阳相配，升降相因的，而于肝胆则不详。从经络循行讲，胆降肝升；从五行论，胆为甲木，禀少阳之气，故其气当升、当浮、当长；从脏腑位置属性上讲，肝居下焦，其气当降已而升，方不失气机升降之序，言其主疏泄者，泄降调畅也，疏泄不及则抑郁消沉，胸胁苦满，食少纳呆；伤及血分则胁肋刺痛，女子月事不调。疏泄太过则两胁及少腹胀痛，烦急易怒，并见木克土之证；言其主升发者，升发畅达也，"肝为阴中之少阳"也（《灵枢·阴阳系日月》），升发不及则胁下坚胀，腹满不欲饮食，善悲恐，悒悒不乐，胸闷善太息；升发太过则吞酸，胁痛，口苦，目赤，面红而热，头痛昏胀，并见肝木克土之证，甚则波及血分；在生理功能上，肝主谋虑，胆主决断，《素问·奇病论》说:"夫肝者,中之将也,取决于胆。"赵老认为胆腑作为中医学的生理、病理概念,并不完全等同于西医解剖学意义上的胆系,胆腑的生理功能包括如下几个方面:①胆腑参与消化活动。②《素问·灵兰秘典论》说:"胆者,中正之官,决断出焉。"说明其参与精神活动。近些年来西医学研究发现,许多胃肠肽类激素也存在于脑组织中,而一些脑组织中的肽类也存在于胃肠道内,故称其为脑肠肽,而胆囊收缩素就是其中之一,研究表明胆囊收缩素有抑制摄食、对抗吗啡和内啡肽的镇痛作用,从而在这一方面肯定了胆腑参与消化和主决断相关的物质基础。③胆为奇恒之腑,不仅因其内藏精汁,更因其"凡十一脏皆取决于胆",胆属少阳,为阳之初生,人体气血阴阳之升降出入皆从少阳始,枢机不利则出入废,升降息。胆主决断有二,一是决断能力,即控制意识和动作,肝主谋虑,胆主决断是也。二是准确、精确,胆为中正之官也。疾病是正常的生理功能遭受破坏而形成的结果。故胆腑病证可见如下几个方面。首先胆为气机升降之枢机,枢机不利,升降失常,开合不畅而诸症百出,阻于上焦则见胸胁痛,善咳喘;克犯中土则呕苦汁,呃逆,纳呆,口苦,脘胁胀满、疼痛;阻于下焦则见小便短涩;阻于经络则耳痛鸣聋。其次胆为中清之腑,清净之液受邪所扰则易变为湿秽痰浊,而症见胸胁堵闷,呕吐痰涎,眩晕,体重烦冤,往来寒热。第三是失于决断而症见心烦、心悸、怔忡、目昏、不寐、手抖肢颤。

肝胆之于脾胃,在正常的生理情况下,"木生于水而长于土,土气冲和,则肝随脾升,胆随胃降"(黄元御《四圣心源》)。肝木疏土,助其运化之功,脾土营木,成其疏泄之用。肝藏血,脾统血,肝与胃皆体阴而用阳,生理属性相同。一方面脾胃属土,位居中州,肝属木,为将军之官,中州为兵家必争之地,故《素问·五脏生成》中说"脾……其主肝也",即脾受肝之制约,或木郁克土,或土虚木乘;胆寄相火,为春生少阳,脾胃之阳需得其助,而成为后天之本,气血生化之源,胆之精汁参与脾胃之消化作用。是脾胃气血生化之源的一部分,胆汁味苦,适量则坚阴,过量的胆汁反流入胃,则味苦以伤胃,而成胆瘅、呕苦之症。肝之疏泄正常则胆液内注胃肠,助脾胃之纳运、小肠之分清泌浊,肝胆气机失常则可见食少纳呆、呃逆、呕吐、嘈杂、嗳气、反胃、泄泻等脾胃系症状。

肺居五脏之首,主气,主治节,《素问·五脏生成》中说:"诸气者皆属于肺",肺主宣发、肃降,肺之于脾胃,从五行讲为金生于土,从气机角度讲,肺主气,主治节,脾胃之升降,当由肺所主以调控,脾为生气之源,肺为主气之枢;从生理角度上讲饮食之精微,由脾上输于肺,肺散精于周身,脾主运化水液,肺主宣肃水液,病则脾为生痰之源,肺为储痰之器。肺居上焦,其气以下降为主,肺气之降赖乎胃气之降,肺气之宣发赖乎脾气之升。脾胃一虚,肺气先绝,土不生金,母令子虚也,或脾不输精于肺,或胃虚阴火上乘灼肺。而导致肺之脾胃虚。肺失宣布则脾胃的正常生理功能亦受阻。气统于肺金，凡脏腑经络之气，皆肺气之所宣布也；血统于肝，凡脏腑经络之血，皆肝之所流注也。肺主气，主治节，主宣发、肃降，升已而降；肝藏血，为阴中少阳，主升发、疏泄，降已而升；故二者于气与气血密切相关。

二、从脾胃升降理论探讨开发胃动力中药的设想

赵老在治疗慢性胃炎的研究中发现，慢性胃炎患者的临床表现有时和胃黏膜病变程度不成比例，因而认为，慢性胃炎除胃黏膜病变外，还存在胃动力障碍。对部分患者检测胃排空，发现餐后胃排空延缓。而中医药对胃动力障碍性疾病的治疗有极为丰富的经验和比较完整的理论，极可能在这一领域进行广泛的临床和药物研究。赵老认为研究探讨胃、食道反流与胆汁反流性胃炎是中西医结合点之一。首先其皆为典型的胃肠动力障碍性疾病，发病率有上升的趋势，且目前西医无较好的治疗药物；西医学对其发病机理研究比较深入，中医药则有着丰富的临床经验；而且近十几年来，中药单药、单方的研究成果非常大。用西医学手段结合中医药理论对其进行深入的研究与探讨是必要的，也是必须的。通过对该病的研究亦有助于开发胃动力中药。赵老率先提出了"从脾胃升降理论探讨开发胃动力中药的设想"。

三、胃肠动力障碍性疾病的辨治

1. 反流性食道炎——膈中积气

反流性食道炎其主要症状为泛酸、反食、呃逆、嗳气、烧心、咽部及胸骨后疼痛不适、上腹饱胀感等，其当属中医学中的痞证、胸痹、胃痛、嗳气、反胃、嘈杂、膈咽不通、噎膈、吐酸及梅核气等范畴。西医学认为胃食管反流（GERD）性疾病是胃内容物进入食管引起的食管黏膜损伤，其主要症状为胸痛、胸骨后烧灼感、泛酸等，有时其症状又酷似心肺或胸源性疾病的表现。GERD可出现严重的并发症：出血、穿孔、Banct食管和食管腺癌。故本病的诊疗正逐渐受到重视。赵老对胃食道反流性疾病根据其多年的临床实践提出膈中积气论，他认为："但凡嗳气与胸闷、咽中不利并见者，与呃逆不同，其气积滞于膈上食管之中，而非积于胃中也。此时嗳出之气是由食管而出，而非自胃中而出。"赵老把本病常分为四型，现分述如下：

（1）肝胃不和型：临床症见胃脘及胸骨后满闷、疼痛连及两胁，吞酸、嗳气、口苦咽干，舌红苔薄白，脉细弦。治以疏肝理气，和胃降逆。方用柴胡疏肝散加减：柴胡15g，香附12g，半夏10g，枳壳10g，川芎10g，白芍15g，苍术15g，厚朴10g，黄连5g，吴茱萸3g。

（2）脾胃虚气滞型：临床症见胸脘疼痛、嗳气、嘈杂、胸骨后及胃脘隐痛，泛吐清水或痰涎，食少纳呆，肢冷便溏，舌淡苔白，脉细弱。治以健脾益气，温胃降逆。

方用香砂六君子汤加丁香柿蒂汤化裁：丁香 5g，柿蒂 10g，党参 12g，白术 15g，茯苓 15g，甘草 10g，陈皮 10g，木香 12g。

（3）阴虚胃热型：临床症见胸骨后烧灼感、烧心泛酸，呃逆反胃饥而不欲食，烦躁口干，便秘，舌红少苔，脉细数。治以滋阴清热，和胃降逆。方用甘露饮合丹栀逍遥散化裁：天冬 15g，枇杷叶 10g，石斛 15g，柴胡 15g，黄芩 12g，栀子 6g，牡丹皮 10g，瓜蒌 20g，半夏 6g，竹茹 10g。

（4）脾胃湿热型：临床症见胸膈满闷，呕恶厌食，四肢沉重，大便不畅，口舌黏腻，苔黄腻，脉滑数。治以清热化湿，健脾和胃。方用藿香正气散合平胃散化裁：藿香 15g，苏梗 15g，厚朴 10g，苏子 12g，苍术 15g，白术 15g，陈皮 15g，半夏 6g，黄芩 12g，瓜蒌 15g，枳壳 10g，六一散 10g。

2. 反流性食道炎——膈咽不通

膈咽不通为中医急症之一，最早见于《灵枢·邪气脏腑病形》，唯语焉不详。东垣《医学发明》论述膈咽不通四时用药法，认为是"升降之气，上下不得交通"所致，对此病近人论述不多，赵老用牛蒡子、马勃治疗膈咽不通，亦为其气机运化学说的具体应用，脾升胃降需赖肺气之宣肃以助。马勃味辛质轻以宣肺；牛蒡子辛散苦降，而利咽膈。症轻者视病机病势仅择一味而用，症重者二者并用。如吕姓患者，女性，57 岁，胃脘痛饭后重，偶胀，自觉咽部不适气逆，呃逆肠鸣，无泛酸烧心，无吞咽困难，大便干稀不定，苔薄白，脉细弦。诊为咽膈不利，胃虚气滞，治以降逆理气。处方：木香 12g，苏梗 15g，乌药 10g，旋覆花 10g，枳壳 10g，黄连 6g，吴茱萸 5g，厚朴 10g，炒莱菔子 15g，苍术 15g，马勃 6g，牛蒡子 10g。再诊时诸症减，上方去马勃继服 10 剂而愈。

《名医别录》谓牛蒡子"味辛平，明目补中，除风伤"。至宋代有许多以牛蒡子为主组成的方剂应用于临床治疗肺脾有热，咽喉不利。金元时期李杲认为其"治风湿隐疹，咽喉风热，散诸肿疮疡之毒，利凝滞腰膝之气"。明代医家对其治疗急性热病中的痘疮斑疹等证做了大量的阐发，并且用于临床。至清代《本草求真》认为其"味辛且苦，既能降气下行，复能散风除热"。同时认为其"性冷滑利，多服则中气有损，且更令表益虚矣，至于脾虚泄泻为尤忌焉"。现代药理研究表明：牛蒡子有抗肿瘤、抗菌、降血糖、降血压、轻度利尿及泻下作用。赵老认为牛蒡子辛苦性寒，入肺、胃经，辛散苦泄，利咽膈，疏风清热解毒，兼通利二便。马勃亦首载于《名医别录》，至当代一直认为其归肺经，功散肺经邪热，解毒利咽。现代药理研究表明，其有止血、抗菌的作用。临床报道用治上呼吸道感染、溃疡性结肠炎等。赵老用马勃、牛蒡子利咽宣肺，升降脾胃以通利膈气，若膈气得畅，则肺咽自利，故相互为用。洁古老人言："（胃）本病，噎膈反胃，中满腹胀……标病，咽痹。"赵老从整体观念出发，不仅抓矛盾的主要方面，更抓住主要矛盾，用药每每直中病机，故能获效，以用药言大法，而一反当代中医教学之弊。

3. 胆汁反流性胃炎——胆瘅

胆汁反流性胃炎属中医胆瘅、痞证、胃脘痛、嘈杂、呕苦、呕胆等范畴。本病的主要病因为情志不调、饮食不节、脾胃虚弱及手术损伤脾胃。其主要病理机制为肝胆脾胃气机运化失调，寒热及虚实错杂。赵老认为本病为胆胃同病，胆与胃同属腑，故应属中医腑病范畴。对于属胆胃气逆，寒热夹杂，且有胃脘疼痛、痞满、胀痛、嘈杂、嗳气、反酸、烧心、呕吐苦水、食欲减退、大便不调者为胆瘅者，治疗上常用自拟之胆胃汤。柴胡 10g，苍术 15g，枳实 10g，姜半夏 10g，干姜 5g，黄芩 10g，黄连 6g，吴茱萸 3g，木香 12g，茯苓 20g。

胆胃汤疏胆和胃泻火，和胃降逆，开结除痞。有泻心汤合枳术汤及左金丸之意，李时珍谓："泻心汤之泻心火，实则泻胃火也。"方中姜半夏、干姜、吴茱萸降胆胃气逆之呕恶、呕苦、反酸、嗳气，吴茱萸不仅取其温中、下气、止痛、除湿宣痹之传统中药作用，还取其西医学认为其所含挥发油具有芳香健胃驱除肠内气体，并有抑制肠内异常发酵的作用，增加消化液分泌和制酸作用。柴胡、木香、枳实理气止痛，解郁散结，导滞除痞，柴胡疏肝利胆，解郁升阳。《本经》谓其"主心腹肠胃中结气，饮食积聚，寒热邪气，推陈致新"。苍术、茯苓、姜半夏燥湿和胃，健脾化痰。吴茱萸、黄连清泻肝胆，降逆止呕。诸药合用使胆汁循道下行，胃气和降，并增加防御机制，保护胃黏膜屏障，促进胃动力而相得益彰。胸闷者，加瓜蒌 15g；两胁胀满重者，加苏梗 15g；呕逆重者，加竹茹 12g；大便秘结者，加焦槟榔 10g；合并胆囊炎 / 胆石症者，加郁金 15g，海金沙 15g。

4. 胆汁反流性胃炎（呕胆）

其症常见胁痛吐涎，胸胁堵闷，呕吐痰涎，眩晕，眠差，口苦咽干，体重烦冤，苔腻，脉濡或滑。赵老认为，百病多由痰作祟，风为百病之长，胆属木，属风；胆系疾病又常与脾胃密切相关，脾主运化水湿，为生痰之源。故痰浊与风在胆系疾患中常为之因，或胆郁气滞，木克脾胃，脾虚生湿生痰，或湿邪阻滞，化生痰湿，或胆腑湿热之热去湿留等而成胆腑痰浊湿阻之证。治以疏泄胆腑，清化痰湿。方以温胆汤化裁：半夏 10g，竹茹 10g，枳实 10g，陈皮 12g，甘草 10g，茯苓 15g，白术 15g。痰盛者，加竹沥、瓜蒌、泽泻；风动眩晕者，加天麻、钩藤、石决明；便秘者，加草决明、大黄；眠差多梦者，加珍珠母、合欢皮、茯神；伴反酸烧心者，加吴茱萸、黄连。

赵老认为温胆汤于《集验方》《备急千金要方》及《外台秘要》中均载其"疗大病后虚烦不得眠，此胆寒故也"，历代其主治有寒证、热证之争，历代该方有加减变化，如《集验方》中生姜用量达 120g 之多，用药最重，故称其治胆寒。《三因极一病证方论》所载之方则增加了茯苓、大枣，治疗范围亦有所扩大，主治"心胆虚怯，触事易惊，梦寐不祥，或易象感惑，遂致心惊胆慑，气郁生涎，涎与气搏，变生诸证，或短气悸乏，或复自汗，四肢浮肿，饮食无味，心虚烦闷，坐卧不安"。纵观是方及其之变方，总不出气郁生痰、生涎与胆虚之范围。当我们详细地论述了胆腑之生理、病理之后就不难看出，历代之争皆有所偏失。首先是对胆腑的生理功能认识不足，其次是对药物的性味、归经认识不够，但这也是人类认识疾病和药物作用的一个过程。其言温胆者，以胆为甲木，禀春生升少阳之气。胆气不足，虚滞而郁，郁而不达，失其清净而变生湿滞痰浊。以生姜、半夏之辛，合甘草之甘，辛甘化阳，以生相火，配竹茹入胆经，清热化痰，是方以二陈、竹茹化湿祛痰，枳实苦降下行，善破心腹脾胃之结气，散留结胸膈之痰滞，主两胁胀虚，关膈壅塞，洁古谓其气寒味苦，除寒热，去结实，消痰癖，治心下痞，逆气，胁下痛……其用有四：主心下痞，一也；化心胸痰，二也；消宿食，散败血，三也；破坚积，四也。又谓其纯阳，去胃中湿。《医学启源》言：风制法，肝，木，酸，春生之道也，失常则病，风淫于内，治以辛凉，佐以苦辛，以甘缓之，以辛散之。由此可见温胆汤乃生少阳之火，助胆腑之用，去胆腑之浊，温（行）胆腑之气也，着眼于胆（气阳）虚，气郁痰阻即可。古之方名，种类繁多，温胆汤为以功能主治命名者，此类方剂如：大承气汤、陷胸汤、温脾汤、凉膈散之类。况且随时代不同，疾病亦有所变化，是可有新解，不可泥古而牵强。

5. 讨论

赵老在治疗反流性食道炎时注重胃、肺、肝三脏的生理和病理。赵老认为，消化系疾病首先责之于胃，因为咽门、贲门、幽门、阑门、魄门皆胃气所行也，"胃之五窍者，闾里门户也"（《灵枢·胀论》），"饮食不下，膈塞不通，邪在胃脘"（《灵枢·四时气》）。在本证当中与肝肺的关系最为密切，肝喜条达而恶抑郁，郁者，结聚而不得发越也，当升不得升，当降不得降也。肝郁气滞，则可乘侮脾胃，脾胃不健，则肝气易乘克脾胃，而见胃脘痛、腹痛、口干口苦、两胁胀满等症。如《素问·六元正纪大论》说："木郁之发……民病胃脘当心而痛，上支两胁，膈咽不通，食饮不下。"《慎斋遗书》中说："凡胸膈饱闷，皆阳气不达于胸，阴气填塞也，盖阳主畅达，阴则凝结矣。"赵老在临床上每用杏仁、桔梗、紫菀、白前、苏梗、枇杷叶、黄芩、薤白、炒莱菔子等宣降肺气，用瓜蒌清肺利气宽胸，或用苏叶配黄连，开肺和胃，宣上畅中，用柴胡、香附、佛手、木香、郁金、青皮等疏肝理气，达木之郁。

胆汁反流性胃炎为西医学病名，是自纤维胃镜检查开展以来才逐渐认识到的病证，多为胆胃气逆、寒热错杂之腑证，现越来越多的学者更进一步重视其与胆胃的相关性。本病属胆胃病患，胆胃同属腑，故本病为腑证。但目前脏腑辨证偏于脏，而略于腑，脾胃学说偏于调脾胃安五脏，却略于调五脏以安脾胃。《医学衷中参西录》对胆汁反流性胃炎则有了进一步的认识，不仅要重视腑证，还要重视与之相关的脏，注意气机的升降出入。本证是邪在胆、逆在胃的病变。胆热之邪上逆犯胃，胃失和降；或胃气虚弱，胆木来乘；或饮食不节，损伤脾胃，胃失和降，胆随胃逆而作。痹者热也，呕胆者胆随胃逆也，胃脘痛者胃之气机不畅也，嘈杂痞胀者寒热错杂也，只有辨证与辨病相结合、中西医相结合，才能更进一步地认识这一疾病。胆汁反流性胃炎的辨治应注意脏与腑、胆与胃、升与降、寒与热、虚与实的关系。其因湿热邪毒积于胆，上逆犯胃所致者，用柴胡、黄芩、吴茱萸、枳实、茵陈、金钱草、珍珠母等药疏利胆气；若胆热犯胃，加青蒿、黄芩、蒲公英等泄热以利胆和胃，"甲木之升缘于胃气之逆，胃气之逆缘于中气之虚"（黄元御《长沙药解·卷一》）。若脾胃气虚，中焦升降失调，加香砂六君子及乌药、炒莱菔子、八月札等健脾益气和胃。在本证中，肝与脾胃之关系同样十分密切，嘈杂、泛酸者多为肝胃不和或肝胃郁热之证，治疗上以疏肝和胃为法，"胃痛，邪干胃脘病也……唯肝气相乘为尤甚，以木性暴，且正克也"《沈氏尊生书·胃痛》。

治胃之方，当以通降为首要。胃居六腑之首，其气主降，六腑传化物而不藏，以通为用。胃气贵在和顺下行，胃气通降则生化有源、出入有序，否则传化无由，壅滞为病。通降则有和胃、降逆、通下三个大法。赵老认为，胃为阳土，主受纳腐熟水谷。水谷入胃，在胃阳与胃阴的作用下，得以化为精微，荣养五脏六腑，故五脏六腑皆禀气于胃。饮食失节、寒温不适、喜怒劳倦皆可伤及胃阳，如同中药的炮制，蒸炒则性热，土埋经霜则寒一样，得寒凉之气而具寒凉之性。胃病者，因寒者，十居七八。胃阳不足则见胃寒、胃痛，轻则冷痛绵绵不已，重则拘急剧痛，遇寒加重，得温则减，胃脘胀满，食少纳呆，泛吐清水，或食后作吐，肠鸣辘辘；胃气不和则见疼痛痞满之症。临床上可见到胃脘痛，胸闷气短，膈咽不通，语音低微，少气懒言，自汗无力，咽干便结等症。临床上常在和胃降逆的基础上，加轻清宣肺或苦降肺气之品，如桔梗、杏仁、紫菀、枇杷叶等，开肺以舒展脾胃气机。苏叶、黄连配伍，开肺和胃，宣上以畅中。故在用药上，赵老每多用干姜、苍术、防风、白芷、丁香、黄芪、肉豆蔻、苏梗、陈皮、半夏、瓜蒌、木香、佛手等温胃散寒、和胃止痛。胃气上逆是胃失和降的进一步发展。所用降逆药物分为温、凉两类：前者如竹茹、栀子、代赭石、黄连、柿蒂、枇杷叶，后者如干姜、生姜、高良姜、丁香、吴茱萸、肉桂、小茴香、半夏、苏叶、苏子、沉香、降香、陈皮、厚朴、川椒、刀豆子、炒莱菔子等。对胃气上逆之轻者，和胃畅中，导之疏之；重者降逆；甚者当重镇其逆。若胃气上逆，倒饱而胸膈满闷者，可加丁香、吴茱萸温降胃气以通利膈气。脾胃气虚，水湿不化，痰浊内生，或饮食停滞，因滞致虚，中焦气机停滞而见脾胃不和、胃气上逆、胃脘积滞等。胃脘积滞者当治以通积导滞，以通下为法。因痰湿者，可用苏梗、藿香、佩兰、陈皮、半夏、瓜蒌、防风、苍术、白术、茯苓、黄芩、黄连之属；因饮食积滞者，赵老每用焦三仙、炒莱菔子、槟榔、郁金、酒大黄、瓜蒌等通下消积导滞。叶天士云："太阴湿土，得阳始运，阳明阳土，得阴自安。以脾喜刚燥，胃喜柔润也。"胃阴不足则或用益胃汤加佛手、香橼，使气机灵动而不燥伤津液。对虚中夹实、寒热互结、痞满难开者，则辛开苦降，轻者苏叶、黄连，重者吴茱萸、黄连或干姜、芩、连。在慢性胃病中，属虚者有虚寒或气阴不足之分，属实者则有湿阻、气滞、食积、郁热、络瘀之不同，故治疗上有温、清、消、补之别，但总要着眼于通调气机，气顺则中和，胃气通降，则胃方能受纳。正如华岫云所说："脾胃之病，虚实寒热，宜燥宜润，固当详辨。其于升降二字，尤为紧要。"

四、调理脏腑经络气机升降需注意的几个问题

1. 顺应脏腑经络之性

调理脏腑经络气机升降，首要顺应脏腑本身的升降之性，如脾主升，胃主降，故脾常阳气不足易陷、易滞，治当升发陷滞之阳气，胃常浊阴阻滞，易逆、易滞，治当和降通利阻滞之浊阴。肺居五脏六腑之最上，其气以下降为主，然其位居至高，当为升已而降，故肺常有升降反作之病，治当以逆者降之、肃之，陷者升之、宣之；肝居下，其气以升为主，然其为降已而升，肝气宜疏、宜畅、宜达。

此类药物传统言之疏肝理气，其当细分为二：一是如柴胡、香附、佛手、荔枝核、川芎、薄荷之类，主升畅舒达；一是如青皮、木香、香橼、郁金等之类疏泄以畅达，疏理脾胃气机之药物亦如是，如柿蒂、刀豆子，脾病者不用。

2. 把握升降相因

气机之升降出入是相互制约、相辅相成的，无升则无降，无降亦无升，脏腑阴阳表里相合，亦是升降互制互助，如《素问·五常政大论》中所说："用之升降，不能相无也。"如脾与胃，一脏一腑，一阴一阳，一里一表，一升一降，肺与大肠、心与小肠、肝与胆、肾与膀胱，无不如此。从整体的脏腑经络循环中亦可看出这一点，由手（头）走足，再由足循行于手（头），顺应脏腑之性时亦当注意这一点，如肝脏之用药，临床上对气机升降不调者常香附配郁金、佛手配木香、柴胡配木香等，简言之为药对，常谓其相须相使，此亦为药证。

3. 权衡升降适度

权衡升降适度有二：一是辨证时要考查分辨气机升降的脏腑特性及相因相关性，是太过还是不及；一是有五脏腑正气来复之机。如《素问·五常政大论》中说："胜复盛衰，不能相多也。"如《伤寒论·辨太阳病脉证并治》中说："太阳病，先下之而

不愈，因复发汗，以此表里俱虚，其人因致冒，冒家汗出自愈。所以然者，汗出表和故也。里未和，然后复下之。太阳病未解，脉阴阳俱停，必先振栗，汗出而解。但阳脉微者，先汗出而解；但阴脉微者，下之而解，若欲下之，宜调胃承气汤。"在选方用药上补而不可壅，升阳而不可助火，发散而不可浮越，降而不可沉逆，寒凉而不可凝塞，导下而不可阳陷，活血而不可妄行，收敛而不可郁滞，上实者忌升，下虚者忌降。自古有以平为期、中病即止论，皆以调和气血，使阴平阳秘，勿伤胃气为本。

4. 区别上下之不同

《素问·五常政大论》中说："气反者，病在上，取之下，病在下，取之上，病在中，旁取之。"我们在辨证时要辨明疾病的病位与病势，判断疾病的发展趋势，治疗时必须针对病位，或逆其势或顺其势而进行治疗，控制疾病的发展趋势。逆其势者，逆者降之，陷者升之，虚者补之，实者泻之，寒者热之，热者寒之之属；顺其势者，顺应脏腑经络之性，如肺气壅塞者，则桃仁通润大肠而止咳逆上气，胃气不利者，杏仁降气而润肠胃以消积。反流性食道炎，因其病位在上而多责之于肺；胆汁反流性胃炎，因其病位在下而多责之于肝。与此同时还当注意上实者忌升，下虚者忌降，勿成虚虚实实之证。

五、临床中药学论

中药理论是中医药学的重要组成部分，是经过反复实践发展起来的对于中药的理性思维。其源于中药的临床应用，从其临床实践经验的积累、总结和提高而来；中药依中药理论而用于临床，又丰富和发展了中药理论。中药理论虽不能反映一味药的具体临床效用，但能表述一味药或一类药的临床效用规律，能概括临床效用的范围、属性和特征，能指导中药新的临床应用。中医理论和中药理论是相互依存、相辅相成的。

1. 易水药学论

中医药中一个理论的建立，不仅仅要有医学理论，而且要有药学及其理论相结合，才能使之完善。张元素，字洁古，晚号洁古老人，是易水学派的开山鼻祖。在易水学派的学术中，药学也是其主要特点。洁古老人的《医学启源》《珍珠囊》《脏腑标本寒热虚实用药式》《药注难经》，李东垣的《用药珍珠囊》，王好古的《汤液本草》等无一不体现其对药学及其理论的贡献。易水药学是十分广博的，其中还包括药物归经、药物气味补泻、药物炮制、用药分量、药用生熟、药用根梢、用药升降浮沉、用药方辨、药类法象、用药丸散、药味专精、汤药煎造、服药治法等。易水学派在理论与实际应用中建立了一座桥梁，使得后世医家在临床用药中有一个清晰的思路，并且在开发中药新药时亦有非常大的指导作用。

2. 用药如用兵

赵老在临证中讲求用药如用兵。赵老认为：用药如用兵有广义与狭义之分，广义之为医学法则与战略战术思想之大同，如《太公兵法》中讲："善除患者，理于未生。"而《内经》中有言："上工不治已病治未病。"认为"病已成而后药之，乱已成而后治之，譬犹渴而穿井，斗而铸锥，不亦晚乎？"兵法中讲奇正，医学言常变；兵法中讲避敌之锐气，勿击堂堂之阵，《内经》中讲："无刺熇熇之热，无刺漉漉之汗。"兵法中讲用兵布阵变化之妙，医有方剂八阵演变之法。赵老认为组方用药不在多，而贵在精练。用药如用兵，或变，或独，或先，或迅，或乘，或制。途有所不由，军有所不击，地有所不争。十则围之，五则攻之，擒贼擒王，"夫五指之更弹，不如卷手之一挃；万人之更进，不如百人之俱至也。"（《淮南子·兵略训》）"激水之疾，至于漂石者，势也；鸷鸟之疾，至于毁折者，节也。是故善战者，其势险，其节短。势如扩弩，节如发机。"（《孙子·势篇》）如胃脘痛之病机主要为气机不畅，治应调其气，畅其机，祛其因。病在胃者，降其气；兼脾者，升清降浊；兼肺者，宣之降之，清之润之；兼肝者，疏之泄之，润之养之；兼血瘀者，通之行之；因寒者，温之；因热者，凉之；因湿者，化之燥之，宣之祛之；因饮食积滞者，消之导之。但总以效验相符为目标。脾胃之病，纯虚之证极少，壅补、漫补、呆补非所宜也。脾胃之为病，虚多夹实，虚多夹滞，兼虚者，茯苓、白术或苍术健脾之运即可；脾胃不足者，于参芪补中必酌加枳实、佛手、苏梗等补虚行滞，若一味补之，徒增壅滞，而成呆补矣；脾虚湿浊不化者，选用藿香、佩兰、半夏曲、陈皮等芳化淡渗，使湿去脾运。气滞者，当辨其在胃，在脾，在肝，在胆，在肺，还是有所兼杂，而分别调畅之，甚者则通调一身之气。狭义之为药味的应用，即药有药证。

3. 药证论

赵老在临证中讲求"证效相应，以效验证"。赵老认为每一味药都有其应用的指征，即药物的功效、主治。药证是中医辨证论治的基本单元，亦即张仲景所说的"观其脉证，知犯何逆，随证治之"之治。药有个性之特长，方有合群之妙用，方是药的有机组合，药是方的组合基础。众所周知，临床上自仲景始即有以药名证一法，如《伤寒论》中的桂枝汤证、小柴胡汤证、《金匮要略》中的百合病，我们在临床上也常讲此为附子证、彼为黄芪证等。《本经疏证》中说："不知一病有一病之方，一方有一方之药，一药有一药之效。不能审药，何以定方，不能定方，何以治病？"徐灵胎亦说："一病必有主方，一方必有主药。"故药证是中医药学中的一个重要组成部分。易水药学亦常把一味药提纲挈领地进行概括，如"柴胡，苦为纯阳，去寒热往来，胆痹非柴胡梢不能除；独活，苦头眩目运，非此不能除；升麻，甘苦，阳中治阴，脾痹非升麻不能除"；"凡嗽，以五味子为君；凡诸风，以防风为君"等。药证的前提是药证相应，药证相应体现了中医药学的诊疗一体性，药证识别是检验一个临床医生能力的标准。我们讲求临证时要辨证精细，这就包括了药证识别；只有药证相符，才能证效相应。是否是药证相符，只有以效验证才能得知。只有精确地掌握了药证，才能用兵如神，效如桴鼓。药证不仅仅是单味药的效果，如常山截疟、黄连治痢、麻黄定喘、乌头止痛、当归调经、阿胶止血等，药证学说是几千年来人们认识疾病、治疗疾病的浓厚沉淀与结晶。它的前提仍然是辨证论治，只有辨证精确得当，才能药证相应。这是普遍性和特殊性的问题。

（北京中医医院　王和天）

郁仁存

郁仁存（1934—），浙江省绍兴市人。1955 年毕业于江西医学院医疗系，1959—1961 年被选派参加第一届西医离职学习中医学习班。毕业后到北京中医医院工作，历任医师至主任医师、内科副主任、肿瘤科主任、中国抗癌协会理事、北京抗癌协会副主任委员、中国中西医结合研究会肿瘤专业委员会副主任委员、北京中西医结合研究会肿瘤专业委员会主任委员、中国胃癌研究会理事、北京气功研究会理事、北京市政协委员，享受政府特殊津贴，2003 年被确定为全国老中医药专家学术经验继承工作指导老师。

郁老在 20 世纪 60 年代主攻中西医结合治疗肾脏疾病，发表有"慢性肾炎中医治疗规律初步探讨"等论文多篇，取得了较好的研究成果。1969 年后从事恶性肿瘤的治疗研究，通过大量的临床实践，在中医及中西医结合治疗肿瘤方面积累了丰富的经验，摸索出了一套中西医结合治疗肿瘤的理、法、方、药的治疗规律，提高了疗效，为许多患者减轻了痛苦，延长了生命。并多次应邀出国为外国领导人进行治疗，为中医事业赢得了荣誉。他潜心研究，提出了"内虚"学说等学术观点，撰写出版有《中医肿瘤学》等多部专著，发表学术论文数十篇，多次获得各种科研成果奖，获得肿瘤界的好评和患者的爱戴，为中医肿瘤学科的发展做出了突出的贡献。传人有王笑民、唐武军、许咏梅、张青等。

郁仁存的学术思想

郁仁存教授在 30 余年的中西医结合肿瘤防治工作中，积累了丰富的临床经验，形成了别具特色的学术思想，为我国中西医结合防治肿瘤的研究做出了巨大贡献。

一、学术观点

（一）对肿瘤病因病机的认识

郁教授根据古代有关肿瘤病的描述，结合长期的临床实践，将肿瘤的主要病因病机概括为气滞血瘀、痰结湿聚、热毒内蕴、脏腑亏虚、经络瘀阻等五个方面，并认为脏腑亏虚是肿瘤发生发展的根本原因。在他所著的《中医肿瘤学》中首次提出了有关肿瘤病因病理的"内虚"学说，认为，在同一环境中生活的人群只有少数人得肿瘤，而某些患者还得二重癌，甚至是三重癌，其根本原因是患者机体内存在有利于肿瘤生长发展的环境，"内虚"是对这种有利于肿瘤发生、发展的内环境中一种情况的概括。"内虚"使患者机体处于一种脏腑功能不足、阴阳失调、内环境失衡的病理状态。由于机体的阴阳失调，抵抗力下降，使得外邪更容易入侵，各种致癌物得以长期作用于人体的机会增加，这是肿瘤发生的重要内部原因。脏腑功能失调、阴阳失衡的"内虚"状态，有可能引起"气不行血""气不摄血""饮食不化""精微不生"等病理变化，而上述与瘀血、痰浊、积滞相关的病理正是形成肿瘤的重要物质基础。肿瘤形成后，有形之物阻滞经络、脉道，使得五脏六腑之间的有机联系遭到破坏，按五行规律运行的五脏的相生、相克关系转而成为相乘、相侮的病理表现，患病机体的内环境平衡进一步失调，亦即"内虚"进一步加重。由此而认为"内虚"与肿瘤的关系是一个互为因果的恶性循环，其相互作用的结果是正气日见衰微，邪气逐步加重，使"邪盛正虚"的不平衡的正邪力量对比进一步走向极端。

（二）对肿瘤论治的认识

1. 对中医治癌大法的概括

认为扶正培本、活血化瘀、清热解毒、软坚散结、化痰祛湿、以毒攻毒等是中医主要的治癌法则。

2. 对中西医结合治疗肿瘤的看法

主要学术观点是：中西医方法的有机结合，或者减少其毒副反应，或者增强其疗效，或者一治局部、一治全身，或者一以祛邪为主、一以扶正为主，相互结合，充分发挥各自的长处。

3. 论治中的"平衡"观

"内虚"学说认为阴阳失调是肿瘤发生、发展、复发及转移的重要原因；而西医学起主导作用的治疗肿瘤的方法（手术、放疗、化疗）的着眼点主要是对局部癌细胞的杀灭，在取得疗效的同时对正常的机体组织也带来一定的损伤，也即在客观上会引起内环境的失调。因此，郁教授主张以中西医结合综合治疗来取长补短，发挥中医整体调节的优势与西医局部抗癌的特长，在尽可能维持机体阴阳平衡的前提下进行抗肿瘤治疗。在肿瘤的具体治疗过程中，辨病与辨证、攻邪与扶正、局部与整体、治本与治标之间相互关系的正确处理是治疗成功与否的关键，只有在论治过程中真正掌握了平衡的原则，才有可能对患者的阴阳失衡进行有效的调节，从而取得良好的疗效。

4. 遣方用药的特点

郁教授认为，中药的性味归经各不相同，而同一性味、相同功效的中药的现代药理学研究结果又各不相同：有的具有抗癌的成分，有的无抗癌活性；有的可提高免疫功能，有的会抑制免疫。临证时，郁教授活血善用莪术、茜草、紫草、鸡血藤；清热惯用山豆根、土茯苓、石上柏、半枝莲、红蚤休、白花蛇舌草、白英、蛇莓、龙葵、瓜蒌；扶正常用生黄芪、党参、白术、补骨脂、茯苓、女贞子、枸杞子、山萸肉、淫羊藿。上述中药均被实验证明有一定的抗肿瘤活性或有提高机体免疫功能的作用。

二、学术研究思路

（一）病因学研究

郁教授认为，在癌症病因学的研究中不仅要了解外界环境致癌因素的作用，更要研究内因与肿瘤发病之间的关系，从先天不足、七情所伤、正气亏损等中医内因致病观出发，研究"内虚"状态下患者的免疫功能、神经内分泌功能，甚至是癌基因、抑癌基因的表达，这是对中医理论认识的进一步深化。

（二）证型的研究

中医证型是癌症患者内环境失衡的宏观外部表现，应用现代方法对中医证型进行研究，增加中医辨证的客观性，提高中医证型的诊断水平，对有效的治疗法则的确立具有十分重要的指导意义。

（三）对中医药防治肺癌复发及转移的研究思路

郁教授20世纪80年代初提出的"调节内环境平衡以防治肿瘤复发及转移"的学说对中西医结合学术界产生了深远的影响。在他提出该学说以后的10年中，许多防治癌症复发与转移的中医、中西医结合研究课题的研究思路都与上述观点有关。他所领导的中医药防治肺癌复发与转移的研究课题被列为国家"九·五"攻关课题，足见郁教授在学术思路上的敏锐睿智。

三、病案举例

郁教授在30多年的临床实践中诊治了数以万计的癌症患者，以其卓著的临床疗效而深受患者的欢迎。现择病例数则，简介如下：

1. 原发性肝癌术后中医治疗1例

张某，男，38岁，部队干部。患者1987年4月因"B超发现肝内占位，AFP定量2300ng/mL"而在北京某医院行肝右叶切除术，术后病理证实为"原发性肝癌、肝硬化"。1987年6月首诊，症见面色苍白，神倦纳差，口黏恶心，肝区疼痛，舌麻目胀，舌暗红，苔黄白腻，脉弦滑。查AFP540ng/mL。

辨证：湿热瘀毒，肝胆郁滞。

治法：疏肝利胆，祛湿解毒。

方药：虎杖30g，郁金10g，太子参30g，橘皮10g，竹茹10g，茯苓10g，土茯苓20g，蒲公英20g，首乌藤30g，炒酸枣仁15g，焦三仙30g，半枝莲30g，龙葵30g，白花蛇舌草20g，预知子15g，枳壳10g，厚朴10g。水煎14剂。

1987年6月29日二诊：患者进食增加，腹胀、肝区疼痛减轻，余症及舌脉同前。但B超发现左肝叶有1.6cm×1.2cm的占位病变。证治原则不变，原方去橘皮、竹茹、蒲公英、炒酸枣仁、焦三仙。续进14剂。

1987年7月13日三诊：患者诉耳鸣，肝区时有隐痛，大便稀，舌暗红胖，边有齿痕，脉弦细。查AFP 27ng/mL。

辨证：肝郁脾虚，毒热内蕴。

治法：疏肝健脾，清热解毒。

方药：党参15g，白术10g，茯苓10g，陈皮10g，厚朴10g，白芍10g，木香10g，郁金10g，虎杖30g，土茯苓30g，炒栀子15g，半枝莲30g，白花蛇舌草30g，炒酸枣仁20g，首乌藤20g，焦三仙30g。

服上方2个月后复查：肝左叶占位性病变消失，AFP降为正常。此后，一直守法加减用药至1988年4月，患者食欲睡眠好，病情处于稳定状态。

1988年5月复诊：患者诉耳鸣目眩，寐差口干，大便干，舌暗红少津，苔薄白，脉弦细。证属肝肾不足，治以滋肾益肝。药选：

生地黄10g，熟地黄10g，山萸肉15g，砂仁10g，木香10g，远志10g，茯苓10g，牡丹皮10g，泽泻10g，天花粉15g，土茯苓20g，虎杖20g，延胡索10g，焦三仙30g，半枝莲30g，白花蛇舌草30g，生黄芪20g，女贞子12g。

服上方月余，上述症状明显减轻。其后，患者坚持每两个月复诊一次，基本以三诊方及上方交替加减。1990年末次随访，患者一般情况好，已参加正常的工作，查AFP、肝B超及肝功能均显示无异常。

2. 晚期肺癌中西医结合治验1例

高某，男性，58岁，干部，病案号综167。患者1976年8月因右肺占位而行开胸探查术，术中发现肿瘤广泛侵犯无法切除，因此仅在转移的淋巴结处置金属标记后关胸。

一诊（1976年8月）：纳差乏力，咳嗽痰多，喘息多汗，面色苍白，舌淡有齿痕，薄白苔，脉细滑稍数。证属脾虚气亏，痰毒内结，治以益气固表，化痰散结。拟方：

生黄芪30g，白术10g，防风10g，浮小麦30g，煅龙骨30g，煅牡蛎30g，前胡12g，马兜铃10g，枇杷叶10g，草河车30g，夏枯草15g，川贝母10g，北沙参15g，

305

五味子 10g。

根据病情，郁教授建议患者放疗。

二诊（1976 年 9 月 13 日）：药后咳痰减少，汗出亦减，食欲好转，舌脉同前。仍守前法，上方去枇杷叶，加紫菀 12g，半枝莲 30g，白花蛇舌草 30g。

三诊（1976 年 9 月 27 日）：开始放疗，患者食欲稍差，咳嗽不多，舌淡红边有齿痕，苔薄白，脉细滑。为配合放疗以减毒增效，应用健脾补肾、化痰散结法。药用：

生黄芪 30g，党参 15g，白术 10g，茯苓 12g，神曲 10g，天冬 15g，女贞子 15g，菟丝子 10g，鸡血藤 30g，贝母 10g，前胡 12g，夏枯草 15g，石韦 30g，半枝莲 30g。

1976 年 11 月 15 日复诊：放疗已结束，患者睡眠差，手心热，纳欠佳，舌淡红有齿痕，苔薄白，脉左沉细滑，右弦滑。此放疗耗阴伤气之象，治以益气养阴，解毒抗癌。方用：

沙参 30g，生地黄 10g，生黄芪 30g，鸡血藤 30g，女贞子 30g，枸杞子 12g，瓜蒌 30g，贝母 10g，前胡 10g，桃仁 10g，山豆根 15g，草河车 30g，龙葵 30g，半枝莲 30g，炒酸枣仁 15g。

服上方 1 个月后，以上诸症基本缓解。此后，患者间断服用中药并练习郭林气功达 10 余年。

中药基本方：生黄芪、白术、女贞子、太子参、枸杞子、鸡血藤、茯苓、焦三仙、山药、藤梨根、石见穿、半枝莲、龙葵、海藻、贝母、淫羊藿、沙参。

末次随访 1997 年年底，患者生存 21 年。

（北京中医医院　王笑民　陈誩）

平衡学说在肿瘤综合治疗中的应用

一、平衡学说与疾病的发生与发展

中医理论认为，无论任何疾病其基本病机都属于体内阴阳平衡失调，如《素问·生气通天论》所云："阴平阳秘，精神乃治；阴阳离决，精气乃绝。"阴阳平衡具体表现为以五脏为中心的各个系统（包括脏腑、经络、精气神等）功能的协调与平衡。保持平衡，机体的内在环境保持相对稳定的状态（内稳态），就会处于健康状态；反之，平衡失调，机体内环境出现紊乱，则会发生病理变化，导致疾病甚至死亡。

二、平衡学说与肿瘤的病因病机

肿瘤的发生、发展与转移是诸多的失衡所致，如癌基因与抑癌基因失衡、增殖与分化失衡、增殖与凋亡失衡、机体免疫力与肿瘤侵袭力失衡等。

1. 瘤基因与抑癌基因失衡

正常细胞演变为恶性细胞的过程中一般都有多起基因（癌基因、抑癌基因）的点突变和缺失性突变的积累。在其后的发展过程中还会发生许多基因（转移抑制基因、黏附分子受体基因）表达的改变，导致在可见的肿瘤出现以后进一步发生浸润和转移。可见，肿瘤是一个多基因改变的积累过程，即促癌基因与抑癌基因之间平衡发生改变的过程。

2. 细胞增殖与分化失衡

恶性肿瘤是未分化或分化不全的干细胞的增殖失控而使其分化进程受阻所致。

3. 细胞增殖与凋亡失衡

肿瘤是细胞增生和凋亡调控异常导致其平衡失调的综合性结果，表现为增生过度和凋亡过低。

4. 促转移因子与抗转移因子失衡

恶性肿瘤具有侵袭转移能力，其侵袭转移的过程是一种高度选择性的非随机的过程，其间涉及肿瘤与肿瘤之间及肿瘤与宿主组织之间一系列复杂的相互作用。目前已知肿瘤转移是个复杂的多步骤的连续过程，整个过程有多种基因产物参与，如多种细胞黏附分子、基质分解酶、细胞运动因子、血管新生因子、生长因子等，它们在肿瘤的转移中发挥着重要的作用。

5. 正邪力量对比失衡

肿瘤的发生与发展，在某种程度上取决于机体的免疫力与肿瘤的侵袭力之间的比势。

如果把肿瘤发生、发展、侵袭及转移过程中的肿瘤促进因子归为阳，将肿瘤抑制因子归为阴，将这些因子的表达升高归为实，表达下降归为虚，则可将肿瘤从发生、发展到转移的全过程用"正邪阴阳虚实"来概括，即正邪阴阳平衡失调（内环境的紊乱）是肿瘤发生发展的根本原因。其病理表现可反映为脏腑、经络功能的失调，气血津液的运行障碍，并产生气滞血瘀、痰凝湿阻等一系列病理产物。因此，在肿瘤治疗中应以平衡阴阳、扶正祛邪为根本原则。

三、抗肿瘤治疗过程中产生的"失衡状态"

肿瘤的传统治疗手段是手术、放疗、化疗，这些手段在杀灭肿瘤的同时，也会伤及机体的正气；如手术会伤气耗血，使脏腑、经络等功能失调；放疗则根据部位的不同可造成皮肤黏膜溃疡、放射性肺炎、肺纤维化、放射性肠炎、心肌损害、增加心梗及心血管疾患的发生等；化疗可导致免疫功能下降、骨髓造血功能障碍、恶心、呕吐以及脱发等不良反应。其治疗的结果，往往不能使机体恢复"平衡状态"，有时反而加重机体的"失衡状态"。

1. 免疫功能低下

患者反复出现细菌及病毒感染，或肿瘤的恶性发展、转移扩散等。

2. 骨髓造血功能障碍

可出现粒细胞缺乏性发热、贫血、出血等。

3. 胃肠功能紊乱

出现恶心、呕吐、纳少、便秘、腹泻等症状以及消瘦、恶病质等。

4. 血液流变学改变

临床观察发现，化疗可加重肿瘤患者的血液高凝状态，表现为舌质紫暗、有瘀点和瘀斑、唇甲及面色晦暗等"血瘀证"表现，同时出现乏力、疲倦、出汗等"气虚证"，形成常见的"气虚血瘀证"。

四、平衡学说指导下的肿瘤综合治疗原则

根据中医学的平衡学说，治疗的目的就是要调节阴阳，使之归于平衡。无论治疗任何疾病，都应综合分析天时、地理、病情等全部情况，制定相宜的治疗措施。例如，《素问·阴阳应象大论》所说"谨察阴阳所在而调之，以平为期"，指出治疗疾病的总原则就是要使人体内的阴阳恢复平衡。另如，《伤寒论》第58条云："凡病，若发汗，若吐，若下，若亡血、亡津液，阴阳自和者，必自愈。"指出治病求本，本于阴阳，阴阳不和则病，使其阴阳自和则愈。

无论使用任何治疗方法，在祛除病邪的同时，都应注意保护正气。只有保住人体正气，祛除病邪才有意义，也只有保护好正气，才更有利于祛除病邪。《素问·五常政大论》说："大毒治病，十去其六，常毒治病，十去其七，小毒治病，十去其八，无毒治病，十去其九。谷肉果菜，食养尽之，无使过之，伤其正气。"即指出无论使用什么药物治病，尽管是最平和的药物，也只能祛除病邪的十之九，便应停药。其中心思想就是治疗不能太过，以免伤及正气。除药物治疗之外，保持患者心态的平衡及膳食营养均衡也是平衡阴阳的重要手段。

（一）西医治疗肿瘤理念的转变

1. 手术

从20世纪50年代的"破坏患瘤器官，力求机体生存"转变为"在根治肿瘤的同

时，保存机体功能和患者外形"。手术方式的转变如乳癌手术由扩大根治术转变为保乳手术，腋淋巴结清扫转变为前哨淋巴结活检等。胃 MALT 淋巴瘤的治疗也由全胃切除转变为首选胃保留性非手术治疗。

2. 放疗

传统方式的放疗逐渐被修改，如局部晚期的 NSCLC，传统方式的常规分割放疗由于效果不明显，而代之以超分割或加速超分割放疗及适形放疗，在减少正常组织照射的同时，使肿瘤受到更高剂量的照射。乳癌术后内乳淋巴结的放射治疗，由于会增加心梗及心血管损伤，并不能改善生存而被否定。

3. 化疗

对某些化疗欠敏感的肿瘤如大肠癌、非小细胞肺癌等，大剂量的化疗只能增加毒性，而不能提高疗效、改善生存期，反而会降低患者的生存质量。尤其对于高龄患者，使用毒性较低的单药化疗，可明显改善生存质量。

上述西医治疗理念的转变证实了"平衡学说"的正确性及其指导肿瘤综合治疗的重要性。

在"平衡学说"指导下，合理的综合治疗模式应该是在根治肿瘤的同时，采用低创伤的手术治疗，配合必要的合理剂量的放化疗，并以平衡阴阳为前提，在辨病与辨证相结合的基础上，制定相应的"扶正祛邪"的治疗法则，维护机体内环境的相对稳定，建立新的平衡状态，最大限度地抑制肿瘤的生长，同时保护机体的正气，改善患者症状，提高生存质量，延长生存期。

（二）以平衡学说为指导采取分阶段战略

1. 确诊邪盛时尽可能地利用中西医各种手段（手术、放化疗、中药）打击和杀灭肿瘤（攻邪为主），这时要注意保护正气（辅以扶正），伍用中药以减毒增效。

2. 待肿瘤负荷大大减低以后，即将治疗重点转为扶正为主，最大限度地促进造血功能和免疫功能的恢复（重建正气）。

3. 经过免疫功能和骨髓造血功能的重建，必要时还可转入以打击肿瘤为主的第三阶段，巩固治疗，尽可能地清除潜在残存癌细胞。

4. 转入长时间的扶正抗癌治疗（扶正为主，抑癌为辅）防止肿瘤复发和转移。

实践证明这样能延长生存期，改善生存质量，一定程度上提高了肿瘤的治愈率，这一模式是肿瘤临床治疗的经验和原则之一。

五、平衡学说在肿瘤综合治疗中的应用

1. 低度恶性肿瘤的治疗

低度恶性肿瘤其侵袭能力不强，增殖速度较慢，机体的免疫功能也未受到严重的

损伤，正邪之间处于一种相对的平衡状态，放化疗的有效率低，往往不能获得满意的疗效，反而会因其毒副作用伤及人体正气，破坏正邪之间的平衡，加速病情的发展。应用中医药治疗扶助正气，可使病情在相当长的时间处于稳定状态。

2. 残存肿瘤的治疗

经放、化疗后肿瘤缩小但未完全消失，但如加大剂量必然加重机体免疫功能破坏，加深正邪失衡。此时使用中医治疗，给予扶正祛邪的药物，使正邪之间处于相对的平衡状态，以获得长期的带瘤生存时间。

对于年迈、体虚以及肝肾等主要脏器功能不全的患者，很难承受手术、大面积放疗、高剂量化疗和一些能引起高热的生物治疗，此时使用毒副作用较低的中医药治疗是较好的选择。

对复发转移风险低的肿瘤术后患者，一般不主张手术后使用放化疗，因其不能使患者获得生存益处，相反还会给机体造成损伤，影响生存质量。此种情况可用中医药治疗，调整机体的内环境，平衡阴阳，扶助正气，达到预防复发转移的目的。

3. 中药 + 手术治疗

如用益气养血、健脾和胃法，可促进患者术后身体恢复，改善胃肠功能等，为进一步放、化疗打好基础。

4. 中药 + 放 / 化疗

配合使用可增加疗效、减少毒性。

（1）增效作用：有关中医药治疗对放化疗增效作用的研究和报道较多，其疗法大致可归纳为益气养阴、活血化瘀、化痰散结、清热解毒等。

（2）减毒作用：使用中医药治疗配合放化疗，以期减低其毒副反应的研究亦较多，且在临床广为使用。如用益气养阴、清热解毒、活血化瘀法治疗放射性炎症，宽胸理气、益气活血法防治放疗引起的心肌损伤，健脾补肾、补气养血方药保护骨髓造血功能，健脾和胃、降逆止呕中药防治消化道反应等。

（北京中医医院　郁仁存　唐武军）

许 心 如

许心如（1924——），女，上海市人。于1944年考入同济大学医学院学习，成绩优秀，毕业后留校并在附属医院工作，1959年被选送参加北京市第一届西医离职学习中医学习班，1961年毕业后调入北京中医医院工作。历任主治医师至主任医师、内科主任，并任中国中西医结合学会委员、中华医学会心血管专业委员会委员、中国中医学会委员、国家中医药管理局胸痹急症协作组顾问，2003年被定为全国老中医药专家学术经验继承工作指导老师。

许老从事中西医结合临床医疗、科研和教学40余年，积累了丰富的实践经验，早年与宗维新、王大经、许公岩等著名老中医共同工作，得其指点获益良多。她刻苦钻研、容纳百川，总结出了自己独特的临床指导思想，治愈了大量的疑难重症患者，尤其是在心血管疾病的治疗和研究方面更取得了突出的成绩，受到了患者欢迎和同行们的一致赞誉，成了享誉京城的中西医结合治疗心血管病专家。许老主持开展了多项对心血管疾病治疗的科研课题，取得了丰硕的成果，撰写发表了《中医对冠心病的辨证论治》《野菊花治疗高血压的临床观察》等学术论文数十篇，多次获得部、市、局级多项科研成果和技术进步奖。她长期从事临床教学，培养出了大批优秀人才，为中医心血管科的建设做一出了突出贡献。传人有王倩。

许心如主任临床经验

许心如主任在临床上，总结了自己的一套方法，而且有自己的独到见解，现归纳总结如下。

一、治疗眩晕的经验

头晕就是指头昏沉，头重脚轻；眩晕是指头晕与目眩（眼花）二者同时并见，有环境及自身运动的幻觉（旋转倾倒、摇摆、浮沉等感觉）。中医病因病机，实证包括风、痰、瘀、火，虚证包括肝肾阴虚、气血双亏、肾精不足（髓海不足）。虚实夹杂，辨证施治，要分析用药，尽可能搞清楚西医诊断，要检查脑、颈、血管。主要根据其症状、舌脉，将眩晕分为 6 种证型。

1. 肝阳上亢（肝火上扰）型

症见：眩晕耳鸣，头胀痛，易怒面赤，口苦，溲赤便干，舌红脉弦。常见于高血压病患者。治以镇肝息风。常用药：胆草、夏枯草、牡丹皮、赤芍、炒栀子、生石膏、羚羊粉等。

2. 阴虚肝旺型

症见：眩晕，乏力，潮热出汗，手足心热，脉沉细数。常见于高血压、自主神经功能失调。治以养阴平肝。常用药：生黄芪、旱莲草、黄芩、浮小麦、生龙骨、生牡蛎、柴胡、香附、炒栀子等。

3. 气血两亏型

症见：头晕间作，动则加剧，劳累即发，神疲懒言，气短声怯，面白少华，心悸失眠，舌淡，脉沉细。常见于低血压。治以气血双补。常用补中益气汤、人参归脾汤。

4. 肾精不足（髓海不充）型

症见：眩晕，健忘，腰膝酸软，夜尿频作。常见于脑动脉硬化、脑萎缩。治以填精补髓，药用六味地黄丸、枸杞子、山萸肉、黑芝麻、黑桑椹、巴戟天、淫羊藿、玄参。

5. 气虚血瘀型

症见：持续性头晕，时有刺痛，耳鸣耳聋，精神不振，或眩晕阵作，面或唇色紫暗，舌有紫斑或瘀点。常见于脑梗后遗症、颈椎病、颈部血管狭窄等。治以补气活血、补肾、软坚。

6. 痰浊中阻型

症见：眩晕阵作，倦怠或头重如蒙，胸闷或时吐痰涎，少食多梦，形体肥胖，舌胖，苔厚腻，脉滑或弦滑。常见于基底动脉供血不足、梅尼埃病。治以化痰止呕，兼用活血通络，常用旋覆花、代赭石、橘皮、竹茹、二陈汤、温胆汤。

王某，男，68 岁。主因"头晕阵作 10 余年，加重 1 年"就诊。患者头晕，以乏力为主，今年发作 7～8 次，头晕发作 4～5 天后乏力明显，持续 10～20 天，伴头晕头闷，甚则视物旋转，恶心，周身冷汗出。今年发作频繁，以前多于季节变化时发作，今年发病无明显规律，不敢活动，有固定方向，向右侧卧。

头 CT：双侧多发腔隙性脑梗死，双侧颈动脉内膜增厚，椎基底动脉供血不足。

拟方：旋覆花 10g，代赭石 15g，橘皮 10g，竹茹 10g，枳实 10g，茯苓 20g，葛根 30g，白蒺藜 30g，天麻 10g，鸡血藤 30g，赤芍 20g，白芍 20g，木瓜 20g，伸筋草 20g，炒酸枣仁 30g，柏子仁 30g，瓜蒌 30g，甘草 10g。

分析：该患者以头晕为主，有椎基底动脉供血不足，用橘皮、竹茹化痰，葛根、白蒺藜、天麻活血化瘀止痛，鸡血藤、赤白芍、木瓜、伸筋草松解肌肉关节疼痛，炒酸枣仁安神，瓜蒌通便，共奏其效。

二、治疗心衰的经验

慢性充血性心力衰竭是各种心脏病的心脏功能减退到一定程度，导致动脉系统血液灌注不足，静脉系统产生瘀血的一种综合症候群，如心慌、乏力、气短、喘症、水肿、不能平卧等。

中医辨证论治结合西医心衰分级有以下初步分析。

1. 气阴两虚型

症见：心悸气短，动则尤甚，劳则加重，乏力咽干。心功能Ⅰ到Ⅱ级（纽约分级）。治以生脉散、炙甘草汤加减。

2. 心脾两虚型

症见：心悸怔忡，气短，肢肿，咳嗽时作，痰白多沫，纳差便溏。心功能Ⅱ到Ⅲ级。属虚实夹杂，治以人参归脾汤、苓桂术甘汤加减。

3. 肺脾两虚型

症见：心悸不得卧，咳嗽痰多，少气懒言，水肿。心功能Ⅲ级。属虚实夹杂，治以生脉饮、补肺饮、二陈汤、人参健脾丸加减。

4. 心肾阳虚（水气凌心）型

症见：心悸气短，咳嗽倚息不得卧，咯痰稀薄，动则更剧，全身浮肿，四肢欠温。心功能Ⅲ到Ⅳ级。属正虚邪实，治以真武汤加减。

5. 气虚血瘀（水饮阻心肺）型

症见：喘息咳嗽，咯痰稀薄，或兼有水肿，面色紫暗，舌淡瘀斑显见。心功能Ⅲ到Ⅳ级。属虚实夹杂。治以葶苈大枣汤加活血利水药，以补气泻肺、利水活血为主。

许主任通过临床实践，体会"气虚血瘀水停"为心衰之关键，故拟益气活血、泻肺利水为治法。重症心衰Ⅲ到Ⅳ级，呼吸困难，咳嗽吐白泡沫痰或带血，心率快，缺氧，高度水肿，此为肺水肿之急症，除人参、生脉散、生黄芪，还应用葶苈大枣泻肺汤、利水药，以泻肺利水，通调水道，肺得清肃，利氧气交换，宗气乃复，同时可以发挥"肺朝百脉""肺主治节"之功能，心衰得以控制。

三、治疗心悸的经验

许主任认为心悸包括惊悸和怔忡，是指患者自觉心中悸动惊惕不安，不能自主的一种疾病，心率或快或慢。西医心律失常亦属此范畴。可分为以下 8 种证型。

1. 气阴两虚型

症见：心中空虚，惕惕而动，动则愈甚，倦怠乏力，自汗盗汗，脉结代。治以复脉汤、生脉饮加百合、甘松等。有热象者，心肌炎恢复期可用生脉饮加清热凉血之品；心率快者可加连翘、赤芍、百合或苦参等。

2. 心脾两虚型

症见：心悸头晕，神疲乏力，纳呆腹胀，舌淡，脉细弱。治以人参归脾汤。

3. 心阳虚（或肾阳虚）型

症见：心悸不安，形寒肢冷，脉缓。治以麻黄附子细辛汤，或用瓜蒌薤白汤。

4. 心脉瘀阻型

症见：心悸怔忡，胸闷不舒，胸痛时作，短气懒言，舌质暗或有斑点，脉结代。治以益气活血，常用血府逐瘀汤加桂枝、甘松、百合。

5. 阴虚火旺（或阴虚阳亢）型

症见：心悸易惊，心烦失眠，口干盗汗，五心烦热，舌红少津，脉细数。治以养阴平肝清热，常用生龙骨、生牡蛎、生黄芪、旱莲草、黄芩、百合、菊花、黄芩。

6. 心虚胆怯型

症见：心悸，善惊易恐，多梦易醒，恶闻声响，脉细略数或弦细。治以温胆汤。

7. 肝郁化火型

症见：心悸怔忡，善太息，口苦咽干，心烦失眠，遇情绪波动则加剧。治以柴胡疏肝散、生龙骨、生牡蛎。

8. 水气凌心型

症见：心悸眩晕，胸脘痞满，下肢浮肿，畏寒肢冷，舌苔白滑，脉弦滑。治以振奋心阳、化气行水，常用苓桂术甘汤加减。

（北京中医医院　王倩）

温 振 英

温振英（1928—），女，辽宁省辽阳县人。

温大夫1947年考入沈阳医科大学医疗系，1948年转学到湖南长沙湘雅医学院（现湖南医学院）学习，1953年毕业，先后到沈阳医科大学、北京医学院妇儿医院，任助教、主治医师。1959—1961年被选派参加北京市第一届西医离职学习中医班学习。毕业后到北京市中医研究所、北京中医医院工作，历任助理研究员、副研究员、主任医师，并任中国中西医结合研究会北京分会理事、中国中西医结合研究会儿科学术委员会委员，及《北京中医》《实用儿科临床杂志》编委，2003年被定为全国老中医药专家学术经验继承工作指导老师。

温大夫从事中西医结合儿科病医疗研究40余年，长期主持儿科病房工作，她博览众方，取多家之长，跟中医儿科名家周慕新、祁振华学习，向名家姚正平、蒲辅周、郗沛霖、关幼波等求教，总结多位老中医经验，结合自己临床实践形成了独到的学术指导思想，提出了标本同治和治未病的立法。擅用益气养阴健脾之法治疗小儿杂病，临床疗效显著，深受患者和同业的好评。她主持剂改工作，坚持多年完成了20余项特色制剂的定型，撰写专业论文50余篇，五次荣获市、局级各种科研成果、科技进步奖。为中医儿科特别是中医儿科病房的建设和发展做出了突出贡献。传人有彭云、王驽等。

磋议小儿多动症的中医治疗

近20年来为病家和临床医生通称的小儿多动症，实系多种心理、情绪、行为异常和脑功能失调性症候群的通称，与感染性、损伤性或遗传性脑实质性疾病不同。常见者有局部抽搐症、多发性抽动症和脑功能轻微失调，这类疾病确切的发病机理尚不完全清楚，多数病例找不到可靠的特异性检查方法作为主要诊断依据，故临床诊断多凭宏观症状表现。虽然三者的症状轻重、多少存在差异，发病机理也有学者提出不同的学说，但精神和心理因素对发病和治疗的影响是共同的，且在不同的病例、不同的时间出现相似的症状，于是给临床诊断和治疗造成了混乱。有将特定情境下形成的任性、好动和注意力不集中的儿童误诊为多动症，将局部抽搐症误诊为抽动－秽语综合征者，可能这就是近年来"多动症"在我国发病增多的原因之一。由于中医辨证论治，一般依据宏观表现，若不参考西医学的病因病理，而选用症状相似的传统方药，不可避免地会将此类病与感染、损伤和遗传性的惊风、痉厥、癫狂、抽搐症等同对待。根据温老对中医儿科疾病（痘疹惊疳）中医理论的认识和临床数十年的经验，提出中医药治疗小儿多动症的观点。

一、西医学对小儿多动症的认识

虽然小儿多动症的世界首例报道距今已有百余年，但因为其罕见，故载入我国医籍文献仅 20 余年。确切的病因尚未完全清楚，有人提出与中枢神经生化代谢及环境因素所造成的神经精神障碍有关；有人提出长期大量服用兴奋中枢神经的西药、中药制剂可产生多动症；也有报道慢性铅中毒可以引发小儿多动。这使临床医生和病家产生了对本病究属脑神经功能性，或器质性疾病的疑问。故综合教科书和可查到的学术资料，简述之。

1. 脑功能轻微失调或轻微脑功能障碍综合征（MBD）

本病又称儿童多动症。这类儿童智力基本正常，表现为注意力不集中，自控力差，影响学习，活动过多，情绪易激动，任性，睡眠差，部分病例脑电图显示轻度弥漫性节律障碍，但为非特异性。

2. 多发性抽动症

本病又称抽动－秽语综合征，是一种以运动、言语和抽搐为特点的综合征，或行为障碍，可表现为头、躯干、上下肢小抽搐，如眨眼、噘嘴、擤鼻、点头、耸肩、抬臂、踢腿，喉肌抽搐时，出现轻咳或喊叫声，或骂人。有人推测本病是脑基底神经节的功能障碍，有人报道为该处脑内多巴胺含量增高，也有人认为本病与精神因素关系密切。

3. 局部抽搐症

本病又称习惯性痉挛，是一组肌肉突然瞬间地收缩，是儿童神经官能症常见类型之一，是生理性的局部抽搐症。原因多种多样：①原为生理保护性反射运动，以后变为不必要的习惯性抽搐，如眼结膜炎后的眨眼、鼻炎后的擤鼻、咽炎后的嗽嗓子等。②因模仿他人动作而出现龇牙、噘嘴、作怪相或点头、扭脖子、摇手臂、抖动腿等。抽搐症儿童可伴有其他神经症状，如夜惊、运动不安、遗尿。患儿性格往往具有易兴奋、任性、固执等特点。故本病在不同阶段症状起伏不同，若仅出现抽搐反应动作，常与抽动-秽语综合征混淆，若出现精神、情绪或运动不安，又极易被诊为多动症。

以上三种类型虽病因不完全相同，症状轻重各异，治疗用药亦不尽相同，但心理精神治疗对预防病情加深和泛化最为重要。由于本病系脑轻微功能障碍或神经功能性疾病，一般预后较好。

二、中医学对"小儿多动症"的认识

所有中医学书籍及文献均称"中医古代文献中无此病名"，故均按症状表现在古医籍里寻找相应的类属，如"肝风""抽搐""瘛疭"，将注意力不集中归于"健忘""顽痰怪病"。更有将本病的外因视为感受六淫之邪，久病失治误治及热病伤阴所致，叙述的病机虽云内因与脾肾相关，但仍以"诸风掉眩，皆属于肝"，"风胜则动"为主。并认为本病有内外因之别，证有虚实之分。无疑目前中医书籍中叙述的是将此心理、行为、精神功能性疾病与古医籍中感染性、损伤性和先天遗传性脑实质变性疾病所致的抽搐、惊厥、癫痫、狂躁症等同对待，故在治疗上虽提出调脾、肝、肾的辨证，但选药均加虫类药如蝎子、蜈蚣、水蛭、白花蛇、僵蚕，石类药如朱砂、青礞石，清热药黄芩、黄连、大黄、栀子、龙胆草等。

三、对中医药治疗小儿多动症的观点

（一）"小儿多动症"不能从古医籍中寻找经验方药

小儿多动综合征不同于公元前2—3世纪出书的《五十二病》中叙述的婴儿"索痉""病痫""婴儿瘛"，那是指新生儿破伤风、癫痫、大脑发育不全等病的神经系统症状表现。《伤寒论》问世以后古医籍中记载的惊风、抽搐多系外感热病损伤大脑或大脑直接遭受各种感染（六淫之邪）损伤所表现的症状。中医儿科疾病的特点"痘、疹、惊、疳"四大证，前三者均与传染病有关，而现代新出现的"小儿多动综合征"是心理、精神、行为或大脑轻微功能障碍性疾病，这类疾病在我国医学界引起注意并有详细记载仅有20多年的历史。中医学虽有自成体系的理论指导，但临床却是实践医学，古医籍记载的方药全系医家个人治病经验，古代医家没见过，也没治过现代的多动症，即使是名医、医圣的经验方，我等也不能以症状相似，不加分析取来即用。

（二）发挥中医学辨证和整体治疗观点

本综合征的病因多，病机复杂，证型多样，同一患者不同时期症状表现不一，故非西药或中药一方一药治疗所能奏效。而中医学因人而异的辨证和整体治疗是优势，也是治疗本病应把握的观点。如何借鉴和分析，列述于下。

1. 中医病因分析

本病多发于儿童期，在成人期罕见，预后较好，绝大多数青春期后症状消失，个别病情严重或失治者，情绪或单项动作可延续至成年，但不影响学习、工作和生活。小儿处于生长发育时期，其生理特点为"脾常不足""肾常虚""肝常有余"，故本病的内因为肝、脾、肾三脏功能失调。脾为气血生化之原，小儿脾常不足，易受病，则气血亏损、阴血亏、肝无以藏血而阴虚阳亢则动风。肾藏先天之精、生髓，与大脑和先天相关，故肾受病则言语、意志受损，若药物中毒肾功受损则水不涵木，可引动肝风。此三脏与外因"五志"的相应是脾主忧思、肾主恐、肝主怒。小儿易受五志外因精神刺激影响者：幼儿易受惊吓，故易伤肝动风；学龄期儿童饮食肥甘伤脾，或学习紧张则忧思伤脾，故注意力不集中而多动；年长儿童易受恐，恐伤肾，肾受病意志失控，任性，乱言秽语。

2. 病机和证型分析

本病患者神志清楚、智力正常、不癫、不狂、神明不受干扰，与心经关系较少。鉴于脾主肌肉、脾主四肢，故本证肌肉抽搐痉挛和动作多的病机主要在脾土虚弱及反侮肝木，肝阴虚相对肝阳亢而动风故抽搐幅度小、时间短，是虚风抽动。因此本证属虚证，非热极生风，亦无邪闭心窍或痰火扰神的实证表现。

3. 辨证治则与选药

根据上述病因病机的分析，本综合征辨证应为内因素体脾肝肾阴虚、外受惊恐，忧思情志所伤，治当以调脾、肝、肾气血阴阳的平衡，解惊、恐、忧思情志所扰。如何选药要因人、因时及根据有无兼证而辨证论治，选药要分清标本和主次，忌用伤肝肾的毒性药味，并重视心理和针刺疗法。例如：

（1）局部抽搐症：即习惯性痉挛，临床常见于脾虚易患上呼吸道感染（慢性鼻咽炎）的儿童，治则以健脾固表防治鼻咽炎为主，结合心理暗示疗法和针刺疗法。治抽搐症选加养阴柔肝、益肾息风药，如五味子养五脏之阴，乌梅味酸柔肝，桑椹子养肝肾生血，菖蒲开窍益智豁痰，其中五味子、菖蒲经中药现代药理学实验证实有抑制中枢神经、镇静和催眠作用。

（2）多发性抽动症：又称抽动–秽语综合征，多见于年长儿童，多脏受累，故在养阴柔肝、益肾息风的基础上加白蒺藜、益智仁、远志、生黄芪、黄精，其中白蒺藜平肝明目，祛风止痒，益智仁温脾固肾醒脑，远志安神祛痰，生黄芪益气固表，黄精补脾胃之气阴。

（3）多动症：重点补脾，因脾在志为思虑，又脾主肌肉、脾主四肢，本病的特点注意力不集中、好动，皆属脾虚之过，因此应补脾胃之气阴。

（4）忌用苦寒清泻肝胆药和虫类、石类解痉止惊药。

根据上述病因、病机和症状分析，本综合征非实热证，也非血瘀证，而是以虚证为主，需长期服药，若用苦寒、有毒的药味，不但药不对证，且苦寒更伤脾胃，加深肝阴损耗。常用的息风虫类药如蝎子、蜈蚣、白花蛇等解痉药毒性大，石类药如朱砂、磁石、礞石等更不宜多服，有人报道小儿服用含铅的食品引起慢性铅中毒可致小儿多动症。

（北京中医医院　王仲易）

刘　琨

刘琨（1934—），女，河南省开封市人。刘琨主任 1955 年毕业于河南医科大学医疗系，1959 年被选派参加首届北京市西医离职学习中医学习班，1961 年毕业到北京中医医院妇科工作，历任医师至主任医师、科主任、中国中西医结合学会妇产科专业委员会副主任、中国中西医结合学会北京分会理事、中国中西医结合学会北京分会妇产科委员会主任委员、北京市卫生局高级职称评委，1991 年获国务院颁发的特殊津贴，2003 年被定为全国老中医药专家学术经验继承工作指导老师。

刘琨主任 20 世纪 60 年代与中医妇科名家刘奉吾、王志敏等共同工作，获益良多。她主攻妇科内分泌的研究和治疗，集 40 余年临床实践，积累了丰富的经验，取得了丰硕的成果，临床擅用中西医结合的方法治疗不孕症、子宫内膜异位症等疑难重症，疗效显著，得到患者和同业的一致好评，被誉为"活在人间的送子娘娘"。她主持研制的助孕丸、痛经内异消丸、经前孕丸、祛斑丸等特色中成药，疗效明显，成为医院妇科的特色用药。她研制的坤宝丸、调经促孕丸经同仁堂生产投放市场，更为全社会治疗更年期综合征、功能性月经失调引起的不孕症提供了有效的治疗药物。她总结经验撰写有专业论文 40 余篇，获得部、市、局级科研奖 10 项。编著了《实用中西医结合妇产科学》等多部专著，为中医妇科的发展做出了贡献。传人有詹茵茵、朱梅、许昕等。

治疗不孕症验案三则

刘琨主任医师勤耕医苑 40 余年，在中西医结合妇科内分泌医、教、研上积累了丰富经验，硕果累累。在 20 世纪 80 年代研制的坤宝丸、调经促孕丸至今在国内外妇科临床中广泛应用，疗效显著，特别是她对于不孕症的辨证施治有许多值得学习和总结的经验。

在不孕症患者中，患者多有排卵功能障碍或输卵管炎症导致的粘连、积水、不通病史，临床常有闭经、崩漏和盆腔炎的表现，治疗上非常棘手。现将老师治疗不孕症的典型验案总结如下。

例1，徐某，32岁，首都某评估公司职员。初诊日期2004年3月20日。

主诉：原发不孕5年。

现病史：结婚同居5年未避孕，至今未孕；输卵管通液检查示双侧通畅，爱人查精液正常。

月经周期常为6～10天/2～3月，量少色暗，基础体温单相，在北京某医院诊为多囊卵巢，无排卵性月经，给予人工周期治疗6个月无效，后又改用克罗米酚治疗共5个月，每天50mg，连用5天，加大到每天100mg，连用5天，共3个月，促排卵治疗无效，月经稀发同前。因久婚多年不孕，屡治无效，丧失信心，遂来我院门诊。症见白带量少，心烦乳胀，腰酸，乏力，舌暗，苔薄白有裂纹，脉弦细。

辨证：肝郁肾亏，冲任不调。

立法：疏肝养血益肾。

方药：醋柴胡6g，郁金10g，当归10g，川芎6g，丹参15g，菟丝子10g，覆盆子10g，何首乌15g，山萸肉10g，香附10g。7剂。

应用上方加减治疗，月经恢复至40～50天来潮一次，经量较治疗前增多，基础体温仍然单相。

2004年4月8日，末次月经（LMP）3月28日至4月4日，量中，色红，现白带稍多，心烦，耳鸣，夜寐欠安，大便干，2日一行，舌暗苔薄白有裂纹，脉细滑。患者先天肾气不足，月经稀发，治疗后白带增加，月经量增多，考虑患者多年不孕，七情所伤，刘老采用养血益肾、清心宁志法以助孕：

当归10g，熟地黄10g，石菖蒲6g，远志6g，钩藤6g，山萸肉10g，菟丝子20g，覆盆子15g，何首乌10g，香附10g，玄参20g，女贞子10g，首乌藤30g，月季花15g。16剂。

2004年5月20日，药后BBT升高至今23天，查血HCG及B超示早孕。见腰酸，下腹坠，口干，二便调，舌嫩红，苔薄白有裂纹，脉细滑，以先兆流产收入院保胎治疗。

分析：不孕症患者，由于盼子心切，内伤七情、心血暗耗、脏腑功能失调。刘老在不孕症的治疗上打破了过去单从肝肾着手的治疗思路，从心论治以助孕，往往收到比较好的效果。《素问·奇病论》曰："胞络者，系于肾。"《素问·评热病论》曰："月事不来者，胞脉闭也，胞脉者属心而络于胞中。"可见胞宫、胞脉与心肾密切相关，心肾相通，月事如常，方能受孕。刘老在本方中加用石菖蒲、钩藤和远志疏通心气，清心热、涤痰，宣心思之结而通神明，达到交通心肾，安神益志，宁心益肾，在补益中寓宣通之意，达到了阴阳转化促排卵的作用，使患者妊娠。

例2，胡某，32岁，农民，朝阳区东坝乡西坝村。初诊日期2004年3月4日。

主诉：继发不孕2年。

现病史：既往月经5～7天/1～3月，量中，痛经轻微。G1P1，末产8年前，已行输卵管结扎术。

患者2002年因绝育术后要求生育，在妇产医院行输卵管再通术。2003年元月子宫输卵管碘油造影示输卵管通畅，左侧输卵管积水、粘连。2002年6月闭经3个月，用安宫黄体酮，月经后加用克罗米酚每日100mg，连用5天，治疗3个疗程未孕。近1年月经2～3月一次，量少，偶见经间出血量少，10日左右止。LMP：2004年1月26日，带经7日止，2周前阴道少许出血，血色黑，5日止。B超：左输卵管积水。现白带不多，色黄，腰痛，偶下腹隐痛，小便频，大便3～4日一次。舌暗，边有瘀点，尖红，苔黄，脉沉细。

辨证：肾虚血滞，冲任失调，兼有湿热下注。

立法：益肾养血，调理冲任，兼清热祛湿。

方药：生地黄10g，玄参15g，麦冬15g，丹参15g，当归10g，赤芍15g，白芍15g，川芎6g，菟丝子15g，月季花15g，桃仁10g，萆薢15g，川楝子9g，延胡索10g，野菊花15g。7剂，外敷院内制剂复方化毒散膏和定痛膏。

上方用益肾养血、清热利湿、活血化瘀法加减治疗，腰酸腹痛明显减轻，月经周期恢复3次，基础体温恢复双相。2004年7月29日复查B超示输卵管积水消失。LMP：2004年7月20日。

2004年8月12日：偶见下腹隐痛，黄带明显减少，心烦，口干，舌暗苔黄腻，脉细滑。治以清热解毒，利湿通络。

处方：土茯苓15g，鱼腥草15g，川楝子9g，延胡索15g，夏枯草15g，萹蓄15g，萆薢15g，牡丹皮10g，冬瓜子30g，虎杖10g，路路通15g，香附10g。14剂。

2004年9月9日：药后排卵，BBT升高20天，恶心，腰酸乳胀，舌暗苔白，脉细滑。尿酶免阳性，B超子宫6.6cm×6.5cm×5.8cm，宫内可见胎囊，直径1.0cm，胎芽未见，双附件未探及异常，示早孕。

分析：刘老认为，输卵管不通、积水属中医少腹血瘀痰湿内阻之证。胞脉系于肾，肾气不足，气滞血瘀，也难摄精育子。本例不孕症患者，有月经不调和输卵管积水的病史。在本病的治疗上，采用两步走：第一步先益肾养血，调理冲任，用四物汤和增液汤加减治疗月经失调；然后在月经恢复正常基础上，采用清热解毒、利湿通络法为主，用八正散加减，使输卵管积水消失、畅通而受孕。药物外敷有利于发挥药物导入作用，活血化瘀、软坚散结之品使已瘀阻的胞络逐渐畅通，有利于气血的运行，从而促使粘连松解、积水消散，以达内病外治的目的。

例 3，於某，26 岁，北京某大学，初诊时间 2002 年 8 月 1 日。

主诉：原发性不孕两年。

现病史：同居 2 年余未避孕，C0P0。既往月经 7 ～ 8 天 /10 多天～ 6 个月，1996 年做人工周期 3 个月，停药后月经周期紊乱同前。2001 年 3 月 19 日北医三院查 PRL：7.5ng/mL；FSH：3.7mIU/mL：LH：10.9mIU/mL；LH/FSH>2.5；E_2：173pmol/l；T：3.7nmol/l；A：13nmol/l。B 超检查：宫体 6.2cm×5.0cm×4.8cm，内膜 1cm，左卵巢 3cm×2cm，右卵巢 4.5cm×1.9cm，其内探及大小相似圆形无回声 10 个以上，最大直径 0.4cm，诊断为 PCOS。给子 CC 50mg×5，连服 3 个月，按月行经，停药后于 2001 年 7 月 31 日，阴道出血淋漓不止半年，时多时少。于 2002 年 1 月 17 日，诊刮病理：子宫内膜单纯性增生。2002 年 1 月 24 日，妇康片 5 片 / 日两次 ×20 天，治疗 5 个月，现白带少，腰酸、口干，面色黄，面部及背部痤疮满布，大便干，数日一行。舌嫩暗，苔黄有裂纹，脉弦细。

辨证：阴虚血热，冲任不调。

立法：养阴清热，益肾固冲。

方药：生牡蛎 20g，女贞子 10g，旱莲草 15g，炒杜仲 15g，牡丹皮 10g，生地黄 10g，黄芩 6g，知母 10g，野菊花 15g，连翘 15g，决明子 15g，生山楂 15，夏枯草 15g。7 剂。

上方连续用益肾养血、清热调经法加减，治疗后恢复月经周期 3 次，量中等，面部痤疮明显减少，背部痤疮消失。

2002 年 11 月 21 日：近期过度劳累，感到腰酸痛明显，乏力气短，纳食不香。LMP：10 月 25 日至 31 日。便软，日 1 ～ 2 次，舌淡暗，苔薄白，脉细弦。辨证：脾肾两亏，治以健脾益肾。给予生黄芪 15g，茯苓 20g。山药 20g，生薏苡仁 30g，桑寄生 15g，炒杜仲 15g，菟丝子 15g，香附 10g，陈皮 10g，砂仁 6g，阿胶珠 10g。12 剂。

2002 年 12 月 26 日：药后排卵，基础体温升高 29 天，尿酶免阳性。12 月 26 日，北京某大学校医院 B 超检查，宫内探及椭圆形无回声区 1cm×0.7cm，边缘和外周有较强回声包绕，示早孕。

分析：《素问•阴阳别论》曰："阴虚阳搏谓之崩"，是对崩漏病机最早的论述。刘老认为患者自幼月经失调，先天肾气不足。出血日久，数脱于血，阴虚而内热。在治疗上首先采用增液汤、二至丸以养阴血，加用知母、黄芩、连翘等以清热降火；月经周期恢复后，复因攻读研究生，饮食不节，过劳伤脾，在此基础上重用健脾益气、强肝肾之品，使其恢复排卵而受孕。

总结：刘老治疗不孕症采取辨病与辨证相结合，强调活血化瘀法的应用，提出从心论治的观点，重视调经，顺应月经不同时期的阴阳消长，调补肾之阴阳，助其阴阳转化，达到促排卵助孕的目的。

（北京中医医院　詹茵茵）

陈 增 潭

陈增潭（1929— ），福建福州人。1949 年考入福建医学院医疗系，毕业后分配到北京友谊医院任内科住院医师。1959 年离职参加北京市第一期西医学习中医班，之后就职于北京中医医院，历任内科肝病组组长、肝病科主任、主任医师、中华全国中医药学会肝胆病专业委员会副主任委员、中国中西医结合肝病学会委员和北京市中西医结合肝病学会主任委员、《中西医结合肝病》杂志编委等。

1969 年开始专门从事肝脏病医疗、教学、科研工作，对慢性肝炎、肝硬化的中医治疗尤有研究，先后承担国家和北京市"六五""七五""八五"中医中药治疗慢性乙型肝炎课题的科技攻关，提出了慢性肝炎向肝硬化、肝癌演变的病理机制和防治对策。创制了治疗慢性乙型肝炎病毒复制型的中药制剂"解毒养肝冲剂"和防治慢性肝炎向肝硬化进展的"滋肾柔肝冲剂"，成为治疗慢性乙型肝炎的一对姊妹药。

发表论文 40 多篇，著有《乙型肝炎肝硬化中西医结合治验辑要》等书，曾 10 次获得国家部级、市局级科技成果奖，1988 年被北京市人民政府授予有突出贡献的科技专家称号，享受国务院政府特殊津贴。

慢性乙型肝炎的中医治疗

慢性乙型肝炎病变发展有快有慢，病情有轻有重，预后有好有坏，临床证候复杂，治疗难易不一。今以个人之见，简述其发病及治疗中之要者。

1. 病因

乙肝为疫毒之邪，首犯肌肤，入于血分，深藏于肝。肝为五脏之一，脏本藏精气而不泻，若邪伏于肝，则难自净，是以难治。乙肝固为疫毒之邪，但发于外则多表现为湿热，故又称之为湿热疫毒，其与一般湿热之邪不同者，实在于毒之性质区别，故取一般清热利湿之剂治之，或能取效，但邪留体内，故迭复发，迁延而成慢性。

2. 病机

疫毒之邪一般地说对机体的损害有三：第一，邪必作乱，导致机体出现各种失调性变化，如消化功能紊乱、神经功能紊乱、内分泌功能紊乱、免疫功能紊乱等。从中医观点看，以气血失调（肝郁、气滞、血瘀）为最重要。第二，邪必伤正，邪留体内日久，必然引起机体正气的损伤，出现衰退性变化。疫毒之邪，性似湿热，湿性属阴，热性属阳，因此乙型肝炎病因具有阴阳两重性，即既可损阴，又可损阳。损阴如致肝阴虚、肾阴虚、肝肾阴虚、血虚等。阴虚和阳虚从性质上看是矛盾对立的，但不是互相排斥的，即是说并不是患者有了阴虚就不会有阳虚，或有了阳虚就不会有阴虚，而是机体的脏腑阴阳和气血两方面均可遭受不同程度的损伤，只是由于个体差异而各有偏重而已。第三，邪必遗患。邪留体内除了引起失调性变化和虚损性变化外，还会遗留下一系列的后患，主要是肝硬化和肝癌。这是因为肝为藏血之脏，需要充足的阴血濡养，慢性肝炎由于血分伏热，血热则伤阴，以致阴血逐渐亏损，肝体由是失养，肝属木，肝体失养，犹如树木缺乏水分灌溉，日久则枯萎变硬，这就是慢乙肝走向肝硬化的病机。再者，血热伤阴，血中阴液损失则血变稠滞（此时患者可测得血黏度增高，血红蛋白上升），滞则失活，这也是肝炎患者逐渐出现瘀血的病机之一。血中毒热再与瘀血结合，日甚一日，毒瘀交结，这是形成肝癌的病机。

邪留体内，在脏腑亏损、气血失调的情况下，新的病理产物又会出现，如湿聚成痰、热结为瘀、痰瘀互结，等。这些病理产物又可作为下一个病机的因，形成下一个果，即更深一层次的失调性变化和亏损性变化，如此发展则病变不断加重，而形成所谓恶性循环。

以上所述，不妨把病机分解为如下三条：

第一条病机：湿邪困脾，脾阳虚，脾肾阳虚。

第二条病机：热邪伤阴，肝阴虚，肝肾阴虚。

第三条病机：邪踞于肝，肝郁气滞，气滞血瘀。

以上三条病机每条均可有进展演变快慢的不同，病变程度有轻、中、重的差别，而三条病机又是同时作用于同一个患者，因此可引起非常复杂的临床证情变化，而医治的关键在于分析病情，找出主要矛盾以治之。

3. 治疗原则

湿热疫毒之邪内侵，隐伏血分，逐步造成气血失调和正气亏损是慢性乙型肝炎最基本的病机，因此祛邪、扶正、调理气血三结合应成为慢乙肝的基本治疗原则。当然三结合并非各占1/3，而是要根据病程的初、中、晚期，病变的轻、中、重进行具体的辨证分析。慢性肝炎既有阴阳的亏损，又有气血的失调。一般地说，慢迁肝病因偏重于湿，亏损偏重在脾，失调偏重在气，临床表现以肝郁脾虚者多，其病机总的特点是偏于在气分，所以病变较浅，病情较轻。慢活肝病因偏重于毒热，亏损偏重在肝，失调偏重在血，临床表现以阴虚血瘀为多，其病机总的特点是偏于在血分，所以病变较深，病情较重。

4. 选药与组方

慢乙肝病邪的性质是湿热疫毒，邪伏部位在血分，因而祛邪治疗首先要清热利湿、凉血解毒，其中应以凉血解毒为重点，选药以甘寒之品为佳，甘可养脾，寒可清热，本人常用金银花、蒲公英、白花蛇舌草、土茯苓等。对于苦寒之品，一时用之则可，通常不宜大剂久用，至于大苦大寒或有毒之品，则当慎用或不用。其次，在凉血解毒的基础上应导邪外出，给邪以出路，务使二便通利，可选用车前子、车前草、茵陈、大黄等。第三应配伍以凉血活血药，因热在血分，血与热互结，极易成瘀，《金匮要略》谓"热之所过，血为之凝滞"，王清任也说"血受热则煎熬成块"。所以凉血活血药应成为必用之药，如赤芍、牡丹皮、白茅根、水红花子等。凉血活血药具有抑制免疫反应强度、抑制炎症反应的作用。若论病邪入侵，机体起而抗争，发生免疫应答，出现炎症反应本来是好事，但这种反应要掌握适度，过分强烈的免疫反应会引起机体自身固有的组织、细胞和功能的损害，造成不利的后果，这需要医者在用药上加以调节，调节的办法即是在配伍凉血活血药的药味与剂量上下功夫。

论扶正补虚则当根据临床辨证具体分析脏腑的亏虚情况及程度，给以调补：湿困脾阳者给以化湿醒脾，如以三仙汤加减；脾虚者用香砂六君子汤化裁；脾肾阳虚者可用金匮肾气丸（改汤）化裁。血热伤阴，肝阴亏者可取一贯煎化裁；肝肾阴虚者可用六味地黄汤化裁。但阴阳气血不论属于哪方面亏虚，在选用补益类药时都要提防矛盾向对立面转化，即补阳补气不可助热伤阴，补阴补血不可伤脾碍胃。

第三条病机之见肝郁气滞者可用小柴胡汤、逍遥散加减；血瘀者用下瘀血汤、膈下逐瘀汤化裁。但临证用药处方时总需从整体出发，三结合用药，考虑以上三个病机孰轻孰重、矛盾主次。大体上说，早期以祛邪为重点，中期可以祛邪扶正并重，晚期则以扶正祛痰为主，扶正的重点应放在滋阴血、补肝肾方面，因为肝肾阴虚多提示肝纤维化在进展，调理气血的重点应放在活血化瘀上。但不论病情怎样，总要三个病机导致的病变兼顾，组成一张完整的处方以治之。在整个治疗过程中，既要守方，又要依据病机的变化行之有效地调整药味与剂量，即应个别化。因为病机贯穿于疾病的全过程，呈纵向决定疾病的发展、演变与结局，而证候则是疾病过程某一时期某一阶段的反映，是病机纵过程的一个横断面。证候的变化是受病机制约的，因此只有在了解病机的基础上去认识证候，才能做到认识疾病的全貌和整体，治疗中也才能做到有整体性和预见性。

5. 尽量根据免疫学调控要求用药

慢乙肝存在免疫功能失调，多表现为细胞免疫功能低下（尤其是 T 淋巴细胞）、体液免疫功能亢进、免疫复合物损害等，而不少中药则对免疫功能有影响和调节作用。吾人应充分利用中药这个特性与优势，可在上述辨证论治用药中适当选用对免疫功能有调节作用的中药，使其不但符合辨证论治的要求，也符合免疫调节的要求，从而提高疗效。如选用金银花、蒲公英、板蓝根、白花蛇舌草等具有清热解毒功效的中药，以用于毒热盛的病例。从西医学看，这一类药可提高吞噬细胞功能、抗病毒、杀菌消炎，这对于早期邪重的病例是很合适的，至于疾病后期仍有余邪残留亦可适当酌情选用。又如黄芪、人参、党参、白术、茯苓等具有增强免疫功能的作用，对于细胞免疫功能低下，辨证显现气虚、脾虚的病例是很合适的。生地黄、山萸肉、何首乌、酸枣仁、百合、丹参、白芍、当归等对阴虚血燥、肝肾阴虚者（这类患者多有球蛋白升高、白 / 球蛋白比值倒置、肝纤维化等）最为得当。再如牡丹皮、桃仁、红花、赤芍、茅根、大黄等具有凉血通络、活血化瘀的作用，能抑制体液免疫，促进免疫复合物的清除，以用于慢性肝炎证见血热血瘀者，因为这些病例多有血清 γ – 球蛋白增加、肝纤维化指标上升及免疫复合物阳性等。

免疫系统各种免疫细胞及免疫分子的功能不但要健全，并在构成正负作用的网络结构中达到平衡与稳定，因此免疫调节治疗要重视双向调节，低下者提高之，太过者抑制之，这才是正确的治疗。如黄芪可以提高免疫功能，细胞免疫功能的提高是治疗上的需要，倘若同时体液免疫功能也提高了，表现为 γ – 球蛋白上升、白 / 球蛋白比值倒置、肝纤维化加重，患者出现鼻衄、头痛、失眠、血压上升等不良反应，即中医谓"气有余便是火"。所以临证用黄芪时笔者常配以牡丹皮、茅根，以免气旺生火。又如用补血药时常配泽兰、水红花子，以免血充助瘀；补肾配泽泻、车前子，以免肾强火动；补阴配茯苓、薏苡仁、山楂等，以免滋腻碍胃。总之，在用药中注意矛盾对立、相互制约法则的运用，务使药物发挥治疗作用，而消除其不良作用。

6. 治疗案例

叶某，女，33 岁。1980 年发现"澳抗"阳性，当时肝功能正常。8 年后因过度劳累出现腰腿酸痛、齿鼻衄血，而到医院检查谷丙转氨酶（ALT）197IU/L（正常值 30IU/L 以下），HBsAg（＋），HBeAg（＋）。经多种中西药物治疗 1 年半，未见效。于 1990 年 8 月 25 日找笔者诊治。诉恶心、纳呆、两胁隐痛、夜眠盗汗、腰腿酸痛、齿鼻衄血、经期提前后错不定、量多有块、伴少腹痛、溲黄、大便时干，舌苔薄白黄，根腻，舌质偏暗红，两脉沉弦细。腹部平软，肝肋缘下未及，脾侧位肋下 1.5cm，质中偏硬，肝掌（＋），未见蜘蛛痣。取血查 ALT：158IU/I；TTT：17U；TFT（＋＋＋）；A/G:3.96/3.82g% ；HBsAg（＋），HBeAg（＋）；乙肝病毒脱氧核糖核酸聚合酶（HBV–

DNAP）：265cpm；HBV-DNA（+++）。诊为慢性活动性乙型肝炎。

中医辨证：毒热内结，肝肾阴伤，瘀血阻络。

治法：凉血解毒，滋养肝肾，活血通络，用自拟复元养肝汤治疗。

处方：白芍 15g，何首乌 15g，山萸肉 12g，百合 15g，白茅根 15g，炒酸枣仁 15g，生黄芪 15g，丹参 15g，牡丹皮 12g，鸡血藤 15g，水红花子 15g，生炒薏苡仁各 12g，金银花 20g，蒲公英 15g。每日 1 剂，水煎 2 次，得药液 600mL，每次服 200mL，每日早、中、晚各服 1 次。

随证加减：白花蛇舌草、板蓝根、茵陈、苦参、桑枝等出入调治。一个半月后 ALT 正常，TTT：12U。又过一个月 TTT 正常，A/G：4.2/3.0g%。越 4 个月，HBV-DNAP 转阴，HBeAg 弱阳性。服药改为早晚 2 次。又过 3 个月 HBeAg（-），抗 HBe 转阳，HBV-DNA（-），肝功能保持正常，自觉良好。随访 2 年，肝功能检查各项均正常，肝脾均未触及，HBeAg、HBV-DNA 持续阴性，1992 年 9 月 HBsAg 转阴。

按：本例见苔腻、溲黄、衄血诸症，属毒热内结血分，故以金银花、蒲公英清热解毒，配牡丹皮、茅根凉血，丹参、水红花子、鸡血藤活血通络，兼可养血，目的是清血分之热，解蕴结之毒。患者长期在血分毒热劫灼下，肝肾之阴亏损，故腰腿酸痛、夜间盗汗、脉细、脾脏肿大、两胁作痛、经行腹痛、经水瘀块、舌质暗、肝掌等说明瘀血阻络。其病机系毒邪未净、正气亏损、气血失调，故取解毒祛邪、扶正补虚、调理气血三结合的治疗原则。患者虚在肝肾，故以滋养肝肾为扶正的重点，用白芍、何首乌、山萸肉、酸枣仁、百合等。统观以上用药，一派阴寒沉降，故配黄芪补气升阳，气血兼顾，配生炒薏苡仁健脾化湿，寓双向调节于其中。

7. 治后巩固与预防复发

慢乙肝不仅治疗难，治好后巩固也难，否则容易复发。原因是肝功能正常，病毒标记物转阴并不等于乙肝病毒已从体内彻底清除、肝脏病理改变已完好修复。所以慢乙肝患者不论在治疗中还是在治疗后均要努力做到下述四个稳定。

第一个要情绪稳定：慢乙肝患者易烦急不安，要求患者要遇事处之泰然，喜怒有节，宽以待人，淡泊名利，精神放松，保持心情舒畅。因为神经、内分泌、免疫系统三者关系密切，良好的精神状态是首要的，要长期保持情绪稳定，要知一切对人不利的影响中，最能使人短命夭亡的，莫过于不好的情绪和恶劣的心境。

第二个是生活稳定：作息定时，生活有规律，要有充足睡眠，不熬夜，体力活动根据病情而定，总要劳逸适度，肝炎活动期尽量避免外出旅游。

第三个是饮食稳定：人们的饮食总是由温饱型向享受型发展，此过程中存在很多误区，现在应该提倡健康型饮食，肝炎患者更应注意。三餐定时定量，不过饥，也不过饱，禁烟酒。不吃不新鲜食物，少吃各种油炸煎烤多脂食品。主食精粗并重，副食荤素搭配，食品种类多样化，比例合理，不可偏食，力求营养均衡的膳食。在此基础上如能达到消化良好、大便通畅，则基本达到目的。

第四个是免疫功能稳定：免疫功能稳定指的是免疫功能健全、平衡、持久稳定，是最终战胜疾病的保证，也是健康长寿的条件。我们曾总结过肝炎患者诱发正气不足的原因，主要为过度疲劳、房事过度、七情所伤、长期失眠、饮酒、饮食不节、药物中毒、各种感染、其他慢性疾病等，导致肝炎迁延不愈或复发。要做到免疫功能稳定，有患者自身努力去做的部分，也有医者的责任。患者平日应讲卫生，纠正一切不良习惯，避免各种伤害，在努力做到情绪、生活、饮食三个稳定的基础上，就可能达到内环境的稳定，其中也包括了免疫功能的稳定。必要时加上一些药物治疗、指压法按摩足三里、适当的体育活动等。

在五脏的五行属性中，肝属木是最有生命的属性，而其他四脏均是无生命的属性，因此肝更需要精心养护。试看花草树木不仅需要合适的土壤、水、肥、温度、阳光，还要防止土壤板结和防治病虫害，这与防治肝病有极大的相似之处，合适的土壤与施肥有如脾胃与营养，浇水有如滋养阴血，温度与阳光有如补气壮阳，松土有如理气活血，防治病虫害有如祛邪，唯此五者均能合适做到，则花木才能茁壮生长。五者中对于肝则以滋养阴血至关重要，试看肝炎患者最怕经常"上火"，上火有如把花草树木放在火上烘烤，往往导致肝炎病毒活动，最后肝硬化。

陈增潭治疗各种类型肝病医案选录

1. 清热利湿、芳化活血法治愈甲型肝炎 1 例

李某，女，25 岁。初诊日期 1996 年 7 月 10 日。

主诉：1996 年 6 月初到外地公干，回京后于 7 月 7 日家人发现其目黄。乃于次日到医院取血化验：血总胆红素 82.08μmol/L（相当于 4.8g%），直接胆红素 26.5μmol/L，ALT：392.3U/L（正常值 40 以下）。西医诊为急性黄疸型肝炎（甲型）。因不愿住院，遂请中医治疗。现身倦乏力，不思饮食，无发热，溲赤而短，大便日二次，不实，色浅黄。

诊查：两眼巩膜中等度黄染，周身皮肤黄而明亮，舌苔薄白滑，根有腻象，脉细滑，每分钟 68 次。腹部平坦柔软，肝在右肋缘下可触及，质软，脾未及。

辨证：湿热蕴邪，发为黄疸。

治法：清热利湿，芳化活血。

处方：茵陈 30g，蒲公英 30g，小蓟 15g，车前子 15g，车前草 15g，藿香 10g，

金银花 15g，赤芍 15g，泽兰 15g，滑石 15g，茅根 30g。每日 1 剂，水煎 2 次，得药液 600mL，每次服 200mL，早、中、晚各服 1 次。

　　嘱患者在家卧床休息，注意个人卫生及隔离，禁饮酒，忌辛辣烤炸油腻食品，饮食宜清淡易消化，病情如有变化应从速住院治疗。

　　治疗经过：遵医嘱按时服药，1 周后食欲已转佳，尿黄已退，大便正常，无明显不适。2 周后查血，总胆红素 33.5μmol/L（1.96mg%），直接胆红素 10.8μmol/L，ALT：102.5U/L。舌苔薄白，舌根腻苔已消，脉滑。鉴于病情已初步控制，继服前药，暂不改方。

　　又过 2 周复查，血总胆红素正常，ALT 正常，抗 HAV（+），HBsAg（-），腹平软，肝脾未触及，苔薄白，脉沉滑。拟上方减量服用，以善其后。

　　处方：茵陈 15g，蒲公英 15g，车前子 15g，小蓟 15g，藿香 10g，茅根 15g，泽兰 10g，白芍 10g，山楂 12g。每日 1 剂，水煎 2 次，得药液 400mL，早晚各服 200mL。

　　又过 3 周复查肝功能各项均正常，停药观察。以后每月复查肝功能 1 次，连续 2 次均正常。随访 2 年，无任何不适，生活工作如常。

　　按语： 本例出差外地可能饮食不洁，以致感染病毒性肝炎，临床经过符合甲型肝炎，后经甲肝抗体阳性证实。张仲景谓："黄疸之病，当以十八日为期，治之十日以上瘥，反剧为难治。"本例 2 周时复诊，已大见好，可见先师在约 1900 年前的观察总结与今日临床所见十分一致，这是多么难能可贵。关于甲型肝炎，其本身有自限自愈倾向，一般预后良好，但也有大约 1‰ 左右的病例有发展成重症肝炎（暴发性肝炎）的可能，故也不可不慎。

　　本例病机为湿热之邪蕴郁而发黄疸，故用茵陈、蒲公英、车前子、金银花、滑石清热利湿解毒以祛邪，湿性黏腻，配藿香芳香化浊，以促进湿邪疏解。肝为血脏，热蕴肝胆易于血热相结而致瘀滞不能，配小蓟、茅根凉血，配泽兰、赤芍活血，如此配伍有助于毒热的清解，加速黄疸的消退，同时还有预防病情加重的作用。

　　2. 清热利湿、凉血解毒、疏肝活血法治疗慢性乙型肝炎 1 例

　　郑某，男，26 岁。初诊日期 1990 年 3 月 31 日。

　　病史：1987 年 4 月发现 ALT 180U/L（正常值 30 以下），HBsAg（+），服过联苯双酯、朝阳丹等药未效。1 年后 ALT 升至 500U/L 以上，先后住某大医院两次，第 1 次历 8 个月，相隔半年后第 2 次又住院 7 个月，注射过干扰素、聚肌胞等，无明显效果。出院时 HBsAg（+），HBeAg（+），HBV-DNA（+），ALT：110U/L，TTT：12U，即到我院治疗。

　　现症：饮食尚可，二便无异常，身倦乏力，牙龈易出血，晨起口苦。

检查：发育正常，营养一般，面色略显苍黄晦暗，舌苔薄黄，舌根部可见腻苔，舌质暗红，脉沉滑，肝掌（－），蜘蛛痣（－），腹部平软，肝脾未触及，下肢无浮肿。

西医诊断：慢性乙型肝炎。

中医辨证：湿热毒邪蕴伏血分，结于肝胆。

治法：清热利湿，凉血解毒，疏肝活血。

处方：茵陈15g，蒲公英15g，车前子草各15g，小蓟15g，牡丹皮12g，丹参15g，白茅根15g，板蓝根15gg，泽泻12g，决明子15g，山楂12g，水红花子15g，黄精15g，生黄芪15g，百合15g，制何首乌20g，炒酸枣仁15g，白芍15g。每日1剂，水煎2次，得药液750mL，分3等分，每日早、中、晚各服1次，饭后1.5小时服。

治疗经过：服药1个月取血化验ALT：201.8U/L，AST：125U/L，A/G：4.56/3.19g%，HBsAg（＋），HBeAg（＋）（P/N值178），抗HBc（＋），DNAP：1507cpm，HBV-DNA（＋＋＋），胆固醇151.7g%。治疗仍按前法，减去黄精、泽泻、决明子、山楂，加白花蛇舌草15g，葛根15g，金银花15g，连翘15g，以加强解毒之力。

服药两个月之后，复查ALT：225.6U/L，HBsAg（＋），HBeAg（＋）（P/N值83.1），DNAP：203cpm，HBV-DNA（＋）。从肝功能看未见改善，从病毒状态看已受一定程度抑制。又继续服药两个月查血ALT 42.8U/L，AST正常，HBsAg（＋），HBcAg（＋）（P/N值91），DNAP（－），HBV-DNA（±）（可疑）。上方加土茯苓30g继服，服法同前。又过了2个月化验ALT：89.8U/L，AST：56.4U/L，TTT：14U，TFT（＋＋＋），HBsAg（＋），HBeAg（＋）（P/N值3.5），DNAP（－），HBV-DNA（－）。患者因感胸脘堵闷，大便不爽，乃于前方减去牡丹皮、丹参，加全瓜蒌15g，黄连10g，以宽胸调便。至1991年1月5日查血ALT正常，ALT正常，TTT：6.5U，HBsAg（＋），HBeAg（－），抗HBV（＋），抗HBc（＋），DNAP（－），HBV-DNA（－）。继续以上治疗，同年3月化验结果同前。

以后间断服药，一直观察至1995年DNAP、HBC-DNA保持阴性，HBsAg仍然阳性，HBeAg基本阴性，有时阳性，ALT有时不正常。随访至1998年8月，化验情况仍如前，但自觉体质增强，平日不易疲劳，牙不出血，面色红润，已无晦暗之气，舌脉如常人，肝脾无肿大。1999年1月后查肝功能全部正常，HBsAg（＋），HBeAg（－），自觉良好。

按语：本例患者发现乙型肝炎之后，3年中住院两次，用过各种治肝炎药物，其中包括抗病毒的干扰素、降酶的联苯双酯、调节免疫的聚肌胞，以及中药制剂朝阳丹等，均无明显效果，肝功能始终不正常，病毒在体内复制活跃，HBcAg、DNAP、HBc-DNA等一直强阳性。根据中医病机分析，患者感受湿热毒邪，蕴伏血分，临床可见舌苔腻、舌质暗、颜面失泽、牙龈溢血，此等变化如若不及时予以治疗，导邪外出，则将热结肝胆。倘热结于肝，则肝阴被灼，肝阴亏损则肝体失养，木缺水涵则木枯败，安得能活？若热结于胆，熬煎胆液，将成结石。好在此例病期才三载，病情尚未发展至严重阶段，但治疗起来亦非易事。服药1个月未见效果，第2个月做了加减，加入金银花、葛根、白花蛇舌草、连翘等，病情始有转机，病毒复制初步得到控制，DNAP从1507降至203，HBV-DNA从（+++）降为（±），但HBeAg仍徘徊不降，待在原处方中加入土茯苓30g后始转阴性，但肝功能仍时有波动。可见慢性乙型肝炎治疗之难，设若无患者的良好配合，是很难取得满意效果的。

土茯苓为百合科植物，药用其块茎，性味甘、淡、平，无毒，含大量淀粉，唐代以前曾作救荒代粮之用。明代为专治杨梅疮毒之要药，李时珍更列之为必用之药；张山雷认为要取得疗效，主张应大剂量久服，他说："土茯苓淡而无味，极其平和之物，断非少数所能奏绩。"前人以之治顽症恶疮，系其能解毒化湿，如《本草正义》谓"土茯苓利湿去热，能人络搜剔湿热之蕴毒"，《本草会编》则说"此药长于去湿"。今余用其治乙型肝炎，也是基于本品有渗利湿邪，以泄毒邪的作用。

3. 清热解毒、利湿祛邪、养阴护脾法治疗丙型肝炎1例

武某，男，4岁半。初诊日期1999年11月24日。

主诉：患儿出生后20天得新生儿肺炎，输血浆以致感染病毒性丙型肝炎。2个月前感冒发烧后至今咽干咽痛、鼻衄、饮食减少、体质软弱、精神差。一个半月前在儿童医院查ALT：280U/L（正常值40以下），AST：180U/I。（服垂盆草糖浆，2天前复查ALT：220U/I，AST：160U/L，抗HCV（+），HCV-RNA（+）（2.18×10^9COP/mL）。患儿因病无法进幼儿园。

诊查：面色稍黄，精神欠佳，时呛咳或作太息状，目睛不黄，舌苔薄黄，根部腻，舌尖红，脉细数，手心较热，两手大小鱼际发红。

辨证：湿热毒邪未清，蕴热伤阴，气机不调。

治法：清热解毒，利湿祛邪，养阴护脾，调理气机。

处方：蒲公英6g，小蓟6g，板蓝根6g，金银花10g，葛根6g，白花蛇舌草15g，生黄芪6g，牡丹皮6g，水红花子6g，白芍10g，白茅根20g，百合6g，制何首乌6g，炒酸枣仁6g，柴胡3g，黄芩3g，生薏苡仁15g。每剂水煎2次，得药液约400mL，分3次服，每日早、中、晚各服1次，以饭后1～2小时为好。

二诊：1999年12月22日服药将近1个月，药后精神饮食好转，已不衄血及呛咳，手心热减轻，偶作太息，二便通利，苔薄白，脉细滑。昨查肝功ALT：106U/L，AST：112U/L。继服前方。

三诊：2000年4月21日。患儿饮食二便均正常，精神活泼，喜动爱玩，太息未作，舌苔薄白，舌质正常，脉滑，手心已不热，掌红亦不明显。前日查血 ALT：68U/L，AST 10IU/L，HCV-RNA（+）。前方去柴胡、黄芩，加鱼腥草 6g，野菊花 5g。

四诊：2000 年 7 月 1 日。未诉不适，苔脉同前。复查 ALT：80U/I，HCV-RNA（±），继服前方。

五诊：2000 年 9 月 8 日。饮食二便正常，眠安，上月曾感冒一次，已愈，苔脉同前。复查 ALT：78U/I，AST：61U/L，HCV-RNA（-）。处方同前，早晚各服 1 次，每次约 120mL。

六诊：2001 年 1 月 31 日。无不适，精神、饮食均正常，生长发育良好，1 月 14 日复查肝功能各项均正常，苔脉无异常，已去幼儿园，每日晚间服中药一次。

七诊：2001 年 4 月 22 日。复查肝功能正常，HCV-RNA（-），抗 -HCV（+），苔脉无异常，停药观察。

2002 年 11 月 22 日随访，已上小学，无任何不适，生长发育正常，一周前查过一次肝功能正常。

按语：本例患儿在新生儿期因输血浆感染丙型肝炎，其病因乃湿热疫毒。来诊时为毒邪未清，蕴热既久，已伤阴液，故舌红、脉细数、手心热、掌红、衄血。同时兼见呛咳及太息，乃气机失调表现，故治法首以清热解毒、利湿祛邪，药用蒲公英、板蓝根、金银花、蛇舌草。热在血分故配小蓟、茅根、水红花子、牡丹皮以凉血活血，配百合、白芍、何首乌、酸枣仁滋养阴血，黄芪、葛根补气升阳，薏苡仁护脾渗湿，共奏祛邪养阴之效。再予柴胡、黄芩以疏表清里，条达气机。故药后诸症渐消，肝功能好转，三诊时鉴于气机已畅，故去柴芩，加鱼腥草、野菊花以加强清解祛邪之力，使丙肝病毒得以渐清，服药 1 年多终使病愈上学。

4. 疏肝健脾、理气和胃法治愈慢性肝炎合并胃溃疡 1 例

黄某，男，28 岁。初诊日期 1969 年 4 月 28 日。

主诉：素患胃溃疡病已多年，近两年来发现肝功能异常，被诊为慢性肝炎。胃脘疼痛经常发作，历经多方治疗不愈，偶尔 ALT 降至正常，旋即上升。现身倦，食欲不振，胃脘疼痛，胀满难受，嗳气吞酸，大便时溏，溲黄。

诊查：精神不振，面色较黄失泽，慢性病容，消瘦，肢体胖胀而色晦暗，舌苔薄白，两脉沉弦。腹部平软，剑突下有压痛，肝在右肋缘下 1.5cm，质地中等，轻度触叩痛，脾于侧卧位可及边缘，质偏软。化验血 ALT：728kU（金氏单位正常值 130 以下），TTT：17U，TFT（+++），A/G：3.3/2.9g%，西医诊为慢性肝炎合并胃溃疡病。

辨证：肝郁脾虚，胃失和降。

治法：疏肝健脾，理气和胃。

处方：党参 12g，炒白术 10g，茯苓 15g，炙甘草 10g，橘红 10g，杏仁 10g，炒枳壳 10g，厚朴 6g，香附 10g，赤白芍各 10g，石斛 15g，黄芩 10g。每剂水煎 2 次，早晚分服，并配合维生素类西药内服。

自服药后患者胃脘疼痛渐渐缓解，纳食增加，精神好转，1 个月后复查 ALT：133kU，TTT：12U，TFT（++），A/G：3.8/3.0g%。其后继续予以调理脾胃，胃溃疡症状基本消失，肝功能恢复正常，腹诊肝肋下可及边缘，质软，无触叩痛，脾未触及。观察半年病情稳定，没有复发。

按语：本例患者原有胃溃疡病，为肝郁犯脾，以致脾虚、胃失和降，复染肝炎，湿热蕴结，长年不愈。由于素体脾虚，阳气不振，故热象不显而湿郁难化，火熬炼成痰，胶凝诸内，阻于中焦，因而食少，嗳气，脘痛频作，肝脾肿大。今取四君子汤（党参、白术、茯苓、甘草）甘温补气、健脾养胃为主，且白术、茯苓又可化湿，甘草和中，甘草且能抑制胃酸分泌，缓解平滑肌痉挛，而且有抗溃疡止痛的作用。《淮南子》一书谓"甘草主生肉之药也"，殆言治溃疡有效欤？香附、赤芍平肝舒络，橘红、杏仁理气化痰，橘红辛温，杏仁苦温，辛开苦降，善理上、中焦因痰湿壅闭而致胀满呕恶，故有开胃气作用，能促进食欲。取枳壳、厚朴宽中理气而上痛。以上诸药，其性偏于温燥，温可扶脾，燥可化湿，但又不可不考虑到助热伤阴之可能，故配石斛以养胃阴，黄芩以制其温，白芍以柔其性，务使药性予和，胃溃疡病与肝炎二者在辨证论治中统一起来治疗。

5. 清解血中毒热、养血护胎治疗慢性乙型肝炎合并妊娠 1 例

祁某，女，32 岁。初诊日期 1991 年 3 月 7 日。

主诉：7 年前因身倦、胁痛、纳减到某医院就诊，化验 ALT：326U/L（国际单位，正常值 30 以下），TTT：9U，HBsAg（+），HBcAg（+），抗 HBc（+），HBV-DNA（+），被诊为乙型肝炎。此后几年 HBsAg、HBcAg 持续阳性，ALT 时高时低，反复不愈。1991 年 1 月份 ALT：110U/L，2 月份 160U/L，同时查出已有身孕，为此有的医生建议终止妊娠，但因年龄较大，患者本人及家属均不愿行人工流产术，经人介绍找笔者治疗，希望既治病又保胎。

刻诊：现有孕约 4 个月，纳差恶心，鼻衄，肝区胀痛，溲黄，大便如常。

诊查：脸色微黄白，面部可见 4 个蜘蛛痣，舌苔薄黄，舌质偏红以舌尖部明显，脉滑左关弦细，肝掌（+），腹软，肝肋缘下未触及，剑突下 40cm，质地中等有触痛，脾未触及。西医诊为慢性活动性乙型肝炎，妊娠 4 个月。

辨证：毒热内结，肝郁血滞，冲任失养。

治法：清解血中毒热，养血护胎。

处方：茵陈 15g，蒲公英 15g，车前子 15g，车前草 15g，黄芩 12g，白芍 15g，白茅根 15g，板蓝根 15g，金银花 15g，连翘 15g，百合 15g，制何首乌 15g，炒酸枣

仁 15g。每日 1 剂，水煎 2 次，早晚 2 次于饭后 1.5 小时温服。

服药 30 剂，于 4 月 12 日在北京医大附属第一医院查 ALT：24U/L，A/G：3.7/3.5g%，HBsAg（＋），HBeAg（＋）。前方继服，至当年 8 月 25 日顺产一男婴，母子均平安。患者于产前查 ALT 正常，HBsAg（＋），HBeAg（＋）。

1998 年 5 月来我院复查肝功能正常，HBsAg（＋），HBeAg（－），健康状况良好，小孩已近 7 岁，身体健康。

按语： 本例患乙型肝炎 7 年，病毒复制持续阳性，其毒热内结已深，故肝脏肿大，肝掌及蜘蛛痣均阳性，衄血、舌红均为血热之候。目前又值 ALT 明显升高，治疗乙肝实为当务之急，但因有孕，清解血中毒热又不可过于苦寒泄降，以免有碍胎儿发育。而且患者面色苍白，左关脉弦细，说明肝血不足。盖冲为血海，任主胞宫，二脉与肝相通。妊娠期间冲任之血用以养胎，故肝藏血较平时就有所减少。今者尚因肝炎，血热伤阴，肝血更少，对胎儿不利，故应养血护胎。但又虑胎儿之气，使肝炎病情加重，此即有的医者主张终止妊娠的理由，所以治疗起来颇费斟酌。今用茵陈、蒲公英、车前子、车前草、黄芩、板蓝根、金银花、连翘、茅根清解血中毒热，护肝降酶，黄芩更能安胎，《本草纲目》谓黄芩得白术安胎之圣药，因白术偏温燥，易助热伤阴故不用。方中用百合、白芍、何首乌、酸枣仁上补肺金，下补肝肾，金水相生，冲任得充，胎儿可安。

6. 小建中汤加味治愈慢性肝炎、早期肝硬化 1 例

易某，女，20 岁。初诊日期 1975 年 3 月 17 日。

主诉： 1969 年因经常牙龈出血，身倦无力，查血小板减少，最低 3×10^{10}/L。曾住某医院，经用肾上腺皮质激素治疗，血小板有所上升，后因淋雨感寒，继又下降，多数情况下血小板计数在（7～9）$\times 10^{10}$/L 之间。当时曾查肝功能 ALT 正常，TTT：7U（正常值 6U 下），1972 年 11 月因驱蛔虫查血 ALT：131kU（金氏单位正常值 130 以下），TTT：11U，此后 ALT 逐步上升，至 1973 年 12 月 ALT 上升到 500kU 以上。曾用葡萄糖等静脉滴注治疗，ALT 降至正常。但 TTT：12U，3 个月后 ALT 又上升 500kU 以上。此后屡经中西医药治疗未效，延至 1975 年 3 月找笔者诊治。来诊前半月在某医院查血 ALT：330kU，TTT：12U，乙型肝炎表面抗原（HBsAg）阴性，血红蛋白 9.3g%，白细胞 7×10^9/L，血小板 9.4×10^{10}/L。

刻诊肝区明显疼痛，身倦、腿软、腹胀、畏吃冷食，大便稀，日一次，尿色浅黄，经常牙龈溢血或鼻衄，易自汗出，四肢清冷，有时下肢浮肿或见紫癜，腰背酸痛。平时带下多，清稀如水，经期后错，经水色淡，杂有黑血块，行经腹痛，有时痛剧伴周身出冷汗，甚而几至虚脱，需到医院急诊。

诊查： 体质瘦弱，精神萎靡，慢性病容，面色苍白，唇淡，舌苔薄白，舌质

较淡，两脉沉滑细。腹部平软，肝脏肋缘下 3.5cm，质地中等偏硬，脾脏左肋缘下 3.0cm，质中，下肢无浮肿，皮肤散在陈旧性瘀斑。西医诊为慢性活动性肝炎、早期肝硬化。

辨证：气血两虚，肝郁血瘀，余邪未清。

治法：先是给予益气养血、健脾柔肝兼清湿热之剂，后又考虑行经腹痛．且有血块，肝脾肿大而质地较硬，而予以活血软坚。患者症状渐有好转，但肝功能无明显改善。1975 年 7 月 16 日查血 ALT：358kU，TTT：15U，后以黄芪建中汤为基础加味治之。

处方：生黄芪 25g，党参 15g，白芍 18g，当归 12g，鸡血藤 30g，白术 12g，丹参 15g，桂枝 5g，女贞子 15g，何首乌 15g，五味子 12g，全蝎 6g，炙甘草 10g，生姜 3g，大枣 7 枚，饴糖 30g（烊化冲服）。

每日 1 剂，水煎 2 次，兑入饴糖服。

自服上药后食欲增加，日进粮食 500g，畏寒减轻，大便转成形。至 1975 年 10 月 23 日查血 ALT 正常，TTT：7U，血红蛋白 12.2g%，白细胞 7.2×10^9/L，血小板 13.7×10^{10}/L。舌苔薄白，舌质红润，脉沉滑，肝脾各在肋缘下 2.0cm，质中。其后仍守前方，因易汗出加浮小麦 30g，山萸肉 12g，或加桑椹子 12g，益母草 12g 养肝肾调经。继续调治半年余，肝功能一直保持正常，血小板（11～12）$\times10^{10}$/L，未再发生衄血、紫斑等，月经正常，痛经基本消除，白带减少，肝肋下 2.0cm，脾肋下 1.5cm，质中。曾做 X 线食道钡剂造影，未见食道及胃底静脉曲张，恢复全日工作。

1977 年 8 月复查：自觉良好，一直正常工作：检查舌苔薄白，舌质正常，脉沉滑，肝肋缘下 1.0cm，质软，脾脏左肋缘下刚可触及，白细胞 9×10^9/L，血红蛋白 12.7g%，血小板 19.6×10^{10}/L，ALT 正常，TTT 正常，A/G：5.1/2.5g%。

按语： 本例青年女性，肝功能异常 2 年多，肝脾肿大，质地较硬，血小板减少，经常出血，为慢性肝炎早期肝硬化。身倦肢凉，面白唇淡，纳少腹胀，便溏溲清，带下多，自汗出，乃一派气血两虚、中气不足、脾胃虚寒之象，故用黄芪建中汤以补气血，以充中气。方中黄芪补气，当归、白芍、何首乌补血，党参、白术、炙甘草、饴糖、大枣健脾补气，桂枝温通血脉，生姜散寒健胃，配合丹参、鸡血藤、益母草、全蝎以活血散瘀，更益以女贞子、五味子、桑椹子以养肝肾。且方中生姜、大枣并用，姜辛温散寒主卫，枣甘温补血主营，所以张锡纯说"大枣若与生姜并用，为调和营卫之妙品"。枣不但补脾和胃，益气养血，且有解毒、调和诸药之功。脾胃虚弱，不耐药力者可配以大枣，则可缓药之性不伤正气，如《伤寒论》与《金匮要略》中之大枣汤，张仲景取芫花、甘遂、大戟以破积逐水治悬饮，但三药皆有毒性，故用十枚大枣以制其毒，使患者可耐该药峻猛之性。饴糖甘温，补脾缓急，配伍成小建中汤可治虚寒性腹痛。方中甘草、大枣、饴糖均为甘药，甘与辛（桂枝、生姜）合以生阳，甘得酸（白芍、五味子）助以化阴，阴阳和合，营卫调和，疾病乃愈。

7. 清热利湿、凉血解毒、芳化透达法治愈亚急性重型肝炎1例

姚某，男，9岁。初诊日期1994年6月20日。

主诉：1个月前初起发热，被诊为扁桃体炎，3天后出现黄疸，乃收治于某儿童医院。黄疸迅速加深，并曾昏睡7天，经西医抢救后虽已苏醒、热退，但纳呆，时作呕，衄血，小便短赤，大便量少如脂，查血ALT：800U/L，总胆红素23g%，凝血酶原活动度35%，检测肝炎病毒甲、乙、丙、丁、戊各型标志物均阴性。因黄疸无消退之势，病仍危重，乃请笔者会诊。

诊查：形体较胖，精神萎靡. 双目巩膜及皮肤深度黄染，鼻孔有血痂. 舌苔薄黄腻，两脉沉缓，肝掌（+），腹软，肝上界第5肋间，下界于右肋缘下5.0cm，剑突下3.0cm，质地中等，充实，有触痛，脾未触及，移动性浊音（−），双下肢无浮肿。西医诊为病毒性肝炎，亚急性重型。

辨证：湿热毒邪，郁结血分，发为黄疸。

治法：清热利湿，凉血解毒，芳化透达。

处方：茵陈15g，蒲公英15g，车前子15g，车前草15g，小蓟10g，金银花15g，黄连10g，牡丹皮12g，水红花子15g，桃仁6g，赤芍20g，大黄炭6g，茅根30g，泽兰10g，大青叶15g，荷叶15g，藿香10g，野菊花12g，炒薏苡仁15g。每剂水煎2次，得药液500ml，分3次服，每日早、中、晚各服1次。

二诊：1994年7月5日，药后精神转佳，已不恶心，有食饮，尿利，大便通畅色黄，血总胆红素19.6g%，凝血酶原活动度已上升恢复正常（凝血酶原时间患者13秒，对照13秒）。舌苔薄白，舌尖红，脉沉滑，肝掌发红减轻，腹平软，肝肋下2.0cm，剑下2.0cm，质中，触痛减轻，脾未触及。仍守前方，去荷叶、泽兰，加山楂12g，金钱草15g，三七粉2g分冲，服法同前。

三诊：1994年7月18日，自觉良好，纳已增多，尿色转淡，大便日3～4次，溏薄，昨日取血查总胆红素11g%，苔脉同前。前方减黄连、野菊花，加生黄芪6g，继服。

1994年8月1日从电话中得知患儿血总胆红素已降至3g%，自觉良好，已能下地活动，不日出院。

按语：本例患儿既往无肝炎病史，此次发病诊为病毒性肝炎，但各型肝炎病毒标志物检测均阴性，病毒类型不明。发病后黄疸不断加深，并昏睡7天，血总胆红素高达23g%，凝血酶原活动度降至38%。病已1个月，当属于亚急性重型肝炎，病情凶险，但在检查时发现患儿肝脏在右肋缘下5.0cm处可触及，说明肝脏再生情况良好，两脉沉缓，说明正气未衰，此为佳兆。乃由于感受湿热毒邪深重，郁闭血分，邪无出路，内扰脏腑，以致胆液暴泄，发为黄疸。故当急予清解湿热之邪，凉血解毒，而用茵陈、车前子、车前草清热利湿，蒲公英、金银花、野菊花、大青叶、黄连清热解毒。时值暑令，暑乃热之甚，暑必夹湿，湿热相搏，故发是疾。取黄连之寒，配藿香之辛温，辛开苦降，促湿化热泄，湿热之搏结解，中州乃得以通调，故有止呕之功。牡丹皮、赤芍、茅根、小蓟、水红花子、大黄凉血利水通便，少加桃仁、泽兰活血，导血中毒热之邪从二便出。大黄炒炭，减其苦寒泻下之性，以免苦寒太过，伤其正气。佐炒薏苡仁以健脾化湿，也是为了顾护脾胃，更益以藿香、荷叶芳香化浊，透发湿浊之邪。盖湿邪其气秽浊，其性阴湿黏滞，最忌郁闭不得透达，倘若邪盛而郁，则势必胆液暴泄，重症肝炎乃发。全方以清利湿热、凉血解毒为重点，佐以活血通利、芳化通达，使燔于内者清之、消之，复引邪外出，才可救治。

8. 清热解毒、益气养阴、活血利水法治愈鼓胀 1 例

王某，男，67 岁。初诊日期 1988 年 9 月 22 日。

主诉：1978 年因腹胀查血 ALT：360kU（金氏单位正常值 130 以下），HBsAg 1：256，被诊为乙型肝炎。经过中药治疗，渐趋稳定。1988 年 8 月底开始感腹胀，纳呆，乏力，尿黄，查血总胆红素 2.83g%（正常值 1.0g% 以下），ALT：167Ru（赖氏法正常值 40 以下），TTT：9U，TFT（+++），A/G：3.83/2.98g%，HBsAg（+），HBeAg（+），抗 HBc（+），AFP<10ng/mL，血小板 5.1×10^{10}/L，B 型超声示肝脏弥漫性病变，脾脏肿大，脾厚 5.0cm，胆囊可见直径 1.0cm 光团，后方伴声影，X 线胸片示慢性支气管炎、肺气肿。

诊查：巩膜、皮肤轻度黄染，舌苔黄厚腻，舌质暗红，脉沉弦滑，肝掌明显，腹部胀满，腹壁肥厚，肝脾难触及，移动性浊音阳性，下肢轻度凹陷性浮肿。西医诊为慢性活动性乙型肝炎，肝硬化失代偿期，黄疸、腹水、胆石症。

辨证：毒热结于肝胆，气阴耗伤，肝郁血瘀，枢机不利，发为鼓胀。

治法：清热解毒，益气养阴，活血利水，疏利枢机。

处方：茵陈 15g，蒲公英 15g，车前子 20g，车前草 20g，小蓟 15g，生黄芪 20g，白芍 15g，白茅根 30g，水红花子 15g，百合 30g，何首乌 15g，炒酸枣仁 15g，牡丹皮 12g，丹参 15g，白花蛇舌草 15g，泽泻 12g，半边莲 15g。每日 1 剂，水煎 2 次，得药液 600mL，每次 200mL，饭后 1～2 小时服，每日早、中、晚各 1 次。

二诊：1989 年 7 月 3 日，上次诊后回河南郑州家中一直服用上方，自觉症状日趋减轻。尿利，腹胀渐消，黄疸退，食欲增加。至 1989 年 6 月 27 日再次来北京取血化验，ALT 正常，TTT 正常，TFT（-），血胆红素正常，A/G：4.26/3.61g%，血清蛋白电泳 A 60%，γ22%，AFP（-），血小板 8×10^{10}/L，HBsAg（+），HBeAg（+），抗 HBc（+），B 型超声所见基本同前。检查面色正常，精神佳，皮肤巩膜无黄染，舌苔

薄黄，舌质暗红，脉沉滑，肝掌减轻，腹壁肥厚，肝脾未触及，无移动性浊音，下肢无浮肿。

因连续服中药汤剂已9个月之久，再者目前病情也已相对稳定，腹水消失，应患者要求，改服膏剂，处方如下：

生黄芪120g，白芍100g，白茅根150g，百合120g，何首乌100g、水红花子120g，山楂100g，蒲公英100g，决明子100g，车前子100g，牡丹皮80g，丹参120g，泽泻100g，黄精100g，炒谷麦芽各100g。

上药水煎二次，混合浓缩后加蜂蜜制成膏剂，每次服20mL，每日3次。

二诊：1990年10月23日。10月12日来京化验ALT正常，TTT正常，TFT（－），A/G：3.8/3.0g％，血清蛋白电泳A 65.4％，γ 5.4％，HBsAg（－），抗HBs（－），HBsAg（－），抗-HBe（－），抗HBc（＋），B型超声检查肝脏呈弥漫性病变，脾脏肿大，脾厚度4.8cm，胆囊壁增厚毛糙，胆囊内可见2个直径分别为0.8cm和3cm小光团，后方伴声影。自觉症状为偶然右胁下不适，饮食二便均正常，舌苔薄白，舌质稍暗，脉沉滑。仍以1989年7月3日处方减去炒谷麦芽，加炒酸枣仁100g，金钱草120g，小蓟120g. 巴戟天80g水煎浓缩加蜂蜜制成膏剂继服，患者还把此药膏送给别的肝硬化患者服用，据称也见好。

四诊：1991年3月19日，来京复查ALT 42.8U/L（正常值40以下），AST正常，TTT正常，A/G：4.7/3.2g％，胆固醇196.9g％，血清蛋白电泳A 58.3％、γ 16.1％，AFP（－）。B型超声示肝回声增强不均，呈斑片状，表面不平，脾脏厚度4.5cm，胆囊结石同前，末梢血白细胞4.3×10^9/L，血红蛋白20.9g％，红细胞4.56×10^{10}/L，血小板8.8×10^{10}/L。无明显自觉症状，舌脉同前，仍按前方减去巴戟天，加生地黄100g，制成蜜膏继服。

五诊：1992年2月28日。自觉良好，饮食正常，口干但不苦，大便有时溏不成形。血液化验：ALT正常，AST正常，TTT正常，TFT（－），HBsAg/（＋），HBeAg（－），抗HBc（＋），抗HBc（＋）。B型超声示肝回声增强不匀，脾厚度4.3cm，胆囊所见同前，舌苔薄黄微显腻，舌质暗红，脉沉滑。患者要求服水煎剂，处方如下：

金钱草15g，车前子15g，怀牛膝15g，白芍15g，生黄芪15g，白茅根20g，百合15g，制何首乌15g，炒酸枣仁15g，水红花子15g，牡丹皮12g，丹参15g，山楂12g，山萸肉15g，泽泻12g，黄精15g，小蓟15g。

每剂水煎2次，得药液600mL，每次服150mL，每日早晚各1次，每剂供服2天。

六诊：1993年3月24日。来京验血ALT正常，AST正常，A/G：4.2/3.5g％，HBsAg（－），抗HBs（－），HBeAg（－），抗HBc（＋），抗HBc（＋），血糖88.3g％，血清蛋白

电泳 A 63%，γ 14.7%，血小板 12×10^{10}/L。B 型超声肝脏回声均较前好转，脾脏厚度 3.5cm，胆囊内可见一个直径 1.0cm 强光团，后方伴有声影。给予我院生产的滋肾柔肝冲剂（该制剂系作者负责的国家"八五"科技攻关得奖项目"中医药治疗慢性乙型肝炎抗肝纤维化研究"的药物，论文发表于《中西医结合肝病杂志》1997 年第 7 卷第 3 期），药物组成：何首乌、山萸肉、黄芪、炒山药、白芍、白茅根、百合、女贞子、板蓝根、小蓟、白花蛇舌草、水红花子等，每次 2 包（24g），每日早晚各 1 次。

七诊：1994 年 4 月 5 日。自觉良好，无何不适，化验肝功能各项均正常，A/G：5.6/2.9g%，血清蛋白电泳 A 61%，γ 17%，HBsAg（－），抗 HBs（－），HBeAg（－），抗 HBe（＋），抗 HBc（＋），血小板 9.7×10^{10}/L，B 型超声示肝脏回声不匀，但未见肝硬化征象，脾脏厚度 3.0cm，胆囊结石所见同前。舌苔薄白而滑，舌质略暗，脉沉滑，肝掌轻度，继续给予滋肾柔肝冲剂。

八诊：1995 年 3 月 6 日，查肝功能正常，A/G：5.03/3.05g%，血清蛋白电泳 A 57.8%，γ 19.6%，HBsAg（－），抗 HBs（＋）（P/N 值 2.9），HBeAg（－），抗 HBe（－），抗 HBe 弱阳性，末梢血白细胞 4.8×10^9/L，血红蛋白 16.3g%，血小板 20.8×10^{10}/L，B 型超声肝脏回声未见异常，脾脏厚度 3.0cm，胆囊结石同前，心电图检查正常。无何不适，饮食二便正常，舌苔薄白，舌质略暗，脉沉滑，肝掌不明显。滋肾柔肝冲剂改为每次 1 包（12g），早晚各 1 次。

1998 年 7 月 16 日向其子打听患者目前情况，据说其父一切都好，在老家生活如常人。

按语：本例患者发现乙型肝炎 10 年后出现肝硬化腹水，服中药汤剂及蜜膏先后 6 年，腹水消退，肝功能恢复正常，HBsAg、HBeAg 转阴，并出现抗 HB，脾脏缩小至正常范围，血清蛋白及血小板达到正常水平，随访观察清蛋白及血小板达到正常水平。前后随访观察 10 年，一切均如常人，可认为基本痊愈。可见肝炎发展至肝硬化，也并非不治之症。此例患者出现腹水（鼓胀）乃是初发，治疗及时且能坚持服药，生活起居均很注意，故能收到较满意疗效。

本例病机乃毒热之邪结于肝胆，日久耗伤阴血，肝木失于阴血滋养，则枯萎变硬，胆汁受热邪熬煎，此致结为胆石，肝主疏泄的功能失常，气郁血瘀，以致枢机不利，终至腹水出现，发为鼓胀。故方中主以蒲公英、蛇舌草、半边莲清热解毒以祛邪。今者热在血分，故配茅根、牡丹皮、小蓟凉血，更益以茵陈、车前子、车前草、泽泻、水红花子活血利水，才能导毒热之邪外出，给邪以出路。在此基础上，关键是补阴，设若体内既已缺乏阴血滋养，又何能利水祛邪。故用百合、白芍、丹参、酸枣仁、何首乌补阴补血，唯有血充才能尿利。其中百合上补肺金，以金克木，以期抑制肝木邪火，酸枣仁酸以入肝，补肝血最妙。更为重要的是一味黄芪，补气升阳，唯其清阳升腾，浊阴才得以下泄，肝主藏血之枢，脾司运化之机才得以运行，鼓胀之疾，庶有向愈之望。

9. 清热利湿、活血解毒、行气通络法治愈胆汁淤滞性黄疸 1 例

李某，女，78 岁。

第一次会诊：1989 年 12 月 13 日。

病史与主诉：右上腹胀痛反复发作 2 年，加重 5 天，伴发烧急诊住入外科病房。查血白细胞 $226×10^9$/L，B 型超声示胆囊肿大，内有大量结石，诊为急性化脓性胆囊炎。于 1989 年 6 月 22 日急诊手术，术中见胆囊穿孔，因患者年迈，周身状况衰弱，乃做胆囊造瘘术，并从胆囊取出直径 0.5cm 左右结石 20 余粒。术后留置引流管，嘱 3 个月后体质好转再做胆囊切除术。术后发烧渐退，查血白细胞 $11×10^9$/L，ALT 正常，TTT 正常，TFT（－），黄疸指数 5U，血胆红素 0.5g%，A/G：2.96/2.68g%，凝血酶原时间 19 秒（对照 14 秒），凝血酶原活动度 52.8%，乙肝表面抗原（HBsAg）阴性，于 8 月 21 日转他院疗养。8 月 28 日拔除引流管后发烧又起，且出现黄疸，乃于 1989 年 9 月 18 日第二次住院做胆囊摘除术，术中于胆总管取出直径 0.5cm 结石 2 粒，探查左右肝管畅通，无结石残留，肝脏质地中等，无结节，术后留置 T 形管引流，切除胆囊病理诊断慢性胆囊炎。术后 1 周黄疸加深，查血黄疸指数 58U，ALT 81.1U/L，白细胞 $6.2×10^9$/L，午后体温 37.3℃，大便软、通畅，呈陶土样灰白色，尿色深黄如浓茶，引流管每日流出胆汁约 300mL，色浅黄，间断流出絮状物。经过抗感染、输液等多方治疗，黄疸未见消退，黄疸指数升为 120U，总胆红素超过 4g%，凡登白试验直接即刻反应，尿胆红素（＋＋＋），尿胆原（－），血 A/G：2.71/2.15g%，碱性磷酸酶 85.6U（正常值 15～65U），1989 年 11 月 25 日请中医会诊。

辨证：湿热内蕴，胆汁瘀阻。

治法：清利湿热，利胆。

处方：生赭石 15g，沙参 20g，半夏曲 10g，竹茹 10g，生枇杷叶 3g，茵陈 30g，金钱草 30g，郁金 20g，板蓝根 15g，山楂 20g，鸡内金 10g，赤芍 20g，草河车 15g，熟大黄 20g，车前子 10g，生姜 3 片。5 剂，少量频服。

药后胆汁引流量明显增加，于 1 周后上午将引流管夹紧一个半小时。当日下午体温 37.8℃，上腹胀满难受。乃于 12 月 13 日请笔者会诊。

诊查：巩膜及周身皮肤深度黄染，舌苔前部薄白，根部厚腻，舌质较红，脉弦滑，腹壁较厚，肝于剑突下 5.0cm 处触及，质硬，脾未及，腹水征（－）。西医诊为肝内胆管逆行性感染，毛细胆管炎，胆汁淤滞性黄疸。

辨证：湿热火羁，夹毒内侵胆络，瘀结不散，发为黄疸。

治法：清热利湿，活血解毒，行气通络。

处方：茵陈 30g，蒲公英 15g，车前子、草各 15g，小蓟 15g，赤芍 40g，白芍 15g，牡丹皮 12g，丹参 15g，红花 10g，桃仁 10g，厚朴 12g，白花蛇舌草 30g，生黄芪 15g，茅根 15g，鸡内金 12g，山楂 12g，决明子 15g，水红花子 15g。10 剂，每日 1 剂，每剂浓煎 600mL，分 4 次服。

药后胆汁流量明显增加，每昼夜可达 1000mL，色金黄，絮状物渐少，患者恶心感减轻，进食量增加，大便色黄，尿利。于服上药后 11 天查黄疸指数 50U，凡登白试验直接双相反应，ALT 正常，凝血酶原时间 14 秒（对照 14.5 秒）。

第二次会诊：1989 年 12 月 25 日。巩膜、皮肤黄色已淡，自觉良好，前两天曾受外感而发热，现已解，略有咳嗽。舌苔薄黄，根部厚腻苔已消退，脉弦滑。仍照前方去白芍，加百合 30g，改蒲公英 20g，白茅根 30g，继服 10 剂。

1 周后查血黄疸指数 40U，总胆红素 3.3g%，凡登白试验双相反应，ALT 正常。又过 1 周查血黄疸指数 15U，总胆红素 2.4g%，ALT 正常。

第三次会诊：1990 年 1 月 16 日。现自觉良好，饮食正常，大便日二次，黄色成形，苔脉同前。仍按前法加扶正之品以助复元，处方如下：

茵陈 30g，蒲公英 20g，车前子、草各 15g，百合 30g，制何首乌 15g，炒酸枣仁 15g，鸡内金 12g，生黄芪 30g，水红花子 15g，白芍 15g，赤芍 30g，白茅根 30g，红花 10g，桃仁 10g，白花蛇舌草 30g，阿胶珠 10g，炒白术 15g，牡丹皮 12g，丹参 15g。每日 1 剂，水煎 2 次，早晚各服。

1990 年 1 月 19 日拔除引流管，无不适。半月后于 2 月 1 日查血黄疸指数 2U，总胆红素 0.2g%，凡登白试验阴性反应，ALT 正常，TTT 正常，TFT（－）。患者于 2 月 10 日出院，共住院 143 天。

出院后一直良好，旧疾未发，9 年后向其女儿查询仍健在。（注：记者翟波曾对本例做过报道，题为"肝病克星——陈增潭"发表于香港《欧洲时报》1992 年 8 月 21 日第 8 版，另一文题为"陈增潭研究中药治肝病"发表于香港《大公报》1992 年 9 月 29 日第 14 版）。

按语： 黄疸按西医发病机理可分为溶血性黄疸（肝前性）、肝细胞性黄疸、梗阻性黄疸（肝后性）三大类。本例黄疸出现于化脓性胆囊炎、胆石症、胆囊造瘘术后，并日益加重，黄疸指数高达 120U，血清总胆红素大于 4g%（该化验室最高只查到 4g%，超过此数不再进一步稀释定量），凡登白试验直接即刻阳性反应，故血中滞留的胆红素为结合型胆红素，可从肾小球滤过由尿排出，故查尿中胆红素（+++）。由于胆汁不能通过胆管排入肠道，故大便呈陶土样灰白色，又由于肠道无胆汁流入，尿胆原肠肝循环被阻断，故查尿中尿胆原（-）。凡此种种均说明患者黄疸的性质属于梗阻性，然而手术探查胆总管及左右肝管均畅通无阻，此乃由于逆行性感染，导致肝内毛细胆管及肝细胞胆汁分泌器的损害，造成胆汁分泌及流出障碍。构成毛细胞壁的那一部分肝细胞膜受损，但整个肝细胞的损害并不严重，所以 ALT 只一过性上升，TTT 正常，TFT（-），凝血酶原活动度也是一过性下降，以后即恢复正常。

从中医看，湿热之邪火羁肝胆，瘀滞而成结石，复遭毒邪侵袭，瘀结胆络而发黄疸。为今之计，唯有清热利湿、解毒活血、行气通络以期奏效。方用茵陈、车前子、车前草、小蓟清热利湿，蒲公英、白花蛇舌草清热解毒，赤芍、桃仁、红花、丹参、水红花子活血化瘀，配决明子、山楂、鸡内金消积化滞以通络，厚朴行气，得黄芪补气之助，庶期年迈体虚之体不致无力以运气，牡丹皮、茅根凉血，得白芍养血，清中有补。全方以解毒祛邪、活血通络为主，亦寓扶正于其中。服药后胆络通，胆汁流量从每日 300mL 增加到 1000mL，而且颜色转正，絮状物逐渐减少，所以服 1 个多月黄疸得以退净，病愈出院。

（北京中医医院　陈增潭）

张炳厚

张炳厚（1937— ），男，北京市房山区人。张炳厚先生 1964 毕业于北京中医学院中医系，同年进入北京中医医院工作，历任医师至主任医师、肾病科主任、大内科主任、北京市中医药管理局副局长、北京中医药学会会长、中华医学会北京肾病委员会委员、北京医学会内科委员会委员、北京医师协会常务理事、北京中医药学院内科教研室主任、《中国医药学报》特邀编辑、《北京中医》杂志副总编，1997 年被定为全国老中医药专家学术经验继承工作指导老师。

张炳厚先生早年师从秦伯未等多位中医名家，熟谙中医经典，博采各家之长，尚古而不泥古，尊师而有创新，经多年临床实践积累了丰富的经验，总结出一整套独特的辨证治疗规律，在中医界独树一帜，人称"医林怪杰"。他以脏腑辨证为核心，用方新颖而不失规律，遣药奇特而不违理法，讲究引经报使，擅用虫药。精通中医诸科，擅治冶疑难怪证，尤对疼痛诸症更有心得而疗效显著。他研创的以"川芎茶调散"为代表的一系列治疼方药，临床使用屡建奇效，深受患者欢迎。他潜心研究，总结经验撰写了《川芎茶调散类方治疗偏头痛虚证》等专业论文 60 余篇，多次获得部、市、局各级多项科研、科技成果奖，并出版有《中医内科学概要及形象图解》《中成药入门及形象图解》《秘方奇术》等多部专著。培养传人有张胜荣、王玉明、常峥、赵凯生等。

头痛的中医治疗经验

头痛的病因虽多，但不外乎外感、内伤两大类。中医理论认为"头为诸阳之会""清阳之府"，又为髓海所在，凡五脏精华之血、六腑清阳之气，皆上注于头。何谓诸阳之会？手三阳从手走头，交于足三阳，足三阳从头走手，头是诸阳经交会的地方，故曰头为诸阳之会。六淫之邪外袭，即可循经上犯于头，清阳之气被阻，引起头痛。另外，五脏精华之血、六腑清阳之气，皆上注于头，凡内伤诸疾引起脏腑失调，气血逆乱，瘀阻经络，脑失所养，均可导致头痛。所以，头痛在临床见证非常广泛，治疗也很棘手。张老30多年来精心研究，反复验证，揣摩出一套治疗头痛的方法，大致分为三类。

一、川芎茶调散加味治疗外感风寒、风热、风湿头痛及多种内伤头痛

外感头痛发病机制是风寒或风热或风湿外袭，循足太阳经上犯于头，清阳之气被阻，发生头痛。

1. 川芎茶调散

主治：风寒头痛。

主证：头痛时作，痛连项背，恶风畏寒，苔薄白，脉浮。

方剂组成：川芎、荆芥各10g，羌活、白芷、防风、薄荷、细辛、甘草各6g，茶叶3g。

本方疏风解表止痛，是治疗风寒头痛的名方。

2. 清热茶调散

主治：风寒头痛、感染性头痛、中毒性头痛。

主证：头痛且胀，甚则如裂，发热恶风，面红目赤，口渴欲饮，便秘尿黄，舌质红苔黄，脉浮数。

方剂组成：川芎、菊花、桑叶、黄芩各10g，荆芥、羌活、白芷、防风、薄荷、细辛、甘草各6g，葛根12g，生石膏20g，茶叶3g。

本方疏散风热、升清止痛，是治疗风热头痛的佳方。

3. 祛风胜湿茶调散

主治：风湿头痛。

主证：头痛如裹，肢体困重，尿少便溏，苔白腻，脉濡。

方剂组成：川芎、薏苡仁、茯苓各15g，荆芥、羌活、白芷、防风、薄荷、细辛、甘草各6g，葛根12g，全蝎2g，蜈蚣1条，茶叶3g。

本方祛风胜湿，加葛根解肌，是治疗风湿头痛的佳方。

4. 益气茶调散

主治：气虚头痛、血压低头痛、老年性头痛、紧张性头痛、儿童头痛。

主证：头痛且晕，短气心悸，神疲乏力，舌苔薄白，脉沉弱。

方剂组成：黄芪、党参各30g，川芎、白术各15g，荆芥、羌活、白芷、防风、薄荷、细辛、甘草各6g，全蝎2g，蜈蚣1条，茶叶3g。

气虚头痛发病机制是气虚则清阳不升，浊气不降。清窍不利，导致头痛。本方重用黄芪、党参、白术大补元气，借川芎茶调散引经，载益气药上升至头，使清气得

升，浊气得降，头痛自止。

5. 补血茶调散

主治：血虚头痛、贫血头痛、血管神经性头痛、更年期头痛、偏头痛。

主证：头痛且晕，心悸不宁，失眠多梦，面色㿠白，舌质淡，苔薄白，脉细。

方剂组成：白芍、熟地黄各30g，当归20g，川芎15g，荆芥、羌活、白芷、防风、薄荷、细辛、甘草各6g，全蝎2g，蜈蚣1条，茶叶3g。

血虚头痛发病机制是营血不足，不能上行于头，头失所养，脉络不通，故发头痛。本方重用白芍、当归、熟地黄大补营血，借川芎茶调散引经，载补血药上升至头，使头得血养、脑络复通，头痛自止。

6. 滋肾茶调散

主治：肾虚头痛、紧张性头痛、老年头痛、血管神经性头痛、外伤头痛。

主证：头痛且空，多伴眩晕、腰酸腿软、神疲乏力、遗精带下、耳鸣失眠，舌红少苔，脉沉细。

方剂组成：熟地黄30g，枸杞子、何首乌、川芎各15g，荆芥、羌活、白芷、防风、薄荷、细辛、甘草各6g，全蝎2g，蜈蚣1条，茶叶3g。

肾虚头痛发病机制：肾主骨生髓通于脑，脑为髓海，肾虚髓不能上充，脑海空虚，脑络不通，故发头痛。本方重用熟地黄、枸杞子、何首乌大补肾阴，借川芎茶调散引经，载补肾药上升至头，使脑髓充，脑海得养，脑络复通，头痛自止。若除见上症外，另见身寒肢冷、尿清脉迟，是属肾阳虚头痛，可在上方基础上加附子、肉桂等壮阳药。

7. 理气茶调散

主治：血管神经性头痛、更年期头痛、偏头痛。

主证：头痛且眩，情志不遂则加重，两胁胀痛，寒热往来，舌苔薄白，脉弦细。

方剂组成：白芍、当归、延胡索、香附各10g，川芎15g，荆芥、羌活、白芷、防风、薄荷、细辛、甘草各6g，全蝎2g，蜈蚣1条，茶叶3g。

气滞头痛发病机制是肝郁气滞、气滞血瘀、脑络不通，或因肝郁化火、血滞瘀阻、络脉不通，故发头痛。本方用逍遥散主药白芍、当归、柴胡，加香附疏肝理气，借川芎茶调散引经，载理气药上升至头，使气行血畅，脑络复通，头痛自止。若肝郁化火头痛，可在上方加山栀、牡丹皮，以增清泻肝火之功。

8. 化痰茶调散

主治：痰浊头痛、紧张性头痛、偏头痛。

主证：头痛昏蒙、胸脘满闷、呕恶痰涎、头皮麻木、舌苔白腻、脉滑或弦滑。

方剂组成：陈皮、半夏、天麻各10g，茯苓30g，川芎15g，荆芥、羌活、白芷、防风、薄荷、细辛、甘草各 6g，全蝎 2g，蜈蚣 1 条，茶叶 3g。

痰浊头痛发病机制是痰浊中阻，蒙蔽清阳，痰随气上，脑络不通，故发头痛。本方用二陈汤重用茯苓，加天麻化痰，借川芎茶调散引经，载化痰药上升至头，使痰化气展，清升浊降，脑络复通，头痛自止。

9. 活血化瘀茶调散

主治：外伤头痛、顽固性头痛、紧张性头痛、血管神经性头痛、颈椎病头痛。

主证：头痛经久不愈，痛有定处，刺痛木痛，舌质暗或有瘀斑，脉细涩。

方剂组成：当归、赤芍、川芎各 30g，桃仁、红花各 10g，荆芥、羌活、白芷、防风、薄荷、细辛、甘草各 6g，全蝎 2g，蜈蚣 1 条，茶叶 3g。

瘀血头痛发病机制：血瘀气滞，脑络不通，故发头痛。本方用当归、赤芍、川芎、桃仁、红花、全蝎、蜈蚣活血化瘀，借川芎茶调散引经，载活血药上升至头，使瘀血化，气得行，脑络通，头痛自止。

例 1，谭某，女，37 岁。前额头痛 3 年。

症状：3 年前行人工流产，术后当风，引起前额胀痛，痛连颠顶，头面发冷，四肢不温，足如履冰，逢寒触冷自觉气攻头，遂发头痛，冬秋春三季头不离巾，惧出门户，胃脘胀痛，舌苔薄白，脉沉细寸浮。

辨证：中阳不足，清阳不升，脑络受阻。

诊断：西医：血管神经性头痛；中医：阳虚头痛。

立法：助阳益气，升阳通络。

方药：益气茶调散加味。

黄芪 30g，党参 20g，附子 12g，肉桂 10g，川芎 20g，荆芥 6g，防风 6g，羌活 6g，白芷 10g，细辛 12g，甘草 10g，薄荷 5g，全蝎 2g，蜈蚣 1 条。

服法：水煎，日 1 剂，分两次温服。

疗程：7 天为 1 个疗程，3 个疗程痊愈。

禁忌：避风寒，忌生冷。

第 1 疗程用益气茶调散，头痛小有减轻；第 2 疗程加附子、肉桂各 10g，头痛明显减轻；第 3 疗程附子加量 12g，肉桂 10g，头痛愈，诸症除。

例 2，刘某，男，72 岁。头痛 22 年，反复发作。

症状：头痛且空，痛连颠顶，近 10 年来多呈刺痛，痛而遗尿，痛甚则尿闭，午后或过劳则加重，左足跟痛不能任地，胃脘胀痛，神疲喘乏，舌苔薄白根有剥苔，脉沉细关滑。

检查：脑血流图示脑动脉硬化。

辨证：肾阴不足，中气虚弱。

诊断：西医：脑动脉硬化性头痛，老年性头痛；中医：气阴两虚头痛。

立法：补肾阴、益气、升阳通络。

方药：滋肾合益气茶调散化裁。

熟地黄 20g，何首乌 15g，枸杞子 15g，黄芪 15g，白术 15g，川芎 30g，当归尾 15g，羌活 6g，防风 6g，蔓荆子 6g，薄荷 6g，全蝎 2g，蜈蚣 1 条，茶叶 3g。

服法：水煎，日 1 剂，分两次温服。

疗程：7 天为 1 个疗程，2 个疗程疼痛消失。用补中益气丸、六味地黄丸善理其后。

按：本例为年高肾阴大亏，脾胃虚弱，清阳不升，脑海失养。方中重用熟地黄、何首乌等大补肾阴，黄芪、白术益气，川芎茶调散引经报使，升阳通络止痛，皆在肾阴充、清阳升、脑络通，所以头痛渐消。

例 3，李某，男，36 岁。散发性脑炎病史 3 个月。

现病史：3 个月前因发热、语言含糊、意识障碍 1 天，住铁路医院治疗。查颅神经正常，两下肢巴氏征（＋），夏多克征（＋）。脑电图示中度不正常。头颅 CT 示左枕低密度，考虑炎症。确诊为散发性脑炎，给予抗炎、能量合剂、激素治疗。病情好转后出院，遂来我院就诊。

症状：两侧头痛头木，闷胀，枕部刺痛，耳重听，两目发呆直视，失眠健忘，口渴心烦，腰酸腿软，舌苔白，脉弦细。查血 160 ～ 180/90 ～ 110mmHg。

辨证：肝阳上亢，风阳上扰，瘀血阻闭。

诊断：西医：散发性脑炎；中医：肝阳头痛，瘀血头痛。

立法：平肝息风，活血通络。

方药：羚羊钩藤饮加减（以玳瑁粉代羚羊粉）。

玳瑁粉 15g（冲服），钩藤 20g，石决明 20g，天麻 10g，菊花 10g，桑叶 10g，赤芍 15g，白芍 15g，桃仁 15g，生地黄 15g。

服法：水煎，日 1 剂，分两次温服。

疗程：7 天为 1 个疗程，5 个疗程疼痛消失。

疗效观察：患者自诉服本方至第 3 剂时犹如头有溶水，骤然下注，豁然神清气爽，耳聪目明，如痴如梦，判若两人，头痛减轻 90%，以后疼痛递减，仅在用脑过度时小有疼痛。至第 5 疗程时，疼痛基本消失，复查脑 CT 恢复正常，余留头晕、腰酸腿软，遂以滋肾茶调散配丸药善理其后。半年随访诸症消失，全如常人，并告知 1991 年 6 月在日本先后两次复查 CT 均正常。

按：本例虽为"散发性脑炎"，细审其证为肝阳上亢、瘀血阻络，素体肾虚，故用羚羊钩藤饮加活血药治疗，后以滋肾茶调散善理其后而奏效。

二、用经验方剂治疗五官疾病所致头痛

1. 苍辛合剂

主治：急性鼻炎、过敏性鼻炎、额窦炎、前筛窦炎所致头痛。

鼻炎所致头痛的发病机制：鼻为肺之窍，鼻脑相通，肺气不宣，鼻脑窍道不通，不通则痛。

方剂组成：苍耳子、白芷、藁本、荆芥、防风、川芎各10g，辛夷、薄荷、甘草、木通各6g，蜈蚣1条。

本方轻清温通，芳香透利，使气血并走于上，肺气宣，经脉通，头痛止。

2. 益气聪明汤加味

主治：目耳疾患所致的头痛，如中央性视网膜炎头痛、神经性耳聋头痛、青光眼头痛。

目耳疾患引起的头痛的机制：李东垣认为脾虚则九窍不通，即脾虚清阳不升，七窍失养，七窍通于脑，清窍亦失养，故发头痛。

方剂组成：党参、黄芪各15g，葛根、蔓荆子、白芍、黄柏、升麻、甘草各10g，川芎15g。

本方以黄芪、党参、甘草温补脾胃，益气升阳，葛根、升麻、蔓荆子鼓舞胃中清阳之气上升于头目，白芍敛阴和血以平肝，黄柏降火以补肾。全方旨在中气得补，清阳得升，肝肾受益，头耳目疾得以清除，故名益气聪明汤。

3. 凉膈散

主治：胃火、齿龈炎或牙髓炎所致的齿痛、头痛。

主证：头痛每兼齿痛，牙龈肿热，面红目赤，头面灼热，口舌生疮，尿赤便秘，苔黄，脉数。

方剂组成：大黄、芒硝、甘草、山栀、黄芩、薄荷各6g，竹叶10g，连翘15g，当归10g，蜈蚣1条。

本方以大黄、芒硝荡涤中上焦邪火，导火下行，重用连翘清热解毒，黄芩清上焦郁热，山栀清泻三焦之火、引火下行，薄荷、竹叶外疏内清。全方旨在清上与泻下并行，火泻络通，头痛自止。

孙某，女，38岁。

病史：6年前在某医院五官科诊断为过敏性鼻炎，久治罔效。冷则发，易感冒，舌苔薄白，脉浮弦。

辨证：中邪束肺，肺窍不通。

诊断：西医：过敏性鼻炎；中医：鼻渊。

立法：疏风宣肺，开窍通络。

方药：苍辛合剂。

苍耳子 10g，川芎 10g，防风 10g，荆芥穗 10g，白蒺藜 10g，辛夷 6g，羌活 6g，藁本 6g，薄荷 6g，蜈蚣 1 条。

服法：水煎，日 1 剂，分两次温服。

疗程：7 天为 1 个疗程，3 个疗程痊愈。

禁忌：避风寒，忌食生冷。

三、用经验方剂治疗肝阳、肝风、肝火头痛

滋生清阳汤加减：主治肝阳、肝风、肝火头痛、高血压头痛、动脉硬化头痛。

肝阳头痛主证：头痛目眩而胀，心烦易怒，失眠，多噩梦或兼见腰酸胁痛，苔黄脉弦。

肝火头痛主证：除肝阳头痛主证外兼见面红目赤，口苦尿黄，便秘，苔黄，脉弦数。

肝风头痛主证：除肝阳头痛主证外兼见眩晕，肢体麻木、颤抖，甚至挛急，舌质红，脉浮弦。

肝阳上亢头痛机制是素体阳盛，肝阳上亢；肝肾阴虚，肝阳上亢。

肝火头痛机制是肝郁化火；肝火上炎；肝肾阴虚，虚火上炎。

肝风头痛机制是热极生风，肝风上扰；血虚生风，肝风上扰。

方剂组成：石决明 30g，草决明、生地黄、麦冬各 15g，白芍 20g，天麻、钩藤、菊花、桑叶、牡丹皮、竹茹、半夏各 10g，全蝎 2g，蜈蚣 1 条。

本方以石决明、草决明、天麻、钩藤平肝息风，麦冬、白芍、生地黄育阴和血，牡丹皮、菊花、桑叶清泻肝火，竹茹、半夏清热化痰；蜈蚣、全蝎化瘀通络。全方旨在阳平风息，热清瘀化络通，痛眩自止。

田某，男，69 岁。头痛 20 余年。

现病史：20 年前在某口腔医院诊断为三叉神经痛，曾做激光治疗无效。10 年前在该院手术治疗，疼痛消失，术后 2 年疼痛复发，逐年增剧，多治无效。1990 年 1 月来我院治疗。

症状：右颜面拘挛疼痛，口角疼痛尤著，向颞部放射，一日数发，以索密痛每次 1g，每日 3 次维持。说话咀嚼疼痛必作，常垂泪惧餐，终日不语，疼痛难忍，痛苦不堪。痰多而黏，腰酸腿软，夜半咽干，身痒手颤，舌苔白滑，脉弦细。血压波动在 160～180/90～110mmHg。

辨证：肝肾阴虚，肝风内动，夹痰阻络。

诊断：西医：三叉神经痛；中医：偏头痛。

立法：平肝息风，化痰解痉，开窍通络。

方药：滋生清阳汤加减（亦为天麻钩藤饮加减）。

白芍 30g，生地黄 20g，石决明 20g，磁石 20g，草决明 12g，天麻 10g，竹茹 10g，半夏 10g，白僵蚕 10g，白附子 6g，全蝎 5g，蜈蚣 1 条。

服法：水煎服，日 1 剂，分两次温服。

疗程观察：前 3 个疗程疼痛明显减轻，第 4、5 疗程疼痛相对加重，血压升高，加重石决明等平肝药物剂量后，疼痛又明显减轻。至第 9 疗程时，疼痛又剧增，遂加白花蛇 1 条，疼痛递减。至第 15 疗程，痛止症消，随访 3 个月未发。

按： 本例实属顽疾，顽就顽在风火相煽，痰瘀共患，以瘀为主，绝非一般药物所能奏效，必加大量虫蚁之品，搜剔化瘀，果然事遂心愿，症愈痛除。

小结

1.头痛在临床表现十分复杂，往往是寒热虚实、瘀血痰浊错综互见，临证时必须权衡主次，审证求因，辨证论治，才能获得预期效果。

2.方剂组成：除甘草外，皆为祛风升浮药，肝阳、肝火、肝风及血压高引起的头痛，非其所宜，用之犹如风火相煽，必助其焰。

3.众多医家认为，川芎茶调散为内伤头痛所禁忌。我跃此篱以其全方引经治标，佐治本药，深受其益。治其标者，用量宜轻（6g），多用喧宾夺主；治其本者，用量宜重（15～30g），取其量大力宏，不失其主宰，所以获卓效。

4.蜈蚣或全蝎，在所必加，二者同用，效果更捷。虫类药善能通经窜络，刮剔瘀垢。我治疗头痛反复验证得出，方中有无蜈蚣、全蝎，功效竟能增损各半，一药之差，效果判然。

张炳厚活用通法治痛证

疼痛是许多疾病过程中常见的症状之一，也是机体受损伤的一个信号。人体内曰五脏六腑，外曰脉、肉、皮、骨、筋、组织器官，上起头目，下至腿足，到处都可以出现疼痛。所以说，疼痛在人体无处不有。疼痛虽是临床常见的症状或感觉，但给人带来很大的痛苦。轻慢的疼痛使人不适，影响工作生活；严重的顽固性的疼痛，可使患者丧失工作和生活能力，甚至丧失生活的勇气。痛证已经越来越受到医学界的重视，近年来对疼痛机理的研究和对痛证的治疗，正成为西医学的新热点。世界许多国家都有专门诊治痛证的"疼痛门诊"或"疼痛医院"。两医认为疼痛与神经系统关系最为密切，治疗疼痛的主要方法是通过神经阻滞使疼痛得到缓解，对于快痛证效果尚可；但神经阻滞疗法有一定局限性，特别是对老年人和体弱患者及重要脏器功能不全者有一定的危险性。该疗法用于慢性疼痛患者，因疗程长易产生成瘾性，因此临床治疗受到局限，使医生对许多慢性顽固性疼痛仍然束手无策。中医学对疼痛的病因病机和诊治有一套非常系统的理论，特别是对慢性痛证疗效尤著，且无成瘾性，是中医药宝库中的重要财富，需要我们努力发掘、继承和发展。

北京中医医院张炳厚主任悉心学习中医理论，对痛证潜心研究 40 年，在疼痛的治疗上积累了丰富的经验，在学术上形成了自己独特的观点，临床疗效显著。笔者跟随张老师学习多年，体会颇深。

一、认清痛证病因病机，辨明疼痛性质部位

临床上疼痛的部位有头痛、胸痛、胁痛、胃脘痛、腹痛、腰痛、关节痛、肌肉痛、肩背痛、足跟痛等，致痛的病因不外乎外寒内侵、感受暑邪、内伤七情、食积虫扰、金刃外伤等因素，皆可使肝郁气结，瘀血内阻，脏腑气虚，功能紊乱，阴阳失调，从而产生全身或局部的各种疼痛。张老师认为疼痛的病机可概括为气血不畅、阴阳失调、升降失常、脏腑功能紊乱。这些病机可以单独致病，也可同时致病，并可相互影响，相互转化。不同年龄、性别的人，疼痛的主要病因病机各有其特点：老年人由于脏腑虚衰，气血不充，多为虚实夹杂，久病多瘀，因虚至瘀，虚中夹瘀是老年痛证的主要病机；妇人以血为主，以肝为先天，肝藏血喜条达，主气机疏泄，肝气郁结、血脉瘀阻为妇科痛证的主要病机；青年人初病者正气旺盛，多因邪阻气机引起疼痛。疼痛的部位尽管不同，发病机理各有特点，但"不通则痛"是一切疼痛的病机本质。临床上疼痛有冷痛、热痛、灼痛、胀痛、刺痛、抽痛、绞痛、跳痛、隐痛、坠痛、牵掣痛、绵绵痛等不同性质。张老师认为：冷痛多属寒，又分寒凝气滞的实寒和阳气不足的虚寒；热痛、灼痛多属热，又分实热、湿热和阴虚燥热；胀痛、跳痛多属气滞；刺痛多属瘀血；绞痛、抽痛多属气滞血瘀并存；隐痛、绵绵痛多属虚寒；坠痛多属气虚。疼痛的病因病机复杂，又具有部位广泛、涉及脏腑器官多的特点，因此随疼痛而出现的兼夹症状也繁多错杂，在疼痛的治疗过程中，不掌握病因病机实质，不明辨疼痛的性质、部位，不对兼症做全面的辨证，寒热不辨，虚实无纲，就会使治疗带有盲目性。张老师强调治疗疼痛首先要认清疼痛的病因、性质、部位，运用八纲辨证，分清寒热虚实，是取得疗效的关键。

二、以"通"为治痛大法，广义理解灵活运用

"痛则不通，通则不痛"是历代医家遵循的治疗痛证的原则。人生气血贵乎通，六腑以通为用，五脏以通为补；六腑之通通于外，化糟粕而排出体外；五脏之通通于内，散精微，输气血而濡养肌体。脏腑气乱，气血不通，表现于外则为痛。所以说，痛是不通的外在表现。张老师在疼痛的治疗中始终贯穿一个"通"字，而且对"通"的意义有其深刻的见解。他认为对"通法"的理解不应狭义地理解为"泻下"，"通法"在痛证的治疗中有着广泛的意义。

凡外寒稽留，暑邪外侵，肝气郁滞，瘀血内结，饮食停滞，虫积绕脐，金刃外伤皆可使人营卫凝涩，经络闭阻，气滞血瘀，脏腑气乱而致疼痛。此时，寒者温之谓之通；热者清之谓之通；火实者泻之谓之通；食滞者导之谓之通；血瘀者行之谓之通；气滞者达之谓之通。概言之，祛邪即为通。

《吕氏春秋》曰："精气欲其通也，血脉欲其通也。"《金匮要略·脏腑经络先后病脉证第一》曰："五脏元真通畅，人即安和。"人体五脏气充，气血通畅，气行血和，使机体维持正常生理活动。脏腑气虚，正常气机受到阻滞，亦可致疼痛。《灵枢·天年》曰："血气虚脉不通，气血运行不通，真邪攻，乱而相行。"指出正气虚而直接造成的病变是脉不通，脉不通气血运行不畅，真邪相攻，痛证迭出。此时，气血亏虚者，益气养血即为通；肝肾阴虚者，滋补肝肾即为通；脾肾两虚者，补益脾肾即为通；肝胃不和者，疏肝和胃即为通；阳虚者，通补阳气即为通；阴虚者，滋养阴水即为通。总之，一切调理气机、辅助正气，使脏腑功能恢复正常的方法，都可以达到通的目的，故补虚疏调即是"通"。

正如清代高士宗所言："通之之法，各有不同，调气以活血，调血以和气，通也。上逆者使之下行，中结者使之旁达，亦通也。虚者助之使通，寒者温之使通，无非通之之法也。若必以下泄为通，则妄矣。"

三、辨证准确是前提，追求疗效是主题

张炳厚老师行医把疗效作为追求的永恒主题，而好的疗效，来源于准确的辨证。喻嘉言曾指出："治病必先识病，识病然后议药，药者所以胜病者也。"只有具备了辨证准确的前提，用药有了针对性，疗效才能有保证。张老师对痛证的辨证有 4 个主要特点。

1. 重视脏腑辨证

辨证必求于本，本于八纲，本于脏腑，不论痛证如何复杂或如何简单，都要辨清寒热、虚实、阴阳、表里以明确病性，辨清脏腑，找到病位。他非常推崇王清任"看

病不明脏腑，无异于盲子夜行"的观点，强调脏腑辨证。他认为人体的各项生理活动都依赖于脏腑，各种病理改变与脏腑密切相关。疾病各有所属脏腑，找到病变脏腑即寻到了疾病的根源。而五脏之中，脾与肾为"后天"与"先天"，生理上相互资助、相互促进，病理上相互影响。受前贤李东垣补脾治后天和张景岳补肾治先天的影响，在脏腑辨证中，尤为重视脾肾两脏。

2. 问症状确切真实全面

疼痛的临床表现复杂多变，同一疾病表现出不同的症状，同一部位的疼痛又常反映不同的病机。对于疼痛患者不能仅了解疼痛的情况，临证必须详问病情，通过问病史及症状，掌握第一手材料，认真分析每一症状并依据自己的临床经验，准确地把握重要证候，做出正确的辨证。有的患者不能确切地叙述症状，张老师常用通俗的方法启发患者。如问有无五心烦热这一辨别虚热的主要症状时，他常改问，夜间睡觉时是否常把手足伸到被外。为使问诊情况真实，他常提醒患者不要顺着医生说，以求取得最真实的情况。对每一个重要症状要详细问清各种情况，如口渴一症必问明是否欲饮，喜热喜冷，饮后是否舒服，夜间是否口干欲饮；问大便必问清便干便溏，若溏要问清大便次数、时间，若便干要问清是全程干燥还是初干后软；又如问头痛一症需问清头痛发作的诱因，持续的时间，疼痛的具体部位，是跳痛、胀痛、刺痛，还是沉痛，痛时局部发冷还是发热。在问清每一症状后还要认真观察舌脉。张老师常讲疾病在变化过程中脏腑的虚实、病邪的深浅、病性的寒热、病位的表里、津液的亏盈都可由舌象反映出来，观察舌象要仔细全面，特别注意舌根部的变化，更能反映痛证的本质。如一头痛患者，久治不愈，来诊时观其舌前中无苔，似阴虚之象，再看舌根苔黄厚腻，结合症状张老师辨证为痰湿内阻，清阳不升，以温胆汤加减治愈。

3. 围绕主证进行辨证

张老师常讲主证能揭示疾病的本质，作为辨证主要依据的主证可随着病机的转化而发生变化，临床辨证抓住了疾病的主证，即是抓住了疾病的主要矛盾。由于疼痛并非独立存在，而是与其他多种症状交织在一起，所以当病情复杂、主次难辨时，就需要运用四诊手段，从多种症状中确定主证，然后围绕这一主证，辨出痛证的寒热虚实及病变脏腑。如常有患者主诉全身多部位疼痛，且胀痛、跳痛、钝痛等痛性多样，此时张老师总是通过详问病史先找到疼痛与其他症状的因果关系，确定是否属于痛证，再依据最痛部位，明确主证，最后结合伴随症状做出辨证诊断。

4. 注意个别症状在辨证中的关键作用

张老师常教育学生，四诊获得的材料中，个别症状往往是辨证的关键。如辨寒热强调两点，即手足的冷与热和饮食喜冷喜热；辨肾阴虚重视手足心热和夜间口渴两个症状。笔者于临床用之，屡试屡效。再如胁痛患者，若纳少，厌油腻为湿热，不厌油腻为脾虚；口渴者不欲饮为内有湿邪；心悸者若伴心空感为气虚，伴心烦为血虚；尿频者若伴急热痛为湿热实邪，若无急热痛，但尿频为肾虚而无实邪；腰痛者若伴阴囊湿冷为阳虚，若湿痒为阴虚有热；痛经者若经前痛胀、行经痛减为气滞，行经后痛为血虚，行经初痛为血瘀等。

学习老师的辨证特点用于临床，受益匪浅。笔者曾遇一患者，男性37岁，右胁胀痛半年余，西医各项检查未发现异常，多种中西药治疗不效。视其曾用方药均为理气消胀止痛之品。药似对证，为何不效？再问何时痛重，言夜间痛甚，此为瘀血疼痛的特点。于原方中加净桃仁、南红花各10g，服药7剂，疼痛全消。

四、遣方用药有特点，战术武器都重要

1. 强调应用成方的重要性

张老师常讲治病如同与敌人作战，中医治病讲究理法方药，理是战略，法是战术，方药是武器。辨证立法准确，只是有了正确的战略战术，要取得胜利还必须有枪支弹药。他认为成方是前人长期临床经验的结晶，药物配伍精当合理，好的成方如同一颗重型炸弹。前贤的成方都是根据中医基础理论，按君臣佐使的原则由多种药物组合而成，要把成方使用得得心应手，就必须不断地通过临床实践提高辨证、立法、选方用药三位一体的水平。辨证准确，选方恰当能收到显著的疗效，事半功倍。成方运用得好也促进辨证水平的提高。他经常用张仲景《金匮要略》的"芍药甘草汤"治疗拘急性疼痛；用李东垣的"复元活血汤"治疗有外伤史的瘀血阻络引起的疼痛；用费伯雄的"滋生青阳汤"治疗三叉神经痛；用李东垣《兰室秘藏》的"当归拈痛汤"治疗湿热搏结，四肢关节烦痛，肩背沉痛等。张老师临床应用的成方以《伤寒论》《金匮要略》为主，《医宗金鉴》《景岳全书》及李东垣、朱丹溪之方尤为多用。

2. 重视民间验方，善于学习同行

张老师非常重视学习运用民间验方，并在临床中揣摩验证，不断扩展应用范围。如他常用的疼痛三两三为民间小验方，经反复应用不断完善，现已成为治疗痛证的主要方药，且已将该方发展为"和血祛风汤"，为便于患者服用，现已由北京中医医院制成冲剂，成为临床治疗痹痛的有效方药。例如曾治一32岁男性患者孙某，司机。因露宿室外引起右腿疼痛半年，行走痛甚，久坐腿麻，足腿寒凉，如置冰中，惧风恶寒，多方诊治无效，疼痛日渐加重，夜不能寐，驾驶不能，止痛药一次10余片，痛仍不止。求治于张老师，诊为风寒湿痹，予以疼痛三两三加减，祛邪活血，通络止痛。3剂后痛大减，10剂后痛全消，患者赞为"神方"，随访1年未再复发。

博采众方，善学他人之长。前辈赵炳南应用"五皮五藤"治疗皮疹疗效甚佳。张老师冠以"五皮五藤饮"之方名，方由白鲜皮、海桐皮、桑白皮、粉牡丹皮、地骨

皮、青风藤、海风藤、夜交藤、双钩藤、天仙藤 10 味药组成。张老师经过多年临床应用发现，此方具有皮走皮、藤通络止痛之特点，与带状疱疹后遗留神经痛，痛位在皮肤的特点相统一，用之加味治疗带状疱疹后遗留神经痛，疗效显著。

3. 治疗痹痛善用藤类药

张老师运用藤类药颇有经验，他认为藤类药有通经活络祛风的作用，治疗痹证不可缺少。然每一味藤药各有其特点，选用配伍多有讲究。海风藤性温，祛风湿、通经络，多用于风寒湿所致的关节、肌肉疼痛；青风藤辛苦温，能通经入络，善治风疾，祛风寒湿、通利关节，配海风藤同用，二药偏凉可清热解毒，用治风湿热痹；络石藤性微寒，通经络利血脉，治风湿痹痛间有热象者，且散风通络，善走后背，多用治肩背痛；忍冬藤偏于清经络中的风热而治疗筋脉疼痛；鸡血藤养血活血，祛风通络强筋骨，用于有瘀血阻络的肢体关节痛；夜交藤甘平安神，有通经络、除痹痛之功效，可用治风寒湿痹、全身窜痛等症。笔者学习老师用药经验，以藤类药为主治疗病程较短的痹证患者，效果颇佳。

例：于某，男性，36 岁。秋季外出旅游淋雨受风，全身关节窜通，肌肉酸胀，恶寒怕风，随冬季来临疼痛加重，舌苔薄白，脉象弦滑。

辨证：风寒阻络。

治法：祛风散寒、通络止痛。

处方：青风藤 15g，海风藤 15g，忍冬藤 15g，络石藤 15g，大秦艽 10g，川桂枝 10g，青防风 10g，川羌活、川独活各 10g，北细辛 6g，大川芎 15g，穿山龙 10g。服药 5 剂，疼痛大减，又服 5 剂，诸症全消。此后未再复发。

4. 止痛重视虫类药的应用

唐容川《本草问答》曰："动物之动利，尤甚于植物，以其动物之本性，能行而又具有攻性。"指出虫类药的特性是行走攻窜，用以通经达络，攻逐搜剔，胜于本草植物药。张仲景善用虫类药治疗外感郁热，内伤于血，创立了大黄䗪虫丸、鳖甲煎丸、抵当丸等，成为后人应用虫类药的典范。叶天士创立了"久患者络"之说，提出"久则邪正混其间，草木不能见效，当以虫蚁疏通逐邪。"虫类药为血肉有情之品，能活血化瘀，通经活络，搜剔逐邪，其性味多辛咸，辛能入络散结，咸能入血软坚。张老师强调虫类药在痛证的治疗中具有不可替代的重要作用，他常用于治痛证的虫类药有：全蝎、蜈蚣、炒山甲、酥土元、制水蛭、白僵蚕、乌梢蛇、白花蛇等，其中全蝎、蜈蚣二药最为常用。全蝎、蜈蚣走窜之力最速，搜风定痉，开瘀通络，内而脏腑，外而经络，皆能开之，通则不痛，故为治痛之要药，用于治邪伏年久的疼痛尤为有效。若疼痛顽固者与乌梢蛇、白花蛇同用；瘀血痛剧者与水蛭、土元、穿山甲同用；若夹痰者与白僵蚕同用搜经络之风，祛痰散结止痛。炒山甲亦是张老师常用虫类药之一。张锡纯称："穿山甲之性，无微不至，故能宣通脏腑，贯彻经络，透达关窍，凡血凝血聚为病，皆能开之，并能治癥瘕积聚，周身麻痹，二便闭塞，心腹疼痛。"张老师强调其活血通络走窜之性，用其通，以止痛，配以活血逐瘀力峻的水蛭，治疗瘀血阻络，痛久不愈的各种痛证，常收良效。但该药价格较贵，缺药时可以酥土元代之。痛证有风寒湿之气偏多偏少之分，有行痹、痛痹、着痹之别，加之病体强弱不同，虚实有异，故运用虫类药必须结合病情，辨证论治。张老师在运用虫类药止痛时很重视辨证，并善配伍草木药石之品，结合证型，兼顾整体，以求达到最好的止痛效果。如风寒型痛证与熟附子、细辛同用；痰瘀互阻型痛证与炒白芥子、净地龙同用；气血亏虚型痛证与生黄芪、全当归、大川芎同用；肝肾阴虚型痛证与大熟地黄、杭白芍、炙甘草同用；肝阳上亢型痛证与生石决明、草决明、杭菊花同用；肝郁气滞型痛证与广郁金、炒川楝同用等。在跟师临床实践中体会到，虫类药的应用是治疗痛证取效的重要一环，运用得当可收到事半功倍的效果。

5. 强调引经药在治疗痛证中的作用

痛证具有病位明确的特点，根据疼痛的部位，结合兼症可以确定病变的经络或脏腑。张老师认为：用不同的引经报使药，使药效集中于某一经络、某一脏腑、某一部位，直达病所，可以提高止痛疗效。引经药可用一味、两味，必要时可用方引经，效果更好。

五、治风先治血、和血祛风治痹证

在疼痛患者中痹证患者占有很大比例，其中包括风湿性关节炎、类风湿关节炎、关节风湿症等。中医论痹以《素问·痹论》所述"风寒湿三气杂至合而为痹"作纲领，依邪偏盛有行痹、痛痹、着痹之分。痹证的病机正如《类证治裁》曰："诸痹……良由营卫先虚，腠理不密，风寒湿乘虚内侵，正气为邪气所阻，不能宣泄，因而留滞，气血凝滞，久而成痹。"痹证初起，由于风夹寒湿之邪，阻遏经隧，气血为之瘀滞，其血滞所在往往是邪留之处，气血不通，疼痛即生。痹证日久，正气耗损，气血更为不畅，终使气不能煦，血不能濡，筋脉肌骨失养，则疼痛亦甚。张老师认为：医者治痹证应重在调理气血，使血行畅达，脉络疏通，则邪风易祛，其痛可止。"治风先治血，血行风自灭"是张老师治疗痹证反复强调并遵循的原则。外邪阻闭，气血不通，不通则痛，欲止其痛，必先活血是张老师治痹痛的主导思想；活血通络、益气养血、祛风散寒是一贯的治则；"和血祛风汤"是代表方剂。

"和血祛风汤"方由全当归、大川芎、生黄芪、三七粉、制水蛭、川桂枝、杭白芍、炒山甲、青防风、忍冬藤等组成。方中当归、川芎为主药，二药合用，总量达60g是张老师治痹用药的一大特点。当归，《本草纲目》曰："温中止痛，除客血内寒，中风痉汗不出，湿痹中恶，客气虚冷，补五脏，生肌肉……补诸不足。治一切风，一切血，补一切劳。破恶血，养新血，及消癥癖，排脓止痛，和血补血，主痿癖顽痹。"当归甘温而润，辛香，有善走之性，可升可降，阴中有阳，既可补血，又能行血，补中有行，行中有补，同时又有消肿止痛之功。《本草正》赞曰："诚血中之气药，亦血中之圣药也。"方中另一主药川芎，辛温香窜，走而不守，能上行头颠，下彻血海，外达皮毛，旁通四肢，亦为血中气药。《神农本草经》称其治"中风入脑头痛，寒痹筋挛缓急"。《本草纲目》曰川芎治"一切风，一切气，一切劳损，一切血，补五劳，壮筋骨，调众脉，破癥结宿血，养新血……长肉排脓，搜肝风，补肝血，润肝燥，补风虚，燥湿，止泻痢，行气开郁……治风痰殊效"。川芎祛风止痛之功颇佳，同时以秉升散之性，有通达气血之效。《本草求真》云："血因风郁，得川芎而自活，血活而风自灭。"当归、川芎合用，甘能补血，辛能散血，"养血行血无如当归，行血散血无如川芎"，此二者合用效果益彰。黄芪亦是方中一主药，且用量可达60g，张老师用之取其能升阳、通阳，走而不守，益卫固表，托毒生肌，利水消肿之意。与当归配伍益气生血，可补正气之不足。三味主药针对痹证之本虚而设，用量均重，以求力宏。方中三七粉气味苦温，能于血分化其血瘀，直接用以通脉行瘀活血，间接止痛。正如《本草求真》曰："三七世人仅知功能止血住痛，殊不知痛因血瘀则痛作，血因敷散则痛止。"制水蛭虫蚁之品，《本草易读》曰："足厥阴药也，破积血而通经"，搜剔逐邪力强。炒山甲性善行散，能活血化瘀，软坚散结，搜风通络，透达关节，通行十二经，引药达病所。《本草求真》云："善窜，专能行散，通经络，达病所。"与当归、川芎配伍共奏通络搜风止痛之功。三药辅助归、芎活血通络止痛。川桂枝、杭白芍调和营卫、健脾和胃，既可阻止外邪反复入侵加重病情，又可助黄芪、当归健脾益气生血。桂枝尚可助黄芪通阳散寒，扶正祛邪。五味辅药功效全面。防风、忍冬藤在方中为佐使之品，祛风散寒通络。防风手足太阳药也，又行足阳明、太阴经，疗诸般风，治一切劳，除骨蒸之疼痛，解肌体之挛急……为治风寒湿之要药。《本草汇言》曰防风"主诸风，周身不遂，骨节酸痛，四肢挛急，痿痹痛痊等证"，为治风之要药。防风伍桂枝，祛风散寒加强驱邪。忍冬藤如《医学传真》云："金银花之藤，通宣经脉之药也……通经脉而调气血。"风寒湿邪闭阻经络，日久必有瘀滞化热，此药既可祛风通络，又可佐全方不温燥太过，且藤者善走经通络，方中用之有引药达病所之效，确为妙用。全方诸药皆突出一个"活"字，用药考究，配伍严谨，共奏和血祛风通络止痛功效，是"治风先治血，血行风自灭"理论在临床治疗中的良好体现，不失为治痹痛一大特色。

张炳厚老师在治痹证中赞赏朱丹溪治痹祛风必用防风，除湿必用白术，和血必用川芎，其用药讲究，主张风寒湿痹虽为三邪合病，症状繁复，证候错杂，但亦应先辨三邪偏胜。风邪胜加秦艽、羌活、独活等；寒邪胜加熟附片，《神农本草经》称其治"寒湿，痿躄拘挛，膝痛不能行步"，亦常加制川乌、制草乌、干姜、细辛等；湿邪偏胜加白术，《神农本草经》曰其"味苦，温，主风寒湿痹"，《白术赞》云该药"甘补脾，温和中，苦燥湿，本善补气药，用亦能补血，无汗能发，有汗能止……利腰脐血结，去周身湿痹"。另外常加苍术、防己、薏苡仁、海桐皮、豨莶草等，以此加减在临床治痹证中均取得良好效果。

张老师在治痹中还注意根据疼痛的不同部位，选用有引经作用的药物，如腰以下重痛多用牛膝、防己。汪讱庵在《本草易读》中载，牛膝"入肾肝二经，补肝肾，益筋，逐恶血，破癥结，强足，补精，疗腰膝之疼痛，祛湿解痹……引诸药至足膝之地"。《本草求真》记载："防己，辛苦大寒，性险而健，善走下行，长于除湿，通窍利道，能泻下焦湿热，疗风水之要药。"此二药在张老师治痹中亦常选用。若痛在上肢常加羌活、桑枝、姜黄等；痛在下肢加牛膝、独活、秦艽等；痛在腰背加桑寄生、杜仲、牛膝、川断等；痛在脊柱加金毛狗脊、白芷、鹿角胶、鹿角霜等；肌肉痛加白芥子、千年健、海桐皮等；膝后筋痛加海风藤、鸡血藤、天仙藤等；腿外侧痛加木通、细辛；腿内侧痛加当归、秦艽。以此加减，使药效集中于病变的经络脏腑，直达痛所，在临床治疗中有增效之功。

例：贾某，女，43 岁。

双腕、指关节疼痛肿胀 1 年半，加重 3 月余。查血沉每小时 128mm，类风湿因子阳性，西医诊为"类风湿关节炎"。服用多种西药，疼痛虽减，但肠胃反应严重，难以耐受，加之因关节痛已不能正常上班，求治于张老师。来诊时两手指关节肿痛，夜间为甚，阴雨天加重，晨僵约两小时，艰于持握，舌苔白，质淡有瘀斑，脉沉弦。

辨证：风寒留滞，痰瘀阻络。

治法：和血祛风，化瘀通络。

处方：全当归 30g，大川芎 30g，生黄芪 30g，三七粉 3g，制水蛭 6g，川桂枝 10g，杭白芍 15g，炒山甲 10g，青防风 10g，忍冬藤 30g，桑枝 15g，川羌活 10g，全蝎 5g，蜈蚣 3g，白僵蚕 12g。

服药 10 剂，疼痛减轻。加熟附子 10g，继服 10 剂，疼痛明显好转，坚持治疗 3 个月，血沉降至每小时 25mm，已恢复正常工作。

六、理气为通补亦通，辨证运用治胁痛

胁痛以肝胆疾病引起者为多见，张老师对近年来逐渐增多的胆囊炎、胆石症、脂肪肝等引起的胁痛的治疗形成了自己的特点，对胁痛的辨证有独到的见解。

胁痛的病因有湿热、寒湿、气滞、气虚、血瘀等。张老师认为胁痛的辨证关键在

于辨清胁痛属虚、属实还是虚实夹杂。若胁痛按压加重，痛势持续，兼见呃逆口苦，厌油腻，喜冷饮，大便干，急躁易怒，舌苔黄腻，脉弦滑，为湿热瘀阻的实证。病机为肝气郁而化火，或胆火旺盛，正盛邪实，正邪交争，木旺克土，脾虚失运，水湿内停，肝气郁而生热，湿热交蒸，阻遏气机，发为胁痛。治以祛邪求通，疏肝理气，清热化湿止痛。张老师用自拟清胆利湿汤治疗，效果颇佳。药有嫩茵陈、炒黄芩、炒枳壳、醋延胡索、醋柴胡、炒川楝子、广郁金、青皮、陈皮、杭白芍、广木香、川厚朴、广砂仁。

胁痛时轻时重，或痛处不移，不喜按压，脘腹胀满，口黏有异味，口渴不欲饮，神疲乏力，纳少便溏，舌苔白厚，脉濡缓，为虚实夹杂证。病机为湿热郁于肝胆，失其条达之性，木郁克土，子病及母。脾为后天之本，脾失健运，气血生化乏源，脾主血，肝藏血，气为血帅，血为气母，气行血行，气虚血滞，故脾虚肝旺、血瘀、虚实夹杂之证迭出。张老师治以宁胆和胃汤加减，健脾和胃，疏肝理气。药用潞党参、炒白术、云茯苓、醋延胡索、醋柴胡、炒川楝子、广郁金、青皮、陈皮、广木香、川厚朴。血瘀证加桃仁、红花；湿邪重加茵陈、白豆蔻、生薏苡仁等。

胁痛隐隐，喜按喜压，痛势绵绵，劳累后加重，气短乏力，不厌油腻，纳少，便溏或初硬后软，舌苔薄白，脉弦沉者为脾气虚证。病机为肝胆气郁，日久传脾，或素来脾气虚弱，复受木邪所乘，脾气益虚，健运失职，生化乏源，气机无力运行。若兼口渴欲饮，双目干涩，为肝阴虚。乃为肝胆气郁，日久化热，热必伤阴，肝病日久及肾，肾水亏乏，肝木失养致肝肾阴虚，肝木燥急，失其柔润条达之性，故胁痛。治以补虚求通。正如张景岳在《质疑录·论诸痛不宜补气》中曰："凡属诸痛之虚者，不可不补也。"健脾益气选用香砂六君汤加减；滋阴柔肝，选用一贯煎加减。张老师临床应用补法治胁痛，因辨证准确而疗效显著，以补为通，不止痛而痛自止。

例：马某，女，68岁。

右胁胀痛1年余，胃脘胀满，病初进食油腻食物后加重，夜间经常痛醒。西医诊为"胆囊炎，胆石症"，建议手术治疗。因患者畏惧手术，治疗拖延。近4个月来乏力气短，纳少便溏，体重减轻10kg，胁痛不减。服用多种治疗胆结石的中西药物不效，求治于张老师中药治疗。诊其舌脉，舌淡，苔白腻，脉细无力，辨证为肝郁脾虚。拟补脾理气疏肝法，予四君子汤合清胆利湿汤加减治疗。方药：潞党参、炒白术、云茯苓、青皮、陈皮、川厚朴、醋延胡索、醋柴胡、炒川楝、广郁金、杭白芍、炙甘草、建神曲。服药3周后，疼痛消失，继服2个月后，饮食正常，体重增加5kg。

七、辨证准用药精，引经用"方"治头痛

头痛是一个最常见的自觉症状，表现出的形式多种多样，其发生的原因、性质、

部位、程度各不相同。头痛的部位有发于头一侧，有发于两侧，有在颠顶，有在前额，有痛及眉棱骨或及目眶，有枕部痛连及颈项；有隐隐作痛，有剧痛难忍，有持续数日不止，有时作时止间断而发；疼痛的性质有胀痛，有刺痛，有跳痛，有沉重痛。中医对头痛一证分外感、内伤两大类。外感头痛多因感受外邪所致，病程短，治疗易见效。内伤头痛病因较为复杂，气滞血瘀，痰浊内阻，肝阳上亢，气机紊乱，气血亏虚，脏腑功能失调均可引起头痛。张老师悉心研究头痛的治疗，积累了丰富的经验，特别是对内伤头痛的辨证施治和选方用药颇有独到之处，疗效确切。

张老师深悟大医家王清任"著书不明脏腑，岂不是痴人说梦，治病不明脏腑，何异于盲子夜行"。在临证中始终以中医传统理论为依据，重视西医诊断而又不受其左右，认真分析四诊所得，强调脏腑辨证。"头为诸阳之会"，"脑为清灵之腑"。五脏精华之血、六腑清阳之气，皆上注于头，汇聚于首。内伤诸因皆可令脑络阻痹，清阳不达，气血不荣，浊阴翳蔽而致头痛。张老师认为头痛部位虽局限于头，其病机本质与五脏六腑密切相关，与肝脾肾关系最为密切，故首先要辨清脏腑。肾主骨生髓，通于脑，肾精亏损不能上荣，脑髓空虚则头痛。临床上肾虚头痛多见，头痛且空，眩晕耳鸣，腰膝酸软，神疲失眠，遗精带下。兼有口渴欲饮，手足心热为肾阴虚之象；兼肢冷畏寒，夜尿频多为肾阳虚之征。脾为后天之本、气血生化之源，脾气匮乏，清阳不升，头失所养，脾虚头痛也多见，往往以头痛遇劳加剧、时作时止、纳少便溏、腹胀肠鸣等症为主。肝主升发疏泄，肝气郁结，气机不畅，肝阳上亢，肝风内扰，肝火上炎，清阳之气不得上行于脑亦可致头痛，以头目胀痛伴胁肋胀满、情绪异常、口苦目涩为辨证依据。

气虚清气不升，清窍不利；血虚不能上荣，头面失养，脑络空亏则头痛。头痛眩晕、遇劳加重、面色㿠白、气短纳差为气虚头痛特点；头痛午后尤甚，心悸怔忡，唇面苍白，舌淡脉沉细为血虚头痛的依据。然气血的关系又非常密切，气属阳，气行血，气生血，气统血，即所谓"气为血帅，血随气行"。血属阴，"血为气之母"，气血既同源于水谷精微，又可以互相资生；气虚无以生化，血可因之而虚少；血虚气无以附，气可因之而散亏。所以气血两虚所致的头痛临床常见。

内伤头痛除诸多虚证外，实邪所致头痛不鲜见。张老师认为痰浊、瘀血为主要实邪。痰浊中阻，蒙闭清窍，经络闭阻，阳气不升，可见头痛昏蒙，咳吐痰涎，胸脘痞闷，苔腻脉滑。若头痛如刺，固定不移，日久难愈，或有明确外伤史，是瘀血的辨证依据。

张老师强调：头痛病机复杂，常两种以上病机同时存在，如气血亏虚、肝肾阴虚、气虚血瘀等。此时应全力找出孰轻孰重，分清主次，依据主要病机用药，方能获效。

治则求通，用药求精。"痛则不通，通则不痛"，仍是张老师治头痛的指导原则。他认为在头痛的治疗中，气血亏虚者益气养血为"通"，气滞血瘀者理气活血为"通"，肝阳上亢者滋阴潜阳为"通"，痰浊内阻者祛痰升清为通，脾肾亏虚者健脾补肾为"通"。

临床用药，药味宜精、药力集中是一特点。治本之品选 3～5 味，益气：黄芪、党参等；养血：当归、熟地黄等；补肾：熟地黄、何首乌、枸杞子等；祛痰：陈皮、半夏等；活血：桃仁、红花等。药量宜大，使治本之品量大力宏，起到主宰作用，突出重点，解决主要矛盾，分明主次，攻其要端。遵叶天士"久则邪正混其间，草木不能见效，当以蚁虫疏通逐邪"之旨，在治本的基础上，配以虫蚁药通络止痛，蜈蚣、全蝎在所必用。痰浊者加僵蚕，血瘀者加水蛭，痛甚者四药同用，痛剧者加乌梢蛇或白花蛇。张师认为虫蚁药为血肉有情之品、行走通窜之物，透骨搜风、通络力强，止痛效著，是植物药不可代替的。临床实践证明，方中有无虫蚁之品，功效增减各半。

头痛一证病程多长久，半年以上者十之八九，十余载者屡见不鲜，甚者可谓沉疴痼疾。久患者络，久病多瘀。张师治头痛，三七粉为常用之品，非取其止血之功，但求其行瘀止痛之效。

引经用"方"，独具匠心。张老师在辨证求本的用药基础上，常以"川芎茶调散"全方作使药，引经祛风治其标是其治头痛的独到之处。该方出自《太平惠民和剂局方》，由川芎、白芷、细辛、羌活、防风、荆芥、甘草、薄荷、茶叶九味药组成，具有疏风止痛功效，为治疗外感风邪头痛所设。方中药物均为擅长祛风解表之品，各代医家认为此方非虚证所宜，"高山之巅唯风药可达"。张老师将此方恰当地配在补虚祛邪药中，引药达病所，祛风止痛治标，收效甚捷。方中诸药用量均较轻，唯川芎用量颇重。他认为该药上行头目，下行血海，中开郁结，旁达脉络，逐瘀通络止痛。是治疗头痛不可缺少的圣药，宜重用。古人用此方将诸药研细末，清茶调服。茶叶性苦寒，可上清头目，又能制约风药过于温燥升散，使升中有降，无过极之虞。张师每用时必嘱患者勿忘茶叶一撮后下。对于肝阳、肝风、肝火所致头痛则不用此方引经，以防风火相煽，火借风势，风助火威，不但不效反加重病情。此时常选钩藤、石决明等入肝经之品为使药。以"方"引经较单味药具有药力专宏、引经部位全面、止痛效力强的优势，因而疗效显著。

例：齐某，男，29 岁。

左侧偏头痛两年余，空痛且晕，来诊时眉头紧锁，痛苦表情。诉头痛难忍，西药治疗无效。近半年因工作紧张，头痛加剧，持续不断，伴腰酸耳鸣，失眠健忘，已不能坚持正常工作，口渴欲饮，五心烦热，舌苔薄黄，脉沉弦。

根据病情诊为肝肾阴虚头痛，拟滋肝补肾茶调散加减：

生地黄 20g，熟地黄 20g，何首乌 15g，玄参 30g，枸杞子 30g，川芎 30g，羌活 10g，防风 10g，细辛 10g，白芷 10g，炙甘草 6g，干薄荷 6g（后下），全蝎 2g，蜈蚣 3g，茶叶一撮（后下），三七粉 3g（分冲）。水煎服，日 1 剂。7 剂后诸症减轻，再进 7 剂，头痛减为每周发作一次，已能正常工作。

效不更方，继服 1 月，诸症全消。半年后欲赴美留学，临行前特来求成药备用，予"滋肝补肾头痛丸"（该药为张师验方制成），患者满意而归。

八、病理机制分析明，前贤成方治胃痛

张老师在治疗胃脘痛中善于用理气之品，调节气机升降。他认为脾与胃同居中焦，互为表里，脾主运，胃主纳，脾升胃降，相辅相成，共同完成饮食水谷的消化吸收作用。而脾胃之纳运升降，有赖于肝之疏泄。正如《血证论》曰："食气入胃，全赖肝木之气以疏之，而水谷乃化。"若肝失疏泄，横逆犯胃，则气机阻塞可致胃脘痛，故胃脘痛与肝之关系甚为密切。临床上因情志不畅、郁怒不释、肝气郁结引起的胃脘痛非常多见。张老师常用解肝煎治疗肝胃不和型胃脘痛。该方出自《景岳全书》，方由广陈皮、云茯苓、法半夏、川厚朴、紫苏梗、杭白芍、广砂仁 7 味药组成。方中杭白芍养肝柔肝，广陈皮、广砂仁、紫苏梗芳香疏郁，降气和胃；云茯苓、法半夏、川厚朴疏肝理气，调畅气机。全方使肝气得疏，病机祛除，气复条达，疏泄司职，中焦得以健运，胃气升降有序，疼痛自止，正如《素问·宝命全形论》所说"土得木而达"也。

胃脘痛的流行病学研究发现，胃脘痛的患者中有 70.55% 属于虚证，其中尤以虚寒者为多（辽宁中医杂志，1985.12.26）。胃为水谷之海，胃主受纳，饮食不洁，过食寒凉，饥饱失宜，外邪入侵，寒邪直中均可损伤脾胃阳气；久病消耗人体正气，间接损害脾胃之阳，均可致脾胃虚寒。前一病机以年轻人为多，后者以老年、体弱者为多。主要症状表现：胃痛隐隐，喜温喜按，遇冷痛甚，得热痛减，进食脘胀，纳少便溏，倦怠乏力，神疲肢冷。张老师重视脾胃虚寒型胃脘痛患者的治疗，依据痛重、寒重、胀重的不同，分别选用经典方剂参芪建中汤、附子理中汤、香砂六君汤加减。痛甚加川楝子、醋延胡索；纳少加广砂仁、建神曲、焦三仙等；疼痛伴胀满者依据不同的部位选用既可消胀止痛又有引经作用的多功能药物，如脘胀加木香，两胁胀加香附，少腹胀加青皮，小腹胀加乌药；对十胀甚而部位广泛者重用广郁金理气消胀止痛，每获良效。

临床还常见以胃脘隐痛为主症，无明显畏寒喜暖，纳少，食后腹胀，便溏的患者，痛虽不重，但往往病程较常，伴神疲乏力。病机乃饮食劳倦损伤脾胃，致脾胃气虚，运化无力，胃纳呆滞，日久精微化生乏源，四肢百骸失养。张老师常用《医宗金

鉴》的开胃进食汤治之，原方由潞党参、炒白术、云茯苓、炙甘草、广木香、广砂仁、广陈皮、法半夏、川厚朴、莲子肉、公丁香、广藿香、寸麦冬、建神曲组成。方中六君子健脾益气，补虚扶正，和胃理气止痛，以治脾虚为本，使脾胃之气健旺，运化复常，资生气血；同时用莲子肉、公丁香、广藿香、寸麦冬、建神曲、川厚朴芳香理气开胃之品，化湿消导，开胃进食，使受纳增加，精气化生有源，肢体肌肉得以充养则神疲乏力等诸症消失。用此方治疗的患者，常因服药后饮食增加而心情愉快，治疗信心大增，使得治疗顺利，疗效显著。

九、湿热伤阴辨证明，自拟"清肾"治腰痛

腰为肾之府，以补肾法治疗腰痛是常规之法，如风寒湿邪侵袭经络，病延日久肝肾两亏，气血不足所致的风湿性腰痛，治以独活寄生汤加减；肾阳虚衰之腰痛，用肾气丸或右归饮加减治疗；寒湿袭络之腰痛，肾着汤加减治之。以上治法张老师亦常应用，然对湿热之邪所致腰痛，治疗有其独到之处。临床上常见的泌尿系统感染后引起的腰痛，多因膀胱湿热引起，经过西药抗炎治疗或中药清利膀胱湿热治疗后，尿频、尿急、尿痛等尿道刺激症状能较快得到控制，但腰痛作为慢性泌尿系感染的症状之一，西药没有有效的药物。中药治疗，若辨证不准，疗效亦不理想，病情往往迁延日久。张老师认为：膀胱湿热，久必伤阴。湿邪是由体内阴液不能正常运化、气化而积聚形成的病理产物，有湿邪产生就有阴液的损伤。热邪蒸耗津液，有一分热，伤一分阴。肾与膀胱相表里，膀胱湿热之邪必累伤肾阴，因此湿热愈重，病程愈长，阴伤愈甚。阴愈虚，火愈盛，虚火更伤阴。依此因果关系形成恶性循环，所以治疗时要以滋补肾阴、清利湿热为法，用自创的"清肾汤"治疗，取得理想的效果。清肾汤由下列药味组成：生地黄、熟地黄、润玄参、炒知柏、瞿麦、石韦、白茅根、怀山药、生黄芪、桑寄生、五味子、大乌梅。该方不仅对慢性泌尿系感染有效，对肾结石、肾囊肿、慢性肾炎等泌尿系统慢性病属肾阴不足、湿热下注的腰痛均有效。湿热重者加飞滑石、生甘草；肾虚重加枸杞子、何首乌、山萸肉；有瘀血加当归等。此方运用的关键在辨清肾虚与湿热以何为主，加减用药因人而异。

西医学认为疼痛可引起局部充血，少量活性物质析出，血管活性物质的增加可引起缺血缺氧；疼痛可引起以自主神经的异常活动为先导的一系列内脏器官组织的反应。生化反应研究证明，慢性疼痛和剧烈疼痛中，机体内源性镇痛物质减少，而抗镇痛物质和致痛物质增加，血管活性物质和炎性物质释放，不但加重了病灶局部缺血、缺氧、炎性渗出、水肿的病理机制，而且对各组织器官的功能产生了影响，出现激素酶类和代谢系统的生化紊乱，使病理变化向更加广泛、复杂、严重的方向发展。慢性疼痛还可以使患者体内免疫球蛋白下降，其吞噬细胞功能也有不同程度的下降，还由

于疼痛中皮质激素增高而抑制机体反应，从而影响淋巴细胞的成熟，使机体免疫功能下降。疼痛对情绪的影响会形成因果环路，不论急慢性疼痛，多程度不同地表现为情绪异常。疼痛可以引起人体多系统、多脏器功能的紊乱。张老师治疗痛证强调，疼痛虽在某一局部，而病机与脏腑、经络、气血有密切的联系，治疗痛证的重点不在止痛，而在于调整气机升降、脏腑功能、阴阳平衡。因此明确病机、辨清脏腑、认清虚实寒热才能抓住治疗痛证的本质，不能单纯用止痛治疗痛证。这一观点不但符合中医理论，与西医学对痛证的认识也相吻合。现代药理研究证明中医治疗痛证所用的活血化瘀、健脾补肾、理气疏肝、益气养血和血等方药具有消炎、促进血液循环、调整免疫功能的作用，同时又有止痛作用。笔者将张炳厚老师治疗痛证的经验用于指导自己临床治疗，疗效明显提高。通过张老师治疗痛证经验得到反复验证，有理由相信以中医学理论为指导，用中药治疗痛证是解除疼痛患者痛苦的有效治疗方法，需要我们努力继承并加以发展。

（北京中医医院　王玉明）

李 乾 构

李乾构（1937—），男，江西省吉安市人，全国人大代表。1958年考入广州中医学院中医系学习，1964年毕业到北京中医医院工作，历任医师至主任医师、大内科主任、院长、国家中医药管理局脾胃病急症组组长、中华中医药学会常务理事、中华医学会理事、中国省会城市中医医院管理研究会会长、北京中医药学会副会长、全国脾胃病专业委员会主任委员，2003年被定为全国老中医药专家学术经验继承工作指导老师。

李乾构中医理论基础扎实深厚，临床经验丰富，治疗方法灵活多样，早年曾跟随中医名家关幼波等多位老专家学习。从医40余年，积累了丰富的临床实践经验，尤为擅长肝胆疾病、胃肠疾病和男科疾病的治疗，疗效显著。他尊古而不泥古，继承更重发扬，治病主张健脾和胃、调理气血、平衡阴阳、辨病与辨证相结合。临床治愈了大量疑难重症，深受患者欢迎和同业高度评价。他总结多年经验撰写发表了《治泻十法》《治脾15法》《治脾病15法》《急症胃痛诊疗规范》《五子育春丸治疗男性不育的临床研究》等论文60余篇，先后十次获得部、市、局级科研成果奖，主编了《中医胃肠病学》《中医脾胃学说应用研究》《实用中医消化病学》等6部医著。是全国著名的中医脾胃专家。传人有陈明、刘汶、汪红兵等。

从火论治口疮的体会

口疮，西医名为复发性口腔溃疡，又称复发性阿弗他口腔溃疡，是一种具有周期性发作特点的口腔黏膜局限性溃疡损害的疾病。其发病率较高，在口腔黏膜疾病中为最常见的疾病。因其病程长，反复发作，对患者的心身影响较大。口疮在临床上表现为口腔黏膜反复出现孤立的圆形或椭圆形的浅表溃疡，局部有明显的灼热疼痛。口疮发病不受年龄限制，笔者曾对1923例口腔溃疡进行分析，发病年龄最小者为2岁，最大为72岁，但以青年居多，女性发病略多于男性。口疮可发生于口腔黏膜任何部位，多见于唇内侧、颊黏膜、舌尖和舌边缘。本病有随着病史的延长和复发周期缩短而症状逐渐加重的趋势。西医学认为复发性口腔溃疡发病原因复杂，发病机理尚不清楚，故目前尚无特效药物治疗。中医治疗口疮有较满意的疗效，笔者在临床上是从火论治。

一、口疮多因火邪上炎，热腐肌膜

口疮一病多因火所致。《素问·五常政大论》说："少阳司天，火气下临，肺气上从，鼻室口疡"；《素问·气交变大论》有"岁金不及，炎火乃行……民病口疮"的记载，均指出口疮乃火之为患。

口疮的病因：①喜食辛热之品或嗜烟饮酒导致胃肠积热，热有余便成火。②思虑过度、情志抑郁而五志化火。③素体阴虚或久病阴亏，导致阴虚火旺。中医认为口疮虽生于口腔，但与内脏有密切关系，脾开窍于口，心开窍于舌，口疮多是心脾二经病变。各种因素导致心脾积热，热毒蕴结，上蒸于口舌，热腐肌膜即生口疮。脾气不足，阴津亏虚亦可致虚火内生，上扰口舌，肌膜受灼而溃破，发为口疮。

有学者对口疮进行调查分析表明，多数复发性口腔溃疡有明确的诱发因素，依次为疲劳（占24.9%）、月经周期（占20.9%）、饮食和情绪因素（各占15.7%）、失眠（占6.1%）等。这些因素多可累及相应的内脏，使内脏功能失调而发病。从西医学角度来看，复发性口腔溃疡与免疫功能异常、心理社会因素、遗传因素、感染因素、营养素（维生素、叶酸）和微量元素（铁、硒、锌）的缺乏、消化功能紊乱、内分泌功能紊乱、自主神经功能紊乱（如精神紧张、神经衰弱、失眠等）等诸多因素有关。

二、辨证分实火与虚火

口疮既然是火邪上攻，熏蒸口腔，阻滞气机，热腐肌膜所致，辨证论治必然从火论治，但需分清实火与虚火。

1. 辨证

（1）实火：多见心脾（胃）蕴热证。

主症：口舌生疮，红肿热痛。

次症：口干口苦，口气臭味，心中烦热，嘈杂易饥，大便干燥，小便短黄，舌红苔黄，脉象滑数。

诊断：凡具备主症和任意两项次症，即可诊断为口疮心脾（胃）蕴热证（口疮剧痛多属实火，观察口疮见凹陷较深，疮面覆盖黄苔，四周隆起，充血肿胀，触痛明显）。

（2）虚火：多见阴虚内热证。

主症：口疮痛轻，五心烦热。

次症：口疮反复，夜间痛重，口干舌燥，烦渴不饮，腰膝酸软，尿黄便干，舌红无苔，脉象细数。

诊断：凡具备主症和任意两项次症即可诊断为口疮阴虚内热证（口疮疼痛较轻多属虚火。观察口疮中间基底部凹陷很浅，口疮表面覆盖白苔、周边隆起不明显，色不红，触痛不明显）。

2. 治疗

（1）实火

辨证：心脾蕴热，腐肌生疮。

治法：清热泻火，生肌疗疮。

方药：自拟清热泻火汤。

黄芩 15g，黄连 5g，大黄 5g，生甘草 5g，莲子心 3g，野菊花 10g，赤芍 10g，白芍 10g，生黄芪 15g。

（2）虚火

辨证：阴津亏虚，虚火上扰。

治法：滋阴生津，清降虚火。

方药：自拟滋阴降火汤。

玄参 20g，麦冬 15g，生地黄 10g，熟地黄 10g，生甘草 5g，知母 10g，黄柏 10g，丹参 15g，熟大黄 3g，生黄芪 15g。

（3）兼证加减法：临床上治疗口疮。实火选用清热泻火汤，口疮虚火选用滋阴降火汤。

兼见其他证型可进行如下加减：兼见舌尖生疮、心悸烦急、尿赤涩痛之心火旺者，加竹叶、木通、连翘心，甘草改甘草梢，以清心降火；兼见便秘口臭、牙龈肿痛、面红灼热之胃热炽盛者，加生石膏、知母、虎杖、升麻以清泻胃火；兼见发热咳嗽、咽喉肿痛之肺热蕴结者，加桑白皮、杏仁、桔梗、连翘以清肺止咳；兼见心烦易怒、胸胁闷痛、经期症重之肝郁蕴热者，加柴胡、郁金、龙胆草、栀子以疏肝泻火；兼见纳呆便溏、白带量多，舌苔白腻之脾湿蕴结者，加薏苡仁、苍术、白术、茯苓、全车前以健脾化湿；兼见神疲倦怠、失眠多梦、食少腹胀之心脾两虚者，加茯神、酸枣仁、白术、枳实以健脾安神；兼见头晕目眩、两胁灼痛、腰酸乏力之肝肾阴虚证，在滋阴降火汤的基础上加山萸肉、泽泻、茯苓、当归以滋补肝肾；素体阳虚或年老体弱，过食生冷，伤及阳气，以致肾阳虚弱，无根之火上浮发生口疮者，宜加附子、巴戟天、肉苁蓉温补肾阳，合用肉桂以引火归原。

3. 体会

（1）内治外治相结合是提高疗效的有效方法。口疮是不起眼的小病，全身症状不明显，具有自愈性，一般10天左右可自愈；但口疮疼痛不适，常常影响饮食和工作。本病病位虽在口腔，但治宜采用内治与外治相结合、辨证论治的整体治疗与局部治疗相结合的综合疗法。汤药头煎二煎内服，三煎用作口腔含漱，一日3～4次，症状重者可局部含化西黄清醒丸或梅花点舌丹或六神丸，局部用药可使中药直接作用于口疮，充分发挥药物的作用，以缓解局部症状，促进口腔溃病愈合。

（2）生地黄、丹参、黄芪、甘草是促进口疮愈合的良药。生地黄有类似水的作用，一则久病口疮多阴虚火旺，生地黄可滋水以补阴，阴水多则可灭火；二则女性月经周期性口疮，多有阴血亏虚，生地黄入血分可凉血养血，血不燥热则津液自润，阴津充足则可制火；三则生地黄有增液润肠通便作用，大便通则火随便排出，有利于口疮愈合。所以生地黄为治口疮要药。病理学研究表明，口腔溃疡与微血管痉挛、血流量减少有关，用丹参、赤芍、大黄等活血化瘀药，能扩张周围血管，缓解痉挛，减少血流阻力，增加血流量，改善口腔组织营养代谢，加速口腔黏膜修复，促进溃疡愈合，所以活血化瘀药为治口疮的必用药。黄芪补气固表，敛疮生肌，为治口疮良药，现代药理学研究表明黄芪能增强机体免疫功能，有促进溃疡愈合的作用。甘草补气健脾，清热解毒，现代药理学研究表明有抗炎、抗溃疡、解毒、调节免疫和类激素等作用，可促进口腔溃疡愈合。

（3）保持二便通畅是治疗口疮的关键。脏腑之火上炎、熏蒸口腔黏膜而生口疮，故口疮患者多有大便干燥、小便短赤等火证表现，治疗当选用大黄、车前草通腑利尿之品，使大便通畅，小便通利，火热下行，火邪从二便排出，产生口疮的火热：毒邪被清除则有利于口疮的愈合。

（4）注意口腔卫生和饮食清淡是防止口疮复发的重要措施。注意口腔卫生、早晚刷牙、进食后要漱口，可减少口疮复发。口疮患者宜吃清淡饮食，不吃或少吃辛辣油炸煎炒食品，应忌烟少酒，以免上火；应多吃新鲜蔬菜和水果，补充维生素和微量元素，以切断口疮发病要素；同时要注意起居有时，劳逸结合，生活规律，适当参加体育活动以增强体质，如此，就可增强全身和口腔局部的防病能力，从而减少或杜绝口疮发生。

中医诊治胃痛的思路

胃痛又名胃脘痛，是指上腹胃脘部近心窝处发生疼痛为主症的病证。中医学认为胃痛是一个病，西医学认为胃痛是一个症状。很多疾病，如急性胃炎、慢性萎缩性胃炎、胃溃疡、十二指肠球部溃疡、胆汁反流性胃炎、胃下垂、胃黏膜脱垂、胃石症、胃癌、胃术后综合征、残胃炎、上消化道出血、功能性消化不良、胃神经官能症、胃幽门不全梗阻、十二指肠炎等均可引起胃痛。可见胃痛是临床上常见的多发的病证。

胃痛病名始见于《内经》，《素问·五常政大论》有"少阳司天，火气下临，肺气上从心痛、胃脘痛"。汉代张仲景在《伤寒论》《金匮要略》中多次提到"心下"这个部位。大多是指胃脘而言。唐·孙思邈《备急千金要方·卷十三·心腹痛》有九种心痛之说，这里所说的心痛实际上是指胃痛。正如《丹溪心法·卷四》明确指出："心痛即胃脘痛。"明·虞抟在《医学正传·胃脘痛》中指出："古方九种心痛，言其所由，皆在胃脘，而实不在心也。"

一、中医对胃的认识

胃位于膈下，上接食管，下通小肠，胃的上口为贲门，即上脘，下口为幽门，即下脘，上下脘之间名中脘。三部分合称胃脘。胃与脾互为表里，脾为阴土，其经名足太阴，胃为阳土，其经名足阳明。两经互相络属，胃的生理功能主要有主受纳、腐熟水谷，化生气血，主通降，主脘腹，主咽部与舌苔，与脾共主肌肉，并有喜燥恶湿的生理特点。引起胃痛的病因病机主要有肝气犯胃、寒邪客胃、饮食伤胃、湿热阻胃、瘀血停胃、痰饮凝胃、蛔虫扰胃、诸毒损胃。诸邪袭胃，胃的气机阻滞，胃失和降，气血凝滞不通而发生胃痛。

二、胃痛的诊断与鉴别诊断

1. 中医诊断

上腹胃脘部近心窝处出现以疼痛为主症的病证，可诊断为胃痛。

2. 西医诊断

可以借助于纤维胃镜和胃黏膜活组织检查、钡餐造影、胃动力学检查、胃液分析、胃肠道激素、胃电图、胃部超声、Hp 等理化检查，以诊断胃的相关疾病。

3. 鉴别诊断

胃痛的鉴别诊断主要是与真心痛鉴别，与胁痛鉴别，与腹痛鉴别和分辨急性胃痛与慢性胃痛。

三、治胃 15 法

1. 疏肝和胃法（适用于胃痛肝胃不和证）

主症：胃部胀痛。

次症：痛窜胁背，气怒痛重，胸脘堵闷，嗳气频作，善喜叹息，排便不爽，舌苔薄白，脉象多弦。

诊断：凡具备主症和任意两项次症即可诊断为胃痛肝胃不适证。

辨证：肝气犯胃，胃失和降。

治法：疏肝和胃，理气止痛（自拟疏肝和胃汤）。

方药：醋柴胡、白芍、枳壳、甘草、延胡索、川楝子、青皮、陈皮。

2. 散寒温胃法（适用于胃痛寒凝证）

主症：胃部凉痛。

次症：遇冷痛重，口淡流涎，喜热喜按，或有寒热，小便清长，大便溏薄，舌淡苔白，脉象弦紧。

诊断：凡具备主症和任意两项次症即可诊断为胃痛寒凝证。

辨证：寒邪客胃，胃气阻滞。

治法：散寒温胃，调理气机（自拟散寒温胃汤）。

方药：制香附、高良姜、荜茇、苏叶、炒白芍、甘草、生姜、陈皮。

3. 补中益胃法（适用于胃痛中气下陷证）

主症：胃部坠胀。

次症：不思饮食，食后症重，脘腹痞满，呕吐清水，辘辘水声，面黄体瘦，舌淡苔白，脉象沉细。

诊断：凡具备主症和任意两项次症即可诊断为胃痛中气下陷证。

辨证：脾胃气虚，中气下陷。

治法：健脾益胃，补中益气（自拟补中益胃汤）。

方药：炙黄芪、党参、白术、炙甘草、升麻、柴胡、枳壳、陈皮。

4. 滋阴润胃法（适用于胃痛胃阴不足证）

主症：胃灼隐痛。

次症：五心烦热，口干舌燥，嘈杂干呕，口渴不饮，烦急易怒，纳少便干，舌红无苔，脉象细数。

诊断：凡具备主症和任意两项次症即可诊断为胃痛胃阴不足证。

辨证：阴津不足，胃失濡养。

治法：滋阴润胃，和中止痛（自拟滋阴润胃汤）。

方药：北沙参、麦冬、生地黄、生甘草、生白芍、玉竹、山药、陈皮。

5. 消食泻胃法（适用于胃痛食积证）

主症：伤食胃痛。

次症：胃部饱胀，厌恶饮食，嗳腐酸臭，吐后症轻，矢气酸臭，大便不爽，苔厚垢腻，脉象弦滑。

诊断：凡具备主症和任意两项次症即可诊断为胃痛食积证。

辨证：饮食伤胃，宿食停滞。

治法：消食导滞，泻胃和中（自拟消食消胃汤）。

方药：枳实、大黄、白术、莱菔子、鸡内金、半夏曲、陈皮、焦三仙。

6. 化瘀活胃法（适用于胃痛瘀血证）

主症：胃刺割痛。

次症：痛处固定，胃痛拒按，夜间痛重，痛时持久，呕血黑便，食后痛重，舌质暗红，脉象弦涩。

诊断：凡具备主症和任意两项次症即可诊断为胃痛瘀血证。

辨证：瘀血停胃，胃络瘀阻。

治法：活血化瘀，通络和胃（自拟化瘀通胃汤）。

方药：丹参、生蒲黄、五灵脂、檀香、延胡索、九香虫、大黄、三七粉。

7. 温中暖胃法（适用于胃痛虚寒证）

主症：胃凉隐痛。

次症：遇凉痛重，喜按喜暖，喜热饮食，畏寒肢冷，体乏无力，纳少便溏，舌淡苔白，脉沉细弦。

诊断：凡具备主症和任意两项次症即可诊断为胃痛虚寒证。

辨证：中阳不振，寒自内生。

治法：温补中阳，暖胃止痛（自拟温中暖胃汤）。

方药：黄芪、桂枝、炒白芍、炙甘草、炒干姜、香附、荜茇、党参。

8. 化湿清胃法（适用于胃痛湿热证）

主症：胃痞灼痛。

次症：胸脘满闷，口苦口黏，头身重着，食欲不振，大便黏溏，肛门灼热，舌苔黄腻，脉象濡数。

诊断：凡具备主症和任意两项次症即可诊断为胃痛湿热证。

辨证：湿热之邪，阻滞中焦。

治法：清化湿热，疏理气机（自拟化湿清胃汤）。

方药：黄连、厚朴、大黄、六一散、清半夏、茵陈、薏苡仁、陈皮。

9. 清热泻胃法（适用于胃痛实热证）

主症：胃痛灼热。

次症：痛势急迫，口干口苦，烦躁易怒，渴喜冷饮，大便干结，小便黄赤。舌红苔黄，脉弦略数。

诊断：凡具备主症和任意两项次症即可诊断为胃痛实热证。

辨证：肝郁化热，火邪犯胃。

治法：疏肝清热，泻胃止痛（自拟清热泻胃汤）。

方药：大黄、黄芩、黄连、郁金、生石膏、知母、吴茱萸、陈皮。

10. 芳化胃浊法（适用于胃痛湿浊证）

主症：胃痛流涎。

次症：胸脘痞闷，口中黏腻，纳少不香，身体困倦，胃声辘辘，大便稀溏，苔白厚腻，脉象多滑。

诊断：凡具备主症和任意两项次症即可诊断为胃痛湿浊证。

辨证：脾虚不运，湿浊中阻。

治法：健脾助运，芳化胃浊（自拟芳化胃浊汤）。

方药：苍术、厚朴、菖蒲、甘草、藿香、佩兰、茯苓、陈皮。

11. 疏气降胃法（适用于胃痛气逆证）

主症：胃痛呃逆。

次症：嗳气频作，恶心呕吐，嘈杂反酸，不思饮食，胃部堵闷，脘腹饱胀，舌苔多白，脉象为弦。

诊断：凡具备主症和任意两项次症即可诊断为胃痛气逆证。

辨证：腑气不通，胃气上逆。

治法：疏通腑气，降逆和胃（自拟疏通降胃汤）。

方药：枳实、白术、大黄、莱菔子、陈皮、半夏、旋覆花、代赭石。

12. 化痰顺胃法（适用于胃痛痰饮证）

主症：胃痛痰多。

次症：胸中满闷，喉中痰阻，呕吐痰涎，纳少不香，胃部痞满，身困欲睡，舌胖苔腻，脉象细滑。

诊断：凡具备主症和任意两项次症即可诊断为胃痛痰饮证。

辨证：胃虚失运，痰饮凝胃。

治法：健脾助运，化痰顺胃（自拟化痰顺胃汤）。

方药：陈皮、半夏、茯苓、甘草、党参、白术、桂枝、旋覆花。

13. 驱蛔安胃法（适用于胃痛蛔虫扰胃证）

主症：胃痛吐蛔。

次症：胃痛乍作，痛时鼓包，痛止如常，能食消瘦，面唇虫斑，嗜异物癖，苔白或黄，脉象多弦。

诊断：凡具备主症和任意两项次症即可诊断为胃痛蛔虫扰胃证。

辨证：湿热生虫，蛔虫扰胃。

治法：驱杀蛔虫，止痛安胃（自拟驱蛔安胃汤）。

方药：乌梅、胡黄连、使君子、槟榔、苦楝皮、白芍、甘草、木香。

14. 止血护胃法（适用于胃痛胃络损伤证）

主症：胃痛呕血。

次症：胃痛剧烈，痛处固定，胃痞拒按，柏油样便，头晕乏力，烦躁心悸，舌紫瘀斑，脉象弦涩。

诊断：凡具备主症和任意两项次症即可诊断为胃痛胃络损伤证。

辨证：胃络损伤，血溢脉外。

治法：宁络止血，护胃止痛（自拟止血护胃汤）。

方药：芍药、甘草、白茅根、大黄、白及粉、阿胶、乌贼骨、三七粉。

15. 解毒养胃法（适用于胃痛毒物损伤证）

主症：毒袭胃痛。

次症：误食毒物，恶心呕吐，不思饮食，脘腹痞满，体乏汗出，心悸烦躁，舌紫暗红，脉沉细数。

诊断：凡具备主症和任意两项次症即可诊断为胃痛毒物损伤证。

辨证：毒物侵袭，胃气阻滞。

治法：清解毒物，养胃止痛（自拟解毒养胃汤）。

方药：绿豆、甘草、白芍、全车前、大黄、土茯苓、生姜、五汁饮（兑服）。

四、诊治胃痛的临床体会

1. 审证求因，治胃宜辨证与辨病相结合

询问病情，了解病因，确定证型，选用基本治法，依据临床表现兼证进行加减，同时要根据胃镜等理化检查结果适当选用1～2味中药加入，以提高疗效。

2. 胃以通降为顺，治胃勿忘通降胃腑

六腑以通为用，气血凝滞，不通则痛。胃痛是由于胃脘通降失司，胃气阻滞所致。治宜通降胃气，即恢复胃的气血通畅和食浊下降的生理功能。这里的"通"不仅是通腑之意，而且是广义的"通"。对气滞而言，疏肝理气是通；对瘀血而言，活血化瘀是通；对食积而言，消积导滞是通；对寒凝而言，温胃散寒是通……

3. 脾胃互为表里，治胃要兼治脾

脾胃同居中焦，互为表里，脾气主升，胃气主降，脾以升为健，胃以降为和。因脾与胃升降相因，在生理功能上密不可分，在病理表现上相互影响，所以中医往往将脾胃同时称谓。故治脾病要以健脾升提为法，兼通降胃气；治胃病要以和中通降为法，兼升健脾气，处方用药时应适当用党参、白术、陈皮、甘草之类健运脾气的中药。

4. 肝木常克脾土，治胃应疏调肝气

肝藏血而主疏泄，脾胃主受纳，为气血生化之源。肝所藏之血全赖脾胃资生，脾胃升降纳运功能，又赖于肝气之疏泄。故《血证论》说："食气入胃，全赖肝木之气以疏泄之。"若脾胃虚弱，化生气血无源，可病及肝而致肝血不足，出现眩晕乏力、四肢麻木等症；反之肝气郁结，肝失疏泻，则可表现"肝木克土""木不疏土"之病。故治胃痛的同时，要选用疏肝理气的柴胡、郁金、青皮、香橼、佛手等中药，同时进行必要的心理治疗，调节情志。

5. 饮食自倍肠胃乃伤，治胃需调节饮食

《素问·痹论》说："饮食自倍，肠胃乃伤。"胃痛发作多与饮食不节有关，如暴饮暴食、饥饱失常、过食生冷、嗜食辛辣肥甘、偏食挑食，均可损伤脾胃，影响脾胃纳运，使胃失通降而痛。故治胃痛除用药外，调节饮食十分重要。如胃痛吐血或黑便时应予禁食，使胃休息，减少胃的蠕动以利于胃痛恢复；对胃痛泛酸者，主食应以面食为主，餐前一小时可吃苏打饼干或烤面包片以中和胃酸；对多数胃痛患者要求一日三餐吃七分饱，细嚼慢咽，克服偏食，食物温度适中，以清淡易消化饮食为主，不可过量饮酒吸烟，少吃或不吃油炸煎炒辛辣甜腻食品，少喝浓茶、咖啡、冷饮、果汁。

（北京中医医院　李乾构）

黄 丽 娟

黄丽娟（1940—），辽宁省绥中人。1965年毕业于北京首都医学院医疗系，毕业后留校任教。1970—1972年被选派参加北京市西医离职学习中医学习班，1979调入北京中医医院内科工作，历任医师至主任医师、心内科主任、大内科主任、北京市中西医结合学会理事、心血管专业委员会副主任委员、北京中医药学会内科分会委员、北京市高等教育自考委员会委员等职，2003年被确定为全国老中医药专家学术经验继承工作指导老师，享受国务院政府特殊津贴。

她中西医理论功底扎实，先后师从王为兰、吉良晨、方和谦、孙伯扬等多位名老中医。临床40年积累了丰富的经验，擅长治疗心脑血管疾病、糖尿病、甲状腺疾患等，对冠心病、高血压、高血脂的治疗有独到的见解，尤对冠心病术后再狭窄、心绞痛的中西医结合治疗体会深刻，疗效显著。她强调"治病必求于本"，提出了"治疗心病六法"，大大改善了患者的生活质量，延长了寿命，得到患者和同行的赞誉。她承担了多项市、局级科研课题，先后发表学术论文数十篇，七次荣获市、局级科研成果和科技进步奖，参加编写有《中医脾胃学说应用研究》《临床中药研究进展》等医著。多次被评为各级先进工作者、北京市优秀共产党员，为中西医结合发展做出了贡献。传人有张国英、王倩、安海英、王振裕等。

调理肝脾治疗胸痹心痛

黄丽娟主任对于冠心病（胸痹心痛）的诊治研究，在前人认识的基础上有所发展，强调35～60岁年龄段的发病，是在工作岗位上承担重担，受到生活的种种压力，工作环境的变化，人的精神、情绪活动以及饮食习惯、生活劳逸状况，直接影响了该病的发生发展。特别是这些因素直接影响着肝、脾功能活动，形成了情志或痰浊在胸痹心痛本虚标实病机中的作用，突出了重视肝脾的治疗原则。

一、胸痹心痛与肝脾的关系

1. 心痛与肝郁

胸痹心痛的病位在心，但与肝关系密切，可以认为肝为起病之源，心为传病之所。肝属木，心属火，木生火。心主血脉，肝主疏泄。《素问·痿论》言"肝主筋膜"，所以与肝关系密切，肝之病必影响筋脉。肝对筋的资生濡养，体现为肝对心的相生关系，即心脉发病可由肝所发（即木生火）。

肝的疏泄功能一旦失常，生发阳气无力，不足以温煦筋脉，脉寒则挛急，气血运行受阻，不通则痛，致使心痛。所以"肝者凝血之本"（《图书编·肝脏论》），"木（肝）气冲和条达，不至遏抑，则血脉得畅"（《血证论·肝脏病机论》）。因此在病理上，气滞血瘀多为肝失疏泄的结果。肝失疏泄偏于气滞者，可直接或间接导致心痛发生，其痛多为闷痛，多见郁郁不乐，疼痛随情绪变化加重，胸闷嗳气，上腹胀痛，两胁不舒，脉弦等症。若肝失疏泄偏于血瘀者，心痛多为刺痛，或痛彻肩背，痛处不移，舌质暗或有瘀斑，舌下青筋紫暗，脉弦涩。《医学心悟》曰："血痛者，痛有定处不移，转侧若刀锥之刺。"此乃由气滞导致血瘀引起。如《仁斋直指方》所说："气为血帅，气行则血行，气止则血止，气滑则血滑，气塞则血凝，气有一息不通，则血有一息不行。"说明了气与血的重要关系。肝主疏泄，心主血脉，此乃肝与心的密切关系。由于肝气郁滞，化火伤阴，火迫脉急，以及阴虚内热，肝风内动，均可致心脉挛缩，血脉阻而发心痛之证。正如陈士铎所云"肝旺则心亦旺"，即是心与肝密切相关。肝之疏泄不及（气滞）和太过（气虚）均致心脉瘀阻不通而发心痛。

黄老师指出一个病的发生、发展及其治疗、预后，均与人群所处的自然社会环境及情志等因素密切相关，不可忽视。《灵枢·邪客》曰："心者，五脏六腑之大主，精神之所舍。"就整体而言，情志有节，意和气畅，营卫调和，心脉通畅，津液四布，脏腑功能正常，机体处于相对阴阳平衡、气机条达、血脉冲和的状态。若超强度的突然持续性的长期的不良情志刺激和易感素质相结合，可使气血运行不畅，脏腑功能紊乱，阴阳失衡，导致疾病的发生发展，这种情志发病，即七情内伤。如张景岳所述"而凡情志所属，唯心所统"。可见七情内伤，先损之心，而且也必损之心。所以七情内伤在胸痹心痛病因病机中具有独特的地位，运用情志反应可诊断胸痹心痛，指导辨证分型，通过调摄心理、疏情达志来配合治疗预防。

冠心病（胸痹心痛）在我国已成为多发病，发病率在逐年上升。虽说历代中医学者普遍认为胸痹心痛病因是外感六淫、内伤七情及饮食劳逸因素，但应强调不同的时代致病因素有所偏重。近30年，是我国经济飞速发展的年代，作为社会活动的主体，人是在激烈竞争的环境中生存，工作、学习的压力，家庭生活的负担，复杂的人际关系，无一不构成人们需要承受的精神心理压力，导致情志不畅，肝气郁滞的存在，造成有些心理承受力弱者出现意志消沉，抑郁不乐，肝之疏泄不及，心脉随之不畅，胸闷憋气、胁胀者，多见于女性。郁久化热，可见心中灼热而痛，或剧痛。也有因暴怒突发心痛，或口苦咽干，烦躁胁痛者，多见于男性。

2. 心痛与脾虚

《灵枢·经脉》曰："脾足太阴之脉……其支者，复从胃别上膈，注心中。"《素问·平人气象论》中说："胃之大络，名曰虚里，贯膈络肺，常于左乳下，其动应衣，脉宗气也。"左乳下即心尖搏动之处，也述心与脾胃的密切关系。

《素问·太阳阴阳论》述："今脾病不能为胃行其津液，四肢不得禀水谷气，气日以衰，脉道不利。"即指出脾病则运化不能，一方面不能把水谷精微运到周身，以养四肢百骸，气亦因之日渐衰减；另一方面，脾土衰弱不能制湿，而湿内生（《医方考·脾胃论治》），形成痰浊之邪，阻塞脉道，形成脉道不利之果；湿浊上干胸中，胸阳痹阻不宣，心痛也。

同时，应该看到，当人们享受着不断改善提高的工作生活环境及物质文化生活条件时，有的人养成了不良的饮食生活习惯，如过度温饱、过食肥甘、酗酒嗜烟、饮食失节，体力劳动及必要的运动减少了，劳逸失度，导致食滞湿浊停滞于内，伤及脾脏，脾虚失运，厚浊积聚，滋生痰浊，上犯胸中，积于血脉中，脉络受阻，痹阻胸阳。《素问·经脉别论》所说"食气入胃，浊气归心，淫精于脉"，即是此理。若有平时情志不舒，气郁气滞或偏于年老体虚，均可有血瘀，气机不畅，血失于推动循行之力而成瘀，形成痰瘀互结的病理变化，表现为胸痹心痛之病候。

二、调理肝脾治法的应用体会

"气血冲和，百病不生，一有怫郁，百病生矣！"指出情志变化使人体气血逆乱，所以肝气通则心气和。前人又有"见肝之病，当先实脾"，"治痰不治脾胃，非其治也"的观点。黄老师强调情志不遂致肝郁气滞，生活饮食不节导致的脾虚痰浊瘀血互结，是当前多数中壮年胸痹心痛发病之关键，因此，应当从调理肝脾、解郁化痰、祛瘀通脉止痛治之。具体组方加减用药如下：

1. 解郁通脉汤——调肝

此方在逍遥散基础上结合临床体会化裁组方，功效为疏肝解郁，和血通脉，宁心止痛。用于肝郁则心气滞、血脉阻之心痛者。

证候：胸闷憋气，善太息，两胁胀痛为主，胸痛不重，情志抑郁，嗳气少食，多由情绪变化而发，心悸心烦，舌质略红，舌苔薄白，脉象弦为主，女性患者多见。

方药：柴胡、郁金、薄荷、玫瑰花、丹参、白芍、延胡索、茯苓、炒酸枣仁、麦冬、五味子、炒白术。

柴胡疏肝解郁,以白芍佐之,助其升散,使之养血柔肝而不伤阴血,治肝郁血滞胁肋胀痛。郁金行气止痛,配元胡活血止痛,用于胸胁痛。薄荷、玫瑰花,一入气,一入血,均为轻散之剂。前者重在解郁和中,散肝郁所生之热,开表清理;后者重在行气解郁、和血散瘀,辅佐郁金、延胡索的功力,尤其解忧郁情绪。丹参、炒酸枣仁、麦冬、五味子养血活血,通脉养阴,宁心安神,用于阴血亏虚所致之心烦、失眠、汗出等。丹参又可凉血清心。茯苓、白术健脾助运,配柴胡、郁金疏肝生阳,复脾运,使脾健而不伤肝木。茯苓还可配丹参、炒酸枣仁宁心安神。

临床加减:

(1)肝郁化热(火)扰心者,症见胸中烦热,口苦咽干,便秘,舌红苔黄。轻者可加牡丹皮、栀子、莲子心(栀子用炒,不用生栀子,防其苦寒伤胃);重者心烦不寐,可选用羚羊粉、黄连清心泻火,加重镇之生牡蛎、珍珠母,适量的酒大黄缓泻、活血(生大黄泻下力较强),防止伤正气。

(2)兼有气虚、神疲乏力、气短,遇劳发作,病程较长、较重者应加用黄芪,轻者选用太子参,其为轻补之品。若有腹胀、便溏脾虚者,选用党参为宜,但用量不宜大,防止补滞气壅,不利于豁痰通瘀。若心气虚明显,脉结代,则重用太子参或人参。

(3)若有肝胃不和,湿浊阻滞,有气逆、呕恶者,加旋覆花、代赭石、生姜、枳壳等,降逆和胃,宽中下气。湿浊胸闷、纳呆腹胀、肢重倦怠、便溏、舌苔腻,加藿香、苏梗、木香、砂仁或陈皮、半夏等化痰湿。

(4)气郁化热,伤及肝肾,见头晕耳鸣,腰酸乏力,健忘心悸,心烦不寐,口咽干燥,舌红少苔,应配用生地黄、熟地黄、山萸肉、何首乌、枸杞子、沙参等。尤可选用百合,其性味平和,不寒不热,不滋腻,寒热皆用,对于阴虚热扰的心悸不寐、汗出烦急用之,可清心除烦、宁心安神,养五脏定志,除心下急满痛。选用上述滋阴药应配砂仁等宽中下气、醒脾开胃之品,防止补阴滋腻之弊端。

(5)若伴血瘀证者,见痛有定处不移,舌暗或多瘀斑,可选用桃仁、鸡血藤活血化瘀通络,甚者用三棱、莪术、三七。心痛甚,瘀血明显,舌下青筋紫暗,可用虫类药,如水蛭、土鳖虫、地龙之类。但用之要症消药止,防止破血太过伤气。用时配伍补气之品黄芪、太子参等以达到气充血行的目的。

(6)愤怒气滞,即刻引起挛急性心痛,可选用破血行气、通经止痛的姜黄、三棱、莪术,甚至可选用息风解痉的全蝎、蜈蚣等虫类药,可奏奇效。

(7)对于肝郁,伴有遇冷发作,或夜间阵发,伴畏寒肢冷,阳气无力,不足以温煦筋脉,心脉挛急心痛,可配用辛温芳香走窜的细辛,取其散寒止痛作用。娑罗子性味甘温，疏肝理气宽中，有温通功效，二者助郁金、玫瑰花强化止痛。还可配用桂枝，取其温经通阳之力，通络止痛。甚者可适当选用温肾壮阳，治心腹冷痛的仙茅、肉桂、狗脊等。

2. 化痰祛瘀通脉汤——理脾

此方由瓜蒌薤白半夏汤与菖蒲郁金汤合方加减化裁组成。功效化痰祛瘀，通阳宣痹，用于痰瘀互结、心脉痹阻之胸痹心痛（冠心病）。老师临床诊治中，发现相当多的中年以上患者，形体肥胖，生活饮食不够节制，损伤脾胃，酿痰生湿，阻于脉络，致气血运行不畅，痰瘀互结，心脉痹阻，发为胸痹心痛。

证候：胸痛憋闷，有压榨窒塞、头晕倦怠、胁满腹胀或伴呕恶纳呆，有的进餐后诱发心痛，有的素体肥胖，便溏不爽，口中黏腻，舌体胖质暗红，苔白或黄腻，脉象弦滑。

方药：瓜蒌、薤白、郁金、菖蒲、半夏、茯苓、桃仁、丹参、延胡索、炒酸枣仁、枳壳、生牡蛎。

瓜蒌、薤白合用，涤痰散结，宽胸通阳，半夏燥湿化痰，助脾阳，三药合用治胸痹痰浊重、苔腻浊者。郁金、菖蒲合用开心窍，涤痰清心，化痰散结，开旷胸阳，减轻疼痛。郁金重在行气活血，散瘀化痰；菖蒲重在利气化湿豁痰，开窍宁神。二者配合除胸闷头晕、胸满胁痛。茯苓健脾利湿，湿去则痰无内生，乃治痰之本，配炒酸枣仁宁心安神，治便溏、苔腻，辅佐郁金、菖蒲解除脾虚湿痰停滞之胸闷心悸。枳壳行气宽中力缓和，辅佐瓜蒌、薤白治胸胁痞满疼痛、大便不畅（枳实降气开痞、导痰浊下行、耗气破结之力强于枳壳，破气导滞，除满消痰）。桃仁活血祛瘀力较强，润肠通便化瘀，配合瓜蒌、郁金治疗痰瘀互结的胸痹，可涤痰散结宽胸。延胡索活血行气止痛，能治上下内外气血不宣之病，主一切肝胃胸腹诸痛，配瓜蒌、薤白、郁金治痰瘀互结、胸胁疼痛。丹参配炒酸枣仁养血宁心安神，提高止痛效果，又配延胡索加强活血祛瘀止痛之力。生牡蛎平肝潜阳、化痰软坚散结，对于痰火郁结的胸痛配丹参、桃仁化痰祛瘀软坚，加强重镇止痛。

临床加减用药：

（1）乏力、气短、神疲较重，可以太子参补血不燥。气虚重，乏力明显，每逢劳累发作者，加用黄芪，炒用健脾益气，力强偏于温补，温中止渴，炙黄芪补而不燥；若伴水肿肢沉用生黄芪，补气以助脾化痰浊，补气有助血行祛瘀，进而通阳宣痹。

（2）脾虚重，兼有腹胀、便溏乏力，则应选用党参，扶正补气，但用量不宜过大，以免不利豁痰通瘀。

（3）若遇寒加重，口黏腻，渴不欲饮，便溏，舌淡胖色暗，苔白腻，属寒痰瘀血互结。加用细辛，散寒止痛、化痰祛瘀效果明显；娑罗子，性味甘温，疏肝理气，宽中和胃，配合郁金、细辛温通止痛，治心胃疼痛收效甚好。

（4）还可选用仙茅、狗脊，温而不燥，温肾壮阳，取其祛寒除湿，治心腹冷痛之功效。寒甚伴肢冷，温阳散寒，止痛化饮，温补心脾肾阳虚，治心痛，可选用附子、干姜、肉桂等。伴有脉缓加用桂枝，以助薤白温通心阳。

（5）若平时嗜烟酗酒无度，口气浊秽，舌苔白腻，胸满闷痛，属湿浊食滞重，加炒白术、陈皮、白蔻、胡黄连等，健脾化浊导滞，以祛浊止痛。若苔黄腻，舌质红，属湿浊郁而化热，则应加藿香、佩兰，芳香化浊去热；重则应选用天竺黄、黄连、藿香、酒大黄、砂仁等清热化痰，清心定志，芳香化湿导滞。对于痰浊重，即便有气虚之证，但若频发疼痛或剧痛时，也应以急则治标的原则，当以治痰、活血止痛为先，佐以扶正补气。

（6）对痰瘀互结化火，致心肝火盛者，症见心痛头晕，心悸，烦躁不安，胸闷灼痛，口干苦，大便干燥，舌红，苔黄厚少津，脉弦滑数，应主方减半夏、薤白，加栀子、牡丹皮、连翘、羚羊粉，清心泻火除烦，活血散结祛瘀，加玄参取其养阴清热功效，配连翘，清心散结。甚者可配伍琥珀粉、龟甲、生牡蛎等，清热滋阴，镇静安神，达到神安痛止。

（7）如常有餐后痛，舌苔垢浊，多为食滞化热，可选用鸡内金、砂仁、木香、酒大黄、炒莱菔子等，化滞通下，消食化积、清热泻火，活血祛瘀，行气化湿，降气化痰，使上下气畅，胸闷心痛消。

（8）若痛有定处，舌紫暗，或瘀斑，苔腻，为痰浊伴瘀血甚所致疼痛，可选用三七粉，活血化瘀止痛，且有利水消肿功能，对于有水肿之心痛更有效。

（9）若伴有高血脂、脂肪肝等合并症，腹胀胁痛，可选用消食化积、活血散瘀的生山楂、草决明、何首乌清肝滋阴、润肠通便，姜黄破血行气、通便止痛，并有降脂作用。

3. 对活血化瘀药的使用

黄老师指出胸痹心痛的瘀血，绝大多数是在气虚（阳虚）的基础上形成的，不同于实证血瘀，治疗应是在扶正基础上，益气活血，通脉止痛，通补兼施，配用太子参或少量黄芪；对于体弱者，可适当配用养血活血的当归、丹参、川芎、鸡血藤；瘀血重且体壮，可适量选用破血散瘀的三棱、莪术、乳香、没药，以至用虫药水蛭、土鳖虫，缓解心痛。而对于气滞并存者，则可选用行气活血的延胡索、玫瑰花、郁金，重则用姜黄等。

4. 宁心安神药的应用

有心悸、神疲乏力、失眠少寐、心烦头晕等症的心痛者，是由于有心神失调。心主血脉的功能是以心藏神为前提。治疗时调治心神，适当选用安神宁志之品，使心神得安，血脉流畅，气血流行不息，心痛得缓。血虚者选用炒酸枣仁、柏子仁、龙眼肉、丹参，配夜交藤；对阴虚有热者，选用百合、麦冬、龟甲、鳖甲；若心火盛加黄连、羚羊粉；肝阳上亢者选用磁石、龙骨、牡蛎、磁石、紫石英等；痰阻心窍可用远志、茯苓、茯神。

三、舌象、脉象的分辨价值

黄老师在临床治疗中很重视舌象、脉象，根据其变化确定治疗方案，判断病势的发展、预后。舌为心之苗，心开窍于舌，舌象变化在诊治中不可忽视。胸痹心痛者，血脉不畅，舌质多较暗、苔薄白，一般患者舌质变化不会很快。有热象，舌质发红，痰瘀苔黄腻，热盛化火苔黄少津，阴虚发热舌红苔少乏津。血瘀者舌质紫暗，或有瘀斑。湿滞苔白厚，痰浊盛苔白腻厚，痰热盛苔黄厚腻。有食滞，苔白厚垢，积难化之苔。寒盛（阳虚）者为灰黑苔或伴腻苔。

舌苔由薄白转为厚腻，是因心脉痹阻所致的清浊失其升降，痰浊加重的表现。

患者由舌红少苔或无苔至生出白苔，是胃气得复的表现，多表示病势由危转安，表示气阴两虚得以调治。

若由厚腻苔转少苔或无苔，常见病势加重，标实（痰浊）化热伤阴，走向正虚之势，治疗应注意扶正治本。

脉象直接与心脉痹阻的程度轻重相关。一般病初多见沉脉，瘀血可见涩脉，痰浊有滑脉，气虚为沉细脉，痛甚可见弦脉，病势重可见结、代、促脉。

总之，黄老师临证中十分强调，要想取得疗效，为患者解除疾苦，一定要辨证施治，因人制宜。疼痛的证类，在发病病程中是随内外因素的变化而变化、互相转化或兼夹出现，所以应当以祛邪通脉不伤正、扶正补虚不留邪为原则。

（北京中医医院　王振裕）

魏 执 真

魏执真（1937—），女，天津市人。魏执真主任为北京中医学院的首届毕业生，在校期间受教于著名中医专家秦伯未、施今墨、任应秋等，并拜秦伯未为师，随师应诊，承其教诲。1963年到北京中医医院内科工作，历任医师至主任医师、心血管科主任、中华全国中医老年医学会心系病组组长、糖尿病专业委员会委员、中华全国中医内科学会心系病专业委员会委员，享受国务院政府特殊津贴，2003年被定为全国老中医药专家学术经验继承工作指导老师。

魏执真主任从事中医内科医、教、研工作40余年。1962年便与老师秦伯未合著了《中医临证备要》一书，临床诊治了大量的疑难病证，尤其在心血管疾病的诊治方面积累了丰富的经验，对中医治疗冠心病、心律失常、充血性心力衰竭等进行了深入的研究并取得了良好的临床效果。她在心血管病的研治方面已形成了自己的学术思想体系，突出辨证论治，强调理论与实践结合，深受医患好评。她主持的"调脉汤治疗快速型心律失常临床及实验研究"等五项科研课题其成果分别获得了卫生部及北京市科委和中医局科技成果奖。在国内外医学刊物上和国际会议上发表论文30余篇，出版专著5部。从事临床教学，培养了大批优秀人才，为北京中医医院心血管科建设做出了突出的贡献。传人有张大伟、周燕青等。

心律失常辨证论治

心律失常为临床常见病，其病因十分复杂。下面即简单介绍一下笔者40余年来从事心血管专科中医临床治疗心律失常的一点体会。

一、心律失常的辨证分型

综合历代医家对心律失常病因病机的认识，结合本人长期临床观察实践认为：心律失常属中医"心悸"范畴，可分为阳热类（快速类）和阴寒类（缓慢类）两类，每一类又各分为五种证型，各型中又常可兼见三种不同证候，即"两类""十型""三证候"。

1. 阳热类（快速类，类似于西医诊断的快速型心律失常）

阳热类心律失常形成的关键是"热"，必要环节是"血脉瘀阻"，根本因素是"心脏亏虚"。主要病机是：心脏亏虚、血脉瘀阻，瘀而化热。可分为以下五种不同的证型。

（1）心气阴虚，血脉瘀阻，瘀而化热

本型主要证候：心悸气短，胸闷痛，乏力，面色少华，口干欲饮；舌质暗红、碎裂，苔薄白或薄黄，脉象数、疾、促、细。主要包括窦性心动过速，阵发性室上性心动过速，心室率偏快的各种早搏、室性心动过速。

治法：益气养心，理气通脉，凉血清热。

方选自拟清凉滋补调脉汤，药用太子参、麦冬、五味子、丹参、川芎、牡丹皮、赤芍、黄连、香附、香橼、佛手等。

（2）心脾不足，湿停阻脉，瘀而化热

本型主要证候：心悸气短，胸闷痛，乏力，饭后及卧位心悸易发作，口苦，纳差，脘腹痞满，大便不实，黏而不爽；苔白厚腻或兼淡黄，舌质暗红，脉呈数、疾、促、滑之象。可见于窦性心动过速、阵发性室上性心动过速、室性心动过速、各种心室率偏快的早搏。

治法：理气化湿，凉血清热，补益心脾。

方选自拟清凉化湿调脉汤。药用苏梗、陈皮、半夏、白术、茯苓、川朴、香附、乌药、川芎、牡丹皮、赤芍、黄连、太子参等。

（3）心气衰微，血脉瘀阻，瘀而化热

本型主要证候：心悸气短，乏力，胸痛，活动及劳累后心悸尤甚；舌胖淡暗或暗红，苔薄，脉象促代。主要见于频发室性早搏、频发房性早搏或频发结性早搏，甚至形成二联律或三联律者。

治法：补气通脉，清热凉血。

方选自拟清凉补气调脉饮。药用生黄芪、太子参、人参、麦冬、五味子、丹参、川芎、香附、香橼、佛手、牡丹皮、赤芍、黄连等。

（4）心阴血虚，血脉瘀阻，瘀而化热

本型主要证候：心悸，气短，胸闷痛，面色不华，疲乏无力，大便易秘；舌质红暗碎裂，苔薄白或少苔；脉涩而数。常见于快速型心房纤颤。

治法：滋养阴血，理气通脉，清热凉血。

方选自拟清凉养阴调脉汤。药用太子参、麦冬、五味子、白芍、生地黄、丹参、川芎、香附、香橼、佛手、牡丹皮、赤芍、黄连等。

（5）心气阴虚，肺瘀生水，瘀而化热

本型主要证候：心悸，气短，胸闷，胸痛，咳喘，甚而不能平卧，尿少，肢肿；舌质暗红，苔薄白或薄黄；脉象细数。常见于心力衰竭心动过速者。

治法：补气养心，肃肺利水，凉血清热。

方选自拟清凉补利调脉汤。药用生黄芪、太子参、麦冬、五味子、丹参、川芎、桑皮、葶苈子、泽泻、车前子、牡丹皮、赤芍、黄连等。

2. 阴寒类（缓慢类，类似于西医诊断的缓慢型心律失常）

阴寒类心律失常的表现特点是脉搏迟缓，或迟缓而兼有间歇，或三五不调等涩滞不通之象。形成本病的关键是"阴寒"，必要环节是"心脉瘀阻"，根本因素是"心脾肾脏亏虚"。主要病机是心脾肾阳气亏虚或兼阴血不足，寒湿、痰饮之邪阻滞心脉，心脉瘀阻不畅。

（1）心脾气虚，心脉瘀阻，血流不畅

本型主要证候：心悸气短，胸闷或胸痛，乏力，不怕冷反怕热，肢温不凉；舌质淡暗，苔薄白，脉缓而细弱。主要见于窦性心动过缓、结区心律、加速的室性自搏心律等。

治法：健脾补气，活血生脉。

方选自拟健脾补气调脉汤。药用太子参、生黄芪、白术、陈皮、半夏、茯苓、泽泻、独活、防风、升麻、川芎、丹参等。

（2）心脾气虚，湿邪停蓄，心脉受阻

本型主要证候：心悸气短，胸闷或胸痛，乏力，不怕冷反怕热，肢温，脘腹胀满，纳差，大便不实不爽，头晕胀；舌苔白厚腻，质淡暗，脉象缓而弦滑。此型亦见于窦性心动过缓、结区心律及加速的室性自搏心律等。

治法：化湿理气，活血生脉。

方选自拟理气化湿调脉汤。药用苏梗、陈皮、半夏、白术、茯苓、川朴、香附、乌药、独活、太子参、川芎、丹参等。

（3）心脾肾虚，寒邪内生，阻滞心脉

本型主要证候：心悸气短，胸闷，胸痛，乏力，怕冷，肢凉，便溏，腰腿酸软无力，或伴头晕、耳鸣、阳痿等。舌质暗淡，苔薄白或白腻，脉迟。此型主要见于病态窦房结综合征，Ⅲ度房室传导阻滞，或Ⅱ度Ⅱ型房室传导阻滞及室性自搏心律等。

治法：温阳散寒，活血生脉。

方选自拟温阳散寒调脉汤。药用太子参、白术、茯苓、附片、肉桂、鹿角、桂枝、川芎、丹参、干姜等。

（4）心脾肾虚，寒痰瘀结，心脉受阻

本型主要证候：心悸气短，乏力，胸闷，胸痛，怕冷或不怕冷，肢温或肢凉。舌质淡暗，苔薄白，脉结（缓而间歇或迟而间歇）或结代。主要见于早搏而心室率慢者、Ⅱ度Ⅰ型房室传导阻滞及室率慢的窦房传导阻滞等。

治法：温补心肾，祛寒化痰，活血散结。

方选自拟温化散结调脉汤。药用生黄芪、太子参、白术、茯苓、肉桂、鹿角、干姜、白芥子、莱菔子、陈皮、半夏、川芎、三七粉等。

（5）心肾阴阳俱虚，寒湿瘀阻，心脉涩滞

本型主要证候：心悸气短，胸闷胸痛，乏力，大便偏干。舌暗红或兼碎裂，苔薄白，脉象细涩。主要见于心室率缓慢的心房纤颤。

治法：滋阴温阳，化湿散寒，活血通脉。

方选自拟滋养温化调脉汤。药用生黄芪、太子参、白术、茯苓、陈皮、半夏、干姜、肉桂、阿胶、当归、白芍、生地黄、川芎、丹参等。

二、三种证候

心律失常各型中常可兼见如下三种不同证候。

1. 气机郁结

主要兼有脘腹、胸胁胀满，郁闷少欢，常叹息，大便欠畅，食纳欠佳等症状，舌暗更甚，脉兼弦象。需加用郁金、枳壳、香附、乌药、大腹皮、川朴等理气解郁。

2. 神魂不宁

主要兼有失眠多梦，易惊，胆怯，精神不易集中或坐卧不宁等症状，舌象多暗淡，脉兼动脉。需加用菖蒲、远志、炒酸枣仁、夜交藤、合欢花、琥珀粉、朱砂、生龙骨、生牡蛎等安神定志。

3. 风热化毒

主要兼有咽痒，咽痛，鼻塞，流涕，甚或恶寒发热，肢体酸痛，口干欲饮等症状，兼见舌红、苔薄白或薄黄，脉浮。此时处方用药必须加用薄荷、荆芥、连翘、金银花、板蓝根、锦灯笼等疏风清热之品。

（北京中医医院　魏执真）

周德安

周德安（1939—），男，河北省遵化人。周大夫1965年于北京中医学院（现北京中医药大学）中医系毕业后即到北京中医医院工作，历任医师至主任医师、科主任。2003年被定为全国老中医药专家学术经验继承工作指导老师。

周老师在长达40年的临床实践工作中，师古而不泥古，注重经典和现代知识的学习，应用中医药及针灸疗法，治疗高血压病、冠心病、中风、各种疼痛、神经衰弱、神经性耳聋、小儿多动症、老年性痴呆、帕金森病、男女不育不孕症等多种病证，积累了丰富的临床经验。形成了颇有心得的五治思想——治神、治风、治痛、治痰、治聋。此外对针灸减肥、戒烟、抗衰老等也取得了满意的疗效。他对患者如对亲人，诊断治疗一丝不苟，获得了广大患者的爱戴和赞誉。他注重经验，总结撰写并发表了《治神十法》《论针灸的疏肝解郁作用》等20余篇论文。同时获得了"循经感传气至病所及其客观化显示的研究""循经感传激发转化的研究"等近十项科研成果，并出版了《针灸八要》一书。成为北京中医医院新一代的名医。培养传人有冯毅、马琴等。

论中医对痛证的认识和临床取穴经验

疼痛是临床中常见的症状，它是人体受到某种刺激以后产生的一种生理反应，但这种反应超越一定程度以后就会形成痛证。下面就本人在临床工作中的一些治痛经验介绍如下。

一、头痛

1. 治法

疏经通络止痛。

2. 取穴

（1）颠顶痛：百会、行间。

（2）偏头痛：太阳透率谷、外关、足临泣。

（3）前额痛：头维、内庭。

（4）后头痛：风池、脑户、风府。

（5）全头痛：四神聪、本神、神庭、神门、百会。

3. 手法

百会刺法：前刺，益气升阳治虚性头痛；后刺，清热泻火治肝火上逆头痛；直刺平补平泻，有镇静安神的作用。余穴均采用平补平泻法。

4. 方解

百会为督脉之穴，肝经上行至头，合于百会穴，行间为肝经之荥穴，肝火上逆引起的颠顶痛选取二穴，可疏理肝经经气；太阳透率谷通调局部气血；外关、足临泣为手足少阳经穴、八脉交会穴，对偏头痛有很好的治疗作用。全头痛治神是关键，四神聪、本神、神庭、神门称为四神穴，治神取用神字穴，主要根据古人的经验，具有安神镇静的作用。

二、牙痛

1. 治法

实火牙痛以清泄阳明为法，虚火牙痛则以滋阴降火为用。

2. 取穴

（1）实火牙痛：上牙痛：下关、和髎、禾髎、内庭；下牙痛：颊车、承浆、合谷。

（2）虚火牙痛：全牙痛：合谷、内庭、太溪。

3. 方解

下关、和髎、髎分别为足阳明胃经、手少阳三焦经、手阳明大肠经的临近穴，具有疏泄三经经气之效。内庭为足阳明胃经的荥穴，有清胃火、引热下行、凉血止痛的作用。颊车为足阳明胃经的临近穴，具有疏泄胃经经气之效。合谷为手阳明大肠经之原穴，可清泄大肠邪热，有散风止痛之功。太溪为肾经原穴，具有滋肾水、养肾阴、清虚热以止痛的作用。承浆为任脉最后一个穴，可交通督任，所以具有镇静安神和醒神的双重作用，又为牙痛的临近穴，可通调局部气血，协调全身之阴阳而达治痛之效。

三、三叉神经痛（面痛）

1. 治法

疏经止痛为主。

2. 取穴

（1）上支痛：角孙、丝竹空、外关、足临泣。

（2）中支痛：下关、完骨、外关、足临泣。

（3）下支痛：颊车、大迎、承浆、外关、足临泣。

（4）经验穴：膻中、期门、气海、四穴为菱形反应区，面痛患者在此有反应（是夏寿仁老中医的经验穴）。

3. 手法

平补平泻法。

4. 方解

外关为手少阳经之穴，足临泣为足少阳经之穴，两经合于目锐眦、颊，为八脉交会穴，两穴相伍属于同名经配穴，相互促进、相互为用，具有疏泄肝胆、调和气血、宣通经络、散瘀定痛之功，故治疗三叉神经痛收效快捷。

四、咽痛

1. 治法

风喉痹以解表祛风、清热利咽为法，阴虚喉痹则以养阴润肺为治。

2. 取穴

（1）实火痛：少商、商阳、内庭、鱼际。

（2）虚火痛：鱼际、孔最、照海、太溪。

3. 手法

少商、商阳三棱针点刺出血，内庭、鱼际、孔最毫针泻法，照海、太溪可用毫针施以平补平泻。

4. 方解

少商、商阳为手太阴肺经和手阳明大肠经之井穴，点刺出血，可清泻肺与大肠之热邪，是治疗急性咽炎的主要穴位。鱼际、内庭为手太阴肺经和手阳明大肠之荥穴，荥能泄热，疏解经气而达解热镇痛之效。孔最为手太阴肺经的郄穴，郄穴能治本经的急性病，刺孔最可以宣泄肺气，清热利咽以止痛。照海属肾，通阴跷脉，太溪乃肾经原穴，两经均循行于咽喉，故有填水济火、清热止痛之功。

五、颈项痛

1. 治法

疏风散寒，补益肝肾，通调经脉。

2. 取穴

天柱、落枕穴（第2、3掌骨间的背侧面，本节后0.5寸）、风池、大椎、绝骨。

3. 手法

绝骨穴、落枕穴行巨刺法，得气提插2分钟，嘱患者活动颈部5分钟，反复3遍，再局部痛点按压。天柱、风池、大椎行平补平泻法，绝骨行补法。

4. 方解

风池为治风之要穴，刺之可疏风解表，去除病因，病因去则经络通。"大椎为诸阳之会"，总督诸阳，与诸阳经有着经络上的直接联系，除能调节本经经气外，还能调节六阳经经气，具有祛风通络、舒筋活血的功效。《伤寒论》曰："头项强痛或眩晕……当刺大椎穴。"《针灸大成》曰："大椎穴主背臂拘急，不能回顾。"针刺后可壮全身阳气，鼓舞正气，疏通督脉，使阳气通达，气血充沛以濡筋骨，利关节，滋养筋脉。落枕穴为治疗颈项痛的经外奇穴，天柱为局部取穴，二穴具有疏通经脉的作用。绝骨为髓会，为足少阳经之穴，肝胆相表里，故有补益肝肾的功能。对伴有颈项酸痛、不得俯仰回顾者，疗效显著。

六、肩痛

1. 治法

益气养血，温经通脉，散寒止痛。

2. 取穴

（1）肩三针（肩髃、肩髎、肩贞）、曲池、合谷、外关、后溪。

（2）阳溪。

（3）条口透承山。

（4）膏肓俞。

3. 手法

阳溪、条口透承山采用巨刺法，膏肓俞位于第4胸椎棘突下旁开3寸，用2寸30号针呈30°角沿肩胛骨的上缘向肩关节方向平斜刺，采用捻转手法，切不可过深直刺，以免刺入肺脏，发生气胸。

4. 方解

肩三针（肩髃、肩髎、肩贞）中，肩髃为手阳明经之穴，肩髎为手少阳经之穴，肩贞为手太阳经之穴，三穴位于肩关节周围，可以加强局部气血之运行，达到通则不痛的目的；再配合曲池、合谷、外关、后溪手三阳经的穴位加强其温经散寒、通经活络的作用。

七、肘痛（网球肘）

1. 治法

舒筋活络。

2. 取穴

局部火针、一间穴（食指第2、3指间关节桡侧缘横纹尽头）。

3. 手法

平补平泻法。

4. 方解

气血虚亏、肌筋失养为本病的内因，而一间穴为手阳明经之穴，阳明经为多气多血之经，为气血生化之源，故刺一间穴可生气血濡筋肌，利关节止痛。

八、胸痛

1. 治法

温阳活血，化瘀通络。

2. 取穴

（1）膻中、内关、公孙。

（2）阴郄。

3. 手法

均采用平补平泻法。

4. 方解

内关、公孙为八脉交会穴之一，公孙通冲脉，内关通阴维脉，两者合于心、胸、胃，临床上常用于心脏病、胃脘痛等各种循环系统、消化系统以及中枢系统和呼吸系统等一些有关的疾病。膻中穴为八会穴之气会，又为心包募，主治气机紊乱之证。阴郄为手少阴心经之郄穴，阴经郄穴多治血证。由于郄穴是经络之气深聚的部位，当某脏腑有病变时，可按压郄穴进行检查，协助治疗。

九、胃脘痛

1. 治法

虚寒型健脾和胃、温中散寒；气滞型理气和胃止痛。

2. 取穴

（1）虚寒型（慢性）：上脘、中脘、下脘、足三里、太白。

（2）气滞型（急性）：梁门、筋缩、梁丘。

3. 手法

足三里采用烧山火法；余穴均采用平补平泻法。

4. 方解

烧山火是一种复式补泻中的补法，是由两种以上单式补泻法中的补法组合而成，是一种纯补的方法，施术后患者可出现全身及针下热的感觉。足三里为足阳明胃经之合穴及胃之下合穴，《灵枢·邪气脏腑病形》说"合治内府"，因此采用烧山火法刺之，配合上脘、中脘、下脘三个局部穴位，有温胃散寒、健脾和胃的作用。太白为足太阴脾经之原穴，中医认为邪气伤人先腑后脏，胃病久而伤脾，因此胃脘痛的患者刺太白既可防病又可治疗。筋缩穴为督脉之穴，刺之对胃脘部的拘挛性疼痛有很好的作用。梁丘为胃经之郄穴，郄穴是经络之气深聚的部位，临床多用于治疗本经所属脏腑的急性病证，三穴共奏理气和胃止痛之功。

十、腹痛

1. 治法

虚寒型（慢性）温中散寒、健脾和胃；气滞型（急性）理气、和胃、止痛。

2. 取穴

（1）虚寒型（慢性）：灸神阙、针足三里（烧山火）。

（2）气滞型（急性）：天枢、上巨虚。

3. 手法

灸神阙，足三里采用烧山火法；天枢、上巨虚平补平泻。

4. 方解

天枢为大肠之募穴，胃经之穴，临床上腑病、热证、实证等阳性病证取腹部募穴治疗；上巨虚为大肠之下合穴，可调理大肠经气。二穴共奏理气和胃止痛之功。

十一、肋间神经痛（胁肋痛）

1. 治法

疏利肝胆，通经活络。

2. 取穴

外关、足临泣、支沟、阳陵泉。

3. 手法

平补平泻法。

4. 方解

支沟为手少阳三焦经之穴，阳陵泉为足少阳胆经之合穴，少阳主枢，是调理气机的枢纽，少阳枢利则气血运行正常，故两个手足同名经穴相配，可疏利气机，运行气血止痛。

十二、胆绞痛（胆道蛔虫、胆结石）

1. 治法

疏肝解郁，清热利胆。

2. 取穴

（1）至阳。

（2）日月、胆囊穴（阳陵泉下 1～2 寸）。

（3）列缺、丰隆、蠡沟。

3. 手法

以泻法为主。

4. 方解

至阳为督脉穴位，可疏利肝胆。日月为胆经募穴，又居胁肋部，有疏利肝胆、活络止痛之效。列缺、丰隆、蠡沟称为络穴止痛方，有活血化瘀的作用。列缺为肺之络穴，治疗顽固性疼痛包括癌症，有很好的止痛作用，肺主一身之气，气行则血行；丰隆为胃经络穴，痰为阴邪、湿邪，丰隆有化瘀祛湿的作用，故可治顽证；蠡沟为肝经络穴，可疏解肝郁。

十三、肾结石绞痛

1. 治法

清热利湿，活血通淋。

2. 取穴

（1）前组：水道、阴陵泉、列缺、蠡沟。

（2）后组：肾俞、膀胱俞、白环俞、昆仑。

3. 手法

多为泻法或平补平泻法。

4. 方解

水道位于病变局部，可直接通利下焦之湿热；阴陵泉为脾经的合穴，在五行之中属水，是清热利湿、通淋排石之要穴；列缺、蠡沟一上一下。一个为肺经络穴，一个为肝经络穴，一走气，一走血，两络合伍，共奏宣通气血、止痛通络之功。肾俞、膀胱俞乃局部取穴，可补肾纳气、通利膀胱及泻热通淋；白环俞为膀胱经腧穴，长针深刺，使针感直达小腹部或前阴部，属局部配穴；昆仑为膀胱经腧穴，可疏经止痛。

十四、痛经

1. 治法

气滞型：活血化瘀，行气止痛。虚寒型：补气益血，温经止痛。

2. 取穴

（1）虚寒型：①关元、三阴交。②次髎、秩边，交替使用。

（2）气滞型：蠡沟、列缺、丰隆、归来、大赫。

3. 手法

以平补平泻法为主，关元穴加灸。

4. 方解

气为阳，血为阴，气为血帅，气行则血行，肝郁气滞，血瘀不畅，欲使血液畅行，化瘀止痛，首当调理气机。取归来、大赫调理下焦之气，使气行血行；取蠡沟、列缺、丰隆络穴止痛方，活血止痛；次髎、秩边是治疗痛经之经验穴，为局部取穴，泻此二穴可以使冲任之脉通畅，气血无滞，经血下流；关元加灸可温助下焦之阳，再取三阴交可补脾肝肾，又可活血祛瘀。诸穴合用可达温阳益气、通经止痛动。

十五、疝痛

1. 治法

温肾健脾，暖肝舒气，通调经脉。

2. 取穴

关元、大敦。

3. 手法

关元用补法，大敦用平补平泻法。

4. 方解

足厥阴经起于足大趾，上行绕阴器，故取大敦疏肝行气活血；取任脉与足三阴经之交会穴关元，共同达到温肾健脾、暖肝舒气、通调经脉之功。

十六、阴痛

1. 治法

清热利湿，通经络，调气血。

2. 取穴

阴交、大敦。

3. 手法

以泻法为主。

4. 方解

阴交为任脉之穴，任脉起于阴部，故刺之可加强膀胱气化功能，为局部取穴；大敦为足厥阴肝经之井穴，足厥阴肝经起于足大趾，上行绕阴器，故配大敦共奏清热利湿、通经络、调气血之功。

十七、痔疮肛门痛

1. 治法

清肠化浊，理气止痛。

2. 取穴

（1）大肠俞、承山。

（2）长强、二白。

3. 手法

大肠俞附近出现褐色反应点，用三棱针挑治，可达到清热除湿、疏通经脉、调和气血、止痛消肿散瘀消痔的目的。

4. 方解

承山为膀胱经穴位，膀胱络脉别入肛门，故刺承山可通肠络、理气血、止肛痛。长强为局部取穴，二白为治疗痔疮的经验穴。

十八、腰痛

1. 治法

补肾助阳，温经散寒，通络止痛。

2. 取穴

（1）慢性（肾虚或寒湿型）：腰痛五针（大肠俞、十七椎下、秩边）。

（2）急性（扭挫伤）：攒竹、养老、后溪、人中、委中、昆仑等任选一穴即可，手法宜强刺，同时活动腰部。

3. 手法

腰痛五针（大肠俞、十七椎下、秩边）用补法，局部可加灸。扭挫伤者用泻法，局部可放血拔罐。

4. 方解

腰痛五针（大肠俞、十七椎下、秩边）是本人在临床过程中总结归纳并取得较好疗效的五穴。方中大肠俞、十七椎下位于腰骶关节附近，是腰部的枢纽，经络气血都比较丰富，因此刺灸三穴可以通经活络、运行气血。大肠俞属膀胱经，膀胱经主表，与肾相表里，因此又有补肾散寒、解表通络之功。十七椎下位于第5腰椎棘突下，位于督脉循行线上，督脉贯脊属肾，腰为肾之腑，故该穴可以强腰壮脊，补肾散寒。秩边为膀胱经穴位，是肾的临近穴，可以补肾散寒，笔者体会，该穴通络止痛作用强于环跳穴。三穴合用，左右共五针治疗腰痛，每每收到较好效果。

十九、坐骨神经痛

1. 治法

祛风散邪，通经活络。

2. 取穴

（1）后线组（根性坐骨神经痛）：大肠俞、十七椎下、秩边。

（2）侧线组（原发性坐骨神经痛）：环跳、风市、阳陵泉、飞扬、昆仑、绝骨、太冲。

3. 手法

以平补平泻法为主。

4. 方解

根性坐骨神经痛为腰椎病变引起，所以治疗时选取大肠俞、十七椎下，疏通病灶局部气血，体现出中医治病求本的原则，秩边为足太阳膀胱经之腧穴，为循经取穴，可疏通经脉，活血止痛。原发性坐骨神经痛与腰椎无关，所以选取环跳、风市、阳陵泉、飞扬、昆仑、绝骨、太冲等与疼痛相关经脉的穴位，达到疏通病变经脉气血、活络止痛的目的。

二十、膝关节痛

1. 治法

疏经通络，祛风散寒。

2. 取穴

血海、膝眼、阳陵泉、太冲。

3. 手法

均采用平补平泻法。

4. 方解

选取血海有"治风先治血"之意。阳陵泉为筋会，可舒筋活络，利关节止痛。由于本病为下肢膝关节痛，所以取"四关穴"中的太冲穴刺之，有开"四关"止痛之意，内外膝眼从局部疏通经络，调理气血。

二十一、足跟痛

1. 治法

补肾通络。

2. 取穴

照海透足跟。

3. 手法

采用平补平泻法。

4. 方解

照海为肾经穴，刺之可补肾益髓，足跟为肾所主，其经脉循行别入跟中，所以照海透足跟，在补肾治本的同时，达到疏通局部经气的作用。

二十二、全身风湿痛

1. 治法

通经活络为主，佐以祛风、散寒、胜湿等法。

2. 取穴

曲池、合谷、血海、阳陵泉、太冲。

3. 手法

均采用平补平泻法。

4. 方解

临床上治疗周身大小关节尽痛，身重麻木，痛处游走不定时，不能在所有痛处、所有关节俱刺，这时应考虑全身治疗，首先开"四关"以定痛。《标幽赋》云："寒湿痹痛，开四关而已之。"再依据治风先治血，血行风自灭的理论，配以曲池、血海共同达到活血搜风理痹之功，阳陵泉为足少阳经之合穴，又为八会穴之筋会，具有舒筋通络止痛的作用，诸穴共同达到活血通脉、祛风散邪止痛之能。

二十三、类风湿痛

1. 治法

补肾壮骨、活血化瘀为主，佐以清热解毒、祛风胜湿。

2. 取穴

八邪、八风、大杼、绝骨、膈俞等。

3. 手法

八邪、八风泻法，大杼、绝骨、膈俞采用补法。

4. 方解

大杼、绝骨、膈俞为八会穴之骨、髓、血会，是骨、髓、血的精气会聚的腧穴。泻八邪、八风祛风胜湿、清热解毒，配以血之会穴膈俞，取"治风先治血，血行风自灭"之意；大杼、绝骨补益骨髓、强筋健骨。

二十四、目赤肿痛

1. 治法

清热泻火，凉血明目。

2. 取穴

（1）印堂、耳尖。

（2）太阳、肩井。

3. 手法

三棱针点刺放血。

4. 方解

印堂、耳尖、太阳均为经外奇穴，用三棱针点刺放血，可清热散邪、泄血分郁火，从而达凉血明目之效。肩井为足少阳胆经之穴，用三棱针点刺放血，有清肝胆上逆邪热之作用。

二十五、带状疱疹

1. 治法

清泄肝胆及肺胃之热毒。

2. 取穴

（1）初期

①主穴：龙头、龙尾、龙眼（小指第2、3指关节尺侧缘横纹端）。

②配穴：头面部：太阳、印堂、百会。

上肢：尺泽、曲泽。

躯干：大椎、肺俞、膈俞。

下肢：委中。

（2）后遗症期：局部：梅花针叩刺出血；配穴：肩髃、曲池、天井、外关、合谷、龙眼、风市、血海、阳陵泉、丰隆、列缺、蠡沟、三阴交、太冲。

3. 手法

放血部位：龙头（疱疹的起点）、龙尾（疱疹的终末端）、龙眼（小指第2、3指关节尺侧缘横纹端）。起于头面部者加太阳、印堂、百会放血；起于上肢者加尺泽、曲泽放血；起于躯干者加大椎、肺俞、膈俞放血；起于下肢者加委中放血。疱疹结痂后，仍遗留神经痛者，可用梅花针围绕疱疹边缘，轻轻叩击3圈，以充血为度。后遗症期的配穴采用泻法。

4. 方解

中医认为气行血行，气滞血瘀，瘀滞不通则痛，痛最甚的部位即是邪气最旺之处，选取龙头、龙尾进行刺血，给病毒一条出路，使之随血排出体外，并可防止病毒扩散；龙眼穴为经外奇穴，位于小肠经脉中，刺之可达消热利湿、活血化瘀之效。肩髃、曲池、合谷为手阳明大肠经腧穴，丰隆为足阳明胃经络穴，因本病为风、热、湿、毒等邪气与气血相搏而发，阳明乃多气多血之经，刺之以达清热解毒、引邪外出之效；天井、外关为手少阳三焦经腧穴，阳陵泉、风市为足少阳胆经腧穴，一上一下，相互为用，可清解少阳之邪。列缺乃肺经的络穴，可解肺与大肠两经之邪热，宣达肌表，引邪外出。太冲、蠡沟为肝经之穴，具有清热、凉血、解毒之功。血海、三阴交为脾经之穴，可健脾利湿、活血祛风。诸穴共奏清热凉血解毒之功，达到迅速止痛的目的。

（北京中医医院　周德安）

王应麟

王应麟（1939—），男，北京市人。王大夫出身于中医世家，其祖父、父亲均为享誉京城的一代"小儿王"。他自幼受家庭熏陶，深爱中医学，1958年考入北京中医学院中医医疗系学习，1964年毕业到江西省人民医院、江西省儿童医院工作。1984年调入北京中医医院儿科，历任主治医师至主任医师、儿科主任、北京中医药学院儿科教研室主任、北京中医学会儿科委员会委员、北京市新药审批委员会中医组委员等，2003年被定为全国老中医药专家学术经验继承工作指导老师。

王老师秉承家学，同时又博采众家之长，集40年临床经验综合出自己独特的一套儿科辨证论治规律，尤其在小儿望诊方面，在家学基础上形成了一套完整的望诊方法。他擅治小儿消化系统和呼吸系统疾病，尤对小儿肝炎、小儿多动症、小儿癫痫、小儿皮肤病的治疗拥有独特的治疗经验和方法，深受患儿和患儿家长的欢迎和信任。王老师多年担任儿科教学工作，主持、参与编写了《中医儿科临床学》《中成药学》《实用中医临床学》等医著，培养了大批中医人才，多次荣获先进教师称号。他承担的"小儿肝炎方药研究""小儿多动症中药治学研究"等多项科研课题亦获得了丰硕的成果，发表论文十余篇，荣获多项科技进步奖。传人有钱进等。

小儿疾病的脾胃论治

脾胃在人身机体所处的位置和功能是非常重要的，被誉为"后天之本""气血生化之源"。而对处于生长发育阶段，生机蓬勃旺盛的小儿来说，"后天之本"显得尤为重要。在临床上小儿脾胃功能正常与否，关系至大，历代医家对小儿脾胃的调理是十分重视的。

一、脾胃特点——脾常不足

小儿的脾常不足是小儿正常的生理现象，是生长过程中的一种不平衡，这种不平衡是由于生长发育对于营养物质的大量需要与主观运化水谷精微的脾胃始微所造成的。与此同时，小儿生机蓬勃，发育旺盛，脾胃功能不断臻于完善，以达到平衡。这种平衡与不平衡经常出现在小儿的生长发育阶段，而称为"脾常不足"。针对这种情况，在临床上，应予调理，而不能壅补。所以在儿科临床中经常会看到医生用药，会以调理脾胃为主。

二、脾湿与胃热是构成小儿脾胃失调的重大病机

1. 脾湿

脾为湿土，主运化水谷精微，六淫之气或饮食内伤均易伤脾，而六淫中又以湿邪伤脾为主，故《内经》有"诸湿肿满，皆属于脾"。之说脾湿是脾病的重要病机。

2. 胃热

"胃之腐熟水谷"，就是胃中具有属阳的燥性，六淫之邪伤于人，在小儿则为热化，而燥热最为伤胃。

由此可知，脾湿与胃热直接影响着脾胃的受纳与运化，而湿性凝滞，阻碍气机，热性蒸腾，扰乱气机，故脾胃气机的升降失司，也就是因为脾湿与胃热的影响，是小儿脾胃失调的主要原因。

三、调理脾胃在儿科临床上的应用

1. 呼吸系统疾病的脾胃调理

（1）表邪外感，兼夹食滞：治宜宣散肺卫以解表，消食导滞以和里。或先解表后和里，或表里双解，肺胃同治。

（2）表里俱热，胃热熏蒸：症见高热汗出，喘促气粗，咳嗽痰黄或痰中带血，咳即作呕作吐，口渴纳呆。治以清解肺胃。

这种肺胃同治之法在儿科临床应用十分广泛，呼吸系统疾病如小毛细支气管炎、小儿肺炎、肺脓肿、胸腔积液及上呼吸道感染等常用之，其他热性病也常用之。

（3）邪退正伤或正虚邪恋：若邪热渐退，正气被伤，或正气虚损，邪恋不去，这种情况多见于肺部感染性疾病的后期，症见低热稽留，咳嗽无力，气短软弱，面色㿠白，食欲不振。治以养胃润肺的沙参麦冬汤。

（4）肺炎极期，出现循环衰竭、呼吸衰竭时，症见高热烦躁，唇舌绛，面色发灰，呼吸微弱，四肢厥冷，汗出欲脱，是阴竭阳脱之候，急以生脉散、独参汤以益气育阴，对于小儿肺炎的抢救能起到积极作用。

（5）有先天性心脏病、先天性脑发育不全，以及营养不良等小儿易患呼吸道疾病者，用玉屏风散以治体虚感冒。

（6）咳痰的治疗：寒痰咳嗽，治以二陈汤和中健脾；热痰咳嗽，治以凉膈散、千金苇茎汤清热化痰，养胃存阴。

（7）哮喘的治疗：小儿哮喘与脾虚有关，治疗时，已发散邪为主，未发则补脾为主。祛痰以二陈汤为基础；补脾用人参五味子汤。脾气旺则痰不生。

2. 消化系统疾病的脾胃调理

（1）胃肠道疾病：主要是吐泻，中医认为"胃伤则呕吐，脾伤则腹泻，脾胃俱伤则吐泻并作"。造成脾胃受伤的原因是多种多样的，有外感、有内伤，其治则也是"损有余、补不足"，是调理脾胃的正治之法。其中包括消化不良、呕吐、重积、疳证等。

（2）肝胆疾病：中医有"治肝病，实脾土"之说。脾胃的调理在肝胆疾病的治疗中是非常重要的。黄疸是肝胆系统疾病的主症，也是脾胃病的一个主症。治黄以利水和脾法，同时肝胆病会有脾胃见症，更应调治脾胃，特别是黄疸退后，脾胃证更为突出。如何调理脾胃，就成了防止疾病迁延和复发，促进其早日痊愈的关键。

3. 泌尿系统疾病的脾胃调理

肾炎和肾病是儿科多发病常见病，属中医的水肿病范畴，认为"其本在肾，其标在肺，其制在脾"。无论是急性期或恢复期，都必须调理脾胃，夏禹铸在《幼科铁镜》中指出："治宜实脾利水为主。"

（1）水肿：《内经》曰："诸湿肿满，皆属于脾。"病之初期或急性期，临床常用越婢汤、防己茯苓汤、防己黄芪汤、五皮饮、五苓散等，都从各个不同角度调脾胃，或清胃，或利湿，或调气，或健脾，或补中。水肿消退后，则应着重调补脾肾，以巩固疗效，促进早愈。

（2）蛋白尿：中医认为肾虚不能固摄封藏，脾虚则元气下陷，均可出现蛋白尿。尤其是病程日久，蛋白尿长期不消者，用固肾健脾、益气举陷之法，能收到较好的效果。大剂量的健脾补气药如参、芪、术、苓等对肾功能的恢复有促进作用，黄芪、人参合用对于肾性蛋白尿的作用已被临床证实；红参（补气）、石韦（利水）能缓解改善蛋白尿。这都说明调补脾胃对肾性蛋白尿的恢复有可靠作用。

（3）血尿：一为湿热灼伤血络，当清而利之；一为久病脾虚，气虚不能摄血，当温补统摄，如归脾汤。

（4）高血压：由于脾肾虚损，致使肝木亢旺，脾肾虚损是本，肝木亢旺是标。治当平肝镇逆，滋补脾肾，六味地黄丸、杞菊地黄丸都兼顾补脾。

（5）尿毒症：是肾病的危重证候，因脾肾衰败，阴阳两遏，以致湿浊内泛之证。中医治法有：①和胃降逆升清降浊法（治酸中毒呕吐）：用小半夏加茯苓汤，加生稻芽、代赭石、伏龙肝等，吐止后继服陈夏六君子汤以扶养胃气。②温阳益气通利湿浊法（治尿闭）：用肾气丸或真武汤和大剂量参、芪。③大补阴阳，镇摄通窍法（治昏迷抽搐）：用地黄丸合大定风珠加减化裁。④通泻秽浊救阴法：用承气汤类急下存阴。以上都关乎脾胃，所谓"有胃气则生，无胃气则死"。

4. 血液病的脾胃调理

脾为生化之源，"脾土旺而血自生"，"五脏六腑之血，全赖脾气统摄"。脾胃功能的正常与否，直接影响造血及血液的运行。因此临床上脾胃的调理，成了治疗血液病重要的一环。血液病种类很多，从中医辨证角度统而观之，它们有某些阶段性的共同病理病机，可以归纳为热毒型、正虚型和血热型。在治疗时要照顾到脾胃。

（1）热毒型：如急性白血病、再障的急性期以及各种血液病合并感染者。以清热解毒为主，再随症施治。邪热伤气耗血，最后伤伐胃气，越当邪热炽张之时，越应顾护其胃气，胃气旺盛，抗御病邪，才能扭转病机。

（2）正虚型：如各种贫血、血小板减少症、白细胞减少症、血友病、急性白血病末期或缓解期、慢性白血病等多见此症。

（3）贫血为主症：属心脾两虚者，用补益心脾法；属脾肾两虚者，用脾肾两补法，补火以生土；属肝肾两虚者，亦需兼顾脾胃，土生万物，脾旺则五脏得其濡养，"脾旺则血自生"。结合近代的许多研究，认为健脾益气药对造血系统有良好的作用。

（4）出血为主症：属正气虚弱不能统摄，以致血不归经，用大补脾气、收敛统摄之法，如归脾汤、当归补血汤等。

（5）低热为主症：血液病的低热，中医病机有脾虚生内热，可以用甘温除热法，如李东垣补中益气汤。

缓解期症状不多的，可着重调补脾胃，多用甘淡养脾、温健脾土之法，"脾旺而血自生""脾旺而不受邪"，防止再感染。

（6）血瘀型：临床多为血瘀气滞痰结，以肝脾淋巴结肿大为主症者。此型正虚邪实、虚实互见的较多，治疗时无论是解毒散结、化瘀理气，都应注意攻削勿剐伐胃气，必要时，配合扶正祛邪，脾旺可以化痰，气盛可以散结，气行则血行，瘀滞可除。

5. 神经系统疾病的脾胃调理

《明医杂著》云："小儿病大率属脾土、肝木二经，肝只是有余，脾只是不足，肝木自旺则为惊风，脾胃虚而肝木乘侮，兼见惊搐，应曰慢惊。""癫痫，小儿惊风搐搦，悉属痰疾。"而痰由脾生，小儿惊风、癫痫发作期，无非治风、治痰、清热、开窍几大法，治肝即需平肝、平肝即需健脾（扶土抑木）、治痰即是治脾、清热当清胃、开窍用芳香逐秽，都关系到脾胃。

6. 循环系统疾病的脾胃调理

小儿心脏疾病如心肌炎、风湿病、先天性心脏病等都与脾胃有关。《内经》云："心主血，血生脾。"薛立斋指出："心虽主血，肝藏血，亦能统摄于脾，补脾和胃，血自生矣。"在临床上调理脾胃对心脏病的治疗是很重要的。李东垣说："善治斯疾者，唯在调和脾胃。"临床常用炙甘草汤、生脉散、归脾汤治疗小儿心脏病，正如薛立斋指出的"病气即见，行气已虚，必当唯其所由，而以助胃壮气为主，佐以治病之剂为善"。对于先天性心脏病患儿，调补脾胃以增强抵抗力有积极的意义。不仅如此，对于"五迟""五软""解颅""鸡胸""龟背"等先天不足、后天失养的患儿，都应从调补脾胃着手进行治疗。

7. 传染病的脾胃调理

小儿脏腑娇嫩，易感受时疫病邪的传染，温热疾病，在各个阶段均需兼顾脾胃的调理，或初起兼夹食滞当佐以消导，或热甚伤及胃气阴津，当顾其津液，护其胃气；至后期一般均需调养脾胃以助恢复。

8. 其他疾病的脾胃调理

（1）夏季热：患儿脾胃虚弱，湿热内蕴，又因暑邪相引为病，更需调理脾胃。初期以祛暑和胃为主，暑邪所犯法当祛暑，而暑热伤胃，又宜和胃。后期由于久热稽留，气阴受伤，当益气养阴为主。"清暑益气汤"是从气阴两个方面立法，治疗小儿夏季热有确切的疗效。

（2）小儿遗尿：小儿遗尿为水道不约所致，与肺、脾、肾三脏有关系，亦当补脾。治法常于补脾固肾方中，加石菖蒲、藿香一二味芳香之品，以化浊健脾，醒神通窍，脾土健则水受其制，脾土健则心肾交通，水道约束有权而不致遗尿。

小儿疾病的特殊望诊方法

儿科疾病的诊断手段也不外是四诊，其中问诊要全面、争取准确，有的家长总是把自己的孩子的疾病说得非常严重，或者认为很轻，这就要医生分析其准确性，掌握问诊中正确的部分，作为分析病情的依据。闻诊主要是听和闻，在儿科我还要依靠听诊器来听心脏、肺和气管，因为只是听外在的声音，而听不到相关内脏的声音会耽误重要的病情，如发烧时，要注意心肌炎、肺炎、气管炎的存在和发展，对于治疗是非常重要的，听诊器是我的耳朵的外延，不是西医的诊断专用器具。而切诊中的脉诊在儿科已经不是非常重要的了，切脉主要把握浮、沉、迟、数四脉即可，但是触诊还是比较重要的，比如感觉体温、皮肤、腹部情况等。在儿科的诊断中最重要的应该是望诊，也是最难掌握的部分，但是也是最容易发挥的部分。在教科书和各种医学材料中，儿科的望诊已经比较全面地介绍了，这里不再赘述。要讲的是我个人在小儿望诊中的一些特殊经验。

一、上腭望诊

1. 位置

指口腔内整个上腭，包括未生乳牙的上臼齿槽面部分，以观察3岁以下小儿为主。

2. 划分和脏腑归属

前腭（硬腭部分）主上焦（肺、心）；后腭（软腭部分）主下焦（肝、肾）；中柱（软腭中线）主肝、脾；臼齿槽面主脾胃、大肠。

3. 上腭望颜色与病情的变化

正常小儿上腭黏膜光滑润泽，颜色粉红。

病儿上腭颜色及黏膜表面的变化，可以反映病儿脏腑虚实、气血盛衰、病位的浅深和病邪轻重的性质。可根据上腭不同部位反映不同的病变，临床诊断就更准确了。

4. 上腭色诊

以红、白、黄三色为主：

上腭白如蒙乳皮状，为脾虚胃弱，在腹泻及消化不良时多见。

上腭色黄主脾胃疾病。深黄为实证；浅黄为虚证。

上腭红紫为实热证；深紫为瘀血、尿血；淡粉发白为血虚。

5. 望腭辨病

（1）消化不良：分虚寒、实热两型。

虚寒型：前后腭均呈粉红色，二臼齿部位乳白，中柱线发白。臼齿主属脾胃大肠，色乳白属虚寒。治以温中固肠为主。方用肉蔻、丁香、赤石脂、莲肉、芡实、伏龙肝加减。

实热型：前后腭均为深红色，中柱淡白，臼齿处黄白或红色。为脾胃郁热，大肠湿热。治以清热分利，化浊健脾。方用藿香、茯苓、寒水石、赤石脂、莲肉、伏龙肝加减。

（2）发热咳嗽，肺热证：主要表现前腭深红，甚或紫红色。治以清泻肺热为主。方用：青黛、银杏、寒水石、藿香、竹茹、地骨皮等。

（3）紫癜（血热上攻）：上腭散布紫红点，腭红。热毒内蕴血分，多见于出血证。治以清热解毒，凉血止血。方用青黛、紫草、寒水石、白芷、乳香、草豆蔻等。

（4）外感寒热，内有停滞：前腭红，中柱橘黄色，二分线明显，臼齿处红。前腭属上焦，红为上焦有热；中线为肝、胃部分，中线橘黄色为肝热食滞；臼齿属胃肠，红色为胃肠实热。治以清热化滞。方用青黛、藿香、寒水石、杭菊、竹茹、地骨皮、天竺黄等。

（5）脾胃不和：前腭浅黄，臼齿浅黄或干黄。治以调理脾胃。方用肉蔻、木瓜、砂仁、焦白术、茯苓、佛手等。

（6）贫血：全腭呈淡白色，为气血不足之色，中柱淡黄为肝脾两虚。治以补气。方用黄精、何首乌、紫草、白及、伏龙肝、千年健等。

（7）遗尿：前腭、后腭多呈正常色泽，中柱略黄，两侧有2或4个孔，多至6～7个孔。中柱两侧属下焦，有孔为肾气不固的表现。治以健脾固肾，佐以收涩。方用黄精、丁香、分心木、木瓜、荔枝核、淫羊藿等。

二、望头顶"污垢"

1岁左右的病儿头顶部位生有泥污样、垢腻样、疤块状的"污垢"，水洗不掉，反复复生。此种"污垢"多是婴儿湿疹，但是也有部分孩子是属病理表现。

1. 头顶"污垢"形状、性质及颜色

"污垢"有圆形、鱼鳞形、条形、电状4种。病儿头顶部位所生的"污垢"是垢腻、油污所团聚成泥块状的物质。常见的颜色可分为浅黄色、黄褐色、暗褐色及黑色。

2. 观察头顶"污垢"的临床意义

临床所见小儿头顶"污垢"与胃肠消化系统疾病有一定关系。

（1）按色辨病辨证：头顶"污垢"色黑，多为便秘或有食滞。临床常见于体质好的病儿。头顶"污垢"褐色，多为腹泻或消化不良。临床常见于慢性病反复发作的体质较弱病儿。临床观察头顶"污垢"色浅多偏虚证，色深多偏实证。

（2）按形状辨病之轻重：头顶"污垢"呈正圆形或鱼鳞状，其"污垢"量多的，为病程长、病情重；而条形、点状，表现"污垢"量少的为病情轻、病程短。

三、掌望诊

通过小儿手掌的望诊，可以了解孩子基本的生长发育情况、日常的消化吸收状况、日常的精神状态等，以辅助了解病情的生成和发展的趋势。

正常孩子手掌肥瘦合适，肌肤细润光滑，色泽红润可爱。

孩子手掌肥瘦，体现体质强弱：手掌短粗，大鱼际、小鱼际均肥厚，这样的孩子体质较强，食欲较旺盛，生长较快，精神旺盛等；手掌细瘦，肌肉少，这样的孩子体质较弱，食欲较差，精神稍弱，爱得病。

孩子手掌颜色表现精神状况，配合观察手掌肥厚，了解孩子喜好饮食情况、消化情况等。手掌色红，精神旺盛，食欲旺盛，爱吃肉食，爱起急烦躁，夜寐不实，翻身汗出，爱磨牙，大便干等；手掌色淡白，爱累，食欲较差，爱腹痛，消化吸收都比较弱，患病后易迁延等。

通过这些特殊望诊方法（书本没有，他人没有报道和研究过），丰富了我对小儿疾病的诊断能力，因为我可以了解孩子平时生长、发育的情况，了解当时孩子疾病发生的情况，有时比家长了解得还要清楚些，这时会得到家长最大的信任，对于我的治疗方法予以支持，就会使孩子得到连续的治疗，从而达到治疗效果。

（北京中医医院　王应麟）

周 乃 玉

周乃玉（1939—），女，辽宁省辽阳人。周乃玉主任1964年毕业于内蒙古医学院中医系，毕业后到北京中医医院工作，拜著名名老中医王大经为师，专攻"痹证"治疗。历任医师至主任医师、痹证科主任、中国中西医结合学会风湿病专业委员会委员、北京中医药学会理事兼风湿病学会主任委员，2003年被定为全国老中医药专家学术经验继承工作指导老师。

周乃玉主任从事中医临床、科研、教学40年，刻苦钻研，深究医经及前贤医著，积累了丰富的临床经验，理论造诣深厚，结合西医学理论及研究方法对风湿类疾病的病因、病机及治疗用药规律和有效方药进行了攻关，并取得了突破性成果。她博采众方，多方融会，逐渐形成了自己独特的风格及学术思想，在杏林医坛上独树一帜，享誉不衰。她研制的"类风湿2号""痹玉康"等特色中成药制剂，为临床一线治疗提供了便捷有效的方法和手段，在广大患者中享有很高的声望。在教学工作中，她耐心细致，诲人不倦，讲课生动，结合实际，受到学员高度评价。她还多次担任涉外教学任务，将中医介绍到了拉美欧亚各大洲，为中医走向世界做出了贡献。她总结实践经验，撰写了多篇学术论文，并参加了《痹病论治学》《实用中医风湿病学》《实用中医养生历书》等医著的编写，为中医痹病学科的发展做出了突出的贡献。传人有谢幼红、王北等。

周乃玉运用柴胡加龙骨牡蛎汤治疗风湿病经验

全国名老中医周乃玉教授从医40余载，学验精良，有幸从师，受益匪浅。现将周老师运用柴胡加龙骨牡蛎汤治疗风湿病的经验总结如下。

一、柴胡加龙骨牡蛎汤证释义

柴胡加龙骨牡蛎汤，本方出自《伤寒论》，其曰："伤寒八、九日，下之，胸满烦惊，小便不利，谵语，一身尽重，不可转侧者，柴胡加龙骨牡蛎汤主之。"治疗伤寒误下伤正，邪陷少阳，少阳枢机不利之证。后人将此方广泛应用于癫狂、不寐、眩晕、郁证等精神神经系统疾患的治疗，其病机大多与情志因素有关，主要为精神抑郁、肝失条达，以"胸满烦惊"为辨证要点。此外，也有人以此方加减治疗男性病（血精、早泄）、心血管疾病（心律失常、高脂血症）、妇科病（漏证、产后脏躁）、消化系统疾病（溃疡、肠易激综合征）等，周老师则常以柴胡加龙骨牡蛎汤（以黄芪易人参）治疗风湿病，临床取得显著疗效。柴胡加龙骨牡蛎汤由小柴胡汤（柴胡、半夏、黄芩、人参、生姜、大枣、甘草）加桂枝、茯苓、大黄、龙骨、牡蛎，去甘草组成。周老师认为小柴胡汤和解少阳，能调三焦之气，气通则血行湿运，脏腑调畅，阴阳平衡；又有桂枝、生黄芪、茯苓健脾益气，通阳开痹；大黄活血解毒；龙骨、牡蛎益肝肾而强筋骨。全方共奏调气活血、益气通阳、益肝肾、强筋骨之功。

二、验案举例

例1，产后风湿案

孙某，女性，30岁，初诊2003年5月12日。主诉周身关节疼痛半年。半年前因剖宫产生一女婴，常自闷不乐，心烦胸闷，继而周身大小关节窜痛，汗出恶风，食少便溏，舌质淡，苔薄白，脉细弦。ESR、ASO、RF、CRP、ANA、ENA均正常。

中医辨证：属肝郁脾虚，气机不畅。

治法：健脾疏肝，调气活血。

处方：柴胡10g，半夏10g，龙骨30g，牡蛎30g，桂枝10g，当归10g，甘草10g，大枣10g，生黄芪20g，白芍20g，炒山甲10g，炒白芥子10g。

每日1剂，早晚两次温服。共服15剂，患者周身窜痛减轻，汗出减少。又以上方随症加减治疗2个月，关节疼痛消失，汗出恶风及心烦少寐明显缓解，纳食增加，大便成形。

按：《叶天士女科》云："产后遍身疼痛，因气血走动，升降失常，留滞于肢节间，筋脉引急。"本例因产一女婴，常抑郁叹息，实属肝郁脾虚证，以柴胡加龙骨牡蛎汤健脾疏肝，配以山甲、白芥子通络止痛。全方使气机通畅，血脉条达，痹痛自除。

例2，骨性关节炎案

刘某，男性，66岁，初诊2003年8月。双膝关节疼痛12年，加重半年。伴腰膝酸软，足跟痛，烦躁易怒，失眠健忘，膝关节肿胀疼痛，僵硬，不能下蹲，舌质暗红，舌苔薄黄，脉细弦。X片提示双膝关节骨质增生，关节间隙狭窄。

辨证：肝肾阴虚，气郁化热。

治法：疏肝解郁，滋补肝肾。

处方：柴胡 10g，半夏 10g，生黄芪 10g，龙骨 30g，牡蛎 30g，炒山甲 10g，炒白芥子 10g，桂枝 10g，熟地黄 20g，刘寄奴 15g，山萸肉 10g，牛膝 15g，白芍 20g。14 剂，水煎服。

其后又以此方加减服药 1 个月，膝关节疼痛明显缓解，腰膝酸软、足跟痛、失眠减轻。再以上方加活血消肿之剂，继续治疗 2 个月，膝关节疼痛肿胀及其他症状基本消失。

按：骨性关节炎为老年常见病，主要病因病机为肝肾不足，气血亏虚，筋骨失养；外邪侵袭，或痰瘀互结，流注关节，使气血凝滞，脉络痹阻，关节肿痛变形，屈伸不利；劳损过度，日久局部气血失和，经脉受阻，筋骨失养。本例患者年近七旬，肾阴已亏，肝肾同源，肾阴不足导致肝阴不足，水不涵木，肝失疏泄，久郁化热，气血凝滞，筋骨关节脉络失养，导致关节疼痛。以柴胡加龙骨牡蛎汤疏肝健脾，理气解郁，熟地黄、山萸肉、骨碎补、牛膝滋补肝肾，强筋壮骨，益水以制火。诸药相合，共奏其效。此病案提示治疗骨性关节炎常需"肝肾同治"，补肾强筋壮骨与疏肝调肝并举。

例 3，类风湿关节炎案

患者李某，女性，39 岁，患类风湿关节炎 7 年。手足小关节、腕、膝关节疼痛肿胀，晨僵 2 小时，体胖怕冷，乏力纳呆，大便溏。近半月因宠物死亡，心烦起急，口苦咽干，舌质胖淡，舌苔薄黄，脉沉细。

处方：柴胡 10g，半夏 10g，黄芩 10g，龙骨 30g，牡蛎 30g，桂枝 10g，白芍 20g，当归 10g，茯苓 15g。白术 10g，生黄芪 20g，炒山甲 10g，炒白芥子 10g。14 剂，水煎服。

2 周后患者关节疼痛减轻，心烦起急、口苦咽干消失。上方去黄芩再服 2 周，诸症明显缓解。

按：本例患类风湿关节炎已 7 年，根据怕冷、乏力纳呆、大便溏及舌质、脉象，可知素体脾胃虚弱。复因情志不畅，肝失疏泄，导致肝火炎上，心烦起急，口苦咽干。以柴胡加龙骨牡蛎汤加黄芪、白术、山甲、白芥子等健脾疏肝、平肝潜阳、通络止痛，药证相符而获效。

三、讨论

1. 检索 1994—2003 年国内主要中医期刊，有关柴胡加龙骨牡蛎汤临床应用的论文，共计 70 余篇，未见有以此方治疗风湿病的报道。周乃玉老师不拘泥于经典医著所限，根据异病同治的原则，将柴胡加龙骨牡蛎汤应用于风湿病的治疗，可谓另辟蹊径，用心独到。

2. 风湿病大多为慢性过程，反复发作，迁延难愈，关节疼痛、肿胀变形、功能障碍，严重影响患者的正常生活与工作。长此以往，肝失条达，肝气郁结，易导致精神抑郁，而抑郁是类风湿关节炎患者中最常见的精神症状；也有直接为情志所伤，肝气逆乱，气病及血，气血闭阻，发为痹病者。《内经博议》云："凡七情过用，则亦能伤脏气为痹，不必三气入舍于其合也。"肝气郁结，气不行血，可致血凝血滞，经络瘀阻；肝气郁滞，久而化火，炼津为痰，痰热互结，阻于经络、关节；肝郁土虚，脾失运化，湿浊内生；肝藏血，主筋，肝病筋失所养，筋脉拘急疼痛。总之，肝郁气滞，枢机不利，升降失司，在风湿病的发病中起着重要的作用。因此临床治疗风湿病，要强调"从肝论治"。

3. 柴胡加龙骨牡蛎汤具有疏肝解郁、平肝潜阳、健脾理气的作用，使枢机畅达，升降正常，气血调和，濡养四肢百骸、经络脏腑。气血无壅遏之弊，不与风寒湿之气相合，故不得为痹。因此，用柴胡加龙骨牡蛎汤治疗肝郁脾虚型风湿病，如类风湿关节炎、骨性关节炎、强直性脊柱炎、干燥综合征等，均能获得很好的临床效果。

4. 临床动物试验证明柴胡加龙骨牡蛎汤具有抗抑郁的作用，因此对于具有抑郁症的类风湿关节炎患者、同时患有产后抑郁及产后风湿的患者、系统性红斑狼疮合并脑病而表现为抑郁者等，均具有良好的治疗效果。

（北京中医医院　谢幼红，北京积水潭医院　解国华）

周乃玉治疗类风湿关节炎经验

全国著名老中医周乃玉教授，从事中医风湿病研究数十载，医术精湛，治学严谨，不断创新，疗效卓著。笔者有幸跟师学习，获益匪浅。现将老师治疗类风湿关节炎的经验总结如下。

一、治病求本，重视温补脾肾

《素问·评热病论》云："风雨寒热，不得虚，不能独伤人。"因此脏腑阴阳虚损，是痹证的重要原因。肺虚皮腠失密，卫外不固；脾虚肌肉不丰，四肢关节失养；肝虚筋爪不荣，筋骨不韧；肾虚骨髓失充，骨质不坚。凡五脏虚损，皆可导致类风湿关节炎。在五脏之中，周老师尤重脾肾，认为太阴脾阳不振，运化失常，湿邪内生，蕴而化毒，湿毒致痹；少阴肾阳为人身阳气之根，阳气旺盛，则内能温养脏腑，外能抵御风寒湿邪侵袭肌体。肾阳虚衰或脾肾两虚，寒湿凝滞，痹阻不通，不通则痛；肌肉关节骨骼失于气血津精荣养，不荣亦痛。因此在治疗中常以温补脾肾为先，中阳得健，既可消除阴霾寒凝，利水消肿，又使化生有源，气血充足，则筋脉关节得以濡润，四肢肌肉有所禀受也。此外，培补脾肾，调整先天与后天，可增强机体祛邪外出之力，御邪再侵之功，有利于类风湿关节炎的治疗恢复与预防复发，常用玉屏风散、补中益气汤。脾肾阳虚证多见于类风湿关节炎的慢性活动期，临床表现为关节疼痛、肿胀、难以屈伸，僵硬畸形，手足不温，畏寒乏力，舌质淡，苔薄白，脉沉细。以温补脾肾法治疗类风湿关节炎，周老师常选用附子阳和汤、乌头汤、真武汤、金匮肾气丸，加肉桂、巴戟天、仙茅、淫羊藿、骨碎补、补骨脂等。

二、从肝论治，强调疏肝理气

类风湿关节炎呈慢性过程，反复发作，迁延难愈，关节疼痛，肿胀变形，晚期导致畸形，功能障碍，严重影响患者的正常生活与工作。长此以往，容易导致情志不畅。肝性喜调达，恶抑郁，情志不畅，致使肝失疏泄，肝气郁结。木郁克脾土，导致脾虚运化失常，水湿不能敷布，痰浊内生，闭阻气血经络；总之，肝郁气滞，疏泄失常，升降失司，在类风湿关节炎的发病中起着重要的作用，因此周老师特别重视气机，强调"从肝论治""调气和血"。常用方剂包括柴胡加龙骨牡蛎汤、柴胡桂枝汤、小柴胡汤等。特别擅用柴胡加龙骨牡蛎汤，取其疏肝解郁、平肝潜阳、健脾理气的作用，使枢机畅达，升降正常，气血调和，濡养四肢百骸、经络脏腑。

三、化痰逐瘀，"通络"贯穿始终

清・董西园论述痹证病因曾谓"痹非三气，患在痰瘀"。类风湿关节炎多数患病既久，病邪由表入里，病情由轻而重，导致脏腑功能失调，痰浊与瘀血由内而生。风寒袭肺，肺失肃降，肺气不宣，则肺津凝聚成痰；寒湿困脾，脾失运化，湿聚成痰；痹证日久，伤及肾阳，气化不利，水湿上泛，聚而为痰，若伤肾阴，虚火灼津，变成痰浊；肝气郁滞，气郁化火，炼津为痰。久痛必瘀、久病入络，气血运行不畅，血脉凝滞而呈血瘀之证。痰瘀既成，则闭阻经络，胶着于骨骼，导致关节肿大、变形、疼痛加剧、僵硬麻木、皮下结节等等。此证见于类风湿关节炎的中、晚期，多顽固难已，周老师施以化痰逐瘀法，妙在遣方用药。常用白芥子，取其辛温气锐，性善走窜，能化寒湿凝聚之老痰，有豁痰利气之功；又能通行透达经络，有善搜筋间骨骼注痰之力。同时，周老师以白芥子配山甲。唐容川云："须知痰水之壅由瘀血使然，但去瘀血则痰水自行。"白芥子走气分，山甲行血分，白芥子豁皮里膜外之痰，通行经络，山甲走皮窜肉，活血止痛，对于痰瘀互结之证尤为适宜，能直达病所，使痰瘀去、经络通、气机畅，二药相须为用，常起奇效。此外，根据病情，还可配以水蛭、全蝎、土鳖虫等虫类药物，搜剔通络，逐瘀祛邪，消肿止痛。

四、病证结合，整体局部互参

周老师认为治疗类风湿关节炎，首先要诊断明确，辨证准确，治疗用药到位，做到稳、准、狠。充分发挥中医药的优势，强调辨病辨证结合，整体局部互参。在辨证方面，强调脏腑辨证为主，结合六经辨证。因为六经病证的传变规律，也符合类风湿关节炎、强直性脊柱炎等结缔组织病多脏器、多部位受损，从而出现合病、并病的特点。在治疗上，既要体现整体观念（多角度思维），又要突出某局部病理过程（靶向用药），因为局部的病患与全身脏腑功能失调、气血经络的病理变化有关，是一个有机的整体，所以临床治疗类风湿关节炎，既要调整免疫，达到脏腑阴阳平衡，又要缓解局部症状，祛除病邪。概言之，即为扶正祛邪。

五、精研古籍，擅长经方活用

周老师特别深究《伤寒论》和《金匮要略》，挖掘其治疗痹证之理论与应用。除前面提到的柴胡加龙骨牡蛎汤、柴胡桂枝汤、乌头汤、真武汤外，对风引汤、白虎汤、桂枝芍药知母汤、薏苡附子败酱散等运用纯熟，在临床施治过程中每每获得奇效。例如治疗一位类风湿关节炎合并皮肤血管炎的患者，其膝关节、足趾小关节疼痛，活动受限，右小腿大面积暗红色斑块，肿胀，局部稍硬，舌质淡，苔黄厚，脉沉弦。周老师以薏苡附子败酱散加减治之。薏苡附子败酱散原本治疗肠痈脓已成而未溃者，由于素体阳虚，兼内蕴热毒，营血瘀结肠中，治疗以清热消痈为主，唯当兼顾阳气。本病案为类风湿关节炎继发皮肤血管炎，中医辨证属脾肾不足，寒湿凝滞，郁而化热，法当温补脾肾，利湿解毒。周老师选用薏苡附子败酱散，重用附子，温阳散寒，化湿解毒，配以活血通络之品，使患者症状明显缓解，获得满意疗效。体现了擅用经方、遵古而不泥古的高超治疗水准。

六、用药精良，配伍匠心独具

在用药方面，周老师更是颇具匠心。对于阳气虚衰、寒湿凝滞之证，温阳逐寒，重用附子30g，辅以肉桂、干姜加强附子驱散阴霾的作用，仙茅、淫羊藿、肉苁蓉温肾助阳；同时佐以白芍、熟地黄，制约其燥烈之性，使其温化寒湿，而无伤阴动火之弊。对于风湿热痹，用风引汤、白虎加桂枝汤，清热凉血。对于中晚期患者，由于邪气久稽体内，流连筋骨，深入骨骱，胶着不去，或反复发作，正气亏虚，每遇外邪、劳累而易复发，常以寒热错杂，虚实相兼者多见，则要扶正祛邪，寒热并用，以健脾补肾、温化寒湿、通经活络、逐瘀解毒为基本大法。常用的治法是以桂枝芍药知母汤、附子大黄汤、附子芍药甘草汤等加减，合玉屏风散、黄芪当归补血汤。以仙茅、淫羊藿、附子、熟地黄、肉桂等培补肝肾，黄芪、白术、茯苓健脾益气，紫河车、生鹿角、鹿角胶等血肉有情之物温肾填精；以白鲜皮、蛇床子、土茯苓、酒大黄、虎杖、白花蛇舌草等清热利湿、逐瘀解毒；以全蝎、蜈蚣、乌蛇、土鳖虫、穿山甲、水蛭等虫类药，透骨搜风剔邪，活血通络止痛。总之遣方用药，不仅显示了周老师独特的学术思想及治疗风格，也是取得显著疗效的关键所在。

七、验案举例

宋某，女性，43 岁，2004 年 3 月 9 日就诊。患类风湿关节炎 3 年，双手近指、腕、膝、踝关节疼痛，肿胀，晨僵 2 小时，腕关节活动受限，怕风怕冷，四肢不温，乏力倦怠，汗出，纳可，大便溏。舌质胖淡，边有齿痕，苔薄白，脉沉细。血沉每小时 66mm，类风湿因子 264IU/mL，C 反应蛋白 47.8IU/mL，手关节 X 片示骨质疏松，指间关节及腕关节间隙变窄，关节面模糊。

辨证：脾肾阳虚，寒湿闭阻。

治法：温补脾肾，逐寒除湿，通络止痛。给予附子阳和汤加减治疗。

处方：淡附片 20g（先煎 30 分钟），麻黄 10g，生黄芪 20g，熟地黄 20g，生鹿角 10g，炒山甲 10g，炒白芥子 10g，炒白芍 20g，片姜黄 10g，川桂枝 10g，刘寄奴 15g，巴戟天 20g，骨碎补 10g，全蝎 6g。水煎服，早晚各 200mL。

共服 14 剂，关节疼痛、肿胀明显减轻，此后以上方为基础，随症化裁，共治疗 3 个月，患者在阴雨天或劳累后方感关节酸痛，肿胀、晨僵已消失，四肢不温、乏力汗出均缓解。复查：血沉每小时 30mm，类风湿因子 148IU/mL，C 反应蛋白 1.4IU/mL。随访 6 个月，病情平稳，未见复发。

（北京中医医院　谢幼红　王北）

孙伯扬

孙伯扬（1926—），男，北京市人。孙伯扬主任早年从师刘瞿生先生学习中医药，对中药的加工炮制及真伪优劣辨识打下了坚实的基础，后又拜北京中医名家宗维新老先生为师，得其真传，医术大增，擅治内科杂症，尤对老年病造诣更为深厚。

中华人民共和国成立后，为进一步深造，于1950年进入北京市中医进修学校系统学习西医学知识三年，1960年又进南京中医学院师资班进修。毕业后先后到北京市中医学校、北京中医医院、北京中医药学院工作、任教。历任医师至主任医师、中国老年学学会理事、中华中医药学会老年医学会主任委员、北京市老年康复医学研究会理事，1990年被定为北京市老中医专家学术经验继承工作指导老师。

孙伯扬主任从事中医临床数十年，积累了丰富的实践经验，并对老年病如眩晕、高血压、糖尿病、中风恢复等研究颇深，尤对高血压病的治疗更有独到的见解和方法，创制了特色中成药"清脑延寿片""醒脑延寿片"，用于治疗不同证型的高血压病，疗效显著，深受病家欢迎。孙伯扬主任尊古而不泥古，注重实效，善于总结，从事临床教学多年，毫不保留，诲人不倦，培养了众多的人才，撰写论文20余篇，编著了《孙伯扬临证选录》一书，受到同业的好评。传人有张国英、张芸芸等。

中老年眩晕证治概要

眩晕是中老年常见病。古代称眩为视物动乱昏花，如悬物之摇状；晕为头脑昏晕，如坐舟车之旋转，甚则猝倒无知。对本证，《内经》有"头眩""掉眩""徇蒙招尤"的记载，《金匮要略》有"冒眩""癫眩"之称，《诸病源候论》谓之"风眩"，近代也有称为"头旋转，眼纷繁"的。现在临床多以"头晕眼花"或"头晕目眩"来描述，形容在体征上的反应。

一、病因病机

眩晕病证，包括西医学多种疾病，在中老年患者中较为多见。《素问·至真要大论》谓："诸风掉眩，皆属于肝。"《灵枢·口问》曰："上气不足，脑为之不满，耳为之苦鸣，头为之苦倾，目为之眩。"《灵枢·海论》曰："髓海不足，则脑转耳鸣，胫酸眩冒，目无所见，懈怠安卧。"后世医家又进一步联系到心、脾、肾、胆，以及气血、阴阳的病变。论其发病原因可有风、火、痰、虚、瘀的不同；其病机又有虚实之分，虚证病机多以气血虚衰为主，实证病机多为痰火上扰所致。然中老年患者多属虚证或虚中夹实。眩晕的临床辨证，需分清眩与晕的主次，因眩常是体虚痰瘀阻碍清气上升，致使脑失濡养；晕多由风火上亢，导致清窍被蒙。此即"虚者，气与血也；实者，痰涎风火也"之谓。

二、中老年眩晕特点

年龄：45～59 岁为老年前期。

病史：眩晕反复、间歇或持续发作 1 周以上者。

诊断标准：

1. 主症

头晕目眩 / 眩晕。

2. 缺血性脑血管疾病的病名诊断

（1）脑动脉硬化、供血不足。

（2）脑椎 - 基底动脉供血不足。

（3）高血压病（Ⅱ、Ⅲ期）。

三、眩、晕鉴别

1. 眩晕

眩晕即天旋地转之谓，是患者的一种主观感觉，感到周围环境在旋转，同时常伴有恶心、呕吐，甚至出现面色苍白、出汗等…系列症状。西医学认为，它是由于人的感觉系统、深部感觉系统及前庭系统的病变引起的。由于年龄不同，眩晕发作的规律和伴随症状各异。

2. 头晕

头晕多表现为头昏眼花，头晕目眩，头脑麻木或空虚，脚步轻浮，躯体不稳等症状，而无眩晕证候。它是由于神经功能的失调，或者高血压病引起。神经功能失调多与患者的精神因素有关，如精神紧张、生活不规律、烟酒过度等原因导致大脑机能障碍所致。

四、发病机制与治则

(一)实证病机

1.痰火上扰

多为肝胆郁热疏泄不利,少阳胆络气机阻滞,痰火上扰,可发眩晕。治宜清热化痰,醒脑安神。

药用:黄连温胆汤(黄连、半夏、竹茹、枳实、陈皮、茯苓、甘草、生姜)加减。

2.痰浊中阻

多为饮食失节,损伤脾胃,影响水湿运化,湿聚生痰,痰浊郁阻胸阳,浊阴不降,清阳被扰,可发眩晕。治宜温化痰湿,平肝降逆。

药用:半夏天麻白术汤(半夏、天麻、茯苓、橘红、白术、甘草、生姜)加减。

(二)虚证病机

1.气血两虚

血为气配、气为血行,气血相合,以血为荣。凡久病亡阴失血,以致气血亏虚,失于上荣,脑失濡养,或素体气血不足,均可发为眩晕。治宜益气补血,健脾养心。

药用:归脾汤(白术、茯神、黄芪、龙眼肉、酸枣仁、人参、木香、甘草)加减。

2.肝肾阴虚

肝肾乙癸同源,水不涵木,虚火上炎,可发为眩晕(头晕目眩)。治宜补养肝肾,滋水涵木。

药用:杞菊地黄丸(熟地黄、山萸、山药、泽泻、茯苓、牡丹皮)加减。

(三)虚中夹实病机

1.气虚肝郁

肝为藏血之脏,性喜条达,而主疏泄。若肝郁侮土,脾失健运,肝体失养,郁火上扰,可发眩晕。治宜健脾和营,解郁调肝。

药用:逍遥散(柴胡、当归、白芍、白术、茯苓、甘草)加减。

2.气虚夹痰(瘀)

人到老年,脏腑功能减退,或久病体弱,正气不足,或兼痰瘀阻络,有碍清气上升,脑失濡养,可发眩晕。治宜益气化痰,降逆平肝。

药用:当归补血汤合温胆汤(生黄芪、当归、半夏、橘红、茯苓、甘草、竹茹、枳实)加减。

五、验方选录

（一）半夏天麻白术汤的临床应用

本方为《医学心悟》中治疗风痰上扰所致眩晕之良方，临床加减应用，多获效验。

药物组成：半夏 10g，天麻 10g，白术 12g，茯苓 15g，陈皮 10g，枳壳 10g，甘草 6g，生姜 3 片。

功用：燥湿化痰，理气降逆，平肝息风。

主治：眩晕（常见于梅尼埃病或不典型之证候），多属痰湿偏著者。

方解：本方所治之风痰眩晕，以头重呕恶、舌苔白腻为主症，多兼胸脘满闷，脉弦滑或滑缓。其病机由于脾湿生痰，引发肝风内动所致，痰浊蒙蔽清阳，风痰上犯，故眩晕。治宜化痰息风、健脾理气为要。

药用半夏燥湿化痰、降逆止呕，天麻祛风痰而止头眩，二者合用为君；以白术、茯苓健脾渗湿为臣，以加强燥湿化痰之功；陈皮、枳壳、生姜、甘草理气降逆止呕，为佐使药。诸药相伍，使痰消风止，眩晕自除。

加减运用：胸闷多寐者，加菖蒲、郁金以开窍醒神；舌微红、呃逆者，加竹茹、枳实以降逆止呃；体虚者，酌加生黄芪、党参以扶正祛邪。

（二）益气清眩汤的临床应用

本方是作者多年的经验方，临床如能掌握好中老年眩晕证的辨证论治及对此方的加减运用，大多疗效显著。

药物组成：黄芪 20g，川芎 10g，法半夏 12g，陈皮 10g，茯苓 15g，旋覆花 10g，代赭石 15g，天麻 10g，甘草 6g，生姜 3 片。

功用：益气养血，温化痰浊，平肝降逆。

主治：眩晕（多属神经功能失调及缺血性脑血管病等所致者）。

方解：老年脏腑功能减弱，气血衰微。气为血帅，虚者血行滞缓，上荣力减，以致脑失濡养。故本方用黄芪、川芎为君，生黄芪益气升清，川芎活血上行头目，二药合用则益气活血，改善脑部循环。脾虚失运，湿聚生痰，痰浊郁阻胸阳，则清阳不升，浊阴不降，用半夏、陈皮、茯苓、甘草为二陈汤，燥湿化痰，理气和中，以降浊逆为臣；配以生姜以助半夏、陈皮行气消痰之力。遵"掉眩属肝"之旨，用旋覆花、代赭石化痰降逆，配伍天麻以加强平肝潜降之效，共具益气活血、化痰降逆、平肝止眩之功。

加减运用：

（1）病初症见舌红苔微黄腻，兼痰热者，加黄连、瓜蒌；亦可以竹茹、枳实各

10g 易旋覆花、代赭石；或先用黄连温胆汤，俟痰热清化之后，再服本方。

（2）苔腻而属痰湿重者，可加白术以燥湿健脾。

（3）心悸少寐者，加菖蒲、远志以开窍宁神。

（4）若胸闷多寐，减远志，加郁金以开窍醒神。

（5）腿酸软无力者，加川断、怀牛膝补肝肾而强宗筋。

上述加减多用于本证属神经功能失调及轻度脑供血不足者。如有颈椎骨质增生症兼项强肢麻者，除增大黄芪用量 30 ～ 60g，再加葛根、地龙以解肌通络。

六、体会

眩晕证其范围较广，可包括各种疾病，诸如耳源性者、脑动脉硬化供血不足者，亦有神经功能失调等。其病因病机，多错综复杂，其见症可单独出现，又可兼夹为患，临证较难辨析确切。但眩晕治则，主要可掌握虚、实及虚中夹实的发病机制，进行审证以求因辨证而论治。必要时可采用西医学诊察手段，既辨"证"也辨"病"，则更有利于判断预后和治疗。

论感冒证治

感冒主要是风邪夹时气侵袭人体，是四时常见的外感病，临床多根据病之轻重和邪之浅深分为轻重两种。轻者即一般所说的伤风感冒；重者因感邪较重，加之有较强的传染性，中医学称之为上呼吸道感染及流行性感冒，中医学称为"时行感冒"。

明代张景岳说："伤风之病本由外感，但邪深而甚者，遍传经络，而为伤寒；邪轻而浅者，止犯皮毛，即为伤风。"邪轻而浅的病机，只侵犯卫表与肺（上肺）；邪深而重的病机，常可侵及皮表、腠理、经络（即太阳、少阳二经）。其轻者邪只留于太阴肺（上肺）及咽喉和鼻部，而不深传；其重者亦多郁于少阳半表半里，再重也只见阳明气分证，而很少再向里传变。

感冒病因及发病机理，为风寒外袭肌表、经络，病邪首犯肺卫，致使卫气郁闭，肺气不宣，或涉及鼻咽等部位。感冒的一般症状：鼻塞声重、喷嚏、流涕、喉痒或咽痛、头痛、身痛、恶寒、发热等。但由于四时气候不同，邪之性质及轻重和兼夹有异，因而脉证亦有不同。就感冒与伤寒、温病的关系及普感与流感的鉴别分述如下。

一、感冒与伤寒的关系

伤风感冒与伤寒有别，凡偶感风寒，俗谓之伤风；重感冒（包括流感）之风寒感冒，则属于"狭义"伤寒，主要表现为太、少二阳经（包括阳明气分）的病变。

二、感冒与温病的关系

感冒初起发热多不甚高，或不发热，尤其风寒感冒，必有恶寒。然温病特别是伏邪温病，往往病起即见里热，又常以"发热而渴，不恶寒"为特点，其则出现高热神昏。风热感冒与新感温病初起虽同，但病邪轻浅，而无传变内陷之候；温病（尤以伏邪温病）病情较深重，症状方面热象较盛，病理方面易化伤津导致阴枯液涸。且在病变过程中，常是传变多端，热邪易于内陷脏腑。

三、感冒与流感的鉴别

流行性感冒和普通感冒虽多是呼吸系统疾病，但却有本质上的区别，是两种不同的疾病。在病原学上流感是由流感病毒引起的急性呼吸道传染病。其发病特征多为暴发性流行，起病急，蔓延迅速，虽然冬季发病较多，但没有明显的季节性，四时均可发病。病原体分为甲、乙、丙三型：较大的流行是甲型病毒引起的，即称为瘟疫；一般局部小流行则是乙型病毒所引起的，可称为温病；而丙型病毒只造成散在的病例。临床表现：大都是全身中毒症状显著，以高热寒战、头痛、全身酸痛、疲乏无力、口渴、咽痛等为主，同时具有不同程度的呼吸道局部炎症症状，并常有因高热而引起颜面潮红、结膜充血等急重病容，舌苔薄白，脉浮紧或浮数。因流感常是风寒病毒化热所致，邪重病深。

治法：以疏风解表，清热解毒为主。

方用：荆防败毒散（荆芥穗、防风、柴胡、黄芩、前胡、薄荷、甘草）合九味羌活汤（羌活、防风、苍术、细辛、川芎、白芷、生地黄、黄芩、甘草）。

四、证型与治法

感冒病因为感受四时不正之气而致，感邪季节和患者体质不同，其常见证型主要有以下四种。

（一）风寒证型

主证与治法：恶寒重，发热轻，头痛身重，鼻塞清涕，苔薄白而润，脉浮紧或浮缓。此为风寒束表，治以辛温解表，方用荆防败毒散加减：

荆芥穗 10g，防风 10g，柴胡 10g，黄芩 10g，前胡 12g，薄荷 6g，甘草 6g。

临证加减：病起仅有伤风症状，可用葱豉桔梗汤；症见恶寒重而无热者，可选加麻黄或桂枝、苏叶；头痛较重者，加川芎、白芷；鼻塞流涕者，加苍耳子、辛夷；兼咳可加杏仁、百部，宜去荆芥穗、柴胡、防风；若大便燥结，可加大黄泄热，以表里双解。此型恶寒较重，治宜辛温发汗泄邪，初起慎用甘凉濡润之品，如金银花、玄参等。

（二）风热证型

主证与治法：发热重，恶寒轻，口干渴或有咽痛，咳嗽，苔薄白欠润，脉浮数。此为风热袭表，治宜辛凉解表，清肺透热。方用银翘散加减：

金银花 15g，连翘 12g，薄荷 8g，荆芥穗 10g，苦梗 10g，芦根 30g，甘草 5g。

临证加减：病起发热口渴较轻者，可用桑菊饮加减；若渴甚热重者，可选加天花粉、玄参、生石膏；兼有咽喉肿痛，可选用板蓝根、马勃、僵蚕；若有阴伤而兼鼻干燥较重者，可选用沙参、麦冬、梨皮。

此证表热偏重，临证又多见于咽峡炎、扁桃体炎等病证。治宜辛凉开泄腠理，初起如不兼里热者，应慎用大剂寒凉，如生石膏、大青叶、蒲公英等；而兼微寒者，辛温芳化之荆芥穗又不可不用；但若里热偏重者，则寒凉之品又为必用。

（三）暑湿证型

主证与治法：发热头痛，恶寒无汗，胸闷烦渴，溺赤便溏，或有呕吐，身倦，苔薄腻微黄，脉多濡数。此为内暑热外湿寒，治宜祛暑解表，方用新加香薷饮加减：

香薷 10g，金银花 15g，连翘 12g，白芷 10g，扁豆花 10g，生甘草 5g。

临证加减：初起暑湿不重而症状轻者，减去香薷、白芷，加青蒿、西瓜翠衣、鲜荷叶；如暑湿较重而渴者，可加生石膏、知母；若湿重而兼头身重痛者，可加生薏苡仁、桑枝；便溏者，可加黄连、木瓜。

此型多为内暑外寒，治宜内清暑热，外解表寒，初起身热无汗者，香薷为要药，常可起到汗出而热退的作用。

（四）午后低热与往来寒热证型

感冒除前述三型外，尚有"午后低热"和"往来寒热"两型，临证亦不少见，兹附述于下：

1. 午后低热型

主证与治法：病初身热或兼恶寒，继而午后低热不退，头身重痛或身倦，或伴有胸闷腹胀，纳少恶心，口渴不欲饮，苔白腻，脉濡数或濡缓。此为湿热郁阻三焦，宜用蒿芩清胆汤合三仁汤（热重湿轻，以蒿芩清胆汤为主；湿重热情，以三仁汤为主）加减：

生薏苡仁 15g，杏仁 10g，青蒿 15g，黄芩 12g，藿香 12g，佩兰 10g，半夏 12g，竹叶 10g，六一散 30g。

临证加减：初起恶寒重者，加荆芥穗、薄荷；湿重腹胀者，加厚朴；如热偏重，可加竹茹、柴胡；有食滞者，加焦三仙。

此型感冒多见于夏秋湿盛季节，其病机为湿热之邪郁于三焦，湿热流连不解，且常与误治、失治有关。此外，患者又常有淋雨、冒湿或在天然河水中洗澡等诱因，但发病有偏湿、偏热之异，施治当欲辨证选药。

2. 往来寒热证型

主证与治法：感冒数日后不解，时有寒热往来，头痛身倦，或项强及背部寒凉不适，或恶心纳少，苔薄白，脉弦无力或弦细。此为邪郁少阳，治宜和解表里，方用小柴胡汤加减：

柴胡 12g，黄芩 10g，半夏 10g，党参 10g，芦根 30g，甘草 6g，生姜 3 片，大枣 5 枚。

临证加减：症见恶寒较甚，可加桂枝；口干渴者，加天花粉；身痛且重者，加桑枝。

此证型多为邪势不重，而体质较差的见症，或因治疗不当而致邪郁少阳不解。因此运用本方以柴胡为君和解退热，其用量不少于 10g，且方中党参也不可畏其补滞而不用。此外，若兼有合并症而里热偏重者，又宜去姜、枣而加板蓝根、蒲公英、生石膏等；如兼咳痰可加杏仁、前胡；咳甚者加紫菀、百部。

五、治疗感冒的原则

感冒为四时常见的外感病，冬春发病较多。其致病的条件，一方面是直接病因必须达到人体生理所不能抗御的程度。另一方面是人体的机能已经不能抗御直接病因的作用。

1.普通感冒相当于西医学中的"上感"，病较轻浅且易治疗；重感冒（包括单纯型流感）的临床表现虽较重，如辨治无误，而又无合并症，也很少传变内陷。因此，对感冒的辨证论治有别于温病。如伏邪温病常由外感诱发，新感温病又多与感冒初起见症相似，故病初往往不易鉴别。但细辨之，感冒无营血之见症，而温病多有之，二者之病势和阴伤之证情，以及病之转归等，亦有所不同。

2.感冒初起应先解表，但解表药有辛凉、辛温之别。辛温发散力强，能宣发郁表之寒邪；辛凉解表药有解肌发泄表热之功。外感初起，有一分恶寒便有一分表证，故应用辛温解表药的根据（见症）主要是"恶寒"，因而伤寒初起当用辛温解表，即使风热初起而又有恶寒者，于辛凉解表剂中亦应配以辛温之品（如银翘散中之荆芥穗即是），俾使外邪及时得解。且不可一见发热（体温高）不分表里而过用或早用大剂寒凉，免致外邪冰伏，热不得越而留恋难解，反使病程拖长。

3.感冒又多有发热症状，尤以重感冒热势较重。因此病初发热对于解热药的选用，应考虑到邪在上焦肺卫和经络、肌腠的病机病位，如邪郁卫表，症见高热憎寒，宜用疏风解表重剂，如荆芥穗、防风、薄荷、柴胡等以发汗退热。若属邪郁肌腠，症见高热烦渴不恶寒，可重用清热解毒剂，如板蓝根、蒲公英、生石膏等以清解退热。但感冒如无高热或虽有发热而口不渴者，生石膏应慎用或不用，特别是体弱者用量不宜过大，以免遏邪伤阳。

4.风寒感冒虽以冬季为多，但其他季节亦可出现，故辨证仍需结合季节气候变化，而不可拘执于冬寒之令，但需注意他邪兼夹。如夹食者投以焦三仙；夹痰者投以半夏、陈皮；夹气者配以枳壳；夹湿者佐以苍术等。由于外邪常与他邪相合致病，因而兼夹之邪祛，则外邪更易得解。

5.再有夏秋季节又多感湿热之邪，此与暑湿型之内暑热外湿寒之新加香薷饮证不同。因湿邪黏腻，缠绵难解，因此湿之不去，热亦难除，如再治疗不当，常可造成午后低热不退之证。本型病机为湿热蕴郁少阳、三焦，以致气机失利，与少阳半表半里有一纵一横之异。故前人有"彼则和解表里之半，此则分清上下之势"的治则。

6.又感冒湿热初起之病机，除外湿之外，又多与中焦之内湿有关，诸如病前饮水过多而停湿，脾虚之体易留湿，以及风湿发热过用辛凉滋腻（或病中输液较多），而热与湿合等，均可使内湿与外湿相引而影响三焦气机失司。此与一般感冒风寒、风热初起之邪在卫表（上焦肺卫）有异，因而对夏秋季感冒湿热初期之治疗，不可单纯解表而忽略祛湿，湿祛则热除。临床掌握"湿邪在上宜开，在中宜宣，在下宜淡渗"之治法，实为治湿之关键。

（北京中医医院　孙伯杨）

宋祚民

宋祚民（1925—），男，北京市人。宋先生于1940年考入北平国医学院求学，在校期间学习成绩优异，受到院长孔伯华先生的赏识，毕业后遂收入门墙。从此侍诊左右形影不离，白天随师抄方，晚间研究病机药理，遇有疑难不解之处，随时求教恩师。锲而不舍，刻苦研求，深得孔老嘉许，于是倾囊相授，使其获益良多。1946年获得中医师资格，独立应诊。

中华人民共和国成立后，1950年在中医进修学校学习，后响应政府号召创办德胜门联合诊所，被推为所长。他认为自己虽有小成，但距"大医"尚远，需进一步深造及提高，故于1958年到南京中医学院师资班学习。结业后，以卓越的成绩调入北京中医学校，担任讲师，讲授温病学及儿科学。1967年调入北京中医医院儿科，任主任医师。曾历任儿科主任、北京市中医药学会常务理事、儿科委员会主任委员、全国中医药学会儿科分会理事、中医研究院顾问等职。1997年被定为北京市重点继承名老中医，2003年被定为全国老中医药专家学术经验继承工作指导老师。

宋先生在学术上认为：数家争鸣，各具特色，分之则偏，合之则全。当取其所长，应以因人、因疾、因时、因地而论。从实际出发，全面掌握，不可偏执。真正掌握了中医辨证之大法。先生撰写医学论文40余篇，参与了《中医症状鉴别诊断学》《孔伯华医集》《中医治疗乙型脑炎》等医著的编写。传人有李建、崔芮、宋文芳等。

宋祚民老中医治疗小儿脾胃病的经验

宋祚民主任医师，擅长治疗外感温病、血液病、小儿脑病等疑难杂证，尤其对脾胃病的治疗颇有独到建树，创制宋氏悦脾汤，加减治疗脾胃病，疗效卓著，深受患者爱戴。现将宋老运用悦脾汤治疗脾胃病的经验整理介绍如下。

一、脾胃说

脾胃的生理功能、病理变化古人多有论述，以李杲、张景岳的论说最为精辟，后人多宗其说。宋老推崇李、张之说，继承孔老衣钵，总结自己行医60年临床经验之精华，创制宋氏悦脾汤。临证时，常从脾胃入手，调理后天，荣养脏腑，补充先天，使病体复元。宋老认为：脾胃位于中焦，升清降浊，共主饮食物的腐熟、泌别清浊，并将其水谷精微输布、营养全身。因此，体内脏器、筋骨、关节、经络皆有赖于脾胃水谷精微的运化、润养，所以说脾胃功能的强弱可以决定身体的强弱，也可以决定疾病是否能够迅速痊愈。

脾宜健，胃宜和，治疗时，不可大补，也不可大泻，脾胃适宜调理，这又是宋老治疗脾胃病的不传之秘。宋老曾言：脾胃在五行中皆属土，土为生物之本，其不燥不湿，不冷不热，方能生化万物。但脾为阴土，喜燥恶湿，胃为阳土，喜润恶燥，湿土宜燥，燥土宜湿。因此，脾健胃和，则二气平和，阴阳相调，燥湿既济，升降得宜，中焦健运，无疾体健。

二、宋氏悦脾汤解

悦脾汤的基本方：藿香10g，苏梗10g，竹茹10g，佛手6～10g，焦三仙10～30g，天花粉10g，乌梅6g，砂仁3～6g。

其功用：调脾和胃，升清降浊。主治脾胃失调之厌食、呕吐、腹痛、腹胀、腹泻、便秘等；此外，悦脾汤还可以治疗夜啼、汗证、鼻衄、紫癜等许多疾病以及感冒后的调理。

悦脾汤中无大补大泻、大辛大热、大苦大寒之品，多为芳香平和之剂，调理中焦，协调升降，在运化中，让阴阳和谐，使脾胃达到动态平衡。其中藿香辛微温，入脾、胃、肺经，为和中之要药。正如《本草正气》所言，藿香芳香不嫌其猛烈，温煦不偏于燥烈，能祛除阴霾湿邪，而助脾胃正气，为湿困脾阳，倦怠无力，饮食不好，舌苔浊垢者最捷之药。现代药理研究证明：藿香挥发油能刺激胃黏膜，促进胃液分泌，增强消化力，对胃肠有解痉、防腐的作用。在方中藿香既以芳香之气化脾湿，又可和胃以止呕吐，为方中主药。苏梗辛、甘、微温，归肺、脾、胃经，宽胸、利膈、顺气和胃。佛手疏肝理气、和中化痰，《本草便读》谓其"理气快膈，唯肝脾气滞者宜之。"砂仁芳香醒脾、温中化湿、行气开胃。三药理气行气、化湿和胃，共为方中辅药。天花粉清胃热、降心火、生津止渴；乌梅酸平，生津和胃，安蛔止痛；竹茹甘、微寒，清胃热、止呕吐；焦三仙消食导滞为方中佐制之品。全方具有调理脾胃、升降枢机、促进脾胃运化功能的作用。

加减：厌食患儿多以脾胃运化功能失调为主，虽有面黄消瘦、倦怠乏力等虚弱之象，但其治疗应"贵在运，而不在补"，故临床多以悦脾汤加玉竹、鸡内金、莲子肉治之；呕吐虽有多种类型，但小儿中焦脾湿不运，胃气上逆最为多见，故治以醒脾和胃、降逆止呕，以悦脾汤加姜半夏、刀豆子、橘皮等药；腹痛可见于胃肠痉挛、虫证、胃炎、胃十二指肠溃疡等多种疾病，其中医证型以脾胃虚寒型最为多见，治疗时可加木香、丁香、高良姜、炒白芍等；小儿腹胀多为脾失健运、湿滞气阻所致，可在悦脾汤的基础上，加大腹皮、厚朴、枳壳、枳实等；对于脾虚型腹泻可在悦脾汤中加苍术、茯苓、炒薏苡仁、伏龙肝等药；若因脾阴不足，胃津缺乏，腑气不畅引起的小儿便秘，可养脾滋阴、蓄水行舟、润燥通便，治疗时用悦脾汤加生何首乌、肉苁蓉、决明子等。至于夜啼、汗证、鼻衄、紫癜等证，无一不适用于脾胃失调之证型，经适当加减，亦可以悦脾汤为基本方进行治疗，均可收到较好的疗效。

三、脾胃病的饮食宜忌

1.脾胃疾患最忌暴饮暴食。小儿不知饥饱，饮食无度，应使其规律饮食，掌握其度，避免损伤脾胃。

2.小儿（尤其是脾胃失调的小儿）应避免过食寒凉、辛热之品，因为小儿脏腑娇嫩，肺脾肾三脏本不足，如过食寒凉、辛热之品，则易伤脾胃而导致疾病发生。

3.厌食小儿应避免在啼哭中，或极不情愿下强行喂饭，免生呕吐诸疾。

4.在患病期间，应避免食用肥甘厚味、鱼腥及不易消化的食品。

四、验案举例

石某，女，3岁，不思饮食半年。半年前，小孩因暴食而呕吐后，开始不爱吃饭，有时仅吃几口，家长强喂则致呕吐，时有腹痛、喜按，睡时露睛，夜寐不安，时有汗出，不爱运动，易累，大便三日一行，黄软便。面色萎黄，头发黄疏，较瘦弱，舌淡红，苔白，脉沉细弱。血红蛋白10.8g/L，体重11kg。中医证属：脾胃失调。治疗以悦脾汤加减，升清降浊，调理中焦脾胃：

藿香10g，苏梗10g，竹茹10g，佛手6g，焦三仙20g，鸡内金10g，天花粉10g，乌梅6g，砂仁5g，玉竹10g，黄精10g。水煎服。

患儿服药3剂后，明显想吃饭。考虑患儿脾胃功能仍较弱，恐其多食而出现食滞，焦三仙加至30g，连服2周，小儿饮食基本正常，未出现腹痛，玩耍正常，不再喊累。血红蛋白120g/L，体重上升到14kg。家长十分高兴。

综上所述，宋老总结自己行医 60 年临床经验之精华，创制宋氏悦脾汤，临证使用，疗效颇著。笔者以悦脾汤加减治疗小儿诸多脾胃疾患，每每收效，故总结整理，以供医界同仁共享。

（北京中医医院　李建）

滕宣光

滕宣光（1926—2000），男，河北省枣强县人。滕先生自幼喜爱中医，1944年拜老中医孔牧民为师学习中医经典，博览苦读，打下了坚实的中医理论基础。1950年参加了北京市卫生局举办的预防医学班学习，期满结业，同年进入北京市中医进修学校学习西医学基础及临床课程，成绩优秀，毕业后留校任教，边教学边临床。

1959年随校调入北京中医医院，任儿科医师。拜中医儿科名家周慕新老先生为师，得其言传身教，对儿科疾病有了较全面的掌握，受益匪浅。1990年被定为北京市重点继承名老中医专家学术经验继承工作指导老师。

在临床工作上，滕大夫对儿科疑难杂症治疗积累了丰富的经验，尤其对呼吸和消化两大系统疾病的治疗更为擅长，他对小儿咳嗽倾心钻研，反复推敲，研制出了对各型咳喘的不同制剂"宁尔咳""康尔嗽"等，取得显著实效，深受病者欢迎。他针对小儿高热研制的"青柴汤"，屡建奇效，1～2剂即可存津退热，不再复升。为中医儿科的急救退热奠定了基础。滕大夫总结实践经验，撰写专业学术论文15篇，刊载于专业期刊及《北京市老中医经验选编》中。主编有《中医儿科常见病证治概要》，协编有《中医症状鉴别诊断学》《中医百病自我疗养丛书》等。

滕宣光治疗小儿咳嗽（痰热蕴肺型和脾湿肺热型）经验总结

滕宣光老中医从医数十载，在小儿咳嗽的诊治上很有见地，他总结出本证最常见的两种证型——痰热蕴肺型和脾湿肺热型，临床疗效卓著。我根据自己的学习体会，探讨如下。

一、痰热蕴肺证

证候：咳嗽伴喘，吐白黏或黄黏痰，鼻流清涕，重者高热鼻扇，口唇青紫，舌红苔薄白或薄黄，脉浮数或滑数。

组方：苏子 6g，黄芩 6g，桑皮 10g，杏仁 6g，百部 10g，枇杷叶 10g。

以上为基本方，高热加青蒿 10g，白薇 10g，银柴胡 10g，牡丹皮 10g；夜间咳重加茅根 15g；痰多黄黏不易咯出，加葶苈子 6g，白前 10g。

例 1，徐某，女，3 岁。咳嗽 2 周，时轻时重，以阵咳为主，鼻流浊涕，入夜咳重兼喘，痰黏色黄难出，呼吸气促，大便偏干，舌质红，苔薄白，脉数。证属痰热蕴肺，宜清热化痰。药用本证基本方加葶苈子 6g，前胡 10g，白前 10g，天竺黄 10g，茅根 15g。服药 4 剂，咳嗽明显减轻，夜咳止，痰量减少，大便正常。原方继服 3 剂巩固疗效。

按： 滕老认为，痰热蕴肺证为外邪入侵化热，炼液成痰，此阶段多为实证，故治以清肺化痰。方用苏子下气消痰，杏仁肃降肺气，桑皮泻肺，黄芩清肺，四药配合宣清肃降，同入肺经而清肺化痰，止咳平喘。有热必伤阴，故加百部、枇杷叶润肺下气。凡属痰热者，实者能清，虚者无损。痰黄黏稠或成块不易咳出者加用生牡蛎 15g，生蛤壳 15g，生海石 15g，软坚化痰；鼻塞流涕加前胡 10g，桔梗 6g，浙贝母 10g，宣肺止咳。

二、脾湿肺热证

2 岁以内婴幼儿多见。多有宿痰，喉间辘辘有声，摸之胸背有震手之感，常兼大便溏稀，舌质淡，苔薄白，脉滑或缓，病程迁延易复发。

组方：茯苓 15g，法半夏 6g，陈皮 6g，苏子 6g，黄芩 6g，桑皮 10g，杏仁 6g。以上为基本方，痰多，喉间痰鸣难出者加海浮石 15g，生蛤壳 15g，生牡蛎 15g。

例 2，赵某，男，2 岁。咳嗽 1 月余，早晚咳嗽加重，流清涕，头汗多，喉间痰鸣，抚背震手，体温正常，稍喘纳可，大便通畅稍稀，舌淡苔薄白，脉滑。证属脾湿肺热，治宜健脾清肺。方药用基本方加前胡 10g，桔梗 6g，生蛤壳 15g，生牡蛎 15g。服药 3 剂，咳止痰量减少，纳可，大便正常。上方去桔梗，加浙贝母 6g，继服 3 剂痊愈。

按： 小儿脾常不足，易为乳食生冷所伤，脾失健运而湿聚成痰，上贮于肺而发为咳嗽。方中选用二陈汤健脾燥湿，断其痰源，配以苏、杏、桑、芩肃降肺气，既防辛燥伤肺，又避苦寒伤脾。

此外，滕老临证中注意整体观念，强调小儿正处在长气血、生百骸、益智慧的发育阶段，治疗时保护小儿的稚阴稚阳而不轻用攻伐，尤其对咳嗽日久痰多、素有脾虚的患儿，应注意健脾理气、加强后天、通畅肺气，使咳嗽易于痊愈。

（北京中医医院　王国玮）

滕宣光治疗核黄疸后遗症 2 例治验

核黄疸是中枢神经细胞核被未结合胆红素黄染而发生的一种疾病。经抢救虽能存活，往往遗留后遗症。目前对核黄疸后遗症尚无良好的治疗方法，我们在门诊经治 2 例，现报道如下：

例 1，张某，女，2 岁。

初诊日期 1987 年 7 月 1 日。患儿早产，7 个月出生，生后 2 天出现四肢肌肉强硬，不能伸动，到当地某医院住院 1 月余，诊为"核黄疸后遗症"。出院后又在郑州某医院诊治半年，两腿仍不能站立，右臂挛急后翻。辗转 2 年余，来京求治于中医。

现症：两腿肌肉萎缩拘紧，能站立 30～40 秒；令坚持到 1 分钟，则向前倾倒；提携行走两足尖踏地；不能蹲坐，强坐则向前仆。右臂习惯后翻直伸，两手动作不协调，取物不准确，右手攥物松弛易脱落。体质瘦弱，发育较差，颈项痿软，头向右倾，智力低下，语言能吐两字，听视无障碍，大便秘结，食欲欠佳，睡眠不宁，易急躁，舌质、口唇色泽俱淡，舌苔薄白，呈片状剥脱，脉弦细。

辨证：肝肾两虚，脾不化源。

治法：滋补肝肾，健脾益气。

药用：丹参 15g，熟地黄 10g，女贞子 15g，白芍 10g，沙参 15g，制龟甲 15g，茯苓 15g，生牡蛎 15g，补骨脂 15g，川断 10g，鸡血藤 10g，太子参 15g。

7 月 13 日复诊：服上方 13 剂，食欲增加，大便通畅，两手仍不协调，右手持物易脱落。原方去生牡蛎、川断，加阿胶珠 20g，首乌藤 15g，意在加重滋补肝肾，濡血荣筋。

8 月 2 日三诊：服上方 10 剂后患儿能坐立半小时，手扶童车两足能平行走路，能讲复杂语言，但吐字不清楚，习惯用左手取物，右手动作不灵活，偶有后翻直伸，食欲好，大便调。宗上方太子参易党参 10g，去龟甲，加当归 10g，黄芪 15g，菖蒲 10g，远志 10g，以补气养血，开窍益智。间断服药 20 剂，证候继续见好，两臂活动自如，右臂不再后翻，两下肢肌肉无拘紧；能站立，走路步伐稳健，头倾现象消失。说简单语言清晰，能喊出家人姓名，食欲尚好，全身肌肉渐丰，肤色红润，昼夜汗多。仍属气血两虚，营卫失调。

药用：党参 15g，黄芪 15g，茯苓 15g，补骨脂 15g，熟地黄 10g，桂枝 6g，白芍 10g，鸡血藤 15g，丹参 10g，当归 10g，女贞子 15g，枸杞子 15g。配制蜜丸，每服 6g，连服半年。

于 1989 年 4 月 18 日再次来北京，患儿已 3 岁，长高增胖，四肢动作健全，说话伶俐，智力聪颖，识字认数不亚于常儿，要求再予巩固调理。

药用：当归 10g，丹参 15g，熟地黄 15g，白芍 10g，茯苓 15g，陈皮 10g，沙参 15g，补骨脂 15g，黄精 15g，鸡血藤 15g，女贞子 15g，太子参 15g。

例 2，吴某，男，10 个月。

初诊日期 1983 年 7 月 14 日。患儿出生后 15 天，全身出现黄染，血清胆红素 30mg/dL。延至 27 天黄染消退。至 3 个月时，发现两目呆滞，引逗无表情，两臂拘紧，时时抽动，抽动时双手紧握向后伸挺，且强硬，每抽持续 3～5 分钟，日约 20 次。曾在某儿童医院诊断"核黄疸后遗症"。治疗效果不显，于 1983 年 7 月 14 日来我院求治。

现症：两臂拘紧，时时向后挺直，双手外翻。触其肌肤或遇响声，两臂拘紧发作越频。项软头向后仰，舌强流涎，烦躁不宁，食少溢乳，大便稀溏，夹杂不消化奶瓣，日两次，面色苍黄，印堂色青，舌质胖嫩，口唇色淡，脉弦细滑。

辨证：脾肾两虚，筋脉失濡。

治法：益肾健脾，荣筋活血。

药用：生牡蛎 10g，生龟甲 10g，白芍 10g，女贞子 10g，夜交藤 10g，地龙 6g，丹参 10g，远志 10g，川断 10g。

7 月 24 日复诊：服药 5 剂，两臂拘紧抽动见好，日 6～7 次，引逗知笑，目睛灵活，头向后亦见好转。舌仍强硬，进食卷动欠灵，两手撮物不准确，舌脉同前。原方去地龙，增鸡血藤 10g，再服 5 剂，加强通筋活血作用。

8 月 3 日三诊：两臂拘紧抽动明显好转，日 2～3 次，双手拘紧、臂向后挺已消失，手能拿物，触其肌肤抽动亦不再发，神智见好，说逗知笑，舌强流涎、头向后仰均已消失，尚不会言语，食欲欠佳，大便稀溏，伴有不消化食物，舌质胖淡，脉濡缓。肾虚肝不荣筋之象似已消失，而脾虚之征象晋为主位。易方健脾益肾，再佐养血。

药用：茯苓 15g，炒白术 6g，党参 10g，白芍 10g，丹参 10g，女贞子 15g，熟地黄 10g，远志 10g，川断 10g，茺蔚子 10g，生牡蛎 15g。

8 月 19 日四诊：服药 10 剂，两臂拘挛抽动完全消失，食欲增加，大便成形。原方继服 10 剂以巩固疗效。于 1984 年 1 月 12 日，患儿因感冒咳嗽来院门诊，追问前证治疗情况一直良好，现已见胖长大，神智好，会喊爸妈。

按：核黄疸后遗症从证候来看，两例患儿均遗留有臂向后伸、筋脉拘紧、智力低下、食欲欠佳的征象。肝主筋而藏血，肾主髓而通脑，似属肝肾两虚、脾虚化源不足之征。在出生后遍身黄染的急性发作期由于蕴蓄湿热，下陷肝肾，上逆心包，弥漫全身，湿犯于脾，热伤于肝，肝木侮土，土衰食减，精微亏乏，而肾精少藏，不足以供，而成本病。故治用补益肝肾、养血荣筋、固本兼标之法。经治两例，疗效尚满意。

（北京中医医院　王国玮）

陈中瑞

陈中瑞（1928—1996），河北束鹿县人。1940 年从原籍来北京，在中药店做店员，同年拜名中医马秉乾为师。1952 年马秉乾调市卫生局工作，陈中瑞即在马老原诊所私人开业。1956 年至 1958 年在白纸坊联合诊所工作。1959 年到北京中医学校学习，并于当年留校，担任儿科教研组教员。1960 年开展青年医生继承老中医经验工作，又拜著名儿科专家周慕新为师。1960 年至 1962 年在北京中医学校教授中医儿科全部教程，讲授对象为中医师及西学中进修班，自 1960 年至 1995 年在北京中医医院儿科从事临床工作，任中医儿科主任医师。

1980 年至 1984 年陈中瑞大夫从事小儿消化系统疾病的研究，他根据自己临床总结出的有效处方，研制成治疗小儿厌食症的"厌食开胃冲剂"和治疗小儿乙型肝炎的"益肝膏"，两项成果均获奖，并通过专家鉴定，转让给北京中药总厂，为小儿厌食及乙肝患者提供了服用方便、疗效显著的中成药，为中药剂型改革做出了贡献。1986 年起他先后发表"小儿低热的治疗""小儿高热 200 例的临床小结""儿童多动综合征治验二例""中药益肝膏治疗小儿乙型肝炎 207 例临床观察"等学术论文 23 篇，并著有《小儿常用中成药》一书，在指导儿科临床用药上发挥了积极的作用。

20 世纪 60 年代初，陈中瑞在北京中医学校任教期间，除了较好地完成了教学任务外，在当时儿科教研室主任周慕新主持下，编写了全部儿科教材，从而使中医儿科自成体系，为培养和造就中医儿科医师做出了贡献。

通过几十年的潜心钻研和临床实践，陈中瑞大夫对各种小儿杂病的治疗取得较好的疗效，尤其对一些疑难重症更有其独特的治疗方法，这与他多年对中医经典及临床著作的学习是分不开的。他在临床带教时常说的一句话是"决不要做一辈子糊涂大夫"。他常常教导青年医师要多读书、多实践。小儿科是个哑科，古人对小儿病的治疗留下了丰富而宝贵的经验，作为一名合格的儿科医师就应当不断学习，吸取前人的经验，为我所用，决不要做一个"应付患者"的大夫。他特别推崇钱乙的《小儿药证直诀》和万全的《幼科发挥》，鼓励青年医师要学好这两部儿科临床著述。他常说自己没有什么独特的经验，要说经验都是从书本上学来的，要学以致用，关键要在临床上灵活应用。只有不断地总结，才能不断地提高。

"儿童多动综合征"治验二例

"儿童多动综合征"是儿童时期的一种神经机能失调现象，临床上简称"多动症"。其特点为患儿神经兴奋性增高，表现为睡觉不安、多动不宁、性情烦躁、任性好哭、注意力不集中、情绪不稳定，严重的还可出现感觉上的障碍。这种患儿平时多伴有小动作多且频繁的表现。小动作可表现为多种多样的形式，如挤眉弄眼、口眼抽动、龇牙咧嘴出怪样、摇头点头、扭脖子，严重的还可见躯干及四肢不自主抽动。临床上也可见到有些患儿小动作每天呈阵发性发作，时轻时重或时发时止。

近年来我们运用中医学辨证施治的方法，观察治疗 2 例"儿童多动综合征"，均取得了较为满意的效果。现将治疗经验简介如下。

例 1，韩某，男 13 岁，病历号 9623。初诊日期 1978 年 5 月 10 日。3 年前发现两眼珠上翻、四肢多动，安静时多动尤显著，入睡后即止，醒来又发作。在某医院神经科诊断为"多动症"，服用中西药无效，遂来我院门诊治疗。

现症：两眼球不自主时时上翻，自觉眼睑发涩，喉中似有异物，四肢时有抽动，讲话时动作稍减，安静时动作加重，精神及智力尚好，饮食二便正常，舌苔微黄，舌质红，脉弦细数。

辨证：阴血不足，筋脉失养，肝风内动。

立法：养血柔肝，潜镇息风。

用药：当归 10g，生杭芍 15g，川芎 5g，生赭石 5g，磁石 10g，银柴胡 5g，葛根 8g，白附子 3g，秦艽 8g，龙胆草 6g。

服药 10 剂后，四肢抖动减轻，眼珠上翻已止，但口角右侧仍抽动。原方加僵蚕、桃仁、红花各 10g 以活血祛风。又服 10 剂，各症基本消除，但偶有双肩上耸，余无异常。照原方加黄芪、党参配合丸药长期服用，以巩固疗效。1980 年 8 月 20 日因高热后又出现摇头，再以第一方减白附子加蜈蚣、钩藤，服 5 剂，摇头又止。仍然继续服药丸，随访至今未再发作。

例 2，宋某，女，11 岁，病历号 48078。初诊日期 1980 年 9 月 22 日。5 天前，继吵嘴生气后遂现腹不适、左上肢多动。曾在某医院检查，诊为"多动症"。经治疗后无效，因来我院门诊治疗。

既往史：生后 56 天患流脑，住院两周后痊愈。

现症：自觉脐腹部至胃脘抽动，双肩耸抬，不自主地四肢抽动、摇头、嘴唇颤动，每日发作 6～8 次，每次 30～40 分钟，发作前恶寒，精神尚好，舌苔黄，脉滑数。

辨证：阳明积滞兼感外邪，肝热生风。

立法：表里双解，镇肝息风。

用药：荆芥 6g，防风 6g，钩藤 10g，川大黄 5g，赤芍 10g，生赭石 10g，磁石 10g，葱白 3 根。

服药 3 剂后大便已通，恶寒解，双肩耸抬减轻，头项摇动不止。外风虽祛，肝风未熄。故改用养肝阴佐潜镇法。

方药：当归 10g，生杭芍 10g，川芎 5g，葛根 10g，桂枝 6g，甘草 3g，生赭石 20g，磁石 10g，朱砂面、琥珀面各 2g。分 4 日冲服。

服 4 剂后诸证如故，大便仍干，脐腹部抽动更甚，能食，舌苔黄。随即改用"调胃承气汤"缓下，加钩藤、秦艽、莱菔子调气息风。服上药至 10 月 15 日，大便通畅，脐腹部抽动减轻，摇头耸肩亦减，但每日下午 4 点至 6 点抽动加重。日晡者，阳明所主，手阳明者大肠，足阳明者胃，此以胃肠积滞所致，故改用通泻阳明佐通络方药。

处方：番泻叶 10g，葛根 10g，桑枝 30g，丝瓜络 10g，秦艽 6g，钩藤 6g，金银花藤 15g，白芍 15g，甘草 3g。

服药 3 剂后脐腹部抽动止，摇头耸肩亦愈，自觉无不适感。此后将方中番泻叶量减半，加当归 10g，始终使大便保持通畅。至 10 月 31 日停药，随访至今未发作。

体会："多动症"属于中医学"风"的范围，它的病因十分复杂，证候亦虚实夹杂。如因阴血不足、血虚不能濡养筋脉，以致虚风内动者，此属正虚邪实，以补血柔肝之"四物汤"为主；胃肠积滞、蕴热伤阴，以致肝风内动者，此属邪实正虚，以消导泻肝为主。肝风内动、脾土则衰，脾主四肢，眼睑也属脾，故四肢多动，眼睑频抽；肝开窍于目，目失肝血之濡养，故目连眨、斜视或上翻，自觉双目发涩等；阳明蕴热，肝风内扰，脾络受损，故脐腹部抽动；阳明之脉，夹口环唇，阳明经受损，故口唇抽动。

治疗"多动症"之法，实则泻之，虚则补之。补肝血以四物汤为主，气虚加参芪；脐腹部抽动、大便干者番泻叶胜于大黄；头身颤动用生赭石、磁石潜镇肝阳、息风镇痉；项强摇头用葛根、钩藤、蜈蚣息肝风，缓解痉挛；挤眉弄眼、点头、口眼抽动，用秦艽养血荣筋；四肢多动用桑枝、鸡血藤、丝瓜络通络祛风；有外邪者用荆芥、防风，解表祛风。

（北京中医医院　佘继林）

陈　美

陈美（1934—），女，湖北省汉口市人。陈大夫 1951 年考入湖南省湘雅医学院，1953 年转入同济医科大学（现武汉医学院）医疗系学习，1958 年毕业后到北京医科院皮研所工作，1976 年调入北京中医医院皮肤科。历任主治医师至主任医师、中华医学会皮科分会委员，1993 年起享受国务院政府特殊津贴，2003 年被定为北京市老中医药专家学术经验继承工作指导老师。

陈大大从事皮肤病医疗、科研 40 余年，早年曾跟随赵炳南、申芝塘、施汉章、秦伯未等名老中医抄方学习，获益匪浅，积累了丰富的中、西医临床治疗经验，尤对湿疹、白塞氏、多型日光疹等的治疗有独到之处，临床效果显著，治愈了众多疑难重症，受到患者的欢迎。她总结实践经验，撰写了"中西医结合治疗系统性红斑狼疮""白塞氏病的中医辨证分型及治疗""带状疱疹的三联疗法""中医对急性皮炎治疗的机制和实验研究"等多篇专业论文，参加编写了《中医诊疗常规》《中医皮肤病学》等医学专著。多年承担临床教学，培养了众多的皮科人才，为中西医结合皮肤病的治疗和研究做出了自己的努力和贡献。传人有娄卫海等。

陈美教授治疗寻常性痤疮临床经验

痤疮是发生在面部和胸背部的最常见皮肤疾病，因其直接影响患者的面容和形象，所以是皮肤科重点防治的疾病之一。陈美教授对本病的辨证治疗有着丰富的经验。

一、病因病机

对于本病古代医家多有论述，如《诸病源候论·面疱候》曰："面疱者，谓面上有风热气生疱，头如米大，亦如谷大，白色者是。"《外科正宗·肺风粉刺酒皶鼻》曰："肺风、粉刺、酒皶鼻三名同种。粉刺属肺，糟鼻属脾，总皆血热郁滞不散……"《外科大成·肺风粉刺》曰："肺风由肺经血热郁滞不行而生酒刺也。"《医宗金鉴·外科心法要诀·肺风粉刺》曰："此证由肺经血热而成。每发于面鼻，起碎疙瘩，形如黍屑，色赤肿痛，破出白粉汁。"辨证论治主要从肺热、血瘀入手。现代医家多认为，肺经蕴热，外感风邪，邪热犯于肌肤，上熏头面而发；或因过食肥甘，脾胃受纳运化失常，湿热内生，溢于肌肤；又或脾失健运，水湿内停，郁久凝结成痰，气血凝滞肌肤；女性经前发疹或皮疹加重，又与冲任不调、气血失和有关。

二、辨证论治

痤疮的临床特点表现为面部和胸背部的白头粉刺、黑头粉刺、炎性斑疹、丘疹、脓疱、结节、囊肿及瘢痕，伴有不同程度的皮脂溢出。

痤疮的演变过程初为皮脂溢出，皮肤油腻光亮，出现白头粉刺、黑头粉刺，辨证为脾胃受纳运化失常，或过食肥甘致湿邪内生，外发肌肤；加之外感风热之邪，或湿邪内蕴化热，上熏于肺，阻滞气血，毒热腐肉为脓，血瘀凝滞，发于肌肤，则见炎性斑疹、丘疹、脓疱、结节、囊肿及瘢痕。又肺主皮毛，肺与大肠相表里，故痤疮的辨证论治，病位主要在肺（大肠）脾（胃），病邪为湿、热、毒、瘀。

1. 肺胃湿热

证候特点：皮疹以白头、黑头粉刺，炎性斑疹、丘疹为主，少量脓疱，伴有不同程度的皮脂溢出，或伴痒、痛，舌红，苔薄黄，脉浮数。

治法：清泄肺胃湿热。

方药：金银花、野菊花、玫瑰花、连翘、黄芩、青蒿、苦参、生薏苡仁。

加减：较多红斑皮疹者，加茅根、桑白皮、青蒿；大便干者，加枳壳、熟军；皮脂分泌较多者，加泽泻、龙胆草；痛经或经血色黑有块，加芍药、当归。

外用药物：每晚以水调颠倒散涂于皮疹处，晨起洗去。

2. 毒瘀互结

证候特点：皮疹以炎性丘疹、脓疱为主，见数量不等的结节、囊肿及瘢痕，皮疹红肿疼痛，舌红，苔黄腻，脉滑数。

治法：清热解毒，活血软坚。

方药：金银花、野菊花、连翘、黄连、蒲公英、地丁、当归、丹参。

加减：结节、囊肿较著者，加鱼腥草、山楂、夏枯草；瘢痕较著者，加桃仁、红花、乳香、没药；皮疹严重者，也可酌情选用梅花点舌丹、西黄丸、大黄䗪虫丸等药物配合治疗。

外用药物：黑布化毒膏点涂丘疹、脓疱、结节、囊肿；瘢痕可单用黑布药膏涂布。

三、辨证要点

1. 辨脏腑

痤疮与肺、脾、肝、心四脏关系密切。除前面已提到的肺、脾两脏外，因情志不遂，肝气不行，或冲任不调，致肝的疏泄功能失调，也是发生本病的重要因素；又《内经》有云"诸痛痒疮，皆属于心"，因此，理肝气、清心火也是本病的重要治疗原则。

2. 辨体质

人体存在着形态结构、身体心理上的差异，这种差异必然影响着疾病的发生发展。《灵枢·逆顺肥瘦》及《灵枢·卫气失常》就已有关于体质内容的记载。元·朱丹溪《格致余论》进一步将体质与疾病联系在了一起，提出了"肥人多痰，瘦人多火"的著名观点。因此，辨体质可以很好地指导疾病的治疗。根据中医理论，应主要注意不同体质的阴阳之别、强弱之分、偏寒偏热之异。

3. 辨皮损

皮损辨证是皮肤科治疗的基础。本病中粉刺辨证为湿邪阻滞；炎性丘疹多辨证为热在腠理；脓疱多为湿热郁滞，腐肉为脓；结节、囊肿多是湿热阻滞并与瘀血互结；瘢痕为气滞血瘀；疾病后期的炎性红斑是余热未清，气滞血瘀；皮脂分泌较多属湿热内蕴。

4. 辨兼症

本病常与患者的胃肠功能、情志及女性的月经情况等相关，因此对口干或口苦，便秘或便溏，情志或急躁，或抑郁及月经的提前错后、痛经与否、经血形态等伴随症状，也要仔细分析原因，辨明性质，正确施治。

四、日常调护

除针对性的治疗外，日常生活中的皮肤护理，以及饮食结构的调整、不良生活习惯的改变都非常重要。主要包括以下几方面。

1. 注意调整消化道功能。改变饮食习惯，少吃高脂肪、甜食及油炸、辛辣食品以减少油脂分泌，多食蔬菜、水果及富含维生素的食物，以及保持大便通畅。

2. 注意清洁面部。面部油脂分泌多时，每日至少需认真温水清洁面部 3 次（尤其是在夏季气候炎热、空气湿度大时），且清洁产品宜选择温和不刺激、偏酸性的产品（如市售硼酸香皂或具有消炎作用的两面针香皂）。患处避免用手挤捏，禁用溴、碘类药物。因不当地挤压患处，会使炎症深入，病情加重，病程延长，及造成炎症后色素沉着持续经久不退。溴、碘类药物会诱发粉刺形成。

3.女性患者还要注意面部不要使用油脂类的护肤品，少用扑粉，少化浓妆。

4.改变不良的生活习惯。吸烟、饮酒、作息时间不规律以及情绪波动、精神压力大都对本病治疗有一定的影响。因此，适当地调整心态，注意劳逸结合，戒除烟酒，建立健康良好的生活习惯有利于病情的缓解和痊愈。这也体现了中医辨证施治的整体观。

五、典型病例

万某，男，24岁，2004年11月13日初诊。主诉颜面起疹4年余，无明显诱因，皮疹呈进行性加重。曾在外院因"痤疮"服用泰尔丝、美满霉素等药物，但效果欠佳。现症见颜面部皮疹，伴轻度疼痛，舌红，苔白，脉弦。皮科查体：颜面多发黄豆至花生米大小结节、囊肿，少量粉刺、炎性丘疹、脓疱，伴皮脂溢出。

诊断：寻常性痤疮。

辨证：湿热内蕴，毒瘀互结。

立法：清热除湿，解毒活血。

方药：金银花15g，野菊花15g，鸡冠花10g，桑白皮10g，牡丹皮10g，赤芍10g，当归10g，苦参10g，生薏苡仁20g，连翘10g，黄芩10g，茅根30g。服7剂。

外治：硫雷洗剂外用整个皮损区；甲硝唑软膏外用丘疹、脓疱；复方化毒散软膏与黑布药膏等量混匀外用结节、囊肿。

二诊：2004年11月20日。皮疹改善，结节、囊肿也明显缩小，舌脉同前。前方续服14剂。外用同前。

三诊：2004年12月11日。结节、囊肿已不明显，皮疹以炎性丘疹为主，舌红，苔白，脉滑。前方去鸡冠花、连翘、黄芩，加枇杷叶10g，黄连10g，蒲公英15g，续服14剂。外用不变。

四诊：皮疹基本平复，纳可，二便调，舌脉同前。改以本院自制"痤疮合剂"巩固治疗。

（北京中医医院　娄卫海　王莒生）

于书庄

于书庄临床经验

一、临证五明

1. 明确病是何病

明确病是指明确西医诊断。因为西医诊断，是通过客观的观察、检验，明确患病的处所、原因、形态表现的结论，是对疾病的静态观察，反映疾病的个性（本质）。中医诊断的精髓是"辨证"，是对疾病表现出的症状、发生发展变化过程的动态观察，从病理变化的机理去认识疾病的本质，反映着疾病的共性（机转）。虽然中医运用辨证论治的手段拯救了无数患者的疾苦和挽救了无数患者的生命，但一种病之所以区别于另一种病，是有其本质区别的，共性并不能够完全代表个性。如腰痛是常见病，但有器质性腰痛和功能性腰痛两大类，如若只辨证不辨病，前者治疗多次无效，医者不知何故，后者弹拨昆仑穴1～2次治疗，医者只能认为自己医术高明。还如妇女就诊，要求治疗腰痛，医生给予针刺后溪、昆仑两次无效，经进一步问诊，方知其患Ⅱ度子宫脱垂数年，小腹坠胀，腰痛，不能平卧。从而改变取穴，针关元、子宫透向曲骨（针后要求找到抽搐感，即子宫向上抽的感觉）、三阴交。经治一次腰痛减轻，继用上法加曲骨穴，共针6次，子宫已不脱出，腰痛得到缓解，患者已能参加劳动。因此，笔者主张辨病应该使用西医病名，施治当宗中医法则，取人之长补己之短，是发展针灸事业、提高疗效的捷径。

2. 明确病属何证

辨证的目的，是辨别病情之寒、热，邪正之盛衰虚实，以及病位之表里，从而决定治疗法则。例如同是急腹症患者，一位男性因天气炎热劳动、暴饮冷水而出现腹部剧痛、出汗、呼叫、恶心，病后即抬来门诊就诊，余问其病情，查其面色黄，舌苔薄白，脉伏，腹部未见外科体征。诊为寒邪伤中胃痛，针中脘、内关、足三里，取较强酸胀针感，针后痛稍减，但不缓解，继而中脘加灸，灸后疼痛立止。另一位是老人，因与过继儿子吵架，被儿子打了一个嘴巴，老人十分愤怒，当晚突然发生阵发性腹痛，痛时喊叫，以右下腹及胃脘部明显，病后家属立即到诊室求医。余问其病情，查其面色黄，腹部平软，按之稍现紧张，未现急腹症体征。苔白，脉沉。诊为肝气犯胃胃肠痛。针内关小幅度捻转10分钟，疼痛有所缓解，但不久又痛，继针足三里，手法同前，根本无效。第三针刺人中，可谓针入痛止，患者入睡（因痛时过劳之故）。

两例同是急性胃痛，但前者病属寒证，故宗寒则温之，于中脘（募穴）针后加灸，其痛立止。后者暴怒伤肝属实证，故宗脏实泻腑的法则，刺督脉手足阳明之会穴人中，针入其痛立止。

3. 明确证属何经

这就是"辨经"，目的是为了治疗取穴。例如同是剧烈牙痛（实火证的牙痛），若按其大迎脉盛，或上齿痛，则证属足阳明经，宜取大迎（齐刺法，即在大迎穴针三针）、内庭。若按其大迎脉不盛，而阳溪脉盛，或合谷压痛，下齿痛，则证属手阳明经，宜取合谷。若按其大迎脉、阳溪脉均不盛，而牙痛牵扯太阳部或偏头部痛，此时若按其耳门、丝竹空压痛，则证属手少阳经，针耳门、丝竹空。若按曲鬓、浮白、完骨、窍阴、肩井压痛，则证属足少阳经，应根据其压痛明显程度取之，为取浮白、完骨等穴治之。这就是余主张的"针灸辨经"的原因。

4. 明确治在何经，取用何穴

在辨明证属何经后，主要是运用循经取穴法，进行取穴治疗。但多年临证实践表明，临证时亦不必局限于此。如余在治疗"痹证"时，其取穴治疗即有三种情况：

（1）治疗一般患者，若针灸几次不效时，余即采用"扶正法"针灸1～2次，然后再取祛邪通络穴往往取效。

（2）若年高体弱者，初诊时即拟订一组祛邪通络穴，一组扶助正气穴，两组穴交替取用。

（3）治疗疼痛比较重者，在大痛去之八九时，即改用扶助正气穴，进行善后治疗。

那么针灸怎样扶正呢？余根据"脾胃为气血生化之源"的医理，取用百会、中脘、气海、天枢、足三里、三阴交、内关等与脾胃相关的穴位，进行治疗，这就是余注意"脾胃学说"在针灸临床应用的指导思想。另外，脾气主升，胃气主降，脾胃居于中州，是机体气机升降之枢纽，故临证治疗肺失肃降之咳喘，除取治肺穴位外，还应取中脘、足三里，以助降肺气之功。又如治疗心肾不交的失眠，除取神门、太溪外，还应取中脘、足三里，以增强心肾既济之力。总之，临床治疗一切气机功能失常证，都应注意这一环节。

5. 施用何术、使用何法

术是指治疗方法。临证时治疗一般疾病，选用毫针刺即可，因为毫针治疗作用最广，它有补虚、泻实、清热、温寒、升清降浊、活血化瘀、通经活络等作用，但毫针的温寒助阳作用次于艾灸，故对寒邪较重者，毫针刺必须配合艾灸，尤其治疗沉寒痼冷证应该配合火针，方能达到治疗的目的，故曰艾灸、火针是针刺的左臂。毫针的祛瘀作用、泄热作用亚于三棱针刺血，故对红肿热痛的热痹、久痹出现血瘀者，必须配合三棱针刺血才能达到治疗的目的，故曰三棱针刺血是毫针刺的右臂。

法，指毫针针刺手法。文献曰"左捻为补，右捻为泻"，也有相反的记载。经过多年实践，捻转是针刺手法治病的实质，左捻右捻并没有什么补泻的作用。因为捻转、提插就可以激发经气（产生针感），激发经气即可以调动机体固有的（经络）调整功能，从而达到治病的目的。实践证明，针感的性质是多样的，常见到的有酸、胀、热、凉、痛、抽搐、触电、麻等几种，观察到这些不同性质的针感，可对患者产生不同的治疗效果，从而使我产生利用不同性质的针感治疗不同性质（寒热虚实）疾病的想法，如用热感治疗虚寒证、凉感治疗热证、抽搐感治疗内脏下垂病，均收到满意的效果，今分别介绍于下：

（1）柔和的酸胀感：用于治疗全身性虚证，如久病、重病后出现的面色萎黄、精神不振、全身瘦弱、语言无力、脉无力、舌体胖、苔白等。但是对于局限性虚证不用这种针感，如治疗子宫脱垂，我寻找抽搐感进行治疗，抽搐感是比较强的针感；又如治疗阳痿，针大赫取触电感至睾丸，这种针感也不是柔和的针感。

（2）麻、触电感：是一种较强的针感，适用治疗实证、急性病、体质强壮的患者。如刺环跳寻找触电感到足，对治疗癔病性瘫痪、干性坐骨神经痛是适宜的，但坐骨神经剧痛消失后，仅残留微痛或脚外侧麻木，这种针感就不相宜了，取穴改为扶正穴，手法改用柔和针感。又如，刺环跳寻找到小腹针感，对治疗肾绞痛、闭经实证，也是相宜的。当然酸胀感如果加强手法刺激，也可以成为较强的针感，用于治疗疼痛性和痉挛性疾病也是相宜的。刺环跳取触电感到足，治疗半身不遂、儿麻后遗症的瘫痪，按理说这就不是治疗实证了。

（3）热感：用于治疗虚寒证和寒湿证，如治疗寒痹、肩周炎、面神经麻痹的寒证、冻伤、慢性盆腔炎，以及神经麻痹和肌肉萎缩等退行性病，都是适宜的。

（4）凉感：用于治疗火热证、风热证、毒热证，如咽喉痛，胃火、风火牙痛，暴发火眼等。

（5）抽搐感：是针灸刺中肌肉运动点出现的针感，主要用于治疗内脏下垂病，如子宫下垂、胃下垂等。

（6）痛感：临证处理一般疾病时，痛感不是术者寻求的针感，但治疗神志昏迷的闭证、癔病性神志错乱等病，则必须使患者获得痛感才能收效，如刺井穴、十宣、人中、涌泉等穴，其针感主要是痛，故痛也是一种针感。

临证时医者若能随意获取各种针感，确是术者一项针刺手法技能，医者必须认真对待。但实践中表明确有几种影响针感的因素，亦不可不知：①虚寒证而获热感，实热证而获凉感。②敏感者而获各种针感，不敏者取各种针感均难。③技术熟练程度亦是影响针感出现的因素。④治疗次数多，患者敏感性提高。

二、医案选

例1，椎基底动脉供血不足案

王某，男，63岁，工人，住院号18451。患者于8天前午后出现头晕、恶心，呕吐一次，当时血压180/110mmHg，自服降压药，呕吐消失；两天前头晕加重，视一为二，言语不清，双下肢无力，行路困难，服安宫牛黄丸3丸未效。于1985年4月13日入院。既往患高血压20余年，冠心病10余年。

检查：形体较胖，面色红润，舌苔黄厚少津，脉弦滑，血压150/100mmHg，右鼻唇沟浅，右指鼻试验（+）。

辨证：肝阳上亢。

立法：平肝潜阳。

治疗经过：在风池、完骨、天柱、廉泉、通里、合谷、照海、金津、玉液穴刺血。4月16日上午于中冲刺血，针风池、完骨、通里、照海。中药：生石决明20g，生赭石20g，玳瑁10g，白芍10g，菊花10g，半夏10g，天麻10g，白术10g。水煎2次服，日1剂。消栓再造丸1丸，日2服。西药：阿司匹林0.3g，日3次。经过上述治疗病情未得控制，于4月16日下午病情加重。余阅其病历，察其患者，当时眩晕明显，烦躁不安，舌强语謇，复视，面赤，眼球水平、垂直震颤，苔黄干，脉滑。证系眩晕（实火证），治宜潜阳降火，即以三棱针点刺百会，血出如泉，手十井出血。

次日（17日）查房，自述昨日针后眩晕明显减轻，夜寐安，今晨未大便，苔黄干，脉弦滑。血压170/110mmHg，针太阳、手十宣刺血。中药：大黄粉、玄明粉、甘草面各10g，分两次冲服，停肠溶阿司匹林、消栓再造丸。经过上述治疗病情得到控制。自4月18日后，针刺改为风池、完骨、合谷、阳陵泉、足三里等穴，中药改为潜阳清热、活血育阴之剂。住院100天，诸症消失，痊愈出院。

按语：本案系中风病实火证，因医者始则针刺泄热力不足，又用些温燥药、半夏、白术，故而病情加重。经针百会、手十井刺血，太阳、十宣刺血后，泄热力增加，又服调胃承气汤1剂，以荡涤腑热，故而热邪得清，病转危为安。

例 2，中风病气虚证

张某，男，67 岁，1986 年 10 月 2 日初诊。有高血压病史多年，1980 年曾患中风。1986 年 9 月中旬出现右半身不遂，病后即去某院诊治，经静脉输液、服药（药物不详），病情逐渐加重，遂来我科就诊。现右半身不遂两周，语言不利，饮水呛，不自主哭笑。

检查：患者精神不振，面色黄，舌质淡，苔白，脉沉细数，气海压痛（++），血压 130/80mmHg，右上下肢肌力 3 级，腱反射亢进，左下颌反射（+），巴氏征双侧（+）。

辨证：气虚络阻，髓海失养。

治法：益气通络，补益脑髓。

临床选穴：人中、百会、风府、内关、足三里、中脘、气海（热手法），其他穴取柔和针感。中药：补阳还五汤 3 剂，两日服完。针药并施后病情得到控制，精神好转，饮水呛减轻，不自主哭笑亦好转。

按语： 本案系气虚络阻证。经某院治疗两周病情未得控制，余针刺与中药并用，速使病情稳定。从而说明针药并用对于控制中风病急性期病程是非常必要的。

例 3，中风病虚火证

王某，女，62 岁，1981 年 9 月 11 日初诊。高血压病 10 余年。平素心烦易怒，经常失眠。7 天前因郁怒，出现头晕头胀发沉，全身无力。4 天前晨起口舌发木、口干、口苦，漱口时口角漏水，喝水呛，当日去某医院诊治，血压 230/108mmHg，服降压药血压不降。次日服牛黄降压丸，血压降至 140/90mmHg，左半身麻木无力，手握不紧，走路腿软，舌根发僵，语言謇涩，大便三日未行。

检查：面红，舌质红绛少苔，舌体胖边见齿痕，脉细，血压 140/90mmHg。

辨证：肝郁化火，血流郁滞。

治法：补泻兼施。

临床选穴：中脘、气海（热手法），天枢取较强针感，曲池、阳陵泉、内关、足三里（热手法）。中药：补阳还五汤加黄芩 6g，大黄 5g（后下），2 剂，水煎日 2 次服。

治疗经过：针药后大便已通，火热势减，病情稳定。针刺改为：①人中、翳风、内关、曲池、复溜、阳陵泉。②风池、阳陵泉、合谷、太冲、太溪，均取柔和针感。中药改为补阳还五汤加黄芩 6g，5 剂，水煎日 2 次服。治疗 10 次，肢体功能基本恢复，患者能乘公共汽车来科就诊。停止治疗。

例 4，中风喉痹案

石某，男，48，岁，住院号 1775，1985 年 1 月 31 日入院。高血压病史数年。于昨日上午在活动中出现左半身不遂，步态蹒跚不稳，流涎，语言謇涩，吞咽反呛，不头痛头晕，近日来夜寐不安，心烦急躁，汗多，手心热，口臭，大便日一行。

检查：体胖，面红，咽红，舌质红，苔黄厚，伸舌左偏，脉沉弦而滑，血压180/100mmHg，左鼻唇沟浅，左上下肢肌力4级，下颌反射（＋）。腰穿诊断为脑血栓形成，高血压病Ⅲ期。

辨证：肝风内动，经脉失畅，痰浊内阻。

立法：疏风化痰，活血通络。

治疗经过：临床选穴：四神聪、风池、丰隆、曲池、行间、足三里。泻法，日1次。中药：法半夏10g，天麻10g，茯苓10g，胆南星10g，竹茹10g，川芎10g，赤芍10g，丹参10g，菖蒲10g，郁金10g。3剂，日1剂。消栓再造丸1丸，日2服，牛黄清心丸1丸，日2次。复降片1片，日3次。经过上述治疗至2月7日病情未见好转，又给予低分子右旋糖酐500mL，复方丹参注射液8mL，至2月13日病情仍未控制。

余阅其病历，查其患者，当时患者急躁不安，吞咽反呛明显，大便四日未行，舌质红，血压130/90mmHg，左上肢肌力3级，下肢肌力4级，左霍夫曼征（＋），脉沉滑。

证系火热未清，瘀阻经脉，立即给予调胃承气汤，大黄粉6g，玄明粉6g，甘草粉6g，分2次冲服。针刺完骨、风池均双侧，针尖刺向结喉，每针捻转1分钟。

针药后腑气已通，火热得清，吞咽反呛好转，病情稳定。至2月26日反呛消失，改针手足十二针。至3月25日，诸症消失，血压150/90mmHg，肢体肌力5级，痊愈出院。

（北京中医医院　于书庄）

张 淑 玉

中西医结合治疗慢性肾炎的若干问题的探讨

一、慢性肾炎中西医结合治疗的指导思想和具体方法

中西医结合治疗慢性肾炎应在疾病发展过程中，随着病情变化，相应改变治疗方案，选择各种不同作用的药物，调整药物剂量，并配合饮食疗法等。具体有以下两方面的结合。

（一）中西医治疗法则

相互配合，相辅相成。西医治疗针对本病的诱发因子，根据病灶，抑制亢进的免疫反应，如用血浆置换法以移去致病物质，总之偏重于祛邪的治疗法则。中医强调改善全身状况，增强机体内在抗病能力，常用补益气血、调理阴阳等法，总之偏重于扶正的治疗法则，两者可以相互结合。

（二）中西药物有机结合，取长补短提高疗效

1. 中药可减少西药的副作用，如养阴清热益肾法，可减少激素引起的医源性柯兴综合征；健脾和胃法可减少细胞毒类药物的胃肠道刺激症状；滋阴养血益肾法可补养肝血，减轻细胞毒类药物对血液系统的抑制；益气填精法可防止免疫抑制剂对机体正常免疫功能的过分抑制，增强免疫功能。

2. 在激素撤减过程中，根据中医辨证加用中药，可巩固疗效，减少复发。

3. 对难治性肾病加用雷公藤等药物，起协同作用，提高药效。

4. 中西医结合的治疗方法

（1）以中医中药辨证施治为主，配合小剂量的激素或免疫抑制剂。

（2）以西药长程大剂量激素或免疫抑制剂为主，中医辨证为辅，以减轻副作用，防止复发。

（3）中西医结合分阶段治疗。

（4）其他探索性中西医结合治疗。

二、根据不同病情辨证应用中医治则

在本病的中西医结合治疗中，关于中医的部分，是进行中医辨证施治。中医认为本病由风寒、湿热、皮肤疮疡等外因促其发病，而实以内虚为本。导致内虚的因素有饮食失节、七情内伤、妊娠劳伤等，脏腑阴阳气血失调，而以脾肾两虚为主。早期出现疲乏无力，食少胀满，四肢酸楚，尿少，以脾虚气虚证为主；继而出现面目及全身浮肿，则为脾阳虚或脾肾阳虚的表现，如纳呆、便秘、腹泻、怕冷等；病情发展可导致精血亏耗，血浆蛋白低，则表现为气血双亏或阴阳失调等证。以上各阶段根据不同病情及辨证，采用如下法则。

1. 宣肺健脾利湿法

本法主要适用于治疗全身或头面四肢浮肿症。

2. 健脾补肾法

治疗浮肿，以及消肿后仍有脾肾两虚表现者，改善全身状况。

3. 温肾扶阳法

用于低蛋白血症，并伴有浮肿或腹水等，有肾阳虚证者。

4. 滋阴补肾健脾法

用于消肿后改善全身状况，增强免疫功能，降蛋白尿等。

5. 滋补肝肾法

用于治疗肝肾阴虚证或伴有高血压者。

6. 益气养血法

用于病程后期，调理全身功能失调，提高免疫功能，增强体质，巩固疗效。

7. 清热解毒利湿法

用于有湿热证者，以清除感染病灶。

8. 活血化瘀法

用于有血热、血瘀者，肾病综合征呈高凝状态者。

三、肾上腺皮质激素免疫抑制剂与中药合并应用的问题

中西医结合治疗慢性肾炎已在全国范围内逐渐开展和推广，方法很多，各式各样，据自己多年实践经验，以下两种中西药合并应用，具有实际意义。

（一）肾上腺皮质激素配合中药治疗

肾上腺皮质激素的应用，显著地提高了慢性肾炎的缓解率，但患者由于长期大量

应用激素，造成了医源性柯兴综合征，在激素减量过程中，又容易出现反跳。而配合中药治疗，既可减少西药的副作用，又可防止复发。中医认为肾上腺皮质激素为助阳之品，长期大量应用，必然耗损肾阴，导致阴虚阳亢及脾胃功能失调等，故宜用滋阴补肾健脾消导之法。药用：

赤芍 10g，白芍 10g，太子参 15g，牡丹皮 10g，山药 15g，枸杞子 12g，女贞子 12g，生地黄 12g，白术 10g，云茯苓 15g，鸡内金 10g，陈皮 6g，焦三仙 30g。

（二）免疫抑制剂配合中药治疗

免疫抑制剂如环磷酰胺、氮芥、硫唑嘌呤等治疗慢性肾炎有一定的疗效，尤其是激素治疗效果不佳时，更有其应用价值，但用药后常出现胃肠道刺激症状及白细胞、血小板下降或肝功能受损等，使患者难以坚持治疗，甚至被迫停药。配合中药治疗，以健脾益气、和胃调肝法可以减轻症状，改善全身状况，使其坚持治疗。药用：

太子参 15g，白术 10g，云茯苓 15g，陈皮 10g，姜半夏 10g，生地黄 12g，炒谷芽 15g，炒麦芽 15g，竹茹 10g，赤芍 10g，白芍 10g，当归 10g，女贞子 20g，丹参 15g。

如长期应用免疫抑制剂，使患者免疫功能低下，反复感染而致病情加重，用中药可调整全身抗体功能，扶助正气，以增强抵抗力，预防感染，减少复发。有两种治法：

一为滋阴补肾益气固表之法，药用：生黄芪 30g，白术 10g，防风 6g，党参 10g，熟地黄 12g，茯苓 12g，当归 10g，山药 15g，女贞子 12g，陈皮 6g，连翘 15g，枸杞子 12g。

另一种治则强调调理脾胃功能，增进食欲，改善营养，用健脾补肾、益气养血之法。药用：太子参 15g，白术 10g，茯苓 12g，陈皮 6g，炒薏苡仁 15g，生黄芪 20g，当归 12g，佛手 10g，金樱子 15g，黄精 15g，鸡内金 10g，菟丝子 15g。

四、中西医疗效的不同特点及中西医结合治疗的优越性

据 20 世纪 60 年代报道，纯中药治疗原发性肾小球肾炎，有效率均未超过 25%，而国外文献报道肾病综合征可有 14%～25% 的自然缓解率。近 10 年来中西医结合治疗取得了可喜成绩，根据上海曙光医院报道，难治性肾病综合征，中西医结合治疗总有效率达 81.2%，中医中药总有效率为 72.7%。我院总结 1969～1976 年中药治疗激素抵抗型的难治性原发性肾小球疾病 107 例，其中肾病近期缓解率为 83.4%，远期（5～12 年）缓解率为 72.7%，复发率为 20%；慢性肾炎近期缓解率为 59%，远期（5～12 年）缓解率为 73.5%，复发率为 13.3%。中药治疗肾病曾用而渐停激素组较未用激素组缓解速度快 1 倍，而且曾用激素未缓解者，中药治疗后有 4/5 缓解，疗

效显著高于未用激素组。根据作者多年临床体会，中医治疗慢性肾小球疾病，首先使全身营养状况得到改善，继而利尿消肿，随之血浆蛋白、胆固醇恢复正常，最后蛋白尿消失，平均治疗 30 个月后达到缓解。疗程虽长，但不易复发，少数病例缓解 2 年以后复发。激素与免疫抑制剂治疗此病，则首先见到利尿消肿，蛋白尿阴转（平均 40天），继而血浆蛋白恢复，最后血浆胆固醇恢复正常，平均治疗 3 个月后即可缓解。疗程虽短，但停激素后复发率高达 60%、70%，且多在半年内复发。中药治疗与激素治疗的缓解过程迥然不同，各有优缺点。中药是通过调整全身机体功能来调理脏腑阴阳气血功能失调的，对后期巩固治疗作用较大，复发率低。而激素对本病前期，促进缓解作用大，后期疗效不巩固，复发率高。因而两者结合可取长补短，提高疗效，经激素治疗未缓解者，或非激素适应证患者，经中药治疗可有半数缓解。作者总结 1982—1986 年我院住院的原发性肾小球肾炎患者共 46 例（其中 I 型 10 例，II 型 36例），中西医结合治疗近期缓解率为 69.4%，总有效率为 94.4%，缓解病例中仅有 2例出现反跳，经中药调理后很快又缓解。本组中西医结合治疗缓解的患者，观察至目前无复发者，且医源性柯兴综合征很少发生。综上所述，中西医结合治疗原发性肾小球疾病的特点是疗效高，复发率低，副作用小，因而，中西医结合是今后慢性肾炎治疗研究的重要科研课题之一，有待进一步深入地探讨。

讨论：

1. 从中医辨证看激素与中药合用的意义

中医认为肾上腺皮质激素为助阳之品，对于阳虚患者适宜应用，但长期大量使用，可导致损耗真阴、取代真阳，故临床应用首先出现一系列阴虚阳亢现象，如心悸、烦躁起急、失眠多梦、血压升高等，继而形体肥胖、满月脸、后背脂肪堆积等，或者表现食欲亢进、肤深纹皱、消化不良等现象，系脾胃功能失调所致，故中医辨证施治配合激素治疗时，初起用滋阴健脾补肾法，以减轻激素的副作用。长期应用外源性激素，由于负反馈作用，使肾上腺皮质功能受到抑制，体内皮质醇含量降低，在激素撤减的过程中出现自汗、怕冷、无力等气虚阳虚证候。根据阴阳互补的原则，适当加以温补肾阳之品，如附子、淫羊藿等，能促进血浆皮质醇提早回升，防止复发，巩固疗效。激素骤停所出现的肾上腺皮质功能不全之危象，就是因为激素取代真阳所致。

2. 中药能增强免疫功能，降低尿蛋白

中药治疗慢性肾炎，着眼于调理整体功能，提高抵抗力，增强免疫功能。据中国预防医学科学院病毒研究所等报告，黄芪有刺激干扰素系统和调节机体免疫反应的作用，黄芪可调节肌体的体液免疫，特别是使血清 IgA 低下者恢复正常，黄芪可调节机体的细胞免疫，促进淋巴细胞功能的恢复，黄芪可延长细胞体外的存活时间。瑞金医院报告应用黄芪治疗原发性肾小球肾炎患者，可使细胞和体液免疫功能改善，降低蛋白尿，改善肾功能。北京大学第一医院经动物试验证明黄芪当归注射液能防止血浆蛋白下降和胆固醇升高，明显减少免疫复合物于系膜区之沉积。生地黄、黄精等亦能增强免疫功能。在慢性肾炎中医治疗及中西医结合治疗前后，除观察临床疗效外，还应重点观察免疫学指标的改变，并开展相应的试验研究，阐明中药治疗的作用机理，使中西医结合进一步提高，向纵深发展。

3. 中西医结合治疗的特点

综上所述，中西医结合治疗慢性肾炎的特点是疗效高，复发率低，副作用少。

总之治疗原发性肾小球肾炎必须坚持中西医结合，临床与试验研究相结合，应用现代科学新的技术和方法，进行机制的探讨，严格科研设计，建立可靠的客观指标，加强协作，共同为中西医结合的进一步深入多做贡献。

（北京中医医院　张淑玉）